肿瘤药物治疗方案及综合评价

主 编 李 秋 张晓实

副主编 张 涛 史艳侠 李鸿立 吴向华

U0301274

人民卫生出版社
·北 京·

图书在版编目（CIP）数据

肿瘤药物治疗方案及综合评价 / 李秋，张晓实主编
. —北京：人民卫生出版社，2020.8
ISBN 978-7-117-30326-2

Ⅰ.①肿… Ⅱ.①李…②张… Ⅲ.①肿瘤 —药物疗
法 Ⅳ.①R730.53

中国版本图书馆 CIP 数据核字（2020）第 143202 号

人卫智网	**www.ipmph.com**	医学教育、学术、考试、健康，购书智慧智能综合服务平台
人卫官网	**www.pmph.com**	人卫官方资讯发布平台

肿瘤药物治疗方案及综合评价
Zhongliu Yaowu Zhiliao Fang'an ji Zonghe Pingjia

主　　编：李　秋　张晓实
出版发行：人民卫生出版社（中继线 010-59780011）
地　　址：北京市朝阳区潘家园南里 19 号
邮　　编：100021
E - mail：pmph @ pmph.com
购书热线：010-59787592　010-59787584　010-65264830
印　　刷：三河市潮河印业有限公司
经　　销：新华书店
开　　本：787×1092　1/16　印张：35
字　　数：852 千字
版　　次：2020 年 8 月第 1 版
印　　次：2020 年 10 月第 1 次印刷
标准书号：ISBN 978-7-117-30326-2
定　　价：198.00 元

打击盗版举报电话：**010-59787491**　E-mail：**WQ @ pmph.com**
质量问题联系电话：010-59787234　E-mail：zhiliang @ pmph.com

编　者 （以姓氏汉语拼音为序）

安　欣　中山大学肿瘤防治中心

毕锡文　中山大学肿瘤防治中心

曹　丹　四川大学华西医院

樊继全　华中科技大学同济医学院附属
　　　　协和医院

勾红峰　四川大学华西医院

苟启桁　四川大学华西医院

贺　庆　四川大学华西医院

胡洪林　四川省人民医院

李　秋　四川大学华西医院

李丹丹　中山大学肿瘤防治中心

李贵玲　华中科技大学同济医学院附属
　　　　协和医院

李鸿立　天津医科大学肿瘤医院

廖尉廷　四川大学华西医院

刘　锐　天津医科大学肿瘤医院

刘盼盼　中山大学肿瘤防治中心

龙　宇　四川省肿瘤医院

彭星辰　四川大学华西医院

任　涛　成都医学院第一附属医院

史艳侠　中山大学肿瘤防治中心

宋颖秋　华中科技大学同济医学院附属
　　　　协和医院

孙　思　复旦大学附属肿瘤医院

谭星亮　中山大学肿瘤防治中心

文　凤　四川大学华西医院

文习之　中山大学肿瘤防治中心

吴　昕　四川大学华西医院

吴向华　复旦大学附属肿瘤医院

夏　奕　中山大学肿瘤防治中心

谢钰鑫　四川大学华西医院

杨　芳　成都医学院第一附属医院

杨　勤　华中科技大学同济医学院附属
　　　　协和医院

杨　雨　四川大学华西医院

尧　凯　中山大学肿瘤防治中心

于　慧　复旦大学附属肿瘤医院

于丹丹　华中科技大学同济医学院附属
　　　　协和医院

曾　铭　四川省人民医院

占　美　四川大学华西医院

张　乐　天津医科大学肿瘤医院

张　礼　四川省肿瘤医院

张　双　四川大学华西医院

张　涛　华中科技大学同济医学院附属
　　　　协和医院

张　星　中山大学肿瘤防治中心

张鹏飞　四川大学华西医院

张琼文　四川大学华西医院

张晓实　中山大学肿瘤防治中心

赵迎超　华中科技大学同济医学院附属
　　　　协和医院

赵智刚　天津医科大学肿瘤医院

郑寒蕊　四川大学华西医院

肿瘤药物治疗方案及
综合评价

前　言

近年来,随着对肿瘤致病机制研究的不断深入以及现代分子生物学、分子药理学和肿瘤免疫学的迅速发展,以分子靶向药物、肿瘤免疫治疗药物为代表的生物类药物不断涌现,在面对琳琅满目的治疗药物和治疗方案时,许多肿瘤内科医生往往感到无所适从。另外,尽管近年来肿瘤治疗已经取得了巨大进步,然而在改善患者生存期和提高生活质量方面,目前的治疗效果仍不能令人满意,且肿瘤治疗药物往往具有较大的毒性,在治疗疾病的同时,也会给患者带来较多的不良事件,也增加经济负担。因此,亟须对恶性肿瘤治疗方案进行全面的综合性评价,让临床工作者能够在众多的治疗方案和繁忙的临床工作中快速筛选出治疗效果最佳、不良事件最少、性价比最高的治疗方案,为治疗方案的选择和临床决策提供依据。

目前,对肿瘤治疗方案进行综合评价已经成为国际共识,但权威性的规范化评价指南仍不充足。美国临床肿瘤学会(American Society of Clinical Oncology,ASCO)和欧洲肿瘤内科学会(European Society for Medical Oncology,ESMO)在2015年推出了各自的肿瘤治疗方案评价指南。此外,美国综合癌症网络(National Comprehensive Cancer Network,NCCN)及临床和经济评估学院(Institute for Clinical and Economic Review,ICER)也各自推出了方案评价方法。

本书对上述方案进行了详细的对比,发现ASCO恶性肿瘤治疗方案评价指南具有以下优点:①评价更为全面系统。在ASCO评价指南中,评价指标除了包括临床获益(clinical benefit)和不良事件,还包括多种额外获益(bonus points)指标,如症状缓解等。②更为方便、准确。ASCO评价指南对治疗以列表的方式展现,对临床获益、治疗毒性(toxicity)以及额外获益分别进行赋分,最后将三者相加,得到净健康获益(net health benefit)得分,评价过程操作方便,对不同指标能够进行有效量化,结果更为客观、准确。③从患者角度出发,将生活质量(quality of life,QOL)纳入评价体系。ASCO指南在临床获益的评价中根据患者主要关注的指标以及统计学强度对生存指标进行了有效、合理的排序。④将成本指标纳入到评价体系中。

因此,本书将从临床实际出发,以实用性为宗旨,紧密结合临床工作,收录各种肿瘤重要的临床治疗方案,阐述常见恶性肿瘤内科临床诊治的新进展;同时结合ASCO改进版的评价指南,对恶性肿瘤治疗方案做出系统、规范的比较和深入的评价,规范恶性肿瘤内科治疗的决策。

本书共分为 26 章。首先对恶性肿瘤的治疗现状以及目前存在的肿瘤治疗方案及评价手段进行阐述和比较,并对本书中评价治疗方案所使用的 ASCO 改进版评价指南进行了较为详细的介绍,对具体的点评流程以及结果进行解读,以便读者能够对该指南的评分标准及其意义有更深入的了解。然后,依据 ASCO 改进版评价指南,分别对各种恶性肿瘤治疗方案的组成、剂量、评分和意义进行了详细的阐述。

为使临床一线的广大医务工作者能够了解恶性肿瘤治疗方案的最新进展,为患者提供最为规范的治疗,本书由各亚专业富有临床经验的专家负责相关章节编写工作,全面并系统地考虑方案的遴选、比较和评价等。同时,本书在编写过程中得到了国内众多肿瘤治疗领域专家的大力支持。另外,张鹏飞、廖尉廷等负责本书的校对和联络工作。正是在他们的无私奉献下,本书才能顺利完成并与读者见面,在此对他们表示诚挚的感谢。

本书在编写过程中参考了国内外大量文献,倾注了编者们大量的心血。但鉴于知识和临床能力所限,对于本书存在的错误和不足之处,真诚地希望广大读者给予批评、指正,使本书在后续的修订版中能够更好地服务于广大的临床工作者。

李　秋　张晓实

2020 年 6 月

目　录

第一章 总 论

随着恶性肿瘤治疗方案评价越来越受到重视,各国逐渐开始探索肿瘤治疗方案评价的方法。美国临床肿瘤学会(American Society of Clinical Oncology,ASCO)在2007年开始着手进行相关指南的制定。在经历了多年的临床实践和修改之后,ASCO在2015年推出了恶性肿瘤治疗方案评价指南,比较新的治疗方案和普遍使用的标准治疗方案之间的优劣。在第一版ASCO评价指南发表之后,指南制定者广泛征求了读者和专家的意见,对第一版ASCO评价指南进行了较大幅度的改进,改进版于2016年发表于《临床肿瘤杂志》(*Journal of Clinical Oncology*,*JCO*)。该评价指南包括两个评价方案,一个评价方案适用于晚期肿瘤患者,另一个评价方案则适用于有治愈可能的患者(辅助治疗)。这两个评价方案中都包含临床获益(clinical benefit)、治疗毒性(toxicity)以及额外获益(bonus points)以及成本(cost)分析,从多个方面对治疗方案进行全面的综合评价。各指标的具体评价过程如下。

1. **临床获益评分** 用临床效应改善的百分比乘以相应数值体现。根据评价指标优先程度,在晚期疾病临床获益评估中,依次是死亡风险比(hazard ratios,HRs)、中位总生存期(median overall survival,mOS)、疾病进展的HR、中位无进展生存期(median progression-free survival,mPFS)以及缓解率(response rate,RR),而在能够治愈的疾病评价体系中,依次是死亡HR、mOS、无疾病期的HR、中位无疾病生存期(median disease-free survival,mDFS)。

2. **毒性评分** 用毒性增加或者减少的百分比乘以20来体现。

3. **额外获益评分** 强调长期生存和疾病控制的重要性,考虑生活质量(quality of life,QOL)。

4. **净健康获益评分** 由临床获益评分、毒性评分和额外获益评分共同构成。

5. **成本** 考虑药品费用和患者自付比例。

在后续的各章中,我们将按病种扼要介绍目前常用的内科治疗方案,以表格的形式呈现方案的药物组成、剂量、用法、ASCOV2评分,同时简述方案的适用人群和意义,为临床一线工作者快速、精准地选择最佳肿瘤治疗方案提供参考。

(李 秋 张鹏飞 彭星辰)

参考文献

[1] TORRE LA, BRAY F, SIEGEL RL, et al. Global cancer statistics, 2012, CA: a cancer journal for clinicians, 2015, 65 (2) : 87-108.

[2] CHEN W, ZHENG R, BAADE PD, et al. Cancer statistics in China, 2015, CA: a cancer journal for clinicians, 2016, 66 (2) : 115-132.

[3] VANNEMAN M, DRANOFF G. Combining immunotherapy and targeted therapies in cancer treatment. Nature reviews cancer, 2012, 12 (4) : 237.

[4] WU HC, CHANG DK, HUANG CT. Targeted therapy for cancer. J Cancer Mol, 2006, 2 (2) : 57-66.

[5] MARIOTTO AB, ROBIN YABROFF K, SHAO Y, et al. Projections of the cost of cancer care in the United States: 2010–2020. Journal of the National Cancer Institute, 2011, 103 (2) : 117-128.

[6] HUANG HY, SHI JF, GUO LW, et al. Expenditure and financial burden for common cancers in China: a hospital-based multicentre cross-sectional study. The Lancet, 2016, 388: S10.

[7] SCHNIPPER LE, DAVIDSON NE, WOLLINS DS, et al. American Society of Clinical Oncology statement: a conceptual framework to assess the value of cancer treatment options. Journal of Clinical Oncology, 2015, 33 (23) : 2563.

[8] SCHNIPPER LE, DAVIDSON NE, WOLLINS DS, et al. Updating the American Society of Clinical Oncology value framework: revisions and reflections in response to comments received. Journal of Clinical Oncology, 2016, 34 (24) : 2925-2934.

第二章 脑肿瘤

低级别胶质瘤术后辅助治疗方案

方案	药物	剂量	用法	时间	周期
放疗 +PCV （试验组）	丙卡巴肼（甲基苄肼）	60mg/m^2	PO	D8~21	Q8W × 6 Q8W
	洛莫司汀	110mg/m^2	PO	D1	
	长春新碱	1.4mg/m^2（最大剂量 2.0mg）	IV	D8,29	
放疗 （对照组）					

方案评价

	放疗 +PCV（n=125）	放疗（n=126）	风险比（可信区间）	ASCO 评分
有效性				41/100
无进展生存期（年）	10.4	4.0	HR 0.50（95% CI 0.36~0.68）	41
中位生存期（年）	13.3	7.8	HR 0.59（95% CI 0.42~0.83）	

安全性	不良事件分级				P 值	−11.6/20
	1~2	≥ 3	1~2	≥ 3		
贫血	34%	5%	2%	0		
血小板减少	26%	18%	2%	0		
粒细胞减少	14%	44%	0	1%		
恶心	60%	2%	19%	2%		
呕吐	30%	3%	4%	2%		
体重减轻	19%	3%	6%	1%		
乏力	58%	6%	49%	3%		
食欲减退	25%	1%	7%	0		

3

续表

安全性	不良事件分级				P 值	−11.6/20
	1~2	≥ 3	1~2	≥ 3		
便秘	23%	0	2%	0		
额外获益						20/60
曲线终点	20					
症状改善						
QOL						
无治疗缓解期						
净健康获益			49.4			

点评

本方案来源于 RTOG 9802 研究纳入星形细胞瘤(astrocytoma),少突星形细胞瘤(oligoastrocytoma)或者少突胶质细胞瘤(oligodendroglioma)术后患者,研究结果表明,放疗联合化疗的患者比单纯放疗患者有更长的中位总生存期和无进展生存期,但是不良事件也显著高于单纯放疗。

（张 双 苟启桁）

参考文献

[1] BUCKNER JC, SHAW EG, PUGH SL, et al. Radiation plus procarbazine, CCNU, and vincristine in low-grade glioma. N Engl J Med, 2016, 374: 1344-1355.

胶质母细胞瘤术后辅助治疗方案

方案	药物	剂量	用法	时间	周期
放疗 + 替莫唑胺 (试验组)	替莫唑胺	75mg/m²	PO	放疗期间(最长 49d)	QD
	替莫唑胺(放疗 后 4 周开始)	150~200mg/m²	PO	D1~5	Q28D
放疗 (对照组)					

方案评价

	放疗 + 替莫唑胺 (n=287/284)	放疗 (n=286/279)	风险比(可信区间)	ASCO 评分
有效性				40/100
中位生存期(月)	14.6	12.1	HR 0.60(95%CI 0.5~0.7)	40

续表

安全性	不良事件分级				P 值	−8.9/20
	1~2	≥ 3	1~2	≥ 3		
白细胞减少	–	7%	–	0	–	
粒细胞减少	–	7%	–	0	–	
血小板减少	–	12%	–	0	–	
贫血	–	1%	–	0	–	
感染	–	8%	–	2%	–	
血栓事件	–	4%	–	6%	–	
乏力	–	33%	–	26%	–	
额外获益						20/60
曲线终点						20
症状改善						
QOL						
无治疗缓解期						
净健康获益			51.1			

点评

放疗联合替莫唑胺的中位生存期明显长于放疗组患者(2 年生存率 27.2% vs 10.9%,3 年生存率 16.0% vs 4.4%,4 年生存率 12.1% vs 3.0%,5 年生存率 9.8% vs 1.9%,HR 0.6,95% CI 0.5~0.7;$P<0.000\ 1$)。而且放疗联合替莫唑胺没有影响患者健康相关生命质量,奠定了替莫唑胺作为胶质母细胞瘤患者同步放化疗及辅助化疗推荐药物的基础。O6- 甲基鸟嘌呤 -DNA 甲基转移酶(MGMT)启动子甲基化具有重要的结局预测价值。

联合治疗是胶质母细胞瘤年轻患者标准治疗方案,但对于高龄患者,联合替莫唑胺的临床获益小于年轻患者。对于一般状况较差的老年患者,通常采用单一治疗方式。

高级别胶质瘤中的间变性胶质瘤的治疗方式类似于胶质母细胞瘤,但是需根据不同组织病理、分子亚型及临床因素进行辅助治疗决策。

(张 双 苟启桁)

参考文献

[1] STUPP R, HEGI ME, MASON WP, et al. Effects of radiotherapy with concomitant and adjuvant temozolomide versus radiotherapy alone on survival in glioblastoma in a randomised phase Ⅲ study: 5-year analysis of the EORTC-NCIC trial. Lancet Oncol, 2009, 10: 459-466.

复发胶质母细胞瘤治疗方案

方案	药物	剂量	用法	时间	周期
洛莫司汀＋贝伐单抗（试验组）	洛莫司汀	110mg/m^2（最大 200mg）	PO	D1	Q42D
	贝伐单抗	10mg/kg	IV	D1	Q14D
洛莫司汀（对照组）	洛莫司汀	90~110mg/m^2（最大 160~200mg）	PO	D1	Q42D

方案评价

	洛莫司汀＋贝伐单抗（n=288）		洛莫司汀（n=149）		风险比（可信区间）	ASCO 评分
有效性						5/100
中位总生存期（月）	9.1		8.6		HR 0.95（95% CI 0.74~1.21）	5
无疾病进展生存期（月）	4.2		1.5		HR 0.49（95% CI 0.39~0.61）	

	不良事件分级				P 值	−5/20
安全性	1~2	≥ 3	1~2	≥ 3		
不良事件	21.1%	63.6%	14.8%	38.1%	—	
肺栓塞	4.9%		0		—	
高血压	23.7%		0.7%		—	
血液学毒性	53.7%		49.7%		—	
死亡	1.8%		0.7%		—	
额外获益						0/60
曲线终点						
症状改善						
QOL						
无治疗缓解期						
净健康获益			0			

点评

  手术、放疗和全身治疗都是复发胶质母细胞瘤患者可选的治疗方案,必须权衡再次干预的获益与神经不良事件风险。BELOB 研究是全身治疗复发性胶质母细胞瘤的第一个随机对照Ⅱ期试验,9 个月总生存率在洛莫司汀组、贝伐单抗组、贝伐单抗和洛莫司汀联合治疗组分别是 43%、38%、63%。后续Ⅲ期试验验证了贝伐单抗联合洛莫司汀组能延长无进展生存期,但是并没有比洛莫司汀单一治疗显示出更好的生存优势。建议根据临床病史、个体体能状态、不良事件耐受程度、肿瘤大小、脑组织水肿情况等,选择贝伐单抗、洛莫司汀或替莫唑胺单药进行个体化治疗。

（张 双 苟启桁）

参考文献

[1] TAAL W, OOSTERKAMP HM, WALENKAMP AM, et al. Single-agent bevacizumab or lomustine versus a combination of bevacizumab plus lomustine in patients with recurrent glioblastoma (BELOB trial): a randomised controlled phase 2 trial. Lancet Oncol, 2014, 15: 943-953.

[2] WICK W, GORLIA T, BENDSZUS M, et al. Lomustine and bevacizumab in progressive glioblastoma. N Engl J Med, 2017, 377: 1954-1963.

原发性中枢神经系统淋巴瘤治疗方案

方案	药物	剂量	用法	时间	周期
甲氨蝶呤 + 阿糖胞苷 + 全脑放疗（试验组）	甲氨蝶呤	$3.5g/m^2$	IV	D1	Q21D×4
	阿糖胞苷	$2g/m^2$ BID	IV	D2~3	Q21D×4
甲氨蝶呤 + 全脑放疗（对照组）	甲氨蝶呤	$3.5g/m^2$	IV	D1	Q21D×4

方案评价

	甲氨蝶呤 + 阿糖胞苷 + 全脑放疗（n=40）		甲氨蝶呤 + 全脑放疗（n=39）		风险比（可信区间）	ASCO评分
有效性						28/100
完全缓解率（%）	46		18		（95% CI 31~61）/（95% CI 6~30）	
安全性	不良事件分级				P 值	−2.94/20
	1~2	≥ 3	1~2	≥ 3		
中性粒细胞减少	–	35（90%）	–	6（15%）	0.000 01	
血小板减少	–	36（92%）	–	3（8%）	0.000 01	
贫血	–	18（46%）	–	4（10%）	0.000 01	
感染	–	9（23%）	–	1（3%）	0.000 2	
肝脏毒性	–	4（10%）	–	1（3%）	0.05	
肾脏毒性	–	1（3%）	–	2（5%）	0.31	
黏膜炎	–	1（3%）	–	2（5%）	0.31	
心脏毒性	–	1（3%）	–	1（3%）	0.87	
神经毒性	–	1（3%）	–	0（0）	0.29	
血栓	–	1（3%）	–	4（10%）	0.002	
毒性导致死亡	–	3（8%）	–	1（3%）	0.35	
额外获益						
曲线终点						
症状改善						
QOL						
无治疗缓解期						
净健康获益			25.06			

点评

原发中枢神经系统淋巴瘤治疗尚无标准方案,一般治疗过程分为两个阶段:诱导及巩固阶段。诱导化疗以大剂量甲氨蝶呤(HD~MTX)为基石的治疗方案为主,甲氨蝶呤和阿糖胞苷联合治疗的患者完全缓解率显著提高,但是会导致严重血液学毒性(92% vs 15%),虽然我们计算出的净健康获益较高,仍需要肿瘤专科医师根据患者个体化状况决定最终治疗方案。其他诱导化疗方案包括:HD~MTX+大剂量阿糖胞苷+噻替派+利妥昔单抗;HD~MTX+替莫唑胺+利妥昔单抗等。对于诱导化疗后完全缓解患者,巩固治疗包括依托泊苷+阿糖胞苷化疗、大剂量化疗后造血干细胞移植。

(张 双 苟启桁)

参考文献

[1] FERRERI AJ, RENI M, FOPPOLI M, et al. High-dose cytarabine plus high-dose methotrexate versus high-dose methotrexate alone in patients with primary CNS lymphoma: a randomised phase 2 trial. Lancet, 2009, 374: 1512-1520.

第三章　头颈肿瘤

第一节　头颈部鳞状细胞癌

局部晚期头颈部鳞状细胞癌诱导化疗方案

方案	药物	剂量	用法	时间	周期
PCF 方案 (试验组)	紫杉醇	175mg/m²	IVGTT>3h	D1	Q21D × 3
	顺铂	100mg/m²	IVGTT	D2	
	氟尿嘧啶	500mg/m²	CIV	D2~6 (120h)	
CF 方案 (对照组)	顺铂	100mg/m²	IVGTT	D1	Q21D × 3
	氟尿嘧啶	1 000mg/m²	CIV	D1~5 (120h)	

如果患者完全缓解或者原发病灶部分缓解率大于 80%,序贯同步放化疗(顺铂 100mg/m² D1,D22,D43+ 放疗 70Gy);如果淋巴结 SD 或者 PR 小于 80%,颈部手术治疗、序贯同步放化疗;如果原发病灶或淋巴结 PD,退出研究。

方案评价

	PCF 方案(n=189)	CF 方案(n=193)	风险比(可信区间)	ASCO 评分
有效性				25/100
CR 率	33%	14%		
TTF 无进展期(月)	20	12		
总生存期(月)	43	37	HR 0.75(95% CI 0.55~0.99)	

安全性	不良事件分级				P 值	0/20
	1,2	≥ 3	1,2	≥ 3		
粒细胞下降	NR	37%	NR	36%		
粒细胞缺少性发热	NR	8%	NR	5%		

续表

安全性	不良事件分级				P 值	0/20
	1,2	≥ 3	1,2	≥ 3		
黏膜炎	NR	16%	NR	53%	<0.001	
腹泻	NR	16%	NR	13%		
恶心、呕吐	NR	6%	NR	8%		
脱发	NR	10%	NR	2%	<0.001	
乏力	NR	3%	NR	6%		
周围神经炎	NR	8%	NR	3%		
肾脏病变	NR	2%	NR	2%		
额外获益						0/60
曲线终点	0					
症状改善	0					
QOL	0					
无治疗缓解期	0					
净健康获益			25			

点评

PCF 方案可作为局部晚期头颈部鳞状细胞癌诱导化疗的优选方案,证据来源于 Ⅲ 期多中心随机对照试验,适用于 Ⅲ ~ Ⅳ 期、ECOG PS 评分 0~1、器官功能正常的初治头颈部鳞状细胞癌患者。

(吴 昕 张琼文)

参考文献

[1] RICARDO HITT, ANTONIO LOPEZ-POUSA, JAVIER MARTÍNEZ-TRUFERO, et al. Phase Ⅲ study comparing cisplatin plus fluorouracil to paclitaxel, cisplatin, and fluorouracil induction chemotherapy followed by chemoradiotherapy in locally advanced head and neck cancer. J Clin Oncol, 2005, 23: 8636-8645.

局部晚期头颈部鳞状细胞癌同步放化疗方案

方案	药物	剂量	用法	时间	周期
顺铂周疗 (试验组)	顺铂	30mg/m²	IVGTT	D1	Q7D
顺铂3周 (对照组)	顺铂	100mg/m²	IVGTT	D1	Q21D

方案评价

	顺铂周疗（n=150）		顺铂 3 周（n=150）		风险比（可信区间）	ASCO 评分
有效性						−14/100
总生存期（月）	39.5		未达到		HR 1.14	−14
					（95% CI 0.79~1.65）	
2 年局部控制率	58.5%		73.1%		HR 1.76（95% CI 1.11~2.79）	
无进展生存期（月）	17.7		28.6		HR 1.24（95% CI 0.89~1.73）	
安全性	不良事件分级 %				P 值	1.81/20
	1~2	≥ 3	1~2	≥ 3		
黏膜炎	65.3	17.3	72.5	18.1	0.901	
吞咽困难	35.3	42	34.9	38.9	0.523	
吞咽痛	49.3	41.4	43	51.7	0.091	
口干	48	0	51	0.7	1	
味觉障碍	50.7	0	62.4	0.7	1	
皮炎	54	6.7	54.4	8.1	0.67	
呕吐	14	1.3	22.8	6.7	0.019	
腹泻	7.3	1.3	9.4	5.4	0.103	
乏力	12	0.7	13.4	0.7	1	
感染	25.3	19.3	32.9	34.3	0.015	
体重下降	10.7	0.7	17.4	0	0.498	
声嘶	36.7	8.7	42.3	9.4	0.767	
耳聋	3.3	4.7	6.7	12.8	0.013	
神经病变	0.7	0	0	0	−	
肾功下降	0	0	0.7	0	−	
高血压	22.7	4	30.9	7.4	0.217	
低钠血症	NA	22.7	NA	52.4	<0.001	
低钾血症	0	1.3	0	5.4	0.103	
转氨酶升高	3.3	1.3	9.4	5.4	0.127	
贫血	12	2	27.5	4.7	0.335	
白细胞减少	7.3	2.7	30.9	16.1	<0.001	
中性粒细胞减少	8	1.3	18.1	12.7	<0.001	
中性粒细胞缺乏性发热	NA	0.7	0	6	0.019	
血小板减少	0	2.7	2.7	2	0.723	
淋巴细胞减少	20.7	72	10.7	88.6	0.001	
额外获益			0/60			0/60
曲线终点	0					
症状改善	0					
QOL	0					
无治疗缓解期	0					
净健康获益			−12.19			

点评

顺铂 3 周方案（DDP 100mg/m²）较顺铂单周方案（DDP 30mg/m²），为局部晚期头颈部鳞状细胞癌同步放化疗的优选方案，证据来源于Ⅲ期随机对照试验，适用于 ≤ 70 岁、ECOG PS 评分 0~2、肌酐清除率 ≥ 50ml/min、器官功能良好、未行诱导化疗、计划行同步放化疗的Ⅲ期或Ⅳ期头颈部鳞状细胞癌患者。

（吴 昕 张琼文）

参考文献

[1] VANITA NORONHA, AMIT JOSHI, VIJAY MARUTI PATIL, et al. Once-a-Week versus Once-Every-3-Weeks cisplatin chemoradiation for locally advanced head and neck cancer: a phase Ⅲ randomized noninferiority trial. J Clin Oncol, 2018, 36: 1064-1072.

复发转移头颈鳞癌的化疗方案

方案 I：顺铂 / 卡铂 + 氟尿嘧啶 + 西妥昔单抗

方案	药物	剂量	用法	时间	周期
PF/CF+ 西妥昔单抗（试验组）	顺铂 / 卡铂	顺铂 100mg/m²，卡铂 5mg/(ml·min)	IVGTT 1h IVGTT 1h	D1	Q21D
	氟尿嘧啶	1 000mg/m²，	IVGTT	D1~4	
	西妥昔单抗	400mg/m²（首次）其后 250mg/m²	IVGTT 首次 2h，其后 1h	D1,8,15	
PF/CF（对照组）	顺铂 / 卡铂	顺铂 100mg/m²，卡铂 5mg/(ml·min)	IVGTT IVGTT 1h	D1	Q21D
	氟尿嘧啶	1 000mg/m²	IVGTT	D1~4	

方案评价

	PF/CF+ 西妥昔单抗（n=222）		PF/CF（n=220）		风险比	ASCO 评分
有效性						20/100
总生存期（月）	10.1		7.4		HR 0.80（95% CI 0.64~0.99）	
无进展生存期（月）	5.6		3.3		HR 0.54（95% CI 0.43~0.67）	
总缓解率	36%		20%		OR 2.33（95% CI 1.50~3.60）	
安全性	不良事件分级				P 值	0/20
	1~2	≥ 3	1~2	≥ 3	≥ 3 级	
中性粒细胞减少	NR	26%	NR	31%	0.91	

续表

安全性	不良事件分级				P 值	0/20
	1~2	≥ 3	1~2	≥ 3	≥ 3 级	
贫血	NR	14%	NR	20%	0.12	
血小板减少	NR	11%	NR	12%	1.00	
白细胞减少	NR	11%	NR	11%	1.00	
皮肤反应	NR	9%	NR	<1%	<0.001	
低钾血症	NR	8%	NR	<6%	0.31	
心血管事件	NR	12%	NR	7%	0.22	
呕吐	NR	5%	NR	3%	0.23	
无力	NR	<6%	NR	<7%	0.83	
厌食	NR	6%	NR	<2%	0.05	
低镁血症	NR	9%	NR	<2%	0.05	
中性粒细胞减少性发热	NR	6%	NR	7%	1.00	
呼吸困难	NR	5%	NR	10%	0.11	
肺炎	NR	5%	NR	<3%	0.26	
低钙血症	NR	6%	NR	1%	0.06	
败血症	NR	7%	NR	<2%	0.02	
肿瘤出血	NR	2%	NR	5%	0.33	
PS 评分下降	NR	<2%	NR	4%	0.45	
呼吸衰竭	NR	<1%	NR	4%	0.12	
额外获益						20/60
曲线终点	20					
症状改善						
QOL						
无治疗缓解期						
净健康获益			40			

点评

　　FP/CP 联合西妥昔单抗可作为复发转移性头颈部鳞癌的一线治疗方案,证据来源于Ⅲ期随机对照研究 NCT00122360,适用于大于 18 岁、Karnofsky 评分大于 70 分、器官功能良好、具有可测量病灶的复发转移头颈部鳞状细胞癌患者。

（吴　昕　张琼文）

参考文献

［1］ VERMORKEN JB, MESIA R, RIVERA F, et al. Platinum-based chemotherapy plus cetuximab in head and neck cancer. N Engl J Med, 2008, 359: 1116-1127.

方案 Ⅱ 顺铂 + 紫杉醇 / 顺铂 + 氟尿嘧啶

方案	药物	剂量	用法	时间	周期
CP 方案（试验组）	顺铂	75mg/m²	IVGTT	D1	Q21D（至少 6 周期
	紫杉醇	175mg/m²	IVGTT, >3h	D1	或至疾病进展）
CF 方案（对照组）	顺铂	100mg/m²	IVGTT	D1	Q21D（至少 6 周期
	氟尿嘧啶	1 000mg/（m²·24h）	CIV, 96h	D1~D4	或至疾病进展）

方案评价

	CP 方案（n=100）	CF 方案（n=104）	风险比	ASCO 评分
有效性				−47/100
1 年生存率	32.4%	41.4%	1.47	
中位生存期（月）	8.1	8.7		
总缓解率	26.0%	29.8%		

安全性	不良事件分级				0/20
	1~2	≥ 3	1~2	≥ 3	
白细胞减少	NR	35%	NR	63%	
粒细胞下降	NR	55%	NR	67%	
血小板减少	NR	4%	NR	23%	
贫血	NR	13%	NR	33%	
感染	NR	13%	NR	21%	
泌尿系统不良事件	NR	1%	NR	3%	
恶心	NR	18%	NR	19%	
呕吐	NR	10%	NR	18%	
腹泻	NR	1%	NR	6%	
胃炎	NR	0	NR	31%	
出血	NR	1%	NR	2%	
黏膜炎	NR	0	NR	1%	
肝脏不良事件	NR	3%	NR	1%	
心血管不良事件	NR	4%	NR	3%	
低血压	NR	5%	NR	2%	
感觉神经症状	NR	5%	NR	4%	

续表

安全性	不良事件分级				0/20
	1~2	≥ 3	1~2	≥ 3	
运动神经症状	NR	4%	NR	3%	
代谢	NR	10%	NR	15%	
乏力	NR	7%	NR	9%	
脱水	NR	4%	NR	5%	
其他	NR	6%	NR	6%	
额外获益					0/60
曲线终点					
症状改善					
QOL					
无治疗缓解期					
净健康获益			−47		

点评

CP 方案是复发转移头颈鳞癌的备选方案,证据来源于Ⅲ期随机对照临床研究,适用于年龄 >18 岁,ECOG PS 评分 0~1,无颅内转移的复发转移头颈鳞癌患者,既往化疗史满足:紫杉醇 / 氟尿嘧啶 >12 个月,顺铂 >6 个月。CP 方案与 CF 方案的总生存与反应率无显著性差异,CF 方案的近期疗效略好而不良事件发生率较高,但无统计学差异。此项研究成果为复发转移头颈部鳞癌的化疗提供了新的治疗选择。

(吴 昕 张琼文)

参考文献

[1] GIBSON MK, LI Y, MURPHY B, et al. Randomized phase Ⅲ evaluation of cisplatin plus fluorouracil versus cisplatin plus paclitaxel in advanced head and neck cancer (E1395): An Intergroup Trial of the Eastern Cooperative Oncology Group. J Clin Oncol, 2005, 23: 3562-3567.

方案Ⅲ 顺铂 + 西妥昔单抗

方案	药物	剂量	用法	时间	周期
顺铂 + 西妥昔 单抗(试验组)	顺铂	100ml/m²	IVGTT	D1	Q28D
	西妥昔单抗	200ml/m²(第 1 周期),其后每周 125ml/m²	IVGTT,>120min(第 1 周期),其后 >60min	D1	Q7D
顺铂 + 安慰 剂(对照组)	顺铂	100ml/m²	IVGTT	D1	Q28D
	安慰剂	200ml/m²(第 1 周期),其后每周 125ml/m²	IVGTT,>120min(第 1 周期),其后 >60min	D1	Q7D

方案评价

	顺铂 + 西妥昔单抗组（n=57）		顺铂 + 安慰剂组（n=60）		风险比	ASCO 评分
有效性						22/100
中位无进展生存期（月）	4.2		2.7		0.78（95%CI 0.54~1.12）	
中位生存期（月）	9.2		8.0			
1 年生存期	38.6%		31.7%			
2 年生存期	15.8%		9.4%			
安全性	不良事件分级				P 值	0/20
	1~2	≥ 3	1~2	≥ 3	≥ 3	
过敏反应	NR	10.3%	NR	3.4%		
内耳 / 听力问题	NR	5.2%	NR	5.2%		
血红蛋白	NR	25.9%	NR	15.5%		
中性粒细胞	NR	51.7%	NR	24.1%	0.04	
血小板	NR	19.0%	NR	6.9%	0.14	
输注红细胞	NR	20.7%	NR	17.2%		
晕厥	NR	12.1%	NR	3.4%		
血栓	NR	10.3%	NR	3.4%		
乏力	NR	29.3%	NR	24.1%	0.50	
皮疹 / 脱皮	NR	27.6%	NR	0		
注射部位反应	NR	3.4%	NR	0		
厌食	NR	20.7%	NR	8.6%		
脱水	NR	20.7%	NR	17.2%		
恶心	NR	41.4%	NR	32.8%		
呕吐	NR	32.8%	NR	29.3%	0.81	
感染	NR	25.9%	NR	17.2%		
低钾	NR	17.2%	NR	19.0%		
低镁	NR	22.4%	NR	0	0.006	
低钠	NR	44.8%	NR	48.3%	0.83	
神经病变 / 感觉障碍	NR	10.3%	NR	3.4%		
呼吸困难 / 缺氧	NR	25.9%	NR	6.9%		
额外获益						20/60
曲线终点	20					
症状改善						
QOL						
无治疗缓解期						
净健康获益	42					

点评

西妥昔单抗联合顺铂是治疗复发转移性头颈部鳞癌的优选方案,证据来源于Ⅲ期随机对照临床研究。适用于>18岁、ECOGPS评分0~1分、具有可测量病灶的、器官功能良好的、3个月内无化疗史的复发转移性头颈部鳞状细胞癌。

（吴 昕 张琼文）

参考文献

[1] BURTNESS B, GOLDWASSER MA, FLOOD W, et al. Phase Ⅲ randomized trial of cisplatin plus placebo versus cisplatin plus cetuximab in metastatic/recurrent head and neck cancer: An Eastern Cooperative Oncology Group Study. J Clin Oncol, 2005, 23: 8646-8654.

方案Ⅳ 吉非替尼.

方案	剂量	用法	周期
吉非替尼(试验组)	250mg/d 或 500mg/d	PO	QD
甲氨蝶呤(对照组)	40mg/m²	IVGTT 或 IV	Q7D

方案评价

	吉非替尼		甲氨蝶呤 (n=161)	风险比		ASCO 评分	
	250mg/d (n=158)	500mg/d (n=167)		250mg/d	500mg/d	250mg/d	500mg/d
有效性						−22/100	−12/100
中位生存期 （月）	5.6	6.0	6.7	HR 1.22 (95% CI 0.95~1.57)	HR 1.12 (95% CI 0.87~1.43)		
客观缓解率	2.7%	7.6%	3.9%	OR 0.69 (95% CI 0.19~2.50)	OR 2.04 (95% CI 0.74~5.56)		

安全性	不良事件分级							0.87/20	0.43/20
	1~2	≥3	1~2	≥3	1~2	≥3			
皮疹	27.8%	1.3%	36.2%	3.0%	3.8%	0.6%			
腹泻	24.6%	1.3%	35%	4.2%	10.6%	1.3%			
胃炎	8.2%	1.3%	13.9%	0	24.5%	10.1%			

续表

安全性	不良事件分级						0.87/20	0.43/20
	1~2	≥3	1~2	≥3	1~2	≥3		
恶心	13.9%	0	19.3%	1.8%	22.0%	1.9%		
便秘	7.0%	0	10.2%	0	20.1%	0		
癌痛	13.9%	5.1%	13.3%	4.8%	10.0%	1.3%		
呕吐	5.1%	0.6%	15.7%	2.4%	11.3%	0		
疲劳	10.8%	2.5%	10.3%	4.2%	14.4%	1.3%		
皮肤干燥	8.9%	0	13.3%	0	0	0		
痤疮	6.3%	0	7.8%	0	0	0		
痤疮样皮炎	4.4%	1.3%	6.6%	1.2%	0.6%	0		
吞咽困难	6.3%	3.8%	2.4%	3.0%	1.8%	1.3%		
体重下降	6.3%	0	12.1%	0.6%	6.2%	1.3%		
肿瘤出血	6.4%	2.5%	7.2%	1.2%	1.9%	0		
AST升高	0.6%	0	0	1.2%	5%	2.5%		
ALT升高	0	0	0	1.2%	3.2%	5.0%		
额外获益							10/60	20/60
曲线尾部获益								
症状缓解								10
QOL							10	10
无治疗假期								
净健康获益							−11.3	8.43

点评

　　吉西他滨方案在复发转移性头颈部鳞癌中不优于甲氨蝶呤方案。证据来源于Ⅲ期随机对照研究,适用于放疗后、对化疗史没有特别限制的复发转移性头颈部鳞癌患者。

（吴　昕　张琼文）

参考文献

［1］STEWART JS, COHEN EE, LICITRA L, et al. Phase Ⅲ study of gefitinib compared with intravenous methotrexate for recurrent squamous cell carcinoma of the head and neck. J Clin Oncol, 2009, 27: 1864-1871.

第二节 甲 状 腺 癌

方案 1 索拉非尼

方案	药物	剂量	用法	时间	周期
索拉非尼组	索拉非尼	400mg	PO	BID	直至肿瘤进展
对照组	安慰剂	400mg	PO	BID	直至肿瘤进展

方案评价

	索拉非尼组 (n=209)	对照组 (n=210)	风险比	ASCO 评分
有效性				41/100
中位疾病进展期（月）	10.8	5.8	HR 0.59(95% CI 0.45~0.76)	

安全性	不良事件分级				−3.67/20
	1~2	≥ 3	1~2	≥ 3	
手足皮肤反应	56%	20.3%	9.6%	0	
腹泻	62.8%	5.8%	14.3%	1%	
秃头症	67.1%	0	7.7%	0	
皮疹/脱屑	45.4%	4.8%	11.5%	0	
乏力	44%	5.8%	24%	1.4%	
体重下降	41.1%	5.8%	12.9%	1%	
高血压	30.9%	9.7%	10%	2.4%	
厌食	29.5%	2.4%	4.8%	0	
口腔黏膜炎	22.2%	1%	3.3%	0	
瘙痒	20.3%	1%	10.5%	0	
恶心	20.8%	0	11.5%	0	
头痛	17.9%	0	7.2%	0	

续表

安全性	不良事件分级				-3.67/20
	1~2	≥ 3	1~2	≥ 3	
咳嗽	15.5%	0	15.3%	0	
便秘	15.0%	0	7.6%	0.5%	
呼吸困难	9.7%	4.8%	10.5%	2.9%	
神经病变(感觉)	13.5%	1%	6.2%	0	
腹痛	12.6%	1.4%	3.3%	0.5%	
肢端痛	13%	0.5%	8.1%	0.5%	
皮肤病	12%	1%	2.4%	0	
声音改变	11.6%	0.5%	2.9%	0	
发热	10.1%	1%	4.8%	0	
呕吐	10.6%	0.5%	5.7%	0	
背疼	9.6%	1%	9%	1.5%	
其他部位疼痛	10.1%	0.5%	7.2%	0.5%	
胸痛、咽痛、喉痛	10.1%	0	3.8%	0	
实验室代谢相关检查	35.7%	0	16.7%	0	
血浆 TSH 升高	33.3%	0	13.4%	0	
低钙血症	9.6%	9.2%	3.3%	1.5%	
ALT 升高	9.7%	2.9%	4.3%	0	
AST 升高	10.1%	1.0%	2.4%	0	
额外获益					16/60
曲线终点	16				
症状改善					
QOL					
无治疗缓解期					
净健康获益		53.33			

点评

索拉非尼为局部晚期、转移性放射性碘难治性分化型甲状腺癌的优选方案,证据来源于Ⅲ期多中心随机对照研究,适用于 >18 岁、ECOG PS 评分 0~2 分、具有可测量病灶(CT 或 MRI)、促甲状腺素 <0.5mIU/L、在 14 个月内疾病进展的患者。

(吴 昕 张琼文)

参考文献

[1] BROSE MS, NUTTING CM, JARZAB B, et al. Sorafenib in radioactive iodine-refractory, locally advanced or metastatic differentiated thyroid cancer: a randomized, double-blind, phase 3 trial. Lancet, 2014, 384 (9940): 319-328.

方案Ⅱ 凡德他尼

方案	药物	剂量	用法	时间	周期
凡德他尼组	凡德他尼	300mg/d	PO	QD	直至肿瘤进展
对照组	安慰剂	300mg/d	PO	QD	直至肿瘤进展

方案评价

	凡德他尼组 (n=231)		对照组 (n=100)		风险比	ASCO 评分
有效性						54/100
无疾病进展	31.6%		51.0%		HR 0.46(95% CI 0.32~0.68)	
客观缓解率	45%		13%		OR 5.48(95% CI 2.99~10.79)	

安全性	不良事件分级				−1.82/20
	1~2	≥ 3	1~2	≥ 3	
腹泻	45%	11%	24%	2%	
高血压	23%	9%	5%	0	
心电图 QT 间期延长	6%	8%	0	1%	
疲劳	18%	6%	22%	1%	
食欲减退	17%	4%	12%	0	
皮疹	41%	4%	10%	1%	
无力	11%	3%	10%	1%	
呼吸困难	NR	1%	NR	3%	
背部疼痛	8.6%	0.4%	17%	3%	
晕厥	NR	0	NR	2%	
额外获益					0/60
曲线终点					
症状改善					
QOL					
无治疗缓解期					
净健康获益		52.18			

点评

　　凡德他尼是局部进展、转移性甲状腺髓样癌的优选方案。证据来源于Ⅲ期随机对照研究,适用于 PS 评分 0~2,血钙≥ 500pg/ml、有可测量病灶、不可手术切除的局部进展、转移性甲状腺髓样癌。

(吴　昕　张琼文)

参考文献

[1] WELLS SA JR, ROBINSON BG, GAGEL RF, et al. Vandetanib in patients with locally advanced or metastatic medullary thyroid cancer: a randomized, double-blind phase Ⅲ trial. J Clin Oncol, 2012, 30: 134-141.

第四章 鼻咽癌

局部晚期鼻咽癌诱导化疗

方案 | TPF+ CCRT vs CCRT

方案	药物	剂量	用法	时间	周期
TPF 方案 + CCRT（试验组）	多西他赛	$60mg/m^2$	IVGTT,D1	D1,22,43	Q21D
	顺铂	$60mg/m^2$	IVGTT,水化,D1	D1,D22,43	
	氟尿嘧啶	$600mg/(m^2 \cdot d)$	CIV 120h	D1~5,22~26,43~47	
	放疗	2.00~2.27Gy/次		D1~5,8~12,15~19 D22~26,29~33,36~40, 43~47	5 次 / 周
CCRT（对照组）	顺铂	$100mg/m^2$	IVGTT,水化,D1~3	D1,22,43	Q21D
	顺铂	$100mg/m^2$	IVGTT,水化,D1~3	D1,22,43	Q21D
	放疗	2.00~2.27Gy/次		D1~5,8~12,15~19 D22~26,29~33,36~40, 43~47	5 次 / 周

方案评价

	TPF+ CCRT 方案（n=241）	CCRT 方案（n=239）	风险比（可信区间）	ASCO 评分
有效性				41/100
完全缓解率	99%	100%		
3 年无治疗失败生存比例	80%	72%	0.68（0.48~0.97）	41
3 年无远处治疗失败生存比例	90%	83%	0.59（0.36~0.95）	
3 年无局部治疗失败生存比例	92%	89%	0.64（0.36~1.13）	
3 年总生存比例	92%	86%	0.59（0.36~0.95）	

续表

-4.62/20

安全性	不良事件分级				P 值	
	3 级	4 级	3 级	4 级	3 级	4 级
中性粒细胞减少	27%	15%	7%	<1%	<0.000 1	<0.000 1
发热性中性粒细胞减少	2%	1%	0	0	0.061	0.50
中性粒细胞减少感染	<1%	0	0	0	1.00	–
白细胞减少	36%	5%	17%	<1%	<0.000 1	0.002 0
贫血	2%	0	2%	0	0.75	–
血小板减少	2%	<1%	1%	0	0.45	1.00
黏膜炎	40%	1%	34%	1%	0.2	1.00
呕吐	22%	2%	19%	0	0.44	0.12
恶心	19%	2%	17%	0	0.49	0.12
口干	5%	–	5%	–	0.99	
皮炎	3%	<1%	4%	0	0.62	1.00
食管炎、吞咽困难	2%	0	4%	0	0.27	–
肝毒性	3%	0	2%	0	0.18	–
过敏反应	1%	0	0	0	0.50	–
额外获益						20/60
曲线终点	20					
症状改善						
QOL						
无治疗缓解期						
净健康获益		56.38				

点评

本方案来源于Ⅲ期多中心随机对照试验,研究结果显示:在局部晚期鼻咽癌(Ⅲ~ⅣB 期,除外 $T_{3\sim4}N_0$),与单纯同步放化疗相比,3 周期 TPF 诱导化疗能显著改善局部晚期鼻咽癌的无失败生存,且毒性可控。该研究为诱导化疗＋同步放化疗的治疗模式提供了理论基础。

(彭星辰　谢钰鑫)

参考文献

[1] SUN Y, LI W-F, CHEN N-Y, et al. Induction chemotherapy plus concurrent chemoradiotherapy versus

concurrent chemoradiotherapy alone in locoregionally advanced nasopharyngeal carcinoma: a phase 3, multicentre, randomised controlled trial. Lancet Oncol, 2016, 17: 1509-1520.

局部晚期鼻咽癌诱导化疗

方案 II   PF+ CCRT vs CCRT

方案	药物	剂量	用法	时间	周期
PF 方案 + CCRT(试验组)	顺铂	80mg/m²	IVGTT,水化,D1	D1,22	Q21D
	氟尿嘧啶	800mg/m²	CIV,D1~5	D1~5,22~26	
	顺铂	80mg/m²	IVGTT,水化,D1	D1,22,43	Q21D
	放疗	2.00~2.33Gy/ 次		D1~5,8~12,15~19 D22~26,29~33,36~40,43~47	5 次 / 周
CCRT (对照组)	顺铂	80mg/m²	IVGTT,水化,D1	D1,22,43	Q21D
	放疗	2.00~2.33Gy/ 次		D1~5,8~12,15~19 D22~26,29~33,36~40,43~47	5 次 / 周

方案评价

	PF+ CCRT 方案(n=238)	CCRT 方案(n=238)	风险比(可信区间)	ASCO 评分
有效性				10.2/100
完全缓解率(鼻咽部)	99%	99%		
完全缓解率(颈部淋巴结)	47.1%	54.2%		10.2
3 年无病生存比例	82%	74.1%	0.670(0.474~0.946)	
3 年无远处转移生存比例	86%	82%	0.633(0.411~0.975)	
3 年无局部复发生存比例	94.3%	90.8%	0.783(0.434~1.411)	
3 年总生存比例	88.2%	88.5%	0.898(0.571~1.412)	

安全性	不良事件分级				P 值	−4.32/20
	3 级	4 级	3 级	4 级		
贫血	8%	1.7%	3.4%	0.4%	0.010	
血小板减少	1.3%	0.4%	0.8%	0	0.681	
中性粒细胞减少	12.6%	2.1%	8.0%	0.5%	−	
白细胞减少	18.5%	0.4%	14.3%	0	0.175	
黏膜炎	6.7%	0	5%	0	0.456	
皮肤反应	5%	0	4.6%	0	0.831	
口干	2.1%	0	0.8%	0	0.446	

续表

安全性	不良事件分级				P 值	-4.32/20
	3 级	4 级	3 级	4 级		
恶心	4.6%	0	2.5%	0	0.217	
呕吐	5.9%	0	6.3%	0	0.848	
腹泻	0.4%	0	0	0	–	
肝毒性	0.8%	0	1.3%	0	–	
肾毒性	0	0	0	0	–	
耳毒性	0	0	0	0	–	
神经毒性	0	0	0	0	–	
体重减轻	1.3%	0	1.3%	0	1.000	
过敏反应	0.4%	0	0	0	–	
额外获益						0/60
曲线终点	0					
症状改善						
QOL						
无治疗缓解期						
净健康获益			5.88			

点评

本研究为Ⅲ期多中心随机对照试验,旨在评价诱导化疗方案 PF(2 周期)在局部晚期鼻咽癌(Ⅲ~ⅣB 期,除外 $T_3N_{0\sim1}$)治疗中的作用。研究结果显示,与单纯同步放化疗相比,2 周期 PF 诱导化疗能改善局部晚期鼻咽癌的肿瘤控制,尤其在控制远处转移上有优势,但在总生存上无明显优势。该研究为诱导化疗+同步放化疗的治疗模式提供了研究基础。

(彭星辰 谢钰鑫)

参考文献

[1] CAO SM, YANG Q, GUO L, et al. Neoadjuvant chemotherapy followed by concurrent chemoradiotherapy versus concurrent chemoradiotherapy alone in locoregionally advanced nasopharyngeal carcinoma: a phase Ⅲ multicentre randomised controlled trial. Eur J Cancer, 2017: 14-23.

局部晚期鼻咽癌诱导化疗

方案Ⅲ TP+ CCRT vs CCRT

方案	药物	剂量	用法	时间	周期
TP 方案 + CCRT（试验组）	多西他赛	75mg/m²	IVGTT，>30min	D1,22	Q21D
	顺铂	75mg/m²	IVGTT，水化,D1~3	D1,22	
	顺铂	40mg/m²	IVGTT，水化,D1	第 7~14 周	Q7D
	放疗	2.00Gy/ 次	66Gy/33 次		5 次 / 周
CCRT（对照组）	顺铂	40mg/m²	IVGTT，水化,D1	第 1~8 周	Q7D
	放疗	2.00Gy/ 次	66Gy/33 次		5 次 / 周

方案评价

	TP+ CCRT 方案（n=34）	CCRT 方案（n=31）	风险比（可信区间）	ASCO 评分
有效性				76/100
完全缓解率	82.4%	61.5%		
3 年无进展生存比例	88.2%	59.5%	0.49（0.20~1.19）	76
3 年总生存比例	94.1%	67.7%	0.24（0.078~0.73）	

安全性	不良事件分级				P 值	−0.95/20
	3 级	4 级	3 级	4 级	3 级	
贫血	8.8%	0	19.2%	0	0.23	
血小板减少	2.9%	5.9%	0	3.8%	0.44	
中性粒细胞减少	23.5%	2.9%	11.5%	3.8%	0.30	
中性粒细胞减少性发热	11.8%	0	3.8%	0	0.16	
厌食 / 恶心 / 呕吐	8.8%	0	7.7%	0	0.87	
脱水	23.5%	0	23.1%	0	0.96	
疲劳	14.7%	0	7.7%	0	0.40	
电解质紊乱	29.4%	0	34.9%	0	0.66	
黏膜炎 / 痛觉缺失	23.5%	0	7.7%	0	0.11	
输血	14.7%	0	15.4%	0	0.94	
额外获益						20/60
曲线终点	20					
症状改善						
QOL						
无治疗缓解期						
净健康获益			95.05			

点评

本研究旨在评价诱导化疗方案DP(2周期)在局部晚期鼻咽癌(Ⅲ~ⅣB期)治疗中的作用。研究结果显示,与单纯同步放化疗相比,2周期DP诱导化疗能改善局部晚期鼻咽癌的总生存,且治疗相关毒性可控。该研究为诱导化疗+同步放化疗的治疗模式提供了研究基础。

（彭星辰　谢钰鑫）

参考文献

[1] HUI EP, MA BB, LEUNG SF, et al. Randomized phase Ⅱ trial of concurrent cisplatin-radiotherapy with or without neoadjuvant docetaxel and cisplatin in advanced nasopharyngeal carcinoma. J Clin Oncol, 2009, 27: 242-249.

鼻咽癌同步放化疗方案

奈达铂同步放化疗 vs 顺铂同步放化疗

方案	药物	剂量	用法	时间	周期
奈达铂同步放化疗（试验组）	奈达铂	$100mg/m^2$	IVGTT, D1~3	D1, 22, 43	Q21D
	放疗	2.00~2.33Gy/ 次		D1~5, 8~12, 15~19 D22~26, 29~33, 36~40, 43~47	5 次 / 周
顺铂同步放化疗（对照组）	顺铂	$100mg/m^2$	IVGTT, 水化, D1~3	D1, 22, 43	Q21D
	放疗	2.00~2.33Gy/ 次		D1~5, 8~12, 15~19 D22~26, 29~33, 36~40, 43~47	5 次 / 周

方案评价

	奈达铂同步放化疗（n=201）	顺铂同步放化疗（n=201）	风险比（可信区间）	ASCO 评分
有效性				−41/100
完全缓解率	98%	99%		
2 年无进展生存比例(意向性治疗原则, intention - to-treat)	88.0%	89.9%	1.21(0.75~1.96)	−41
2 年无进展生存比例(符合方案集, per-protocol)	88.7%	89.7%	1.15(0.71~1.86)	
无远处转移生存比例	90.5%	88.6%	1.09(0.63~1.90)	
无局部复发生存比例	91%	93.5%	1.34(0.77~2.34)	
总生存比例	91.5%	94%	1.41(0.67~2.94)	

续表

安全性	不良事件分级				P 值	1.78/20
	3 级	4 级	3 级	4 级	3~4 级	
白细胞减少症	23%	<1%	22%	1%	0.86	
中性粒细胞减少症	12%	2%	12%	1%	0.97	
再生障碍性贫血	<1%	0	3%	0	0.12	
血小板减少症	5%	1%	1%	1%	0.065	
呕吐	6%	0	18%	0	<0.000 1	
恶心	2%	0	9%	0	0.002 1	
厌食症	13%	0	27%	0	0.000 70	
便秘	1%	0	<1%	0	0.57	
腹泻	0	0	6.3%	0	–	
打嗝	1%	0	0	0	0.41	
体重减轻	2%	0	2%	0	0.029	
黏膜炎	15%	3%	6%	0	0.12	
吞咽困难	0	0	20%	4%	0.50	
皮炎	1%	1%	<1%	0	0.74	
过敏反应	0	<1%	0	2%	1.00	
皮疹	0	0	0	0	–	
疼痛	32%	0	28%	0	0.42	
疲劳	0	0	0	0	–	
发热	1%	0	1%	0	1.00	
出血	0	0	0	0	–	
感觉神经病	0	0	0	0	–	
听觉 / 听觉	<1%	0	1%	0	0.99	
口干	6%	0	5%	0	0.84	
低钾血症	<1%	0	5%	<1%	0.003 4	
低钠血症	1%	0	8%	2%	<0.000 1	
低钙血症	0	0	<1%	0	0.31	
总胆红素	<1%	0	0	0	0.32	
增加 ALT	0	0	<1%	0	0.31	
AST 升高	<1%	0	<1%	0	0.99	
肌氨酸酐升高	0	0	0	0	–	
额外获益						0/60
曲线终点						
症状改善						
QOL						
无治疗缓解期						
净健康获益			−39.22			

点评

　　本研究为Ⅲ期随机对照试验，探讨在局部Ⅱ～ⅣB期鼻咽癌患者中，奈达铂同步放化疗是否不劣于顺铂同步放化疗方案。纳入鼻咽癌患者临床分期为Ⅱ～ⅣB（$T_{1-4}N_{1-3}$ 或 $T_{3-4}N_0$）。研究认为，对于鼻咽癌患者，奈达铂的治疗效果非劣于顺铂，且耳毒性显著降低。故顺铂或奈达铂均可为放疗同步化疗药物的选择。

（彭星辰　谢钰鑫）

参考文献

［1］TANG LQ, CHEN DP, GUO L, et al. Concurrent chemoradiotherapy with nedaplatin versus cisplatin in stage Ⅱ～ⅣB nasopharyngeal carcinoma: an open-label, non-inferiority, randomised phase 3 trial. Lancet Oncol, 2018, 19: 461-473.

局部晚期鼻咽癌辅助化疗方案

CCRT + PF vs CCRT

方案	药物	剂量	用法	时间	周期
CCRT + PF 方案（试验组）	顺铂	40mg/m²	IVGTT,水化,D1	D1,8,15,22,29,36,43	Q7D
	放疗	2.00~2.27Gy/次		D1~5,8~12,15~19,22~26,29~33,36~40,43~47	5 次/周
	顺铂	80mg/m²	IVGTT,水化,D1	同步放化疗结束后 D29,57,85	Q21D
	氟尿嘧啶	800mg/(m²·d)	CIV 120h	同步放化疗结束后 D29~33,57~61,85~89	Q21D
CCRT （对照组）	顺铂	40mg/m²	IVGTT,水化,D1	D1,8,15,22,29,36,43	Q7D
	放疗	2.00~2.27Gy/次		D1~5,8~12,15~19,22~26,29~33,36~40,43~47	5 次/周

方案评价

	CCRT + PF 方案（$n=251$）	CCRT 方案（$n=257$）	风险比（可信区间）	ASCO 评分
有效性				17/100
5 年无治疗失败生存比例	75%	71%	HR 0.88（95% CI 0.64~1.22）	17
5 年无远处治疗失败生存比例	85%	80%	HR 0.81（95% CI 0.53~1.22）	
5 年无局部治疗失败生存比例	91%	90%	HR 0.91（95% CI 0.51~1.60）	
5 年总生存比例	83%	80%	HR 0.83（95% CI 0.57~1.22）	

续表

安全性	不良事件分级		P 值	0.21/20
	3~4 级	3~4 级	3~4 级	
贫血	1%	2%	0.33	
血小板减少	6%	6%	0.75	
中性粒细胞减少	10%	11%	0.62	
白细胞减少	24%	26%	0.62	
皮炎	10%	11%	0.62	
口腔炎	31%	32%	0.67	
食管炎、吞咽困难或痛觉缺失	3%	5%	0.29	
恶心	13%	15%	0.75	
呕吐	12%	13%	0.63	
口干	5%	8%	0.17	
耳毒性	1%	0.4%	0.55	
神经毒性	0.4%	0.4%	0.99	
腹泻	3%	–	–	
肾毒性	0.5%	–	–	
症状性脑损伤	1%	2%	0.49	
颞叶坏死	3%	3%	0.97	
脑神经病变	2%	2%	0.79	
周围神经病变	2%	0.4%	0.05	
眼损伤	1%	1 %	0.98	
耳聋 / 中耳炎	13%	11%	0.53	
骨坏死	0.4%	0	0.31	
颈部组织损伤	2%	1%	0.46	
牙关紧闭	1%	0.4%	0.31	
额外获益				0/60
曲线终点				
症状改善				
QOL				
无治疗缓解期				
净健康获益		17.21		

点评

本研究为Ⅲ期多中心随机对照试验,旨在评价3周期辅助化疗 PF 能否在同步放化疗基础上进一步改善局部晚期鼻咽癌患者的生存。研究结果显示:与同步放化疗组相比,3周期辅助化疗未改善预后,且增加治疗相关的不良事件。鼻咽癌辅助化疗应注意选择合适的高危人群及探索新型药物在辅助治疗中的作用。

(彭星辰 谢钰鑫)

参考文献

[1] CHEN L, HU CS, CHEN XZ, et al. Adjuvant chemotherapy in patients with locoregionally advanced nasopharyngeal carcinoma: Long-term results of a phase 3 multicentre randomised controlled trial. European Journal of Cancer, 2017, 75: 150-158.

晚期鼻咽癌化疗方案

方案	药物	剂量	用法	时间	周期
GP 方案 (试验组)	吉西他滨	1 000mg/m²	IVGTT,>30min	D1,8	Q21D
	顺铂	80mg/m²	IVGTT,水化 3d,D0~D2	D1	
PF 方案 (对照组)	氟尿嘧啶	4 000mg/m²	CIV,>96h	D1	Q21D
	顺铂	80mg/m²	IVGTT,水化 3d,D0~D2	D1	

方案评价

	GP 方案 (n=181)		PF 方案 (n=181)		风险比(可信区间)	ASCO 评分
有效性						38/100
总缓解率	64%		42%		RR 1.5(95% CI 1.2~1.9)	
无进展生存期(月)	7.0		5.6		HR 0.55(95% CI 0.44~0.68)	38
总生存期(月)	29.1		20.9		HR 0.62(95% CI 0.45~0.84)	
安全性	不良事件分级				P 值	−0.83/20
	1~2	≥3	1~2	≥3	≥3	
贫血	73%	4%	71%	1%	0.125	
血小板减少	18%	13%	8%	2%	0.000 7	
白细胞减少	45%	29%	61%	9%	<0.000 1	
粒细胞减少	43%	23%	52%	13%	0.025 1	
恶心	21%	2%	28%	1%	0.665	

续表

安全性	不良事件分级				P 值	−0.83/20
	1~2	≥ 3	1~2	≥ 3	≥ 3	
呕吐	8%	2%	12%	1%	0.687	
ALT 升高	19%	2%	18%	1%	0.687	
AST 升高	14%	2%	14%	1%	0.687	
体重减轻	22%	1%	20%	0	0.516	
黏膜炎	1%	0	19%	15%	<0.000 1	
乏力	10%	1%	11%	1%	0.548	
食欲减退	20%	2%	31%	4%	0.193	
额外获益						20/60
曲线终点	20					
症状改善						
QOL						
无治疗缓解期						
净健康获益			57.17			

点评

本研究（NCT01528618）为Ⅲ期多中心随机对照试验，旨在比较晚期鼻咽癌中 GP 方案与传统 PF 方案的有效性和安全性，纳入中国 22 家医院总共 362 名 ECOG PS 评分 0~1、器官功能良好、具有可测量病灶的复发或转移性鼻咽癌患者。结果发现：与 PF 方案相比，GP 方案延长了患者生存期。该研究奠定了 GP 方案为晚期鼻咽癌一线姑息化疗首选方案的地位。

（彭星辰　谢钰鑫）

参考文献

［1］ ZHANG L, HUANG Y, HONG S, et al. Gemcitabine plus cisplatin versus fluorouracil plus cisplatin in recurrent or metastatic nasopharyngeal carcinoma: a multicentre, randomised, open-label, phase 3 trial. The Lancet, 2016, 388: 1883-1892.

第五章 肺 癌

第一节 小细胞肺癌

局限期小细胞肺癌同步放化疗中化疗方案

方案 EP 方案 *

方案	药物	剂量	用法	时间	周期
EP	依托泊苷	100mg/(m²·d)	IVGTT	D1~3	Q21~28D×3
	顺铂	80mg/(m²·d)	IVGTT	D1	Q21~28D×3
IP	伊立替康	60mg/(m²·d)	IVGTT	D1,8,15	Q21~28D×3
	顺铂	60mg/(m²·d)	IVGTT	D1	Q21~28D×3

*. 该化疗方案与放疗同步应用,局限期 SCLC 患者胸部放疗总剂量为 45Gy:1.5Gy/f,BID,共 3 周

方案评价

	EP 方案 (n=129)		IP 方案 (n=129)		风险比(可信区间)	ASCO 评分
有效性						−9/100
总缓解率	95%		90%			−9
无进展生存期(年)	1.1		1.0		HR 1.10(95% CI 0.83~1.45)	
总生存期(年)	3.2		2.8		HR 1.09(95% CI 0.80~1.46)	

安全性	不良事件分级				P 值	2.62/20
	1~2	≥3	1~2	≥3		
贫血	59%	35%	56%	33%		

续表

安全性	不良事件分级				P 值	2.62/20
	1~2	≥ 3	1~2	≥ 3		
血小板减少	44%	20%	22%	5%		
白细胞减少	9%	90%	22%	78%		
粒细胞减少	5%	94%	22%	78%		
恶心	64%	5%	64%	5%		
呕吐	20%	2%	16%	4%		
ALT 升高	30%	1%	36%	0		
AST 升高	15%	1%	22%	0		
体重减轻	13%	0	16%	1%		
腹泻	8%	2%	53%	10%		
发热	22%	1%	26%	0		
额外获益						0/20
曲线终点						
症状改善						
QOL						
无治疗缓解期						
净健康获益			6.38			

点评

　　EP 方案＋同步放疗依然是治疗局限期小细胞肺癌的推荐方案（Ⅰ类）。证据来源为Ⅲ期多中心随机对照试验 JCOG0202 研究（NCT00144989）。适合 ECOG 0~1 分，20~70 岁 LS-SCLC 患者。患者如果身体状态较差，不能耐受同步化放疗，也可行序贯化放疗。

（吴向华）

参考文献

［1］KUBOTA K, HIDA T, ISHIKURA S, et al. Etoposide and cisplatin versus irinotecan and cisplatin in patients with limited-stage small-cell lung cancer treated with etoposide and cisplatin plus concurrent accelerated hyperfractionated thoracic radiotherapy (JCOG0202): a randomised phase 3 study. Lancet Oncol, 2014, 15: 106-113.

广泛期小细胞肺癌一线化疗

方案丨 IP 或 EP 方案

方案	药物	剂量	用法	时间	周期
IP	伊立替康	65mg/(m²·d)	IVGTT	D1,8	Q21D
	顺铂	30mg/(m²·d)	IVGTT	D1,8	
EP	依托泊苷	120mg/(m²·d)	IVGTT	D1	Q21D
	顺铂	60mg/(m²·d)	IVGTT	D1	

方案评价

	IP 方案(*n*=221)	EP 方案(*n*=110)	风险比(可信区间)	ASCO 评分
有效性				−9.7/100
总缓解率	48%	43.6%		−9.7
无进展生存期(月)	4.1	4.6	P=0.37	
总生存期(月)	9.3	10.2	P=0.68	

安全性	不良事件分级				P 值	0/20
	1~2	≥ 3	1~2	≥ 3	≥ 3	
贫血		4.8%		11.5%	0.03	
血小板减少		2.3%		19.2%	<0.01	
粒细胞缺少性发热		3.7%		10.4%	0.06	
粒细胞减少		36.2%		86.5%	<0.01	
恶心		13%		5.7%	0.13	
呕吐		12.5%		3.8%	0.04	
乏力		11.6%		6.6	0.37	
呼吸困难		5.1%		5.7%	0.98	
脱水		13%		2.8%	0.02	
腹泻		21.3%		0	<0.01	
额外获益						0/60
曲线终点						
症状改善						
QOL						
无治疗缓解期						
净健康获益		−9.70				

点评

　　IP 或 EP 方案为广泛期小细胞肺癌一线化疗方案, NCCN 推荐（Ⅰ类）。证据来源于Ⅲ期多中心随机对照试验。IP 或 EP 方案适合治疗 ECOG 0~1 分广泛期 SCLC 患者。

（吴向华）

参考文献

[1] NASSER HANNA, PAUL A, BUNN Jr, COREY LANGE, et al. Randomized phase Ⅲ trial comparing irinotecan/cisplatin with etoposide/cisplatin in patients with previously untreated extensive-stage disease small-cell lung cancer. J Clin Oncol, 2006, 24 (13): 2038-2043.

方案Ⅱ　AEC 方案

方案	药物	剂量	用法	时间	周期
AEC	阿特珠单抗	1 200mg	IVGTT	D1	Q21D×4 阿特珠单抗维持治疗
	依托泊苷	100mg（m²·d）	IVGTT	D1~3	
	卡铂	AUC=5	IVGTT	D1	
EC	依托泊苷	100mg/（m²·d）	IVGTT	D1~3	Q21D×4 安慰剂维持
	卡铂	AUC=5	IVGTT	D1	

方案评价

	AEC 方案 (n=201)	EC 方案 (n=202)	风险比（可信区间）	ASCO 评分
有效性				30/100
总缓解率	48%	43.6%		
无进展生存期（月）	5.2	4.3	P=0.02	
总生存期（月）	12.3	10.3	P=0.007, HR 0.70 (95% CI 0.54~0.91)	

安全性	不良事件分级				P 值	0/20
	1~2	≥ 3	1~2	≥ 3		
贫血	24.7%	14.1%	20.9%	12.2%		
血小板减少	6.1%	10.1%	7.1%	7.7%		
白细胞减少	5.1%	3.0%	8.2%	4.6%		
粒细胞减少	13.1%	22.7%	10.2%	24.5%		
恶心	31.3%	0.5%	29.6%	0.5%		
呕吐	12.6%	1.0%	9.7%	1.5%		

续表

安全性	不良事件分级				P 值	0/20
	1~2	≥ 3	1~2	≥ 3		
乏力	19.7%	1.5%	18.9%	0.5%		
便秘	9.6%	0.5%	12.8%	0		
脱发	34.8%	0	33.7%	0		
腹泻	7.6%	2.0%	9.2%	0.5%		
额外获益						0/60
曲线终点						
症状改善						
QOL						
无治疗缓解期						
净健康获益			30			

点评

　　AEC 方案已被 NCCN 指南作为治疗广泛期小细胞肺癌的推荐方案（Ⅰ类）。证据来源Ⅲ期多中心随机对照试验，比较阿特珠单抗 +EC 对比安慰剂 +EC 方案治疗广泛期 SCLC 的疗效和安全性，共入组 403 例 ECOG 0~1 分广泛期 SCLC 患者，结果发现：AEC 方案与 EC 方案相比，中位生存期分别为 12.3 个月 vs 10.3 个月（P=0.007），显著性差异，且不良事件基本相似。该研究结果进一步证实了 AEC 方案将成为广泛期小细胞肺癌一线治疗方案。

（吴向华）

参考文献

［1］HORN L, MANSFIELD AS, SZCZĘSNA A, et al. First-line atezolizumab plus chemotherapy in extensive-stage small-cell lung cancer. N Engl J Med, 2018, 397 (23): 2220-2229.

复发性小细胞肺癌二线化疗（进展或复发距一线化疗结束 <6 个月）

方案Ⅰ 拓扑替康

方案	药物	剂量	用法	时间	周期
拓扑替康	拓扑替康	1.5mg/(m²·d)	IVGTT	D1~5	Q21D
		或 2.3mg/(m²·d)	PO	D1~5	
CAV	环磷酰胺	800mg/m²	IVGTT	D1	Q21D
	多柔比星	40~50mg/m²	IVGTT	D1	
	长春新碱	2mg	IVGTT	D1	

方案评价

	拓扑替康方案 （n=221）	CAV 方案 （n=110）	风险比（可信区间）	ASCO 评分
有效性				−8.8/100
总缓解率	48%	43.6%		−8.8
无进展生存期（月）	4.1	4.6	P=0.37	
总生存期（月）	9.3	10.2	P=0.68	

安全性	不良事件分级				P 值	0/20
	1~2	≥ 3	1~2	≥ 3	≥ 3	
贫血		4.8%		11.5%	0.03	
血小板减少		2.3%		19.2%	<0.01	
粒细胞缺少性发热		3.7%		10.4%	0.06	
粒细胞减少		36.2%		86.5%	<0.01	
恶心		13%		5.7%	0.13	
呕吐		12.5%		3.8%	0.04	
乏力		11.6%		6.6	0.37	
呼吸困难		5.1%		5.7%	0.98	
脱水		13%		2.8%	0.02	
腹泻		21.3%		0	<0.01	
额外获益						10/60
曲线终点						
症状改善	10					
QOL						
无治疗缓解期						
净健康获益		1.2				

点评

　　拓扑替康单药方案适合一般情况较好的广泛期小细胞肺癌一线化疗或局限期 SCLC 根治性放化疗结束后 3~6 个月出现进展或复发（敏感性复发）的患者。证据来源于随机Ⅲ期试验比较单剂静脉滴注拓扑替康与联合方案 CAV。两种方案具有相似的应答率和存活率，但静脉注射拓扑替康的不良事件发生率较低。FDA 批准单剂拓扑替康作为 SCLC 患者化疗后复发后的后续治疗。

（吴向华）

参考文献

[1] VON PAWEL J, SCHILLER JH, SHEPHERD FA, et al. Topotecan versus cyclophosphamide, doxorubicin, and vincristine for the treatment of recurrent small-cell lung cancer. J Clin Oncol, 1999, 17: 658-667.

方案Ⅱ PEI方案

方案	药物	剂量	用法	时间	周期
PEI	顺铂	25mg/(m²·d)	IVGTT	D1,8	Q14D
	依托泊苷	60mg/(m²·d)	IVGTT	D1~3	
	伊立替康	90mg/(m²·d)	IVGTT	D8	
拓扑替康	拓扑替康	1mg/(m²·d)	IVGTT	D1~5	Q21D

方案评价

	PEI方案 (n=90)		拓扑替康方案 (n=90)		风险比(可信区间)	ASCO评分
有效性						33/100
总缓解率	84%		23%		HR 0.32(95% CI 0.22~0.46);P<0.000 1	33
无进展生存期(月)	5.7		3.6		HR 0.50(95% CI 0.37~0.68);P<0.000 1	
总生存期(月)	18.2		12.5		HR 0.67(90% CI 0.51~0.88);P=0.007 9	

安全性	不良事件分级				P值	−0.38/20
	1~2	≥3	1~2	≥3	≥3	
贫血	13%	85%	61%	27%	<0.01	
血小板减少	37%	41%	50%	28%	<0.01	
粒细胞减少	11%	84%	14%	85%		
白细胞减少	17%	80%	48%	51%	<0.01	
恶心	54%	1%	43%	2%		
呕吐	20%	0	9%	0		
乏力	53%	2%	37%	1%		
ALT升高	33%	2%	36%	1%		
发热	28%	0	14%	1%		
腹泻	58%	8%	13%	0		
额外获益						0/60
曲线终点						
症状改善						
QOL						
无治疗缓解期						
净健康获益		32.62				

点评

依托泊苷＋伊立替康＋顺铂的联合化疗方案可作为敏感复发(化疗有效3~6个月进展)的 SCLC 患者的二线治疗方案。证据来源于一项多中心随机对照Ⅲ期临床研究(JCOG0605)。值得注意的是,该方案适合一般情况好的年轻患者。该方案仍存在安全性问题。最常见的 3 级或 4 级不良事件是中性粒细胞减少症(31%)和血小板减少症(41%)。

(吴向华)

参考文献

[1] K GOTO, Y OHE, T SHIBATA, et al. Combined chemotherapy with cisplatin, etoposide, and irinotecan versus topotecan alone as second-line treatment for patients with sensitive relapsed small-cell lung cancer (JCOG0605): a multicentre, open-label, randomised phase 3 trial. Lancet Oncology, 2016, 17 (8): 1147-1157.

第二节 非小细胞肺癌

驱动基因阳性的晚期非小细胞肺癌的一线治疗

EGFR 敏感突变患者

方案丨 吉非替尼单药方案

方案	药物	剂量	用法	时间	周期
TKI	吉非替尼	250mg/d	PO	QD	连续服用
PC 方案	紫杉醇	200mg/m²	IVGTT	D1	Q21D×4
	卡铂	AUC=5 或 6	IVGTT	D1	

方案评价:

	吉非替尼 (n=609)	PC 方案 (n=608)	风险比(可信区间)	ASCO 评分
有效性				26/100
总缓解率	43%	32.2%	OR 1.59(95% CI 1.25~2.01);$P<0.001$	26
无进展生存期(月)	4.1	4.6	$P=0.37$	

续表

	吉非替尼 (*n*=609)		PC 方案 (*n*=608)		风险比(可信区间)	ASCO 评分
总生存期(月)	18.6		17.3		HR 0.74(95% CI 0.65~ 0.85);*P*<0.001	
安全性	不良事件分级				*P* 值	−0.43/20
	1~2	≥ 3	1~2	≥ 3		
皮疹	63.1%	3.1%	21.6%	0.8%	0.03	
干皮症	23.9%	0	2.9%	0	<0.01	
厌食症	20.4%	1.5%	39.9%	2.7%	0.06	
瘙痒症	18.7%	0.7%	12.4%	0.2%	<0.01	
口腔炎	16.8%	0.2%	8.5%	0.2%	0.13	
恶心	16.3%	0.3%	42.8%	1.5%	0.04	
甲沟炎	13.2%	0.3%	0	0	0.37	
呕吐	12.7%	0.2%	30.6%	2.7%	0.98	
便秘	12%	0	29.2%	0.2%	0.02	
腹泻	42.8	3.8%	20.3	1.4%	<0.01	
额外获益						0/60
曲线终点						
症状改善						
QOL						
无治疗缓解期						
净健康获益			25.57			

点评

　　吉非替尼为 *EGFR* 突变阳性晚期非小细胞肺癌患者一线治疗方案。证据来源于Ⅲ期多中心随机对照研究(IPASS)。该研究首次展示 *EGFR*-TKI 优于化疗(ORR 43.5% vs 32%,*P*<0.000 1),尤其对于 *EGFR* 突变阳性患者,吉非替尼的有效率高达 71.2%,明显优于化疗,且不良事件发生率更低,安全性更好。因此,对于 *EGFR* 存在敏感性突变患者,吉非替尼可作为一线治疗选择(Ⅰ类)。

(吴向华)

参考文献

[1] TONY S. MOK, YI-LONG WU, SUMITRA THONGPRASERT, et al. Gefitinib or carboplatin–paclitaxel in pulmonary adenocarcinoma. N Engl J Med, 2009, 361 (10): 947-957.

方案 Ⅱ 厄罗替尼单药方案

方案	药物	剂量	用法	时间	周期
TKI	厄罗替尼	150mg/d	PO	QD	连续服用
GC 方案	吉西他滨	1 000mg/m^2	IVGTT	D1,8	Q21D
	卡铂	AUC=5	IVGTT	D1	

方案评价

	厄罗替尼 （n=82）	GC 方案 （n=72）	风险比 （可信区间）	ASCO 评分
有效性				84/100
总缓解率	83%	36%	P<0.000 1	84
无进展生存期(月)	13.1	4.6	HR 0.16(95% CI 0.10~0.26); P<0.000 1	
总生存期(月)	18.6	17.3	P<0.000 1	

安全性	不良事件分级				P 值	4.5/20
	1~2	≥ 3	1~2	≥ 3	≥ 3	
皮疹	71%	2%	19%	0	<0.000 1	
血小板减少	4%	0	24%	40%	<0.000 1	
粒细胞减少	6%	0	27%	42%	<0.000 1	
ALT 升高	33%	4%	32%	1%		
恶心或呕吐	1%	0	45%	1%	<0.000 1	
贫血	5%	0	59%	13%	<0.000 1	
乏力	5%	0	23%	1%		
胃炎	12%	1%	1%	0		
便秘	0	0	15%	0		
腹泻	24%	1%	6%	0	0.000 85	
额外获益						60/60
曲线终点	20					
症状改善	10					
QOL	10					
无治疗缓解期	20					
净健康获益		148.5				

点评

　　厄罗替尼是 *EGFR* 突变阳性晚期非小细胞肺癌患者一线治疗方案。证据来源于Ⅲ期多中心随机对照研究(OPTIMAL),证实了厄罗替尼在具有 *EGFR* 敏感突变的晚期肺癌治疗中的地位,成为治疗 *EGFR* 突变阳性的晚期非小细胞肺癌的推荐方案。另外,LUX-Lung 3 研究及 CONVINCE 研究分别表明阿法替尼及埃克替尼均可作为 *EGFR* 突变晚期肺癌一线治疗的合理选择。

(吴向华)

参考文献

［1］CAICUN ZHOU*, YI-LONG WU*, GONG YAN CHEN, et al. Erlotinib versus chemotherapy as first-line treatment for patients with advanced EGFR mutation-positive non-small-cell lung cancer (OPTIMAL, CTONG-0802): a multicentre, open-label, randomised, phase 3 study. Lancet Oncol, 2011, 12: 735-742.

［2］LUX-lung 3: A randomized, open-label, phase Ⅲ study of afatinib versus pemetrexed and cisplatin as first-line treatment for patients with advanced adenocarcinoma of the lung harboring EGFR-activating mutations. Oral Presentation at 48th Annual Meeting of the American Society of Clinical Oncology (ASCO) 2012. Abstract no: LBA7500.

［3］SHI YK, WANG L, HAN BH, et al. First-line icotinib versus cisplatin/pemetrexed plus pemetrexed maintenance therapy for patients with advanced EGFR mutation-positive lung adenocarcinoma (CONVINCE): a phase 3, open-label, randomized study. Ann Oncol, 2017 Oct, 28 (10): 2443-2450.

方案Ⅲ　奥希替尼单药方案

方案	药物	剂量	用法	时间	周期
三代 TKI	奥西替尼	80mg/d	PO	QD	连续服用
一代 TKI	厄罗替尼	150mg/m²	PO	QD	连续服用
	或吉非替尼	250mg/d	PO	QD	连续服用

方案评价

	奥希替尼 (*n*=279)	T/G (*n*=277)	风险比(可信区间)	ASCO 评分
有效性				37/100
总缓解率	80%	76%	*P*=0.24	37
无进展生存期 (月)	18.9	10.2	HR 0.46(95% CI 0.36~0.59); *P*<0.001	
总生存期(月)	未达到	未达到	HR 0.63(95% CI 0.45~0.88); *P*=0.007	

续表

安全性	不良事件分级				P 值	0.41/20
	1~2	≥ 3	1~2	≥ 3	≥ 3	
皮疹	57%	1%	71%	7%		
贫血	11%	1	7%	2%		
粒细胞减少	6%	0	19%	0		
ALT 升高	6%	<1%	20%	5%		
恶心	14%	0	19%	0		
呕吐	11%	0	9%	1%		
乏力	13%	1%	11%	1%		
胃炎	28%	<1%	20%	0		
头痛	11%	<1%	7%	0		
腹泻	56%	2%	55%	2%		
额外获益						20/60
曲线终点	20					
症状改善						
QOL						
无治疗缓解期						
净健康获益			57.41			

点评

奥希替尼为 *EGFR* 敏感突变的晚期非小细胞肺癌的一线选择。证据来源于一项Ⅲ期多中心随机对照研究(FLAURA),奥希替尼可成为治疗一些 *EGFR* 突变阳性的晚期非小细胞肺癌的一线选择,特别是对于伴有脑及脑膜转移患者。

(吴向华)

参考文献

[1] J.-C. SORIA, Y. OHE, J. VANSTEENKISTE, et al. Osimertinib in untreated EGFR-mutated advanced non-small-cell lung cancer. N Engl J Med, 2018, 378 (2): 113-125.

ALK(+)肺癌

方案Ⅰ 克唑替尼

方案	药物	剂量	用法	时间	周期
TKI	克唑替尼	250mg/d	PO	BID	连续服用
化疗	培美曲塞	500mg/m²	IVGTT	D1	Q21D×6
	顺铂	75mg/m²	IVGTT	D1	
	或卡铂	AUC=5~6	IVGTT	D1	

方案评价

	克唑替尼 (n=172)	PP/PC 方案 (n=171)	风险比(可信区间)	ASCO 评分
有效性				55/100
总缓解率	74%	45%	P<0.000 1	55
无进展生存期(月)	11.3	5.3	HR 0.45(95% CI 0.35~0.60；P<0.000 1)	
总生存期(月)	未达到	未达到		

安全性	不良事件分级				P 值	1.30/20
	1~2	≥ 3	1~2	≥ 3	≥ 3	
视觉异常	70%	1%	9%	0		
腹泻	59%	2%	12%	1%		
水肿	48%	1%	11%	1%		
腹痛	26%	0	12%	0		
呕吐	44%	2%	33%	3%		
贫血	9%	0	23%	9%		
乏力	26%	3%	36%	2%		
血小板减少	1%	0	11%	7%		
头痛	21%	1%	15%	0		
额外获益						16/60
曲线终点	16					
症状改善						
QOL						
无治疗缓解期						
净健康获益		72.30				

点评

　　克唑替尼为治疗 *ALK* 融合基因阳性 ECOG 0~1 分的晚期非小细胞肺癌患者一线治疗方案（Ⅰ类）。证据来源于Ⅲ期多中心随机对照试验。

（吴向华）

参考文献

［1］BENJAMIN J. SOLOMON, TONY MOK, DONG-WAN KIM, et al. First-line crizotinib versus chemotherapy in ALK-positive lung cancer. N Engl J Med, 2014, 371 (23): 2167-2077.

方案Ⅱ　阿表替尼

方案	药物	剂量	用法	时间	周期
二代 TKI	阿表替尼	300mg/d	PO	BID	连续服用
一代 TKI	克唑替尼	250mg/d	PO	BID	连续服用

方案评价

	阿表替尼（n=103）	克唑替尼（n=104）	风险比（可信区间）	ASCO 评分
有效性				66/100
总缓解率	92%	79%	$P<0.000\ 1$	66
无进展生存期（月）	NE	10.2	HR 0.34（99.7% CI 0.17~0.71）；$P<0.000\ 1$	
总生存期（月）	未达到	未达到		

| 安全性 | 不良事件分级 | | | | P 值 | 1.36/20 |
	1~2	≥ 3	1~2	≥ 3	≥ 3	
恶心	11%	0	72%	2%		
腹泻	9%	0	71%	2%		
胃炎	12%	0	10%	0		
上腹痛	2%	0	17%	0		
呕吐	6%	0	56%	2%		
上呼吸道感染	17%	0	14%	0		
血肌酐升高	11%	0	9%	0		
ALT 升高	8%	1%	19%	13%		
胆红素升高	12%	0	1%	0		
额外获益						30/60

续表

| 安全性 | 不良事件分级 | | | | P 值 | 1.36/20 |
	1~2	≥ 3	1~2	≥ 3	≥ 3	
曲线终点	20					
症状改善	10					
QOL						
无治疗缓解期						
净健康获益			97.36			

点评

阿表替尼为治疗 *ALK* 融合基因阳性未经治疗的晚期非小细胞肺癌（NSCLC）患者一线治疗方案，证据来源于一项多中心随机对照Ⅲ期研究（J-ALEX）。

（吴向华）

参考文献

［1］TOYOAKI HIDA, HIROSHI NOKIHARA, MASASHI KONDO, et al. Alectinib versus crizotinib in patients with ALK-positive non-small-cell lung cancer (J-ALEX): an open-label, randomised phase 3 trial, The Lancet, 2017, 390 (10089): 29-39.

方案Ⅲ　色瑞替尼

方案	药物	剂量	用法	时间	周期
TKI	色瑞替尼	750mg/d	PO	BID	连续服用
化疗	培美曲塞	500mg/m²	IVGTT	D1	Q21D×4,培美曲塞维持
	顺铂	75mg/m²	IVGTT	D1	
	或卡铂	AUC=5~6	IVGTT	D1	

方案评价：

	色瑞替尼 (*n*=189)	PP/PC 方案 (*n*=187)	风险比（可信区间）	ASCO 评分
有效性				55/100
总缓解率	74%	45%	*P*<0.000 1	55
无进展生存期（月）	11.3	5.3	HR 0.45（95% CI 0.35~0.60； *P*<0.000 1）	
总生存期（月）	未达到	未达到		

续表

安全性	不良事件分级				*P* 值	1.30/20
	1~2	≥ 3	1~2	≥ 3	≥ 3	
视觉异常	70%	1%	9%	0		
腹泻	59%	2%	12%	1%		
水肿	48%	1%	11%	1%		
腹痛	26%	0	12%	0		
呕吐	44%	2%	33%	3%		
贫血	9%	0	23%	9%		
乏力	26%	3%	36%	2%		
血小板减少	1%	0	11%	7%		
头痛	21%	1%	15%	0		
额外获益						40/60
曲线终点	20					
症状改善						
QOL						
无治疗缓解期	20					
净健康获益			96.30			

点评

色瑞替尼为治疗 *ALK* 融合基因阳性 ECOG 0~1 分的晚期非小细胞肺癌患者一线治疗方案,证据来源于Ⅲ期多中心随机对照试验。

(吴向华)

参考文献

[1] JEAN-CHARLES SORIA, DANIEL S W TAN, RITA CHIARI, et al. First-line ceritinib versus platinum-based chemotherapy in advanced ALK-rearranged non-small-cell lung cancer (ASCEND-4): a randomized, open-label, phase 3 study. The Lancet, 2017, 389 (10072): 917-929.

EGFR 敏感突变阳性晚期非小细胞肺癌一线 TKI 耐药后 T790M（+）

方案 奥希替尼

方案	药物	剂量	用法	时间	周期
三代 TKI	奥希替尼	80mg/d	PO	QD	连续服用
化疗	培美曲塞	500mg/m²	IVGTT	D1	Q21D
	顺铂或卡铂	75mg/m² 或 AUC=5	IVGTT	D1	Q21D

方案评价

	奥希替尼（n=279）		化疗（n=140）		风险比（可信区间）	ASCO 评分
有效性						70/100
总缓解率	71%		31%		OR 5.39（95%CI 3.47~8.48）； $P<0.001$	70
无进展生存期（月）	10.1		4.4		HR 0.30（95%CI 0.23~0.41）； $P<0.001$	
总生存期（月）	未达到		未达到			
安全性	不良事件分级				P 值	1.57/20
	1~2	≥ 3	1~2	≥ 3	≥ 3	
皮疹	33%	1%	6%	0		
贫血	7%	1%	18%	12%		
粒细胞减少	7%	1%	11%	12%		
ALT 升高	5%	1%	10%	1%		
恶心	14%	0	19%	0		
呕吐	10%	<1%	18%	2%		
乏力	15%	1%	27%	1%		
胃炎	15%	0	14%	1%		
头痛	10%	0	11%	0		
腹泻	40%	1%	10%	1%		
额外获益						60/60
曲线终点	20					
症状改善	10					
QOL	10					
无治疗缓解期	20					
净健康获益			137.57			

点评

　　奥希替尼（osimertinib，AZD9291）选择性针对 *EGFR* 敏感突变及 *T790M* 耐药突变，用于治疗一线 *EGFR*-TKI 治疗后进展的 *EGFR T790M* 突变阳性的 NSCLC 患者（包括 CNS 转移者）。证据来源于Ⅲ期随机对照临床研究（AURA3 研究），为有 *T790M* 基因突变的肺癌患者建立了新的治疗标准：所有 *EGFR* 基因突变阳性的肺癌患者，使用 *EGFR*-TKI 药物后病情进展，均应进行 *T790M* 基因突变检测；且研究数据证明，在组织活检确定患者是否对 *EGFR*-TKI 耐药前，应先考虑利用患者血浆标本进行基因分型，作为筛查。如 *T790M*（–）患者的二线治疗依然建议选择化疗。

（吴向华）

参考文献

［1］ T. S. MOK, Y.-L. WU, M.-J. AHN, et al. Osimertinib or platinum-pemetrexed in EGFR T790M–positive lung cancer. N Engl J Med, 2017, 376: 629-640.

驱动基因阴性晚期非小细胞肺癌的一线治疗

方案 I　含铂双药

方案	药物	剂量	用法	时间	周期
IP	伊立替康	60mg/(m²·d)	IVGTT	D1,8,15	Q28D
	顺铂	80mg/(m²·d)	IVGTT	D1	
TC	紫杉醇	200mg/(m²·d)	IVGTT	D1	Q21D
	卡铂	AUC=6	IVGTT	D1	
GP	吉西他滨	1 000mg/(m²·d)	IVGTT	D1	Q21D
	顺铂	80mg/(m²·d)	IVGTT	D1	
NP	长春瑞滨	25mg/m²	IVGTT	D1,8	Q21D
	顺铂	80mg/(m²·d)	IVGTT	D1	

点评

　　IP、TC、GP 及 NP 方案仍然是驱动基因阴性且不适合使用贝伐单抗的非鳞癌及鳞癌患者一线治疗方案。证据来源于Ⅲ期随机对照临床研究。含铂双药有效率相似，无显著性差异，毒性谱有所不同。

（吴向华）

参考文献

［1］ Y. OHEL, Y. OHASHI, K. KUBOTA, et al. Randomized phase Ⅲ study of cisplatin plus irinotecan versus carboplatin plus paclitaxel, cisplatin plus gemcitabine, and cisplatin plus vinorelbine for advanced non-small-cell lung cancer: Four-Arm Cooperative Study in Japan. Ann Oncol, 2007, 18: 317-323.

方案 II　贝伐单抗 + 化疗

方案	药物	剂量	用法	时间	周期
BPC	贝伐单抗	15mg/kg	IVGTT	D1	Q21D
	紫杉醇	200mg/m²	IVGTT	D1	
	卡铂	AUC=6	IVGTT	D1	
PC	紫杉醇	200mg/m²	IVGTT	D1	Q21D
	卡铂	AUC=6	IVGTT	D1	

方案评价

	BPC（n=417）	PC（n=433）	风险比（可信区间）	ASCO 评分
有效性				21/100
总缓解率	48%	40%		21
无进展生存期（月）	6.2%	4.5	HR 0.66（95% CI 0.57~0.77）；$P<0.001$	
总生存期（月）	12.3	10.3	HR 0.79（95% CI 0.67~0.92）；$P=0.003$	

安全性	不良事件分级				P 值	0/20
	1~2	≥ 3	1~2	≥ 3		
皮疹		0.5%		2.3%		
贫血		0		0.9%		
粒细胞减少		25.5%		16.8%		
出血		4.4%		0.7%		
高血压		7%		0.7%		
呕吐		<1%		2%		
乏力		1%		1%		
胃炎		0		1%		
头痛		0		3%		
腹泻		1%		1%		
额外获益						0/60
曲线终点						
症状改善						
QOL						
无治疗缓解期						
净健康获益		21				

点评

含铂类双药化疗联合贝伐单抗已经成为驱动基因阴性的晚期非鳞癌患者的一线治疗方案。证据来源于Ⅲ期随机对照研究，适用于 ECOG PS 0~1 的晚期非鳞癌患者，需注意，该方案增加了 3 级以上不良事件发生率。

（吴向华）

参考文献

［1］SANDLER A, GRAY R, PERRY MC, et al. Paclitaxel–carboplatin alone or with bevacizumab for non-small-cell lung cancer. N Engl J Med, 2006, 355: 2542-2550.

方案Ⅲ 免疫检查点抑制剂单药(肿瘤 PD-L1 表达 ≥ 50%)

方案	药物	剂量	用法	时间	周期
ICI 单药	帕博利珠单抗	200mg	IVGTT	D1	Q21D
	培美曲塞	500mg/m²	IVGTT	D1	Q21D
	或				
化疗 *	吉西他滨	1 000mg/m²	IVGTT	D1	Q21D
	或				
	紫杉醇 +	175mg/m²	IVGTT	D1	Q21D
	顺铂	75mg/m²	IVGTT	D1	Q21D
	或	或			
	卡铂	AUC=5	IVGTT	D1	Q21D

ICI 最多 35 周期或至疾病进展;*.4~6 周期含铂化疗,非鳞癌培美曲塞诱导化疗后继续培美曲塞维持治疗,化疗进展后可交叉到 ICI 治疗组

方案评价

安全性	帕博利珠单抗 (n=154)		化疗 (n=151)		风险比(可信区间)	ASCO 评分
有效性						50/100
总缓解率	44.8%		27.8%			50
无进展生存期(月)	10.3		6.0		HR 0.50(95% CI 0.37~0.68); P<0.001	
6 个月总生存率	80.2%		72.4%		HR 0.60(95% CI 0.41~0.89); P<0.001	
安全性	不良事件分级				P 值	6/20
	1~2	≥ 3	1~2	≥ 3	≥ 3	
皮肤反应	3.9%	0	0	0		
贫血	3.3%	1.9%	24.7%	19.3%		
粒细胞减少	0.6%	0	9.4%	13.3%		
甲减	9.1%	0	1.3%	0		
食欲下降	9.1%	0	23.3%	2.7%		
呕吐	2.0%	0.6%	19.3%	0.7%		
乏力	9.1%	1.3%	25.4%	3.3%		
血小板减少	0	0	6%	5.3%		
腹泻	10.4%	3.9%	12%	1.3%		
额外获益						60/60
曲线终点	20					
症状改善	10					
QOL	10					
无治疗缓解期	20					
净健康获益			116			

点评

帕博利珠单抗用于一线治疗 PD-L1 强阳性(肿瘤比例得分 TPS ≥ 50%) *EGFR* 或 *ALK* 阴性晚期 NSCLC 患者(Ⅰ类推荐)。证据来源于Ⅲ期随机对照研究(KEYNOTE-024)。

(吴向华)

参考文献

[1] MARTIN RECK, DELVYS RODRÍGUEZ-ABREU, ANDREW G. ROBINSON, et al. Pembrolizumab versus chemotherapy for PD-L1–positive non–small-cell lung cancer. N Engl J Med, 2016, 375 (19): 1823-1833.

方案Ⅳ　免疫检查点抑制剂联合化疗

方案	药物	剂量	用法	时间	周期*
ICI/ 安慰剂 + 化疗	帕博利珠单抗 / 安慰剂	200mg	IVGTT	D1	Q21D
	培美曲塞	500mg/m²	IVGTT	D1	Q21D
	顺铂	75mg/m²	IVGTT	D1	Q21D
	或卡铂	或 AUC=5			

*. 免疫检查点抑制剂 / 安慰剂使用 35 个周期;双药化疗 4 周期后培美曲塞维持治疗

方案评价

	帕博利珠单抗 + 化疗(*n*=417)	安慰剂 + 化疗(*n*=433)	风险比(可信区间)	ASCO 评分
有效性				48/100
总缓解率	47.6%	18.9%	*P*<0.001	48
无进展生存期(月)	8.8	4.9	HR 0.52(95% CI 0.43~0.64;*P*<0.001)	
12 个月总生存率	69.2%	49.4%	HR 0.49;95% CI, 0.38~0.64;*P*<0.001	

安全性	不良事件分级				*P* 值	0/20
	1~2	≥ 3	1~2	≥ 3		
皮疹	18.5%	1.7%	9.9%	1.5%		
贫血	29.9%	16.3%	31.2%	15.3%		
粒细胞减少	11.4%	15.8%	12.4%	11.9%		
水肿	17.1%	0.2%	12.9%	0		

续表

安全性	不良事件分级				P 值	0/20
	1~2	≥ 3	1~2	≥ 3		
食欲下降	21.6%	1.5%	29.7%	0.5%		
呕吐	20.5%	3.7%	20.3%	3.0%		
乏力	35%	5.7%	35.6%	2.5%		
血小板减少	10.1%	7.9%	7.5%	6.9%		
腹泻	25.7%	5.2%	28.3%	3.0%		
额外获益						0/60
曲线终点						
症状改善						
QOL						
无治疗缓解期						
净健康获益			48			

点评

帕博利珠单抗联合化疗方案成为 *EGFR-/ALK-* 晚期非小细胞肺癌患者一线治疗方案。证据来源于Ⅲ期随机双盲临床试验(KEYNOTE-021,KEYNOTE189)。值得注意的是,帕博利珠单抗联合化疗的肾毒性事件(急性肾损害和肾病)有明显增加。总体说来,KEYNOTE189 的结果无疑会改变 *EGFR-/ALK-* 晚期非小细胞肺癌患者一线治疗指南,尽管 FDA 的审批决定是基于 KEYNOTE-021 的研究结果。

(吴向华)

参考文献

[1] GANDHI L, RODRÍGUEZ-ABREU D, GADGEEL S, et al. Pembrolizumab plus chemotherapy in metastatic non–small-cell lung cancer. N Engl J Med, 2018, 378 (22): 2078-2092.

驱动基因阴性晚期非小细胞肺癌的二线治疗

方案 | 纳武单抗

方案	药物	剂量	用法	时间	周期
纳武单抗	纳武单抗	3mg/kg	IVGTT	D1	Q14D
化疗	多西他赛	75mg/m^2	IVGTT	D1	Q21D

方案评价

	纳武单抗 (n=292)		多西他赛 (n=290)		风险比 (可信区间)	ASCO 评分
有效性						27/100
总缓解率	19%		12%		P=0.02	27
无进展生存期(月)	3.3		4.2		HR 0.92(95% CI 0.77~1.1); P= 0.39	
总生存期(月)	12.2		9.4		HR 0.73(95% CI 0.59~0.89); P=0.002	

安全性	不良事件分级				P 值	3.04/20
	1~2	≥ 3	1~2	≥ 3		
乏力	15%	1%	24%	5%		
恶心	15%	1%	25%	1%		
食欲减退	10%	0	15%	1%		
腹泻	7%	1%	22%	1%		
贫血	2%	1%	17%	3%		
脱发	1%	0	25%	0		
粒细胞减少	1%	0	4%	27%		
粒细胞缺少性发热	0	0	0	10%		
白细胞减少	0	0	2%	8%		
额外获益						0/60
曲线终点						
症状改善						
QOL						
无治疗缓解期						
净健康获益			30.04			

点评

纳武单抗成为驱动基因阴性的一线化疗后疾病进展的非小细胞肺癌(NSCLC)患者的优先治疗方案(Ⅰ类)。证据来源于 2 项随机、开放、Ⅲ期临床研究(Checkmate 017 研究和 Checkmate 057 研究)。纳武单抗显示出了持久的抗肿瘤活性,在所有 NSCLC 亚型中,纳武单抗二线治疗均能较多西他赛显著提高 3 年生存率。如果不适宜纳武单抗治疗,多西他赛仍可作为驱动基因阴性的晚期非小细胞肺癌二线治疗。

(吴向华)

参考文献

［1］BORGHAEI H, PAZ-ARES L, HORN L, et al. Nivolumab versus docetaxel in advanced nonsquamous non-small-cell lung cancer. N Engl J Med, 2015, 373: 1627-1639.

［2］HORN L, SPIGEL DR, VOKES EE, et al. Nivolumab versus docetaxel in previously treated patients with advanced non-small-cell lung cancer: two-year outcomes from two randomized, open-label, phase Ⅲ trials (CheckMate 017 and CheckMate 057). J Clin Oncol, 2017, 35 (35): 3924-3933.

第六章　胸膜间皮瘤

恶性胸膜间皮瘤一线化疗

方案 | PC 方案

方案	药物	剂量	用法	时间	周期
PC 方案 （试验组）	培美曲塞	500mg/m^2	IVGTT	D1	Q21D
	顺铂	75mg/m^2	IVGTT	D1	
P 方案 （对照组）	顺铂	75mg/m^2	IVGTT	D1	Q21D

方案评价

	PC 方案 （n=226）	P 方案 （n=222）	风险比 （可信区间）	ASCO 评分
有效性				23/100
总缓解率（%）	41.3	16.7		23
无进展生存期（月）	5.7	3.9	HR 0.68	
总生存期（月）	12.1	9.3	HR 0.77	

安全性	不良事件分级				P 值	0/20
	1~2	≥ 3	1~2	≥ 3		
贫血	4.8%		11.5%		0.001	
血小板减少	13.0%		0		<0.001	
粒细胞缺少性发热	4.0%		0		0.123	
粒细胞减少	27.9%		2.3%		<0.001	
恶心	14.6%		6.3%		0.005	
呕吐	13.3%		3.6%		0.000	

续表

安全性	不良事件分级				P 值	0/20
	1~2	≥ 3	1~2	≥ 3		
乏力		10.2%		8.6	0.628	
食欲减退		2.2%		0.5%	0.216	
脱水		4.0%		0.5%	0.02	
腹泻		4.4%		0	0.002	
额外获益						20/60
曲线终点	20					
症状改善						
QOL						
无治疗缓解期						
净健康获益			43			

点评

　　培美曲塞联合顺铂的一线联合方案被认为是恶性胸膜间皮瘤的金标准,并且是目前唯一得到 FDA 批准的方案,NCCN 指南也推荐 PC 方案(Ⅰ类证据)治疗恶性胸膜间皮瘤患者。

（孙　思）

参考文献

［1］VOGELZANG NJ, RUSTHOVEN JJ, SYMANOWSKI J, et al. Phase Ⅲ study of pemetrexed in combination with cisplatin versus cisplatin alone in patients with malignant pleural mesothelioma. J Clin Oncol, 2003, 21 (14) : 2636-2644.

方案Ⅱ　PCB 方案

方案	药物	剂量	用法	时间	周期
PCB 方案 （试验组）	培美曲塞	500mg/m²	IVGTT	D1	Q21D × 6
	顺铂	75mg/m²	IVGTT	D1	
	贝伐单抗	15mg/kg	IVGTT	D1	允许维持
PC 方案 （对照组）	培美曲塞	500mg/m²	IVGTT	D1	Q21D × 6
	顺铂	75mg/m²	IVGTT	D1	

方案评价

	PCB 方案（n=223）	PC 方案（n=225）	风险比（可信区间）	ASCO 评分
有效性				23/100
总缓解率				23
无进展生存期（月）	9.2	7.3	HR 0.61（95% CI 0.50~0.75）	
总生存期（月）	18.8	16.1	HR 0.77（95% CI 0.62~0.95）	

安全性	不良事件分级				P 值	0/20
	1~2	≥ 3	1~2	≥ 3		
贫血		7.2%		13.4%		
血小板减少		9.9%		9.4%		
粒细胞缺少性发热		44.1%		44.6%		
恶心或呕吐		8.1%		8.0%		
便秘		0.9%		0.4%		
腹泻		0.5%		0.9%		
乏力		13.5%		12.5%		
口腔溃疡		0.9%		0.4%		
食欲下降		7.2%		13.4%		
肌酐升高		3.6%		1.8%		
出血		0.9%		0		
高血压		23%		0		
血栓事件		5.8%		0.9%		
心血管不良事件		28.8%		0.9%		
额外获益						20/60
曲线终点	20					
症状改善						
QOL						
无治疗缓解期						
净健康获益		43				

点评

　　本方案来源于一项多中心Ⅲ期随机对照试验（MAPS），适用于不可切除的、PS 0~2、没有出血或血栓形成的恶性胸膜间皮瘤患者。需注意，接受贝伐单抗方案的患者 3~4 级不良事件的发生率为 71%（158/222），包括更多的 ≥ 3 级高血压（23% vs 0）、3 级蛋白尿（3.1% vs 0）和 3~4 级血栓事件（5.8% vs 0.9%）。

（孙　思）

参考文献

[1] ZALCMAN G, MAZIERES J, MARGERY J, et al. Bevacizumab for newly diagnosed pleural mesothelioma in the Mesothelioma Avastin Cisplatin Pemetrexed Study (MAPS) : a randomised, controlled, open-label, phase 3 trial. Lancet, 2016, 387 (10026) : 1405-1414.

方案Ⅲ　PCb 方案

方案	药物	剂量	用法	时间	周期
PCb	培美曲塞	500mg/m²	IVGTT	D1	Q21D
	卡铂	AUC=5	IVGTT	D1	Q21D

点评

培美曲塞/卡铂也是可接受的一线联合化疗方案。3项Ⅱ期的研究进行了评估，中位生存期分别为12.7、14和14个月。一项大型国际EAP临床研究对比了1 704例接受培美曲塞/顺铂或培美曲塞/卡铂化疗的患者疗效，其中使用培美曲塞/顺铂的患者843例，培美曲塞/卡铂患者861例。ORR分别为26.3%和21.7%，1年生存率为63.1%和64%，中位PFS为7.0个月和6.9个月。这些数据表明，培美曲塞联合卡铂和培美曲塞联合顺铂的1年生存率和疾病进展时间结果相似，培美曲塞联合卡铂为不能耐受顺铂的患者提供了另一种选择。

（孙　思）

参考文献

[1] CERESOLI GL, ZUCALI PA, FAVARETTO AG, et al. Phase Ⅱ study of pemetrexed plus carboplatin in malignant pleural mesothelioma. J Clin Oncol, 2006, 24: 1443-1448.

[2] CASTAGNETO B, BOTTA M, AITINI E, et al. Phase Ⅱ study of pemetrexed in combination with carboplatin in patients with malignant pleural mesothelioma. Ann Oncol, 2008, 19: 370-373.

[3] CERESOLI GL, CASTAGNETO B, ZUCALI PA, et al. Pemetrexed plus carboplatin in elderly patients with malignant pleural mesothelioma: combined analysis of two phase Ⅱ trials. Br J Cancer, 2008, 99: 51-56.

[4] SANTORO A, O'BRIEN ME, STAHEL RA, et al. Pemetrexed plus cisplatin or pemetrexed plus carboplatin for chemonaive patients with malignant pleural mesothelioma: results of the International Expanded Access Program. J Thorac Oncol, 2008, 3: 756-763.

恶性胸膜间皮瘤二线治疗

方案 | 培美曲塞

方案	药物	剂量	用法	时间	周期
P+BSC （试验组）	培美曲塞	500mg/m²	IVGTT	D1	Q21D×8
BSC （对照组）					

方案评价

	P+BSC （*n*=123）	BSC （*n*=120）	风险比（可信区间）	ASCO 评分
有效性				5/100
总缓解率	18.7	1.7	*P*<0.001	5
无进展生存期（月）	3.6	1.5	HR 0.734（95% CI 0.51～1.05）	
总生存期（月）	8.4	9.7	HR 0.95（95% CI 0.71～1.27）	

安全性	不良事件分级				*P* 值	0/20
	1~2	≥3	1~2	≥3		
贫血	7%		0			
血小板减少	4.1%		0			
粒细胞缺少性发热	1.8%		0			
粒细胞减少	4.1%		0			
恶心	2.5%		0			
呕吐	2.5%		0			
乏力	15.7%		10.8%			
食欲减退	4.1%		2.5%			
胸痛	14%		8.3%			
呼吸困难	17.4%		15.8%			
额外获益						0/60
曲线终点						
症状改善						
QOL						
无治疗缓解期						
净健康获益		5				

点评

　　如果一线未使用,培美曲塞可作为二线化疗选择。一项随机对照Ⅲ期临床研究提示,对一线化疗未用过培美曲塞的患者,培美曲塞单药与最佳支持治疗相比,ORR 18.7%vs 1.7%(P<0.000 1);DCR:59.3%vs 19.2%(P<0.000 1);PFS:3.6 个月 vs 1.5 个月(P=0.014 8);OS:8.4 个月 vs 9.7 个月(P=0.743);OS 未见显著性差异。主要原因在于:最佳支持组的后续化疗明显多于培美曲塞组(51.7%vs 28.5%,P=0.000 2),严重影响 OS 的观察结果。基于上述差异及培美曲塞的耐受性良好,该方案值得推荐作为一线未使用过培美曲塞患者的二线治疗选择。

(孙　思)

参考文献

［1］JASSEM J, RAMLAU R, SANTORO A, et al. Phase Ⅲ trial of pemetrexed plus best supportive care compared with best supportive care in previously treated patients with advanced malignant pleural mesothelioma. J Clin Oncol, 2008, 26 (10) : 1698-1704.

方案Ⅱ　纳武单抗

方案	药物	剂量	用法	时间	周期
纳武单抗	纳武单抗	3mg/kg	IVGTT	D1	Q14D×1 年

点评

　　纳武单抗二线治疗 34 例胸膜间皮瘤患者,8/34(24%)部分缓解,8/34(24%)稳定,且疗效与肿瘤细胞 PD-L1 表达无相关性,3~4 级不良事件 26%,中位生存期 11.8 个月。基于 ICI 的有效性及安全性,可推荐作为二线治疗恶性胸膜间皮瘤。

(孙　思)

参考文献

［1］QUISPEL-JANSSEN J, VAN DER NOORT V, DE VRIES JF, et al. Programmed death 1 blockade with nivolumab in patients with recurrent malignant pleural mesothelioma. Journal of Thoracic Oncology, 2018, 13 (10) : 1569-1576.

第七章　胸腺瘤

胸腺瘤 / 癌一线化疗方案

方案 |　CAP 方案

药物	剂量及途径	时间及程序
环磷酰胺	500mg/m^2 IVGTT	D1 Q21D × 6
多柔比星	50mg/m^2 IVGTT	D1 Q21D × 6
顺铂	50mg/m^2 IVGTT	D1 Q21D × 6

方案评价

	CAP (*n*=30)	可信区间	ASCO 评分
有效性			
总缓解率	50%	(95% CI 0.313~0.687)	
反应持续时间(月)	11.8		
治疗失败时间(月)	18.4		
生存期(月)	37.7		

安全性	不良事件分级				P 值
	1	2	3	4	
胃肠道	3%	–	–	–	
恶心 / 呕吐	6%	17%	3%	–	
腹泻	4%	1%	–	–	
感染	4%	1%	–	–	
出血	1%	1%	–	–	
黏膜炎	6%	3%	1%	–	
神经学	7%	5%	1%	–	

续表

安全性	不良事件分级				P 值
	1	2	3	4	
泌尿生殖系统	12%	1%	–	–	
肝	2%	–	–	–	
其他	34%	21%	1%	–	
非血液性	4%	22%	4%	–	
额外获益					
曲线终点					
症状改善					
QOL					
无治疗缓解期					
净健康获益					

点评

　　虽然这项研究 1994 年就发表于 *JCO*，当时只入组了 29 例晚期胸腺瘤和 1 例胸腺癌患者，但目前仍然作为晚期或复发胸腺癌的一线标准化疗方案。在这些患者中，3 例患者达到 CR，12 例患者达到 PR，ORR 达到 50%（95% CI 31.3%~68.7%），10 例患者 SD。疗效持续时间为 11.8 个月，治疗失败时间为 18.4 个月，中位生存期为 37.7 个月。不良事件方面，1 例患者发生粒细胞缺少性发热，3 例患者发生 3 级恶心呕吐，1 例发生 3 级黏膜炎。因此，CAP 方案依然是 NCCN 指南的 Ⅰ 类证据推荐。

（于　慧）

参考文献

［1］LOEHRER PJ SR, KIM K, AISNER SC, et al. Cisplatin plus doxorubicin plus cyclophosphamide in metastatic or recurrent thymoma: final results of an intergroup trial. J Clin Oncol, 1994, 12: 1164-1168.

方案 Ⅱ　EP 方案

药物	剂量及途径	时间及程序
依托泊苷	120mg/（m²·d）　IVGTT	D1~3 Q21D × 4~6
顺铂	60mg/（m²·d）　IVGTT	D1 Q21D × 4~6

方案评价

	EP (*n*=16)	风险比(可信区间)	ASCO 评分
有效性			
总缓解率	56.3%		
反应持续时(月)	3.4		
无疾病进展生存期(月)	2.2		
总生存期(月)	4.3		

安全性	不良事件分级		*P* 值
	患者比例	3~4	
白细胞减少	100%	51%	
血小板减少	13%		
贫血	31%		
恶心 / 呕吐	100%	81%	
脱发	94%	69%	
腹泻	35%	6%	
黏膜炎	19%	6%	
周围神经病变	19%		
感染	19%	6%	
静脉炎	32%		
额外获益			
曲线终点	20		
症状改善			
QOL			
无治疗缓解期			
净健康获益			

点评

  EORTC 继 CAP 方案后,又使用 EP 方案对 16 例局部复发或转移性胸腺癌进行了研究,获得了 5 例 CR 和 4 例 PR 的效果,中位疗效持续时间为 3.4 年,中位 PFS 和 OS 分别为 2.2 年和 4.3 年,中位随访时间为 7 年。EP 方案的主要不良事件为中性粒细胞降低、恶心、呕吐和脱发。51% 患者发生中性粒细胞降低,81%患者发生恶心、呕吐。因此,EP 方案成为 CAP 方案之后又一个行之有效的化疗方案。

(于 慧)

参考文献

[1] GIACCONE G, ARDIZZONI A, KIRKPATRICK A, et al. Cisplatin and etoposide combination chemotherapy for locally advanced or metastatic thymoma: A phase Ⅱ study of the European Organization for Research and Treatment of Cancer Lung Cancer Cooperative Group. J Clin Oncol, 1996, 14: 814-820.

方案Ⅲ　ADOC 方案

药物	剂量及途径	时间及程序
多柔比星	40mg/(m²·d) IVGTT	D1 Q21D×4~6
顺铂	50mg/(m²·d) IVGTT	D1 Q21D×4~6
长春新碱	0.6mg/m² IVGTT	D3 Q21D×4~6
环磷酰胺	700mg/m² IVGTT	D4 Q21D×4~6

ADOC 方案(n=37)			
有效性			
总缓解率	91.8%		
完全缓解率	43%		
总生存期(月)	15	5~96+	

安全性	不良事件分级			
	1 级	2 级	3 级	4 级
恶心 / 呕吐	–	30%	70%	–
脱发	–	11%	89%	–
贫血	–	8%	–	–
白细胞减少	–	67%	22%	–
血小板减少	5%	–	–	–

点评

FORNASIERO 等报道了 37 例进展期胸腺瘤用 ADOC 方案进行治疗的结果，总有效率高达 92%，完全缓解率为 43%。7 例患者经手术证实为病理学完全缓解。中位 OS 为 15 个月。类似的 CAP 方案治疗进展期胸腺瘤患者，尽管有效率为 50%，低于 ADOC 方案，但中位生存期达 37.7 个月。可见长春新碱的价值是个疑问。

（于 慧）

参考文献

［1］FORNASIERO A, DANIELE O, GHIOTTO C, et al. Chemotherapy for invasive thymoma. A 13-year experience. Cancer, 1991, 68: 30-33.

转移性胸腺瘤 / 癌的二线治疗方案

方案 | 依维莫司

药物	剂量及途径	时间及程序
依维莫司	10mg/d　PO	QD 至进展或毒性不能耐受

方案评价

	依维莫司 （n=51）	可信区间	ASCO 评分
有效性			
疾病控制率	88%	(95% CI 0.757~0.955)	
无进展生存期(月)	10.1	(95% CI 6.0~14.2)	
总生存期(月)	25.7	(95% CI 16.1~not evaluable)	
生存期(月)	37.7		

安全性	不良事件分级				P 值
	1~2	3	4	5	
中性粒细胞减少	4%	4%	0	0	
血小板减少	4%	2%	0	0	
贫血	2%	2%	0	0	
口腔炎	64%	2%	0	0	
疲乏	46%	2%	0	0	

续表

安全性	不良事件分级				P 值
	1~2	3	4	5	
黏膜炎	36%	0	0	0	
皮疹	30%	0	0	0	
腹泻	28%	0	0	0	
肺炎(非传染性)	18%	0	0	2%	
咳嗽	18%	2%	0	0	
皮肤感染	20%	0	0	0	
代谢紊乱	14%	4%	0	0	
肺炎(传染性)	10%	2%	0	4%	
发热	16%	0	0	0	
恶心 / 呕吐	16%	0	0	0	
腹痛	12%	0	0	0	
厌食	12%	0	0	0	
味觉障碍	12%	0	0	0	
肝毒性	0	6%	2%	0	
手足皮肤反应	8%	0	0	0	
流血	8%	0	0	0	
便秘	6%	0	0	0	
局部感染	6%	0	0	0	
头痛	6%	0	0	0	
抑郁	4%	0	0	0	
消化不良	4%	0	0	0	
肌痛	4%	0	0	0	
外周水肿	4%	0	0	5	
其他	14%	0	0	0	
额外获益					
曲线终点					
症状改善					
QOL					
无治疗缓解期					
净健康获益					

点评

对于一线治疗失败的患者,如一般状况良好,依维莫司可作为二线治疗的一种选择。证据来源于一项Ⅱ期临床研究,51 例患者接受了依维莫司 10mg/d 口服治疗,1 例达到 CR,5 例达到 PR,38 例 SD。疾病控制率达到 88%,中位 PFS 为 10.1 个月,中位 OS 为 25.7 个月。不良事件也很明显,14 例患者出现严重的治疗相关不良事件,9 例患者永久性停药,3 例患者出现间质性肺炎而死亡。

(于 慧)

参考文献

[1] ZUCALI PA, DE PAS T, PALMIERI G, et al. Phase Ⅱ study of everolimus in patients with thymoma and thymic carcinoma previously treated with cisplatin-based chemotherapy. J Clin Oncol, 2018, 36 (4): 342-349.

方案Ⅱ 舒尼替尼

药物	剂量及途径	时间及程序
舒尼替尼	50mg/d PO	QD×6 周,休 2 周至进展或毒性不能耐受

方案评价

	胸腺癌(n=23)		胸腺瘤(n=16)		ASCO 评分
	患者(%)	95%CI	患者(%)	95%CI	
客观缓解	6(26%)	10.2%~48.4%	1(6%)	0.2%~30.2%	
疾病稳定	15(65%)	42.7%~83.6%	12(75%)	47.6%~92.7%	
疾病进展	2(9%)	1.1%~28.0%	3(19%)	4.1%~45.7%	
疾病控制	21(91%)	72.0%~98.9%	13(81%)	54.4%~96.0%	

安全性	不良事件分级(n)			
	1~2 级	3 级	4 级	5 级
淋巴细胞减少	23	3	5	0
血小板减少	24	2	2	0
白细胞减少	26	4	0	0
中性粒细胞减少	25	4	0	0
贫血	27	0	1	0
低磷酸盐血症	9	3	0	0

续表

安全性	不良事件分级（n）			
	1~2 级	3 级	4 级	5 级
低钠血症	4	3	0	0
天冬氨酸转氨酶升高	26	1	0	0
丙氨酸转氨酶升高	17	1	0	0
碱性磷酸酶升高	9	0	0	0
胆红素升高	9	1	0	0
胆囊炎	0	1	0	0
低蛋白血症	25	1	0	0
低钾血症	0	1	0	0
高钾血症	0	1	0	0
低钙血症	9	0	0	0
低镁血症	5	0	0	0
高血压	13	5	0	0
射血分数下降	0	3	0	0
呼吸困难	5	1	0	0
组织缺氧	0	1	0	0
心舒张期停跳	0	0	0	1
咳嗽	4	0	0	0
黏膜炎	18	8	0	0
腹泻	20	2	0	0
胰腺炎	0	1	0	0
厌食	19	0	0	0
恶心	17	0	0	0
消化不良	14	0	0	0
味觉障碍	13	0	0	0
呕吐	13	0	0	0

续表

安全性	不良事件分级（n）			
	1~2 级	3 级	4 级	5 级
口腔疼痛	9	0	0	0
腹痛	8	0	0	0
胃食管反流	5	0	0	0
口干	4	0	0	0
疲劳	31	8	0	0
癌痛	0	2	0	0
发热性中性粒细胞减少	0	1	0	0
肺部感染	0	1	0	0
手掌及足底红肿	13	1	0	0
头痛	5	1	0	0
四肢水肿	9	0	0	0
面部水肿	8	0	0	0
脱发	7	0	0	0
甲状腺功能减退	7	0	0	0
皮疹	7	0	0	0
非心源性胸痛	5	0	0	0
伴发周围神经病变	5	0	0	0
皮肤干燥症	4	0	0	0
体重减轻	4	0	0	0
额外获益				
曲线终点				
症状改善				
QOL				
无治疗缓解期				
净健康获益				

点评

对于以铂类为基础的化疗方案治疗失败后的胸腺上皮肿瘤,目前尚无标准治疗方案。该Ⅱ期临床试验研究发现:舒尼替尼对于化疗难治性的胸腺上皮肿瘤的有效率26%,65%达到疾病稳定。舒尼替尼对于接受过治疗的胸腺肿瘤有一定治疗效果,未来的研究将探索预测治疗疗效的潜在生物靶标。

(于 慧)

参考文献

[1] THOMAS A, RAJAN A, BERMAN A, et al. Sunitinib in patients with chemotherapy-refractory thymoma and thymic carcinoma: an open-label phase 2 trial. Lancet Oncol, 2015, 16 (2) : 177-186.

第八章　乳腺癌

乳腺癌辅助化疗方案

一、CMF 方案与含蒽环方案的比较

方案 | CMF 方案 vs AC 方案

方案	药物	剂量	用法	时间	周期
AC 方案 （试验组）	多柔比星	$60mg/m^2$	IVGTT	D1	$Q21D \times 4$
	环磷酰胺	$600mg/m^2$	IVGTT	D1	
CMF 方案 （对照组）	环磷酰胺	$100mg/m^2$	PO	D1~14	$Q28D \times 6$
	甲氨蝶呤	$40mg/m^2$	IVGTT	D1,8	
	氟尿嘧啶	$600mg/m^2$	IVGTT	D1,8	

点评

　　CMF 方案是首个被证实能够提高生存率的辅助化疗方案，从 20 世纪 70 年代以后的很多年一直是主要的辅助化疗方案。荟萃分析结果显示，CMF 为基础的辅助化疗显著降低了乳腺癌复发和死亡风险。对于 <50 岁的淋巴结阳性患者，10 年存活率提高了 10%。随着蒽环类药物对乳腺癌疗效的确定，许多临床研究比较了蒽环类与传统的 CMF 方案用于乳腺癌辅助化疗的疗效。

　　该项研究为美国国家乳腺和肠道外科辅助治疗试验组（National Surgical Adjuvant Breast and Bowel Project，NSABP）发起的 B-15 研究。2 194 例腋窝淋巴结阳性乳腺癌患者根治术后比较 6 个月的 CMF 方案（6 周期）与 2 个月的 AC 方案（4 周期）的疗效，结果显示两组方案在无病生存期（disease-free survival，DFS）和总生存期（overall survival，OS）几乎完全一样，由于 AC 方案用药时间更短，因此 4 周期 AC 取代了 6 周期 CMF 方案，成为更加广泛使用的方案。

（安 欣　史艳侠）

参考文献

[1] FISHER B,BROWN AM,DIMITROV NV,et al.Two months of doxorubicin-cyclophosphamide with and without interval reinduction therapy compared with 6 months of cyclophosphamide,methotrexate,and fluorouracil in positive-node breast cancer patients with tamoxifen-nonresponsive tumors：results from the National Surgical Adjuvant Breast and Bowel Project B-15.J Clin Oncol,1990,8（9）:1483-1496.

方案Ⅱ CMF vs CEF 方案

方案	药物	剂量	用法	时间	周期
CEF 方案（试验组）	环磷酰胺	$75mg/m^2$	PO	D1~14	Q28D×6
	多柔比星	$60mg/m^2$	IVGTT	D1,8	
	氟尿嘧啶	$500mg/m^2$	IVGTT	D1,8	
CMF 方案（对照组）	环磷酰胺	$100mg/m^2$	PO	D1~14	Q28D×6
	甲氨蝶呤	$40mg/m^2$	IVGTT	D1,8	
	氟尿嘧啶	$600mg/m^2$	IVGTT	D1,8	

方案评价

	CEF 方案（n=351）	CMF 方案（n=359）	风险比（可信区间）CMF vs CEF	ASCO 评分
有效性				
10 年无复发生存率(RFS)	52%	45%	HR 1.31,P=0.007	
10 年总生存率(OS)	62%	58%	HR 1.18,P=0.085	
安全性	严重事件分级		P 值	
充血性心力衰竭	1.1%	0.3%		

点评

这项研究是由加拿大国立癌症研究院发起的 MA.5 试验，入组腋窝淋巴结阳性的乳腺癌患者，在根治性手术后比较 CEF 方案与 CMF 方案的疗效。结果显示：6 周期的 FEC 方案生存优于 CMF 方案。另一项西南肿瘤组织 8 897 临床试验获得了与本研究类似的结果，证实 FAC 优于 CMF。以上研究的结果奠定了蒽环类药物在早期乳腺癌辅助化疗的地位。尽管如此，由于蒽环类药物不良事件，尤其是心脏毒性使一些患者无法耐受。对于那些伴有血管疾病的患者，或老年不能耐受蒽环类药物者，或是低复发风险患者，CMF 方案仍然是一种可选择的辅助化疗方案。

（安 欣 史艳侠）

参考文献

[1] LEVINE MN, PRITCHARD KI, BRAMWELL VH, et al. Randomized trial comparing cyclophospha-mide, epirubicin, and fluorouracil with cyclophosphamide, methotrexate, and fluorouracil in premenopausal women with node-positive breast cancer: update of National Cancer Institute of Canada Clinical Trials Group Trial MA5. J Clin Oncol, 2005, 23 (22) : 5166-5170.

二、在蒽环的基础上增加紫杉类药物

方案Ⅰ　AC vs AC-T 方案

方案	药物	剂量	用法	时间	周期
AC-T 方案 （试验组）	多柔比星	60mg/m²	IVGTT	D1	Q21D×4
	环磷酰胺	600mg/m²	IVGTT	D1	
	紫杉醇	175mg/m²	IVGTT	D1	Q21D×4,第 5 周期开始
AC 方案 （对照组）	多柔比星	60mg/m²	IVGTT	D1	Q21D×4
	环磷酰胺	600mg/m²	IVGTT	D1	

方案评价

	AC-T 方案 （n=1 531）	AC 方案 （n=1 529）	风险比 （可信区间）	ASCO 评分
有效性				
5 年无进展生存率	76%	72%	HR 0.83（95% CI 0.72~0.95）	
5 年总生存率	82%	82%	HR 0.93（95% CI 0.78~1.12）	

安全性	不良事件分级				P 值
	1~2	≥ 3	1~2	≥ 3	≥ 3
感觉神经毒性	15%	−			
运动神经毒性	7%	−			
关节 / 肌肉痛	12%	−			
粒细胞下降	3%	−			
粒细胞缺少性发热	3%	−			
血小板下降	1%	−			
血栓	1%	−			
心脏毒性	0.9%	1.0%			

续表

安全性	不良事件分级				P 值
	1~2	≥ 3	1~2	≥ 3	≥ 3
额外获益					
曲线终点					
症状改善					
QOL					
无治疗缓解期					
净健康获益					

点评

　　本研究为Ⅲ期多中心随机对照试验,旨在比较早期乳腺癌在蒽环类辅助化疗的基础上增加紫杉类药物有没有进一步的生存获益。结果显示:在完成 AC 方案后序贯紫杉醇能进一步提高 DFS,但总生存的改善没有达到统计学意义。增加紫杉醇,化疗不良事件有一定的增加,但总体耐受性较好。

（安 欣　史艳侠）

参考文献

[1] MAMOUNAS EP, BRYANT J, LEMBERSKY B, et al. Paclitaxel after doxorubicin plus cyclophospha-mide as adjuvant chemotherapy for node-positive breast cancer: results from NSABP B-28. J Clin Oncol, 2005, 23 (16) : 3686-3696.

方案Ⅱ　不同紫杉类药物及给药间歇

方案	药物	剂量	用法	时间	周期
AC	多柔比星	$60mg/m^2$	IVGTT	D1	Q21D×4,第 1~4 周期
	环磷酰胺	$600mg/m^2$	IVGTT	D1	
T （分别采用 4 种 不同的方案）	紫杉醇	$175mg/m^2$	IVGTT	D1	Q21D×4,第 5~8 周期
	紫杉醇	$80mg/m^2$	IVGTT	D1	Q7D×4,第 5~8 周期
	多西紫杉醇	$100mg/m^2$	IVGTT	D1	Q21D×4,第 5~8 周期
	多西紫杉醇	$35mg/m^2$	IVGTT	D1	Q7D×4,第 5~8 周期

方案评价

紫杉醇 每周方案和三周方案

	三周紫杉醇 （n=1 253）	每周紫杉醇 （n=1 231）	风险比（可信区间）	ASCO 评分
有效性				
5 年无进展生存率	76.9%	81.5%	HR 1.27（95% CI 1.03~1.57）	
5 年总生存率	86.5%	89.7%	HR 1.32（95% CI 1.02~1.72）	

安全性	不良事件分级				P 值
	1~2	≥ 3	1~2	≥ 3	≥ 3 级
粒细胞减少	–	4%	–	2%	
粒细胞缺少性发热		<1%		1%	
感染	–	3%	–	3%	
黏膜炎	–	<1%	–	0	
乏力	–	2%	–	3%	
肌肉痛	–	7%	–	2%	
关节炎		6%		2%	
流泪	–	<1%	–	0	
神经毒性	–	20%	–	27%	
额外获益					
曲线终点					
症状改善					
QOL					
无治疗缓解期					
净健康获益					

多西紫杉醇每周方案 vs 三周方案

	三周紫杉醇 （n=1 253）	三周多西紫杉醇 （n=1 236）	风险比（可信区间） （与三周紫杉醇比较）	ASCO 评分
有效性				
5 年无进展生存率	76.9%	81.2%	HR 1.23（95% CI 1.00~1.52）	
5 年总生存率	86.5%	87.3%	HR 1.13（95% CI 0.88~1.46）	

安全性	不良事件分级				P 值
	1~2	≥ 3	1~2	≥ 3	≥ 3 级
粒细胞减少	–	4%	–	46%	
粒细胞缺少性发热		<1%		16%	

续表

安全性	不良事件分级				P 值
	1~2	≥ 3	1~2	≥ 3	≥ 3 级
感染	–	3%	–	13%	
黏膜炎	–	<1%	–	5%	
乏力	–	2%	–	9%	
肌肉痛	–	7%	–	6%	
关节炎		6%		6%	
流泪	–	<1%	–	<1%	
神经毒性	–	5%	–	4%	
额外获益					
曲线终点					
症状改善					
QOL					
无治疗缓解期					
净健康获益					

	三周紫杉醇 （n=1 253）	每周多西紫杉醇 （n=1 230）	风险比（可信区间）	ASCO 评分
有效性				
5 年无进展生存率	76.9%	77.6%	HR 1.09（95% CI 0.89~1.34）	
5 年总生存率	86.5%	86.2%	HR 1.02（95% CI 0.80~1.32）	

安全性	不良事件分级				P 值
	1~2	≥ 3	1~2	≥ 3	≥ 3 级
粒细胞减少	–	4%	–	3%	
粒细胞缺少性发热		<1%		1%	
感染	–	3%	–	4%	
黏膜炎	–	<1%	–	2%	
乏力	–	2%	–	11%	
肌肉痛	–	7%	–	1%	
关节炎		6%		1%	
流泪	–	<1%	–	5%	
神经毒性	–	5%	–	6%	
额外获益					
曲线终点					

续表

安全性	不良事件分级				P 值
	1~2	≥ 3	1~2	≥ 3	≥ 3 级
症状改善					
QOL					
无治疗缓解期					
净健康获益					

点评

本研究为Ⅲ期多中心随机对照试验,入组了 4 950 例腋窝淋巴结阳性或腋窝淋巴结阴性伴有其他高危因素的早期乳腺癌患者,接受根治性手术后,比较 AC 方案序贯不同紫杉类药物及不同给药方案的疗效和安全性。结果显示,紫杉醇每周给药优于三周给药,DFS 和 OS 具有显著提高。两种给药方案耐受性均较好,每周给药方案神经毒性发生率大于三周给药方式。三周多西紫杉醇显著优于每周多西紫杉醇和三周紫杉醇。多西紫杉醇三周给药 DFS 和 OS 较三周紫杉醇均具有显著提高。多西紫杉醇每周给药与紫杉醇三周给药 DFS 和 OS 没有差别。三周多西紫杉醇粒细胞减少、粒细胞缺少性发热及感染的发生风险显著增高。

（安 欣 史艳侠）

参考文献

［1］SPARANO JA, WANG M, MARTINO S, et al. Weekly paclitaxel in the adjuvant treatment of breast cancer. N Engl J Med, 2008, 358 (16) : 1663-1671.

方案 III　AC-T 方案每周紫杉醇 vs 双周紫杉醇

方案	药物	剂量	用法	时间	周期
AC 双周方案	多柔比星	60mg/m^2	IVGTT	D1	Q14D × 6
	环磷酰胺	600mg/m^2	IVGTT	D1	
	PEG G-CSF	6mg	IH	D2	
AC 每周方案	多柔比星	24mg/m^2	IVGTT	D1	Q7D × 15
	环磷酰胺	60mg/m^2	PO	D1	
	G-CSF	5μg/kg	H	D2	QD

方案	药物	剂量	用法	时间	周期
紫杉醇双周方案	紫杉醇	175mg/m²	IVGTT	D1	Q14D × 6
	PEG G-CSF	6mg	IH	D2	
紫杉醇每周方案	紫杉醇	80mg/m²	IVGTT	D1	Q7D × 12

采用 2×2 交叉设计:共分为 4 组。

1 组:AC 双周 ×6 序贯紫杉醇双周 ×6

2 组:AC 每周 ×15 序贯紫杉醇双周 ×6

3 组:AC 双周 ×6 序贯紫杉醇每周 ×12

4 组:AC 每周 ×15 序贯紫杉醇双周 ×6

在首次中期分析时,数据和安全检测委员会(DSMC)认为 AC 双周和每周的比较没有意义,并认为基于以往研究结果,AC 方案 4 程和 6 程疗效相似,因此暂停了 AC 方案比较的入组,此时已入组患者 2 716 例。

进行了研究方案的调整如下:

5 组:AC 双周 ×4 序贯紫杉醇双周 ×6

6 组:AC 双周 ×4 序贯紫杉醇每周 ×12

疗效比较:中位随访 8.5 年的结果显示,以上几组方案 DFS(P=0.21)和 OS(P=0.08)的差异均没有达到统计学意义。亚组分析结果显示:三阴乳腺癌 AC 双周方案序贯紫杉醇双周略优于其他方案,但 DFS(P=0.12)和 OS(P=0.11)的差异没有统计学意义。

紫杉醇双周方案 vs 每周方案

安全性	双周紫杉醇(n=1 162)		每周紫杉醇(n=139)		P 值 ≥ 3
	不良事件分级				
	1~2	≥ 3	1~2	≥ 3	
贫血		2.4%		1.4%	
白细胞下降		0.8%		7.2%	
粒细胞下降		1.9%		12.2%	
神经毒性		17.3%		10.5%	
皮肤毒性		2.6%		1.9%	
过敏		1.4%		0.5%	
粒细胞缺少性发热		0.2%		0.1%	
骨骼肌肉疼痛		11%		2.9%	
致死性事件		0.3%		0.3%	
总体不良事件		35.4%		36.4%	

点评

本研究为Ⅲ期多中心随机对照试验,入组患者为腋窝淋巴结阳性或腋窝淋巴结阴性合并其他高危复发因素的患者,旨在比较 AC 方案和紫杉醇不同给药间隔的疗效。虽然在中期分期时进行了方案调整,暂停了 AC 方案的比较,但总体研究结果显示,紫杉醇每周方案和两周方案疗效相当,都是可以选择的给药方式。由于本研究亚组分析的结果显示,对于三阴乳腺癌紫杉醇双周方案略优于每周方案,因此也有专家认为高危三阴乳腺癌优选 AC 双周方案序贯紫杉醇双周方案。

(安 欣 史艳侠)

参考文献

[1] BUDD GT, BARLOW WE, MOORE HC, et al. SWOG S0221: a phase Ⅲ trial comparing chemotherapy schedules in high-risk early-stage breast cancer. J Clin Oncol, 2015, 33 (1) : 58-64.

方案Ⅳ 蒽环紫杉同时给药 vs 序贯给药

1. BCIRG-005 研究

方案	药物	剂量	用法	时间	周期
TAC 方案(试验组)	多柔比星	$50mg/m^2$	IVGTT	D1	Q21D×6
	环磷酰胺	$500mg/m^2$	IVGTT	D1	
	多西紫杉醇	$75mg/m^2$	IVGTT	D1	
AC-T 方案(对照组)	多柔比星	$60mg/m^2$	IVGTT	D1	Q21D×4 第 1~4 周期
	环磷酰胺	$600mg/m^2$	IVGTT	D1	
	多西紫杉醇	$100mg/m^2$	IVGTT	D1	Q21D×4 第 5~8 周期

方案评价

	TAC (*n*=1 649)	AC-T (*n*=1 649)	风险比(可信区间)	ASCO 评分
有效性				
5 年无进展生存率	79%	79%	HR 1.0(95% CI 0.86~1.16)	
5 年总生存率	88%	89%	HR 0.91(95% CI 0.75~1.11)	

安全性	不良事件分级				*P* 值 ≥ 3
	1~2	≥ 3	1~2	≥ 3	
粒细胞减少		59.9%		57.8%	
粒细胞缺少性发热		17.4%		7.7%	
感染		19.6%		23.2%	

续表

安全性	不良事件分级				P 值
	1~2	≥ 3	1~2	≥ 3	≥ 3
贫血		2.9%		2.0%	
血小板降低		2.5%		1.3%	
白血病 / 骨髓增生不良综合征		0.18%		0.24%	
腹泻		2.9%		3.1%	
呼吸困难		1.3%		1.5%	
乏力		5.1%		6.3%	
水潴留		0.6%		1.5%	
手足皮肤反应		0		1.8%	
高血糖		1.3%		1.4%	
月经不规则		18.8%		19.6%	
肌肉痛		0.9%		4.9%	
感觉神经毒性		0.3%		1.5%	
非神经病理因素的其他疼痛		1.0%		1.0%	
黏膜炎		2.6%		2.9%	
昏厥		2.9%		1.9%	
血栓		1.3%		1.3%	
恶心		4.4%		3.9%	
呕吐		4.1%		5.2%	
充血性心力衰竭		0.1%		0.4%	
额外获益					
曲线终点					
症状改善					
QOL					
无治疗缓解期					
净健康获益					

点评

本研究为Ⅲ期多中心随机对照试验,入组了 3 298 例腋窝淋巴结阳性、HER2 阴性的乳腺癌患者,比较 TAC 方案与 AC-T 方案的疗效和安全性。结果显示:TAC 方案与 AC-T 方案相比疗效没有提高,但 TAC 方案粒细胞缺少性发热的发生风险明显升高,治疗相关死亡亦高于 AC-T 组,因此该方案已被乳腺癌 NCCN 指南从优选的辅助化疗方案去除。

(安 欣 史艳侠)

参考文献

[1] EIERMANN W, PIENKOWSKI T, CROWN J, et al. Phase Ⅲ study of doxorubicin/cyclophosphamide with concomitant versus sequential docetaxel as adjuvant treatment in patients with human epidermal growth factor receptor 2-normal, node-positive breast cancer: BCIRG-005 trial. J Clin Oncol, 2011, 29 (29) : 3877-3884.

2. NSABP B-30 研究

方案	药物	剂量	用法	时间	周期
AT 方案 (对照组)	多柔比星	50mg/m²	IVGTT	D1	Q21D×4,第 1~4 周期
	多西紫杉醇	75mg/m²	IVGTT	D1	
AC-T 方案 (试验组)	多柔比星	60mg/m²	IVGTT	D1	Q21D×4,第 1~4 周期
	环磷酰胺	600mg/m²	IVGTT	D1	
	多西紫杉醇	100mg/m²	IVGTT	D1	Q21D×4,第 5~8 周期
TAC 方案 (试验组)	多柔比星	50mg/m²	IVGTT	D1	Q21D×4,第 1~4 周期
	环磷酰胺	500mg/m²	IVGTT	D1	
	多西紫杉醇	100mg/m²	IVGTT	D1	

方案评价

	AT (n=1 784)	AC-T (n=1 783)	TAC (n=1 784)	风险比 (可信区间)	ASCO 评分
有效性					
8 年无进展生存率	69%	74%	69%	HR（AC-T）0.86 HR（TAC）0.96	
8 年总生存率	79%	83%	79%	HR（AC-T）0.83 HR（TAC）0.96	

安全性	不良事件分级			P 值
	≥ 3	≥ 3	≥ 3	≥ 3
粒细胞缺少性发热	13%	22%	16%	<0.001
粒细胞缺少性感染	6%	8%	6%	0.004
过敏反应	3%	3%	2%	
关节痛	1%	7%	2%	<0.001
乏力	8%	12%	10%	<0.001
恶心	7%	9%	9%	0.08
呕吐	5%	8%	7%	0.003

续表

安全性	不良事件分级			P 值
	≥ 3	≥ 3	≥ 3	≥ 3
口腔炎 / 咽炎	1%	5%	2%	<0.001
腹泻	4%	4%	6%	0.001
血栓 / 栓塞	2%	3%	2%	
左心室射血功能下降	1%	1%	<1%	
额外获益				
曲线终点				
症状改善				
QOL				
无治疗缓解期				
净健康获益				

点评

　　该研究为一国际多中心Ⅲ期临床研究,入组 5 351 例腋窝淋巴结阳性早期乳腺癌患者,接受根治性手术后随机分配至 4 个周期 AT 方案组,4 周期 TAC 方案组和 4 周期 AC 序贯 4 程 T 组。结果:AC-T 方案较 AT 方案和 TAC 方案显著提高了 DFS 和 OS,AT 方案和 TAC 方案生存数据无差别。因此 AC-T 方案是现阶段蒽环和紫杉联合最佳的给药方式。

（安 欣　史艳侠）

参考文献

[1] SWAIN SM, JEONG JH, GEYER CE, et al. NSABP B-30: definitive analysis of patient outcome from a randomized trial evaluating different schedules and combinations of adjuvant therapy containing doxorubicin, docetaxel and cyclophosphamide in women with operable, node-positive breast cancer [abstract] . Cancer Research, 2009, 69 (Suppl_1) : Abstract 75.

三、紫杉类方案替代蒽环类方案

方案 I　TC 方案 vs AC 方案

方案	药物	剂量	用法	时间	周期
TC 方案（试验组）	多西紫杉醇	$75mg/m^2$	IVGTT	D1	Q21D × 4
	环磷酰胺	$600mg/m^2$	IVGTT	D1	
AC 方案（对照组）	多柔比星	$60mg/m^2$	IVGTT	D1	Q21D × 4
	环磷酰胺	$600mg/m^2$	IVGTT	D1	

方案评价

	TC 方案 (n=506)	AC 方案 (n=510)	风险比 (可信区间)	ASCO 评分
有效性				24/100
5 年无进展生存率	86%	80%	HR 0.67 (95% CI 0.50~0.94)	24
5 年总生存率	90%	87%	HR 0.76 (95% CI 0.52~1.10)	

| 安全性 | 不良事件分级 | | | | P 值 | 0 |
	1~2	≥ 3	1~2	≥ 3	≥ 3	
粒细胞减少	<2%	61%	3%	55%		
贫血	5%	<1%	7%	<2%		
血小板减少	<2%	<1%	<2%	1%		
乏力	75%	<4%	73%	<5%		
水肿	34%	<1%	20%	<2%		
发热	19%	5%	15%	<3%	0. 07	
感染	12%	<8%	12%	<9%		
肌肉痛	31%	<2%	16%	<2%		
恶心	51%	<3%	75%	<8%	<0.01	
静脉炎	11%	<1%	2%	0		
黏膜炎	33%	<2%	44%	2%		
呕吐	14%	<2%	37%	<6%	<0.01	
额外获益						20/60
曲线终点	20					
症状改善						
QOL						
无治疗缓解期						
净健康获益		44				

点评

　　本研究 (NCT01528618) 为Ⅲ期多中心随机对照试验,入组Ⅰ~Ⅲ期早期乳腺癌患者,旨在比较紫杉类药物替代蒽环类药物用于乳腺癌辅助化疗的疗效和安全性。随访 7 年结果显示:TC 方案较 AC 方案具有更优的 DFS 和 OS,尤其对于腋窝淋巴结阳性的患者获益更加明显。TC 方案肌肉关节疼痛、水肿、粒细胞缺少性发热的发生率更高;AC 方案恶心、呕吐反应及充血性心力衰竭的发生率更高。

（安　欣　史艳侠）

参考文献

[1] JONES SE, SAVIN MA, HOLMES FA, et al. Phase Ⅲ trial comparing doxorubicin plus cyclophosphamide with docetaxel plus cyclophosphamide as adjuvant therapy for operable breast cancer. J Clin Oncol, 2006, 24 (34) : 5381-5387.

方案 Ⅱ　TC 方案 vs EC-T 方案

方案	药物	剂量	用法	时间	周期
TC 方案（试验组）	多西紫杉醇	100mg/m²	IVGTT	D1	Q21D×6，第 1~6 周期
	环磷酰胺	600mg/m²	IVGTT	D1	
EC-T 方案（对照组）	表柔比星	90mg/m²	IVGTT	D1	Q21D×4，第 1~4 周期
	环磷酰胺	600mg/m²	IVGTT	D1	
	多西紫杉醇	100mg/m²	IVGTT	D1	Q21D×4，第 5~8 周期

方案评价

	TC（n=1 222）	EC-T（n=1 227）	风险比（可信区间）	ASCO 评分
有效性				
5 年无进展生存率	90%	90%	HR 0.996（95% CI 0.77~1.29）	
5 年总生存率			HR 0.94（95% CI 0.66~1.35）	

安全性	不良事件分级				P 值
	1~2	≥ 3	1~2	≥ 3	≥ 3
粒细胞减少	–	50.8%	–	57.9%	
粒细胞缺少性发热		5.3%		3.9%	
感染	–	7.0%	–	5.3%	
恶心		1.7%		3.8%	
呕吐		0.4%		2.0%	
神经毒性		0.4%		2.2%	
手足综合征		0.8%		2.8%	
腹泻		3.1%		3.3%	
黏膜炎		1.7%		3.7%	
肌肉关节不适		1.5%		3.0%	
疼痛		3.1%		5.2%	
心脏功能衰竭		0.3%		0.3%	
乏力		3.0%		5.8%	
额外获益					

续表

安全性	不良事件分级				P 值
	1~2	≥ 3	1~2	≥ 3	≥ 3
曲线终点					
症状改善					
QOL					
无治疗缓解期					
净健康获益					

点评

2018 年 ASCO 报道的 PLANB 研究为Ⅲ期随机对照研究,入组腋窝淋巴结阳性或阴性伴有高危复发因素的、HER2 阴性的早期乳腺癌,比较 EC-T 与 TC 两种化疗方案作为辅助化疗方案的疗效。结果显示:在 ITT 人群中,TC 与 EC-T 组的主要研究终点 DFS 无明显差异。TC 组整体安全性明显优于 EC-T 组。但是其中治疗相关死亡 TC 组略高于 EC-T 组,分别为 0.4% 和 0.1%,无统计学差异,原因尚不明确,尚待进一步研究。该研究的主要结论为,TC 与 EC-T 方案生存结果类似,6 周期 TC 方案可作为 HER-2 阴性早期乳腺癌辅助治疗方案之一。

(安 欣 史艳侠)

参考文献

[1] HARBECK N, GLUZ O, CLEMENS MR, et al. Prospective WSG phaseⅢ Plan B trial: Final analysis of adjuvant 4xEC → 4x doc vs. 6x docetaxel/cyclophosphamide in patients with high clinical risk and intermediate-to-high genomic risk HER2-negative, early breast cancer. ASCO, 2017. Abstract 504.

四、5-FU 辅助化疗的探索

方案Ⅰ AC vs FEC 方案

方案	药物	剂量	用法	时间	周期
AC 方案	多柔比星	$60mg/m^2$	IVGTT	D1	Q21D × 4
	环磷酰胺	$600mg/m^2$	IVGTT	D1	
FEC 方案	氟尿嘧啶	$500mg/m^2$	IVGTT	D1	Q21D × 6
	表柔比星	$100mg/m^2$	IVGTT	D1	
	环磷酰胺	$500mg/m^2$	IVGTT	D1	

方案评价

	AC 方案 (*n*=1 361)	FEC 方案 (*n*=1 361)	风险比（可信区间）	ASCO 评分
有效性				
5 年无进展生存率	83%	82.8%	HR 1.04（95% CI 0.85~1.26）	
5 年总生存率	91.2%	92%	HR 0.97（95% CI 0.71~1.24）	

安全性	不良事件分级				*P* 值
	1~2	≥ 3	1~2	≥ 3	≥ 3
粒细胞缺少性发热		3.7%		9.4%	
血小板减少		<1%		4.4%	
乏力		3.6%		8.5%	
左心室射血分数降低		<1%		<1%	
毒性致死		2 例		5 例	
额外获益					
曲线终点					
症状改善					
QOL					
无治疗缓解期					
净健康获益					

点评

　　该研究为Ⅲ期随机对照研究，入组腋窝淋巴结阴性的偏低危患者，包括激素受体阳性和阴性的患者，比较 6 个疗程的 FEC 与 4 个疗程的 AC 的疗效。结果显示：两种方案在疗效方面没有差别。6 个疗程的 FEC 不良事件更严重，对患者生活质量的影响更大，因此不推荐用于早期乳腺癌的辅助治疗。

（安 欣　史艳侠）

参考文献

［1］NSABP B-36: A randomized phase Ⅲ trial comparing six cycles of 5-fluorouracil (5-FU), epirubicin, and cyclophosphamide (FEC) to four cycles of adriamycin and cyclophosphamide (AC) in patients (pts) with node-negative breast cancer. Cancer Res, 2015, 75 (9 Suppl): Abstract nr S3-02.

方案Ⅱ　EC-P vs FEC-P 方案

方案	药物	剂量	用法	时间	周期
EC-P 方案	表柔比星	90mg/m²	IVGTT	D1	Q21D×4,第1~4周期
	环磷酰胺	600mg/m²	IVGTT	D1	
	紫杉醇	175mg/m²	IVGTT	D1	Q21D×4,第5~8周期
FEC-P 方案	氟尿嘧啶	600mg/m²	IVGTT	D1	Q21D×4,第1~4周期
	表柔比星	90mg/m²	IVGTT	D1	
	环磷酰胺	600mg/m²	IVGTT	D1	
	紫杉醇	175mg/m²	IVGTT	D1	Q21D×4,第5~8周期
剂量密集 EC-P 方案	表柔比星	90mg/m²	IVGTT	D1	Q14D×4,第1~4周期
	环磷酰胺	600mg/m²	IVGTT	D1	
	紫杉醇	175mg/m²	IVGTT	D1	Q14D×4,第5~8周期
	PEG-GCSF	6mg	IH	D2	
剂量密集 FEC-P 方案	氟尿嘧啶	600mg/m²	IVGTT	D1	Q14D×4,第1~4周期
	表柔比星	90mg/m²	IVGTT	D1	
	环磷酰胺	600mg/m²	IVGTT	D1	
	紫杉醇	175mg/m²	IVGTT	D1	Q14D×4,第5~8周期
	PEG-GCSF	6mg	IH	D2	

方案评价

	EC-P 方案 (n=1 032)	FEC-P 方案 (n=1 025)	风险比(可信区间)	ASCO 评分
有效性				
5 年无进展生存率	79%	78%	HR 1.06(95% CI 0.89~1.25)	
5 年总生存率	92%	91%	HR 1.16(95% CI 0.91~1.46)	

安全性	不良事件分级				P 值
	1~2	≥3	1~2	≥3	≥3
贫血		1%		1%	
粒细胞减少		24%		34%	<0.000 1
血小板减少		<1%		1%	
虚弱		2%		3%	
腹泻		<1%		<1%	
骨痛		2%		3%	
发热		<1%		1%	0.031
肌肉痛		2%		2%	

续表

安全性	不良事件分级				P 值
	1~2	≥ 3	1~2	≥ 3	≥ 3
黏膜炎		<1%		1%	
恶心		3%		5%	0.015
呕吐		1%		3%	0.006
神经毒性		3%		3%	
转氨酶升高		1%		1%	
额外获益					
曲线终点					
症状改善					
QOL					
无治疗缓解期					
净健康获益					

	三周方案 （n=984）	两周方案 （n=988）	风险比（可信区间）	ASCO 评分
有效性				
5 年无进展生存率	76%	81%	HR 0.77（95% CI 0.65~0.92）	
5 年总生存率	89%	94%	HR 0.65（95% CI 0.51~0.84）	

安全性	不良事件分级				P 值
	1~2	≥ 3	1~2	≥ 3	≥ 3
贫血		0		1%	0.002
粒细胞减少		44%		15%	<0.000 1
血小板减少		<1%		1%	
虚弱		2%		3%	0.06
腹泻		<1%		<1%	
骨痛		2%		3%	
发热		<1%		<1%	0.031
肌肉痛		2%		3%	0.019
黏膜炎		<1%		1%	
恶心		3%		4%	
呕吐		2%		3%	
神经毒性		2%		3%	
转氨酶升高		<1%		2%	0.001
额外获益					

续表

安全性	不良事件分级				P 值
	1~2	≥ 3	1~2	≥ 3	≥ 3
曲线终点					
症状改善					
QOL					
无治疗缓解期					
净健康获益					

点评

  该研究入组了腋窝淋巴结阳性的早期乳腺癌患者,包括 HER2 阴性和阳性的患者(HER2 阳性患者约占 20%),分别评估 EC-P 方案的基础增加 5-FU,或采用双周密集方案用于乳腺癌辅助化疗的疗效。结果显示:两周密集方案较三周方案能进一步提高 DFS 和 OS,预防性使用 G-CSF 后,两周方案较三周方案不良事件没有增加。增加 5-FU 没有疗效的提高。说明添加 5-FU 用于早期乳腺癌意义不大。基于以上两项研究的结果,NCCN 指南已经不推荐使用含 5-FU 的方案,如 FEC/CEF/FAC/CAF 用于乳腺癌的辅助化疗。

（安 欣 史艳侠）

参考文献

[1] DEL MASTRO L, DE PLACIDO S, BRUZZI P, et al. Fluorouracil and dose-dense chemotherapy in adjuvant treatment of patients with early-stage breast cancer: an open-label, 2 x 2 factorial, randomised phase 3 trial. Lancet, 2015, 385 (9980) : 1863-1872.

HER2 阳性乳腺癌辅助化疗方案

方案 | 曲妥珠单抗联合化疗 vs 单纯化疗

1. NSABP B-31 研究

方案	药物	剂量	用法	时间	周期
AC-TH 方案 （试验组）	多柔比星	60mg/m²	IVGTT	D1	Q21D×4,第 1~4 周期
	环磷酰胺	600mg/m²	IVGTT	D1	
	紫杉醇	175mg/m²	IVGTT	D1	Q21D×4,第 5~8 周期
	或 80mg/m²	IVGTT	D1	Q7D×12,第 5 周期开始
	曲妥珠单抗	4mg/kg 首剂, 随后 2mg/kg	IVGTT	D1	Q7D×52,第 5 周期开始

续表

方案	药物	剂量	用法	时间	周期
AC-T 方案 (对照组)	多柔比星	60mg/m²	IVGTT	D1	Q21D×4,第 1~4 周期
	环磷酰胺	600mg/m²	IVGTT	D1	
	紫杉醇	175mg/m²	IVGTT	D1	Q21D×4,第 5~8 周期
	或 80mg/m²	IVGTT	D1	Q7D×12,第 5 周期开始

2. NCCTG N9831 研究

方案	药物	剂量	用法	时间	周期
AC-TH 方案 (试验组)	多柔比星	50mg/m²	IVGTT	D1	Q7D×4,第 1~4 周期
	环磷酰胺	500mg/m²	IVGTT	D1	
	紫杉醇	175mg/m²	IVGTT	D1	Q21D×4,第 5~8 周期
	或 80mg/m²	IVGTT	D1	Q7D×12,第 5 周期开始
	曲妥珠单抗	4mg/kg 首剂, 随后 2mg/kg	IVGTT	D1	Q7D×52,第 5 周期开始
AC-T-H 方案 (试验组)	多柔比星	50mg/m²	IVGTT	D1	Q21D×4,第 1~4 周期
	环磷酰胺	500mg/m²	IVGTT	D1	
	紫杉醇	175mg/m²	IVGTT	D1	Q21D×4,第 5~8 周期
	或 80mg/m²	IVGTT	D1	Q7D×12,第 5 周期开始
	曲妥珠单抗	4mg/kg 首剂, 随后 2mg/kg	IVGTT	D1	Q7D×52,化疗结束后开始
AC-T 方案 (对照组)	多柔比星	50mg/m²	IVGTT	D1	Q21D×4,第 1~4 周期
	环磷酰胺	500mg/m²	IVGTT	D1	
	紫杉醇	175mg/m²	IVGTT	D1	Q21D×4,第 5~8 周期
	或 80mg/m²	IVGTT	D1	Q7D×12,第 5 周期开始

方案评价

	AC-TH 方案 (n=984)	AC-T 方案 (n=988)	风险比(可信区间)	ASCO 评分
有效性				
10 年无进展生存率	73.7%	62.2%	HR 0.63(95% CI 0.54~0.73)	
10 年总生存率	84%	75.2%	HR 0.61(95% CI 0.50~0.75)	

安全性	不良事件分级				P 值
	1~2	≥3	1~2	≥3	≥3
贫血		0		1%	0.002
粒细胞减少		44%		15%	<0.000 1

续表

安全性	不良事件分级				P 值 ≥ 3
	1~2	≥ 3	1~2	≥ 3	
血小板减少		<1%		1%	
虚弱		2%		3%	0.06
腹泻		<1%		<1%	
骨痛		2%		3%	
发热		<1%		<1%	0.031
肌肉痛		2%		3%	0.019
黏膜炎		<1%		1%	
恶心		3%		4%	
呕吐		2%		3%	
神经毒性		2%		3%	
转氨酶升高		<1%		2%	0.001
额外获益					
曲线终点					
症状改善					
QOL					
无治疗缓解期					
净健康获益					

点评

以上两项研究入组的患者均为腋窝淋巴结阳性或高危阴性的患者,评估加或不加曲妥珠单抗辅助治疗的疗效。对这两个研究合并分析的结果如下:随访 8.4 年的结果显示,在含蒽环、紫杉醇方案的基础上联合曲妥珠单抗显著改善了 DFS 和 OS。N9831 研究的结果还显示紫杉醇化疗同时使用曲妥珠单抗较化疗后使用 5 年 DFS 更优,因此推荐蒽环类化疗后,紫杉醇化疗同时使用曲妥珠单抗。

（安 欣 史艳侠）

参考文献

［1］ PEREZ EA, ROMOND EH, SUMAN VJ, et al. Four-year follow-up of trastuzumab plus adjuvant chemotherapy for operable human epidermal growth factor receptor 2-positive breast cancer: joint analysis of data from NCCTG N9831 and NSABP B-31. J Clin Oncol, 2011, 29 (25) : 3366-3373.

［2］ PEREZ EA, ROMOND EH, SUMAN VJ, et al. Trastuzumab plus adjuvant chemotherapy for human epidermal growth factor receptor 2-positive breast cancer: planned joint analysis of overall survival from

NSABP B-31 and NCCTG N9831. J Clin Oncol, 2014, 32 (33)：3744-3752.

[3] PEREZ EA, SUMAN VJ, DAVIDSON NE, et al. Sequential versus concurrent trastuzumab in adjuvant chemotherapy for breast cancer. J Clin Oncol, 2011, 29 (34)：4491-4497.

方案 Ⅱ　曲妥珠单药联合含蒽环方案 vs 联合非含蒽环方案

方案	药物	剂量	用法	时间	周期
AC-T 方案 （对照组）	多柔比星	60mg/m^2	IVGTT	D1	Q21D×4,第 1~4 周期
	环磷酰胺	600mg/m^2	IVGTT	D1	
	多西紫杉醇	100mg/m^2	IVGTT	D1	Q21D×4,第 5~8 周期
AC-TH 方案 （试验组）	多柔比星	60mg/m^2	IVGTT	D1	Q21D×4,第 1~4 周期
	环磷酰胺	600mg/m^2	IVGTT	D1	
	多西紫杉醇	100mg/m^2	IVGTT	D1	Q21D×4,第 5~8 周期
	曲妥珠单抗	4mg/kg 首剂, 随后 2mg/kg	IVGTT	D1	Q7D,第 5 周期开始,与多西紫杉醇同时
		6mg/kg	IVGTT	D1	Q21D,化疗结束后,总共完成 1 年
TCH 方案 （试验组）	多西紫杉醇	100mg/m^2	IVGTT	D1	Q21D×6
	卡铂	按 AUC=6 计算	IVGTT	D1	
	曲妥珠单抗	4mg/kg 首剂, 随后 2mg/kg	IVGTT	D1	Q7D,化疗同时
		6mg/kg	IVGTT	D1	Q21D,化疗结束后,总共完成 1 年

方案评价

	AC-T （n=1 050）	AC-TH （n=1 068）	TCH （n=1 056）	风险比（可信区间）	ASCO 评分
有效性					
5 年无进展生存率	75%	84%	81%	HR（AC-TH）0.64 HR（AC-T）0.75	
5 年总生存率	87%	92%	91%	HR（TCH）0.77	

安全性	不良事件分级			P 值
	≥3	≥3	≥3	≥3
关节痛	3.2%	3.3%	1.4%	0.006
肌肉痛	5.2%	5.2%	1.8%	<0.001
乏力	7.0%	7.2%	7.2%	
手足综合征	1.9%	1.9%	0	<0.001
黏膜炎	3.5%	2.9%	1.4%	
腹泻	3.0%	5.6%	5.4%	0.02

续表

安全性	不良事件分级			P 值
	≥3	≥3	≥3	≥3
恶心	5.9%	5.7%	4.8%	0.031
呕吐	6.2%	6.7%	3.5%	0.019
月经不规则	27.0%	24.3%	26.5%	<0.001
血清肌酐升高	0.6%	0.3%	0.1%	
任何程度感觉神经毒性	48.6%	49.7%	36.0%	<0.001
任何程度运动神经毒性	5.2%	6.3%	4.3%	0.004
任何程度的指甲改变	49.3%	43.6%	28.7%	
任何程度的肌肉痛	52.9%	55.5%	38.9%	
粒细胞减少	63.3%	71.5%	65.9%	0.01
白细胞减少	51.8%	60.3%	48.2%	<0.001
粒细胞缺少性发热	9.3%	10.9%	9.6%	
粒细胞缺少性感染	11.1%	11.9%	11.2%	
贫血	2.4%	3.1%	5.8%	<0.001
血小板下降	1.6%	2.1%	6.1%	<0.001
白血病	0.6%	0.1%	0.1%	
额外获益				
曲线终点				
症状改善				
QOL				
无治疗缓解期				
净健康获益				

点评

BCIRG 006 研究将 3 222 例 HER2 阳性的乳腺癌患者(包括腋窝淋巴结阳性或腋窝淋巴结阴性的高危患者)随机分配至 AC-T、AC-TH、TCH 三组。结果显示:与 AC-T 单纯化疗相比,AC-TH 和 TCH 方案均显著改善 DFS 和 OS。虽然 TCH 组较 AC-TH 组有更多的患者发生远处转移,分别为 144 例和 124 例,但两组 DFS 差别没有达到统计学意义。TCH 组心脏毒性的发生率显著低于 AC-TH 组,左心室射血分数下降 >10% 的比率分别为 9.4% 和 18.6%,(P<0.000 1);充血性心力衰竭的发生率分别为 2% vs 0.4%;P<0.001;心血管事件的发生率分别为 4% vs 21%。因此基于本研究结果认为 TCH 方案可以作为 AC-TH 方案的替代方案,尤其对合并有心脏疾病不适合接受蒽环类药物化疗的患者。

(安 欣　史艳侠)

参考文献

[1] SLAMON D, EIERMANN W, ROBERT N, et al. Adjuvant trastuzumab in HER2-positive breast cancer. N Engl J Med, 2011, 365 (14) : 1273-1283.

方案Ⅲ　曲妥珠单抗联合单药紫杉醇方案

方案	药物	剂量	用法	时间	周期
曲妥珠单抗联合单药紫杉醇	紫杉醇	80mg/m²	IVGTT	D1	Q7D×12周
	曲妥珠单抗	4mg/kg 首剂,随后 2mg/kg,	IVGTT	D1	Q7D×1年
		或 6mg/kg	IVGTT	D1	Q21D×1年

	APT (*n*=406)	风险比(可信区间)	ASCO 评分
有效性	98.7%		
3 年无进展生存率			
7 年无进展生存率	93%		
7 年总生存率	95%		

安全性	不良事件分级		
	2	3	4
乏力	20%	2.2%	0
腹泻	11.6%	1.5%	0
神经毒性	9.6%	3.4%	0
粒细胞下降	6.4%	3.7%	0.5%
高血糖	8.6%	1.7%	0
过敏反应	6.9%	1.5%	0.2%
转氨酶升高	5.7%	1.7%	0
贫血	6.9%	0.2%	0
额外获益			
曲线终点			
症状改善			
QOL			
无治疗缓解期			
净健康获益			

点评

APT 研究为一项 2 期单臂的临床研究,入组的患者主要为腋窝淋巴结阴性、原发肿瘤较小的患者,461 例入组患者中 90% 以上乳腺原发肿瘤病灶 <2cm,仅 8.9% 的患者原发肿瘤大小在 2-3cm 之间。其研究的目的为探索对于这些相对比较早期低危的 HER2 阳性乳腺癌患者能否去蒽环,并且降低紫杉类药物的化疗剂量。中位随访 3 年的结果显示 3 年 DFS 为 98.7%;更新的随访结果显示 7 年 DFS 为 93%,7 年 OS 为 95%。虽然缺少对照组,但该研究结果显示了良好的生存数据。因此对于乳腺原发肿瘤较小,尤其是 <2cm,且腋窝淋巴结阴性的患者可考虑该方案。

(安 欣 史艳侠)

参考文献

[1] Tolaney SM, Barry WT, Dang CT, et al. Adjuvant Paclitaxel and Trastuzumab for Node-Negative, HER2-Positive Breast Cancer. N Engl J Med. 2015 Nov 12; 373 (20) : 1989.

[2] Tolaney SM, Guo H, Pernas S, et al. Seven-Year Follow-Up Analysis of Adjuvant Paclitaxel and Trastuzumab Trial for Node-Negative, Human Epidermal Growth Factor Receptor 2-Positive Breast Cancer. J Clin Oncol. 2019 Aug 1; 37 (22) : 1868-1875.

方案Ⅳ 抗 HER2 双靶(帕妥珠单抗、曲妥珠单抗)联合化疗

方案	药物	剂量	用法	时间	周期
化疗 *+PH	帕妥珠单抗	420mg(首剂 840mg)	IVGTT	D1	Q21D×1 年,与紫杉类化疗药同时使用
	曲妥珠单抗	6mg/kg(首剂 8mg/kg)	IVGTT	D1	
化疗 *+H	曲妥珠单抗	6mg/kg(首剂 8mg/kg)	IVGTT	D1	Q21D×1 年,与紫杉类化疗药同时使用

* 化疗方案包括:FAC/FEC 方案(3~4 周期)序贯多西紫杉醇 3 周方案(3~4 周期)或每周紫杉醇 12 次;TC 方案(多西紫杉醇 + 卡铂)6 周期

方案评价

	化疗 +PH (n=2 400)		化疗 +H (n=2 404)		风险比(可信区间)	ASCO 评分
有效性						
3 年无浸润性生存率	94.1%		93.2%		HR 0.81(95% CI 0.66~1.0)	
安全性	不良事件分级				*P* 值	
	1~2	≥ 3	1~2	≥ 3	≥ 3	
粒细胞减少	16.3%		15.7%			
粒细胞缺少性发热	12.1%		11.1%			

续表

安全性	不良事件分级				P 值
	1~2	≥ 3	1~2	≥ 3	≥ 3
粒细胞计数降低		9.6%		9.6%	
腹泻		9.8%		3.7%	
贫血		6.9%		4.7%	
致死性不良事件		0.8%		0.8%	
主要心血管事件 #					
NYHA 3~4 级心衰 / 显著的 LVEF 的下降		0.6%		0.2%	
明确 / 很可能心源性死亡		0.1%		0.1%	
次要心血管事件 $					
无症状的 LVEF 的下降		2.1%		2.0%	
心脏专科医生发现的心脏疾病		0.6%		0.8%	
额外获益					
曲线终点					
症状改善					
QOL					
无治疗缓解期					
净健康获益					

$. 包括经检查发现的无症状的 LVEF 的下降和其他心脏疾病

#. 包括 3~4 级的心力衰竭和显著的左心室射血分数（LVEF）下降

点评

该研究为一项Ⅲ期随机对照研究，入组了 HER2 阳性的早期乳腺癌患者，包括腋窝淋巴结阳性的患者和腋窝淋巴结阴性的高危患者，比较帕妥珠单抗联合曲妥珠单抗双靶与曲妥珠单抗单靶与化疗联合的疗效。结果显示：增加帕妥珠单抗显著提高了无浸润性癌生存率。亚组分析结果显示：双靶联合化疗对腋窝淋巴结阳性的患者获益更加明显。双靶联合化疗成为 HER2 阳性乳腺癌辅助治疗的标准方案，尤其对腋窝淋巴结阳性的高危患者优先推荐。帕妥珠单抗最常见的不良事件为腹泻。

（安 欣 史艳侠）

参考文献

［1］VON MINCKWITZ G, PROCTER M, DE AZAMBUJA E, et al. Adjuvant pertuzumab and trastuzumab in early HER2-positive breast cancer. N Engl J Med, 2017, 377 (2) : 122-131.

辅助内分泌治疗方案

一、绝经前乳腺癌辅助内分泌治疗

方案 Ⅰ　TAM vs OFS+TAM vs OFS+ AI

方案	药物	剂量	用法	周期
他莫昔芬 + 卵巢功能抑制 *（TAM+OFS）	他莫昔芬	20mg	PO	QD×5 年
依西美坦 + 卵巢功能抑制 *（EXE+OFS）	依西美坦	20mg	PO	QD×5 年
他莫昔芬（TAM）	他莫昔芬	20mg	PO	QD×5 年

TEXT 研究（NCT00066703）

方案	药物	剂量	用法	周期
他莫昔芬 + 卵巢功能抑制 *（TAM+OFS）	他莫昔芬	20mg	PO	QD×5 年
依西美坦 + 卵巢功能抑制 *（EXE+OFS）	依西美坦	20mg	PO	QD×5 年

方案评价

	TAM （n=1 005）	TAM+OFS （n=2 326）	EXE+OFS （n=2 317）	风险比（可信区间）	ASCO 评分
有效性					33/100 15/100
8 年无进展生存率	78.9%	83.2%	85.9%	HR（TAM+OFS）0.76 （95% CI 0.62~0.93） HR（EXE+OFS）0.65 （95% CI 0.53~0.81）	
8 年总生存率	91.5%	93.3%	92.1%	HR（TAM+OFS）0.67 （95% CI 0.48~0.92） HR（EXE+OFS）0.85 （95% CI 0.62~1.15）	33 for TAM+OFS

续表

安全性	不良事件分级						P 值	15 for EXE+OFS
	1~2	≥ 3	1~2	≥ 3	1~2	≥ 3		
过敏反应	3.3%	0.2%	4.3%	0.4%	4.8%	0.5%		
注射部位反应	0.4%	0	8.0%	<0.1%	7.4%	<0.1%		
潮热	72.6%	7.8%	81.3%	12.2%	81.3%	10.1%		
抑郁	43.3%	4.1%	46.8%	4.6%	47.6%	4.1%		
失眠	43.8%	3.0%	55.0%	4.5%	54.5%	3.8%		
乏力	57.5%	3.4%	61.3%	3.0%	59.4%	3.2%		
高血压	12.3%	5.7%	15.5%	8.1%	17.0%	7.3%		
心肌缺血 / 梗死	0.1%	0.4%	0.1%	0.3%	0.4%	0.3%		
血栓 / 栓塞	0.5%	1.7%	0.3%	2.0%	0.3%	0.9%		
恶心	24.0%	0	29.2%	0.6%	31.5%	0.7%		
肌肉骨骼症状	63.3%	6.7%	72.1%	5.7%	78.5%	11.4%		
骨质疏松	13.6%	0.1%	27.6%	0.3%	42.0%	0.4%		
骨折	4.5%	0.8%	5.0%	1.0%	6.1%	1.6%		
性交困难	22.5%	1.6%	25.8%	1.5%	29.2%	2.4%		
排尿不连续	15.9%	0.6%	18.2%	0.4%	13.3%	0.4%		
脑血管缺血	0.2%	0.4%	0.1%	0.3%	0.1%	0.2%		
脑出血	1.5%	0	1.1%	0.1%	0.7%	<0.1%		
糖尿病	1.4%	0.4%	1.9%	1.0%	2.1%	0.6%		
高血糖	1.9%	0.1%	3.1%	0.9	2.5%	0.6%		
额外获益			0					
曲线终点								
症状改善								
QOL								
无治疗缓解期								
净健康获益	33 for TAM+OFS ; 15 for EXE+OFS							

点评

　　SOFT 研究主要探讨绝经前雌激素受体阳性乳腺癌辅助内分泌治疗是否需要联合 OFS，以及 OFS 与何种内分泌治疗药物联合最佳。研究设计分为三组：①TAM 5 年；②OFS+TAM 5 年；③OFS+AI 5 年。TEXT 研究同样入组绝经前雌激素受体阳性的乳腺癌患者，均采用 OFS，头对头比较 OFS 联合 TAM 和 AI 的疗效。在中位 5.6 年随访的结果显示，OFS+TAM 在总体研究人群中并未带来显著获益，仅在亚组分析结果显示高复发风险患者(分期偏晚，需要行辅助化疗者)和年龄小于 35 岁的超年轻患者能够从 OFS 治疗中明显获益。由于 SOFT 研究入组患者总体预后较好，事件数较少，因此常和 TEXT 研究联合进行分析。结果显示，在同样的卵巢抑制剂基础上，与 TAM 的患者相比，联合 AI(依西美坦)疗效更好。这两项研究在随访 8 年时再次进行了结果的更新：随着随访时间的延长，SOFT 研究在整体人群中得到了阳性的结果，无论是否接受辅助化疗以及不同 HER2 表达的患者，联合 OFS 组的 8 年 DFS 均优于 TAM 单药组，TAM+OFS 8 年的 DFS 提高了 4.3%，减少了 24% 的复发风险，AI+OFS 相较于 TAM 单药 8 年 DFS 为 85.9%，绝对获益提高 7%，减少 35% 的复发风险。而 TEXT & SOFT 联合分析中位随访 9 年的结果则进一步证实，相较于 TAM+OFS，AI+OFS 能够持续减少复发风险，8 年的 DFS 分别是 86.8% vs 82.8%，绝对获益提高了 4%，相较于 5 年 DFS 绝对获益的 3.8% 有了进一步提高，减少了 23% 的复发风险。两个方案并没能观察到 OS 的差异。尽管如此，研究同样看到联合 OFS 增加了 3 级以上不良事件的发生率。因不良事件提前终止治疗的患者在 OFS+EXE 组比率最高。虽然 TEXT & SOFT 研究得到了整体阳性的结果，并不意味着所有绝经前激素受体阳性患者都应加用 OFS，对于具体患者，应结合其复发风险和药物不良事件行个体化决策。

（安　欣　史艳侠）

参考文献

[1] FRANCIS PA, PAGANI O, FLEMING GF, et al. Tailoring adjuvant endocrine therapy for premenopausal breast cancer. N Engl J Med, 2018, 379 (2) : 122-137.

二、绝经后女性辅助内分泌治疗

方案 | 阿那曲唑 vs 他莫昔芬

方案	药物	剂量	用法	周期
阿那曲唑	阿那曲唑	1mg	PO	QD×5 年
他莫昔芬	他莫昔芬	20mg	PO	QD×5 年
阿那曲唑 + 他莫昔芬*	阿那曲唑	1mg	PO	QD×5 年
	他莫昔芬	20mg	PO	QD×5 年

*. 中期分析结果显示：联合治疗组有效率因有效率较低而被提前终止，因此没有纳入后续分析

方案评价

	阿那曲唑 （n=3 092）	他莫昔芬 （n=394）	风险比（可信区间）	ASCO 评分
有效性（事件数）				
DFS	575	651	HR 0.87（95% CI 0.78~0.971）	
远处转移事件	324	375	HR 0.86（95% CI 0.74~0.99）	
对侧乳腺癌	35	24		
OS			HR 0.97（95% CI 0.85~1.12）	
安全性	所有不良事件			P 值
潮热	35.7%	40.9%	0.80（95% CI 0.73~0.89）	
恶心、呕吐	12.7%	12.4%	1.03（95% CI 0.88~1.19）	
乏力	18.6%	17.6%	1.07（95% CI 0.94~1.22）	
情绪不稳	19.3%	17.9%	1.10（95% CI 0.97~1.25）	
关节痛	35.6%	29.4%	1.32（95% CI 1.19~1.47）	
阴道出血	5.4%	10.2%	0.50（95% CI 0.41~0.61）	
阴道分泌物增多	3.5%	13.2%	0.24（95% CI 0.19~0.30）	
子宫内膜癌	0.2%	0.8%	0.29（95% CI 0.11~0.80）	
骨折				
骨盆骨	1.2%	1.0%	1.20（95% CI 0.74~1.93）	0.5
椎体	1.5%	0.9%	1.68（95% CI 1.04~2.71）	0.03
腕骨	2.3%	2.0%	1.15（95% CI 0.81~1.61）	0.4
其他部位	7.1%	4.6%	1.59（95% CI 1.28~1.98）	<0.000 1
缺血性心血管疾病	4.1%	3.4%	1.23（95% CI 0.95~1.60）	0.1
缺血性脑血管疾病	2.0%	2.8%	0.70（95% CI 0.50~0.97）	0.03
静脉血栓	2.8%	4.5%	0.61（95% CI 0.47~0.80）	0.000 4
深静脉血栓	1.6%	2.4%	0.64（95% CI 0.45~0.93）	0.02
白内障	5.9%	6.9%	0.85（95% CI 0.69~1.04）	0.1
额外获益				
曲线终点				
症状改善				
QOL				
无治疗缓解期				
净健康获益				

点评

　　ATAC 研究在中位随访 68 个月时显示：阿那曲唑较他莫昔芬显著延长了无疾病进展时间（DFS），显著降低了远处转移和对侧乳腺癌的发生风险。两组总生存没有差别。两组患者总的生活质量没有差别，阿那曲唑子宫内膜癌和血栓的发生率显著低于他莫昔芬，但关节痛和骨折的发生风险增加。

（安　欣　史艳侠）

参考文献

［1］HOWELL A, CUZICK J, BAUM M, et al. Results of the ATAC (arimidex, tamoxifen, alone or in combination) trial after completion of 5 years'adjuvant treatment for breast cancer. Lancet, 2005, 365 (9453)：60-62.

　　方案Ⅱ　他莫昔芬 vs 来曲唑

方案	药物	剂量	用法	周期
他莫昔芬	他莫昔芬	20mg	PO	QD×5 年
来曲唑	来曲唑	2.5mg	PO	QD×5 年
他莫昔芬序贯来曲唑	他莫昔芬	20mg	PO	QD,1~2 年
	来曲唑	2.5mg	PO	QD,3~5 年
来曲唑序贯他莫昔芬 *	来曲唑	2.5mg	PO	QD,1~2 年
	他莫昔芬	20mg	PO	QD,3~5 年

　　初始来曲唑单药与他莫昔芬单药

	来曲唑 （n=2 463）	他莫昔芬 （n=2 459）	风险比（可信区间）	ASCO 评分
有效性				
8 年 DFS	76.4%	72.0%	HR 0.82（95% CI 0.74~0.92）	
8 年 OS	85.4%	81.4%	HR 0.79（95% CI 0.69~0.90）	
8 年 DRFI	87.9%	85.1%	HR 0.79（95% CI 0.68~0.92）	
8 年 BCFI	84.3%	81.6%	HR 0.80（95% CI 0.70~0.92）	

序贯治疗疗效

	来曲唑 （*n*=1 546）	他莫昔芬序 贯来曲唑 （*n*=1 548）	风险比（可信区间）	来曲唑序贯 他莫昔芬 （*n*=1 540）	风险比（可信区间）
有效性					
8 年 DFS	78.6%	77.3%	1.07（95% CI 0.92~1.25）	77.8%	1.06（95% CI 0.91~1.23）
8 年 OS	87.5%	85.9%		87.7%	
8 年 DRFI	89.9%	88.1%		88.7%	
8 年 BCFI	86.1%	84.3%		85.3%	

BCFI. 无乳腺癌生存期

方案评价

	来曲唑 （*n*=3 092）	他莫昔芬 （*n*=394）	风险比（可信区间）	ASCO 评分
安全性	所有不良事件			
潮热	35.7%	40.9%	0.80（95% CI 0.73~0.89）	
恶心、呕吐	12.7%	12.4%	1.03（95% CI 0.88~1.19）	
乏力	18.6%	17.6%	1.07（95% CI 0.94~1.22）	
情绪不稳	19.3%	17.9%	1.10（95% CI 0.97~1.25）	
关节痛	35.6%	29.4%	1.32（95% CI 1.19~1.47）	
阴道出血	5.4%	10.2%	0.50（95% CI 0.41~0.61）	
阴道分泌物增多	3.5%	13.2%	0.24（95% CI 0.19~0.30）	
子宫内膜癌	0.2%	0.8%	0.29（95% CI 0.11~0.80）	
骨折				
骨盆骨	1.2%	1.0%	1.20（95% CI 0.74~1.93）	0.5
椎体	1.5%	0.9%	1.68（95% CI 1.04~2.71）	0.03
腕骨	2.3%	2.0%	1.15（95% CI 0.81~1.61）	0.4
其他部位	7.1%	4.6%	1.59（95% CI 1.28~1.98）	<0.000 1
缺血性心血管疾病	4.1%	3.4%	1.23（95% CI 0.95~1.60）	0.1
缺血性脑血管疾病	2.0%	2.8%	0.70（95% CI 0.50~0.97）	0.03
静脉血栓	2.8%	4.5%	0.61（95% CI 0.47~0.80）	0.000 4
深静脉血栓	1.6%	2.4%	0.64（95% CI 0.45~0.93）	0.02

续表

安全性	所有不良事件			
白内障	5.9%	6.9%	0.85（95% CI 0.69~1.04）	0.1
额外获益				
曲线终点				
症状改善				
QOL				
无治疗缓解期				
净健康获益				

点评

　　BIG 1-98 研究结果显示：对于绝经后雌激素受体阳性乳腺癌，来曲唑较他莫昔芬显著降低了乳腺癌相关的复发和死亡风险。初始选用来曲唑治疗与来曲唑和他莫昔芬序贯治疗相比疗效没有进一步提高。因此两种都是可选择的给药方式。他莫昔芬组血栓、阴道出血、潮热、盗汗症状的发生率较高；来曲唑治疗组阴道干燥、骨质疏松、骨折、肌肉关节痛以及心血管事件的发生率更高。

（安　欣　史艳侠）

参考文献

［1］ KELLY CM, BUZDAR AU. Aromatase inhibitors alone or in sequence with tamoxifen-clinical evaluation of the BIG 1-98 trial. Expert Opin Pharmacother, 2010, 11 (3) : 489-492.

［2］ RABAGLIO M, SUN Z, PRICE KN, et al. Bone fractures among postmenopausal patients with endocrine-responsive early breast cancer treated with 5 years of letrozole or tamoxifen in the BIG 1-98 trial. Ann Oncol, 2009, 20 (9) : 1489-1498.

［3］ REGAN MM, NEVEN P, GIOBBIE-HURDER A, et al. Assessment of letrozole and tamoxifen alone and in sequence for postmenopausal women with steroid hormone receptor-positive breast cancer: the BIG 1-98 randomised clinical trial at 8. 1 years median follow-up. Lancet Oncol, 2011, 12 (12) : 1101-1108.

方案Ⅲ　他莫昔芬序贯依西美坦 vs 他莫昔芬单药

方案	药物	剂量	用法	周期
他莫昔芬	他莫昔芬	20mg	PO	QD×5 年
他莫昔芬序贯依西美坦	他莫昔芬	20mg	PO	QD, 2~3 年
	依西美坦	25mg	PO	QD, 3~2 年，共 5 年

方案评价

	他莫昔芬序贯依西美坦（n=2 362）	他莫昔芬（n=2 380）	风险比（可信区间）	ASCO 评分
有效性				
3 年 DFS	91.5%	86.8%	HR 0.67（95% CI 0.56~0.82）	
无乳腺癌生存			HR 0.62（95% CI 0.50~0.76）	
对侧乳腺癌			HR 0.44（95% CI 0.20~0.98）	
3 年 OS			HR 0.89（95% CI 0.67~1.17）	
安全性	所有不良事件			P 值
潮热	42.0%	39.6%		
疼痛	33.2%	29.4%		
乏力	23.6%	23.5%		
失眠	19.5%	17.4%		
出汗	18.6%	17.9%		
头痛	18.6%	16.2%		
头晕	12.5%	12.0%		
恶心	10.8%	11.1%		
视力障碍	7.4%	5.7%		
骨质疏松	7.4%	5.7%		0.5
妇科症状	5.8%	9.0%		0.03
关节痛	5.4%	3.6%		0.4
抑郁	5.2%	4.0%		<0.000 1
腹泻	4.3%	2.3%		0.1
阴道出血	4.0%	5.5%		0.03
痉挛	2.8%	4.4%		0.000 4
血栓疾病	1.0%	1.9%		0.02
心肌梗死	1.0%	0.4%		
额外获益	0			
曲线终点				
症状改善				
QOL				
无治疗缓解期				
净健康获益				

点评

绝经后雌激素受体阳性乳腺癌2~3年他莫昔芬后序贯依西美坦治疗共5年较5年他莫昔芬能进一步提高DFS。在不良事件方面,两组略有差别。序贯至依西美坦组血栓的发生率稍低,但骨质疏松和骨折的发生风险略高,心肌梗死的发生率也略高于单纯他莫昔芬组。

(安 欣 史艳侠)

参考文献

[1] COOMBES RC, HALL E, GIBSON LJ, et al. A randomized trial of exemestane after two to three years of tamoxifen therapy in postmenopausal women with primary breast cancer. N Engl J Med, 2004, 350 (11): 1081-1092.

方案Ⅳ 他莫昔芬序贯依西美坦 vs 依西美坦

方案	药物	剂量	用法	周期
依西美坦	依西美坦	25mg	PO	QD×5 年
他莫昔芬序贯依西美坦	他莫昔芬	20mg	PO	QD,2.5~3 年
	依西美坦	25mg	PO	QD,2.5~2 年,共 5 年

方案评价

	序贯组 (n=3 045)	依西美坦 (n=3 075)	风险比(可信区间)	ASCO 评分
有效性				
10 年 DFS(事件数)	67	67	HR 0.96(95% CI 0.88~1.05)	
远处转移事件	324	375	HR 0.86(95% CI 0.74~0.99)	
对侧乳腺癌	35	24		
OS			HR 0.97(95% CI 0.85~1.12)	
安全性	所有不良事件			
潮热	35.7%	40.9%	0.80(95% CI 0.73~0.89)	
恶心、呕吐	12.7%	12.4%	1.03(95% CI 0.88~1.19)	
乏力	18.6%	17.6%	1.07(95% CI 0.94~1.22)	
情绪不稳	19.3%	17.9%	1.10(95% CI 0.97~1.25)	
关节痛	35.6%	29.4%	1.32(95% CI 1.19~1.47)	
阴道出血	5.4%	10.2%	0.50(95% CI 0.41~0.61)	
阴道分泌物增多	3.5%	13.2%	0.24(95% CI 0.19~0.30)	

续表

安全性	所有不良事件			
子宫内膜癌	0.2%	0.8%	0.29(95% CI 0.11~0.80)	
骨折				
骨盆骨	1.2%	1.0%	1.20(95% CI 0.74~1.93)	0.5
椎体	1.5%	0.9%	1.68(95% CI 1.04~2.71)	0.03
腕骨	2.3%	2.0%	1.15(95% CI 0.81~1.61)	0.4
其他部位	7.1%	4.6%	1.59(95% CI 1.28~1.98)	<0.000 1
缺血性心血管疾病	4.1%	3.4%	1.23(95% CI 0.95~1.60)	0.1
缺血性脑血管疾病	2.0%	2.8%	0.70(95% CI 0.50~0.97)	0.03
静脉血栓	2.8%	4.5%	0.61(95% CI 0.47~0.80)	0.000 4
深静脉血栓	1.6%	2.4%	0.64(95% CI 0.45~0.93)	0.02
白内障	5.9%	6.9%	0.85(95% CI 0.69~1.04)	0.1
额外获益				
曲线终点				
症状改善				
QOL				
无治疗缓解期				
净健康获益				

点评

　　该项研究结果显示:依西美坦单药与他莫昔芬序贯依西美坦单药用于绝经后雌激素阳性乳腺癌辅助内分泌治疗疗效没有差异。本研究同前面的 BIG 1-98 研究、IES 研究结果均提示 AI 单药或与他莫昔芬序贯给药都是可选择的用药方式。医生应结合患者的合并症、耐受性、意愿等进行个体化的决策。

（安 欣　史艳侠）

参考文献

[1] DERKS MGM, BLOK EJ, SEYNAEVE C, et al. Adjuvant tamoxifen and exemestane in women with postmenopausal early breast cancer (TEAM): 10-year follow-up of a multicentre, open-label, randomised, phase 3 trial. Lancet Oncol, 2017, 18 (9): 1211-1220.

方案Ⅴ　不同 AI 初始或序贯给药

方案	药物	剂量	用法	周期
初始给药	阿那曲唑	1mg	PO	QD×5 年
	来曲唑	2.5mg	PO	QD×5 年
	依西美坦	25mg	PO	QD×5 年
序贯给药	他莫昔芬 2 年	20mg	PO	QD,1~2 年
	阿那曲唑	1mg	PO	QD,3~5 年
	或来曲唑	2.5mg	PO	QD,3~5 年
	或依西美坦	25mg	PO	QD,3~5 年

点评

　　绝经后雌激素受体阳性早期乳腺癌辅助内分泌治疗,5 年芳香化酶抑制剂与 2 年他莫昔芬序贯 3 年芳香化酶抑制相比疗效无差别。三种芳香化酶抑制剂(阿那曲唑、来曲唑、依西美坦)疗效无差别。但不良事件存异,依西美坦胃肠道反应发生率较高,阿那曲唑和来曲唑高胆固醇血症发生率更高。因此医生在选择三种药物时,应该主要考虑不良事件、患者意愿和经济状况等。

（安 欣　史艳侠）

参考文献

[1] DE PLACIDO S, GALLO C, DE LAURENTIIS M, et al. Adjuvant anastrozole versus exemestane versus letrozole, upfront or after 2 years of tamoxifen, in endocrine~sensitive breast cancer (FATA-GIM3) : a randomised, phase 3 trial. Lancet Oncol, 2018, 19 (4) : 474-485.

三、延长辅助内分泌治疗时长的探索

方案Ⅰ　他莫昔芬 5 年 vs 他莫昔芬 10 年

方案	药物	剂量	用法	周期
他莫昔芬 10 年(试验组)	他莫昔芬	20mg	PO	QD×10 年
他莫昔芬 5 年(对照组)	他莫昔芬	20mg	PO	QD×5 年

方案评价(仅对其中 6 846 例 ER 阳性患者进行分析)

	10 年他莫昔芬 (*n*=3 428)	5 年他莫昔芬 (*n*=3 418)	风险比(可信区间)	ASCO 评分
有效性				
5~14 年间乳腺癌复发风险	21.4%	25.1%	RR 0.75(95% CI 0.62~0.90)	
5~14 年间乳腺癌死亡风险	12.2%	15.0%	RR 0.71(95% CI 0.58~0.88)	
安全性	不良事件数(*n*)			
卒中	130	119		
肺栓塞	41	21		
缺血性心脏病	126	163		
胆结石	75	66		
白内障	72	63		
骨折	62	70		
子宫内膜癌	116	63		
额外获益	0			
曲线终点				
症状改善				
QOL				
无治疗缓解期				
净健康获益				

点评

　　该项研究入组了约 7 000 例乳腺癌患者,包括绝经前和绝经后的患者。结果显示:他莫昔芬内分泌治疗由 5 年延长至 10 年能进一步降低乳腺癌相关的复发和生存。他莫昔芬延长至 10 年增加了一些不良事件的发生风险(RR),主要包括肺栓塞 1.87(95% CI 1.13~3.07),卒中 1.06(95% CI 0.83~1.36),子宫内膜癌 1.74(95% CI 1.30~2.34)。但缺血性心脏病的发生风险有所下降,风险比为 0.75(95% CI 0.60~0.95)。这一研究结果与另一项英国的 aTTom 研究的结果类似。对这两项研究的联合分析结果亦证实辅助他莫昔芬治疗由 5 年延长至 10 年能显著降低乳腺癌复发和死亡风险,改善生存。亚组分析结果显示绝经前女性获益较绝经后女性获益更加显著。基于这两项研究的结果,对于激素受体阳性的早期乳腺癌,如选用他莫昔芬内分泌治疗,推荐治疗时间为 10 年,尤其是具有高危复发因素和年轻高危的患者更加推荐。

(安 欣　史艳侠)

参考文献

[1] DAVIES C, PAN H, GODWIN J, et al. Long-term effects of continuing adjuvant tamoxifen to 10 years versus stopping at 5 years after diagnosis of oestrogen receptor-positive breast cancer: ATLAS, a randomised trial. Lancet, 2013, 381 (9869) : 805-816.

[2] GRAY RG, REA D, HANDLEY K, et al. aTTom: Long-term effects of continuing adjuvant tamoxifen to 10 years versus stopping at 5 years in 6, 953 women with early breast cancer. J Clin Oncol, 2013, 31: Suppl: abstract 5.

方案 Ⅱ 他莫昔芬 5 年 vs 他莫昔芬 5 年 - 来曲唑 5 年

方案	药物	剂量	用法	周期
他莫昔芬	他莫昔芬	20mg	PO	QD×5 年
	安慰剂			
他莫昔芬序贯来曲唑	他莫昔芬	20mg	PO	QD×5 年
	来曲唑	2.5mg	PO	QD×5 年

方案评价

	来曲唑 （n=2 575）	安慰剂 （n=2 582）	风险比（可信区间）	ASCO 评分
有效性				
4 年无进展生存率	93%	87%	HR 0.57（95% CI 0.43~0.75）	
4 年总生存率	96%	94%	HR 0.76（95% CI 0.48~1.21）	
安全性	所有不良事件		P 值	
水肿	17.2%	15.6%		
潮热	47.2%	40.5%		
乏力	29.9%	28.3%		
出汗	22.1%	20.7%		
便秘	10.4%	10.1%		
阴道出血	4.3%	6.0%		
关节炎	5.6%	3.5%		
高胆固醇血症	11.9%	11.5%		
临床骨折	3.6%	2.9%		
心血管事件	4.1%	3.6%		
骨质疏松	5.8%	4.5%		
眩晕	12.0%	11.4%		

续表

安全性	所有不良事件		P 值
头痛	18.1%	18.6%	
关节痛	21.3%	16.6%	
肌肉痛	11.8%	9.5%	
额外获益	0		
曲线终点			
症状改善			
QOL			
无治疗缓解期			
净健康获益			

点评

5 年他莫昔芬内分泌治疗后达到绝经的患者继续 5 年来曲唑治疗较安慰剂能进一步提高总体 DFS 和远处转移的 DFS,但总生存没有差别。亚组分析结果显示:对于腋窝淋巴结阳性患者,继续来曲唑治疗获益更加明显(HR 0.61,95% CI 0.38~0.98; $P=0.04$)。继续来曲唑治疗亦降低了对侧乳腺癌的发生率,但差异没有达到统计学意义。本研究在观察到来曲唑组获益后进行揭盲,安慰剂组中有 1 579 例患者交叉至来曲唑组(中位至他莫昔芬结束时间为 2.8 年),结果与未交叉至来曲唑组患者相比,后续使用来曲唑治疗亦显著延长 DFS,提示即使对于已经完成他莫昔芬 5 年并暂停治疗一段时间的患者,使用来曲唑延长内分泌治疗仍有获益。研究同时也显示他莫昔芬 5 年后继续来曲唑 5 年总体耐受良好,尽管雌激素降低相关的症状发生率增加,但对患者的生活质量并无显著的影响,骨折和心血管事件的发生率亦无明显增加。

(安 欣 史艳侠)

参考文献

[1] GOSS PE, INGLE JN, MARTINO S, et al. A randomized trial of letrozole in postmenopausal women after five years of tamoxifen therapy for early-stage breast cancer. N Engl J Med, 2003, 349 (19): 1793-1802.

[2] GOSS PE, INGLE JN, MARTINO S, et al. Randomized trial of letrozole following tamoxifen as extended adjuvant therapy in receptor-positive breast cancer: updated findings from NCIC CTG MA. 17. J Natl Cancer Inst, 2005, 97 (17): 1262-1271.

[3] WHELAN TJ, GOSS PE, INGLE JN, et al. Assessment of quality of life in MA. 17: a randomized, placebo-controlled trial of letrozole after 5 years of tamoxifen in postmenopausal women. J Clin Oncol, 2005, 23 (28): 6931-6940.

HER2 阴性乳腺癌新辅助治疗方案

一、术前新辅助化疗 vs 术后化疗

方案　术前 AC 方案 vs 术后 AC 方案

B-18 研究

新辅助方案	药物	剂量	用法	时间	周期
术前 AC 方案	多柔比星	$60mg/m^2$	IVGTT	D1	Q21D×4,手术前
	环磷酰胺	$600mg/m^2$	IVGTT	D1	
术后 AC 方案	多柔比星	$60mg/m^2$	IVGTT	D1	Q21D×4,手术后
	环磷酰胺	$600mg/m^2$	IVGTT	D1	

方案评价

	术前 AC ($n=751$)	术后 AC ($n=742$)	风险比(可信区间)	ASCO 评分
有效性				
pCR 率	13%	–		
5 年 DFS	67%	67%		
5 年 OS	80%	81%		
8 年 DFS	58%	55%		
8 年 OS	72%	72%		
16 年 DFS	42%	39%		
16 年 OS	55%	55%		

B-27 研究

新辅助方案	药物	剂量	用法	时间	周期
术前 AC 方案	多柔比星	$60mg/m^2$	IVGTT	D1	Q21D×4,手术前
	环磷酰胺	$600mg/m^2$	IVGTT	D1	
术前 AC-T 方案	多柔比星	$60mg/m^2$	IVGTT	D1	Q21D×4,第 1~4 周期,手术前
	环磷酰胺	$600mg/m^2$	IVGTT	D1	
	多西紫杉醇	$100mg/m^2$	IVGTT	D1	第 5~8 周期,手术前
术前 AC+ 术后 T 方案	多柔比星	$60mg/m^2$	IVGTT	D1	Q21D×4,第 1~4 周期,手术前
	环磷酰胺	$600mg/m^2$	IVGTT	D1	
	多西紫杉醇	$100mg/m^2$	IVGTT	D1	第 5~8 周期,手术后

方案评价

	术前 AC (n=804)	术前 AC+ 术后 T (n=802)	术前 AC-T (n=805)	风险比 （可信区间）	ASCO 评分
有效性					
pCR 率	13%		26%		
5 年 DFS	68%	70%	71%		
5 年 OS	82%	82%	83%		
8 年 DFS	59%	62%	62%		
8 年 OS	74%	75%	75%		

点评

　　B18 和 B27 研究结果分别显示术前 AC 方案新辅助化疗或术后辅助化疗生存没有差别。在 AC 方案新辅助化疗的基础上增加 T，无论在术前新辅助化疗阶段使用还是术后辅助化疗阶段使用生存亦没有差别。HER2 阴性乳腺癌新辅助治疗方案的选择、剂量及给药间期主要参照辅助化疗的选择。新辅助化疗的方案亦主要参照辅助治疗的方案，最常用的为蒽环 - 紫杉醇的序贯方案，本研究结果同时也显示术前 AC-T 方案较 AC 方案 pCR 率显著提高。因此按照目前的标准推荐在新辅助化疗期间，只要没有肿瘤进展，建议患者术前完成所有的新辅助治疗方案。

（安 欣 史艳侠）

参考文献

［1］RASTOGI P, ANDERSON SJ, BEAR HD, et al. Preoperative chemotherapy: updates of National Surgical Adjuvant Breast and Bowel Project Protocols B-18 and B-27. J Clin Oncol, 2008, 26 (5) : 778-785.

二、三阴乳腺癌新辅助化疗方案

常规含蒽环、紫杉方案的基础上增加卡铂和（或）PARP1 抑制剂维利帕尼

方案　维利帕尼 + 卡铂 + 紫杉醇 vs 安慰剂 + 卡铂 + 紫杉醇 vs 安慰剂 + 安慰剂 + 紫杉醇

方案	药物	剂量	用法	时间	周期
维利帕尼 + 卡铂 + 紫杉醇	维利帕尼	50mg	PO	D1	BID,化疗同时
	卡铂	AUC=6	IVGTT	D1	Q21D × 4
	紫杉醇	80mg/m²	IVGTT	D1,8	Q7D × 12
安慰剂 + 卡铂 + 紫 杉醇	安慰剂				
	卡铂	AUC=6	IVGTT	D1	Q21D × 4
	紫杉醇	80mg/m²	IVGTT	D1,8	Q7D × 12

续表

方案	药物	剂量	用法	时间	周期
安慰剂 + 安慰剂 + 紫杉醇	安慰剂				
	卡铂安慰剂				
	紫杉醇	80mg/m²	IVGTT	D1,8	Q7D × 12

注:患者完成以上 4 程(12 周)治疗后接受 4 周期 AC 方案化疗,随后行手术切除

方案评价

	维利帕尼 + 卡铂 + 紫杉醇 (*n*=316)	安慰剂 + 卡铂 + 紫杉醇 (*n*=160)	安慰剂 + 安慰剂 + 紫杉醇 (*n*=158)	风险比(可信区间)	ASCO 评分
有效性					
pCR 率	53%	58%	31%		

安全性	不良事件分级			*P* 值
	≥ 3	≥ 3	≥ 3	≥ 3
中性粒细胞减少	57%	53%	3%	0.006
粒细胞缺少性发热	2%	1%	0	<0.001
贫血	25%	17%	0	
血小板减少	11%	6%	0	<0.001
额外获益				
曲线终点				
症状改善				
QOL				
无治疗缓解期				
净健康获益				

点评

　　本研究为一项前瞻性Ⅲ期临床研究,入组临床分期为Ⅱ～Ⅲ期的三阴乳腺癌,评估在含蒽环、紫杉醇标准化疗方案的基础上增加卡铂和(或)PARP1 抑制剂维利帕尼新辅助治疗后 pCR 率。结果显示:在紫杉醇序贯 AC 方案基础上增加卡铂显著提高了 PCR 率,在蒽环、紫杉醇、卡铂基础上在增加 PARP1 抑制剂后,pCR 率无显著提高。虽然增加卡铂后显著增加了 3 级以上粒细胞下降、贫血和血小板下降的发生风险,但仍可以得到很好的控制。增加 PARP1 抑制剂维利帕尼,不良事件没有增加。本研究的结果与既往其他一些Ⅱ期的临床研究均提示三阴乳腺癌增加铂类药物新辅助化疗可显著提高 pCR 率,对于高危的早期三阴乳腺癌新辅助化疗可以考虑使用。尽管如此,由于到目前为止尚未证实增加铂类药物新辅助化疗有生存的获益,因此也存在一定的争议。

(安 欣 史艳侠)

参考文献

[1] LOIBL S, O'SHAUGHNESSY J, UNTCH M, et al. Addition of the PARP inhibitor veliparib plus carboplatin or carboplatin alone to standard neoadjuvant chemotherapy in triple-negative breast cancer (BrighTNess) : a randomised, phase 3 trial. Lancet Oncol, 2018, 19 (4) : 497-509.

HER2 阳性乳腺癌新辅助化疗方案

方案 | 曲妥珠单抗联合化疗 vs 单纯化疗

方案		药物	剂量	用法	时间	周期
曲妥珠单抗联合化疗组（T+CT）	AT 方案	多柔比星 紫杉醇	60mg/m² 150mg/m²	IVGTT	D1	Q21D×3,第 1~3 周期
	单药 T	紫杉醇	175mg/m²	IVGTT	D1	Q21D×4,第 4~7 周期
	CMF 方案	环磷酰胺 甲氨蝶呤 氟尿嘧啶	600mg/m² 40mg/m² 600mg/m²	IVGTT	D1 D1 D1,8	Q28D×3,第 8~10 周期
	曲妥珠单抗	曲妥珠单抗	8mg/kg 首剂, 随后 6mg/kg	IVGTT	与化疗同时开始	Q21D×52 周
化疗组（CT）	AT 方案	多柔比星 紫杉醇	60mg/m² 150mg/m²	IVGTT	D1	Q21D×3,第 1~3 周期
	单药 T	紫杉醇	175mg/m²	IVGTT	D1	Q21D×4,第 4~7 周期
	或 CMF 方案	环磷酰胺 甲氨蝶呤 氟尿嘧啶	600mg/m² 40mg/m² 600mg/m²	IVGTT	D1 D1 D1,8	Q28D×3,第 8~10 周期

方案评价

	T+CT 方案 （*n*=117）	CT 方案 （*n*=118）	风险比（可信区间）	ASCO 评分
有效性				
5 年无事件生存率	58%	43%	0.64（95% CI 0.44~0.93）	
5 年总生存率	74%	63%	0.66（95% CI 0.43~1.01）	
pCR 率	38.5%	19.5%	0.29（95% CI 0.11~0.78）	

安全性	不良事件分级				*P* 值
	1~2	≥3	1~2	≥3	≥3
粒细胞缺少性发热	–	2%	–	2%	0.002

续表

安全性	不良事件分级				P 值
	1~2	≥3	1~2	≥3	≥3
粒细胞减少	–	3%	–	5%	<0.000 1
腹泻	–	1%	–	4%	
口腔炎	–	1%	–	4%	0.06
感染	–	0	–	0	
肺炎	–	1%	–	0	
关节痛	–	0	–	3%	0.031
肌肉痛	–	1%	–	1%	0.019
外周神经毒性	–	1%	–	2%	
左心室功能异常	25%	2%	17%	0	
额外获益					
曲线终点					
症状改善					
QOL					
无治疗缓解期					
净健康获益					

点评

　　NOAH 研究是一项国际多中心Ⅲ期研究，入组局部晚期或炎性乳腺癌患者，其中 HER2 阳性患者随机分配至接受曲妥珠单抗联合化疗或单纯化疗组。结果显示：曲妥珠单抗联合化疗用于 HER2 阳性乳腺癌新辅助化疗显著提高了 pCR 率和无事件生存期，确立了曲妥珠单抗在 HER2 阳性乳腺癌新辅助治疗的价值。NOAH 研究表明曲妥珠单抗联合化疗用于新辅助治疗的病理完全缓解(pCR)率达 45%，明显高于单独化疗的病理完全缓解率(23%)，曲妥珠单抗能够改善 HER2+ 早期乳腺癌的转归。

（安　欣　史艳侠）

参考文献

［1］GIANNI L, EIERMANN W, SEMIGLAZOV V, et al. Neoadjuvant chemotherapy with trastuzumab followed by adjuvant trastuzumab versus neoadjuvant chemotherapy alone, in patients with HER2-positive locally advanced breast cancer (the NOAH trial): a randomised controlled superiority trial with a parallel HER2-negative cohort. Lancet, 2010, 375 (9712): 377-384.

方案 Ⅱ　帕妥珠单抗、曲妥珠单抗双靶联合化疗

曲妥珠单抗联合化疗的基础上加或不加帕妥珠单抗

方案	药物	剂量	用法	时间	周期
多西紫杉醇 + 曲妥珠单抗 （A 组）	多西紫杉醇	75mg/m² 首次，未发生剂量限制性毒性则升至 100mg/m²	IVGTT	D1	Q21D × 4
	曲妥珠单抗	6mg/kg（首剂 28mg/kg）	IVGTT	D1	Q21D，第 1 周期开始，术后持续使用共 1 年
多西紫杉醇 + 帕妥珠单抗 + 曲妥珠单抗 （B 组）	多西紫杉醇	75mg/m² 首次，未发生剂量限制性毒性则升至 100mg/m²	IVGTT	D1	Q21D × 4
	帕妥珠单抗	420mg（首剂 840mg）	IVGTT	D1	Q21D × 4
	曲妥珠单抗	6mg/kg（首剂 8mg/kg）	IVGTT	D1	Q21D，第 1 周期开始，术后持续使用共 1 年
帕妥珠单抗 + 曲妥珠单抗 （C 组）	帕妥珠单抗	420mg（首剂 840mg）	IVGTT	D1	Q21D × 4
	曲妥珠单抗	6mg/kg（首剂 8mg/kg）	IVGTT	D1	Q21D，第 1 周期开始，术后持续使用共 1 年
多西紫杉醇 + 帕妥珠单抗 + （D 组）	多西紫杉醇	75mg/m²	IVGTT	D1	Q21D × 4
	帕妥珠单抗	420mg（首剂 840mg）	IVGTT	D1	Q21D × 4

注：4 周期新辅助化疗后接受根治性手术，术后 A、B、D 三组继续 FEC 方案化疗 3 周期；C 组接受多西紫杉醇 4 周期序贯 FEC 方案 3 周期；帕妥珠单抗仅新辅助治疗阶段使用，曲妥珠单抗共 1 年

方案评价

	A 组 （n=107）	B 组 （n=107）	C 组 （n=108）	D 组 （n=94）	风险比（可信区间）	ASCO 评分
有效性						
5 年 DFS 率	81%	84%	80%	75%		
pCR 率	29%	46%	17%	24%		
安全性	不良事件分级				P 值	
	≥ 3	≥ 3	≥ 3	≥ 3		
粒细胞减少	66%	55%	37%	64%		
粒细胞缺少性发热	9%	11%	5%	16%		
白细胞减少	12%	6%	4%	9%		
月经不规则	6%	4%	6%	6%		
腹泻	4%	7%	3%	5%		
呕吐	3%	0	1%	4%		
乏力	1%	2%	3%	3%		

续表

安全性	不良事件分级				P 值
	≥ 3	≥ 3	≥ 3	≥ 3	
尿路感染	2%	2%	1%	1%	
左心室射血功能异常	0	3%	0	0	
额外获益					
曲线终点					
症状改善					
QOL					
无治疗缓解期					
净健康获益					

点评

　　本研究为一项Ⅱ期临床研究,旨在比较在曲妥珠单抗联合化疗的基础上加或不加帕妥珠单抗的疗效和安全性。结果显示,帕妥珠单抗和曲妥珠单抗的双靶治疗与化疗联合提高了 HER2 阳性乳腺癌新辅助化疗的 pCR 率,包括心脏毒性在内的不良事件发生率没有增加。

（安　欣　史艳侠）

参考文献

[1] GIANNI L, PIENKOWSKI T, IM YH, et al. 5-year analysis of neoadjuvant pertuzumab and trastuzumab in patients with locally advanced, inflammatory, or early-stage HER2-positive breast cancer (NeoSphere) : a multicentre, open-label, phase 2 randomised trial. Lancet Oncol, 2016, 17 (6) : 791-800.

方案Ⅲ　曲妥珠单抗、帕妥珠单抗双靶与不同化疗方案联合

方案	药物	剂量	用法	时间	周期
FECHP-THP	氟尿嘧啶	500mg/m²	IVGTT	D1	Q21D×3,第 1~3 周期
	表柔比星	100mg/m²	IVGTT	D1	
	环磷酰胺	600mg/m²	IVGTT	D1	
	多西紫杉醇	75mg/m² 首次,未发生剂量限制性毒性则升至 100mg/m²	IVGTT	D1	Q21D×3,第 4~6 周期
	帕妥珠单抗	420mg（首剂 840mg）	IVGTT	D1	Q21D×6,第 1~6 周期
	曲妥珠单抗	6mg/kg（首剂 28mg/kg）	IVGTT	D1	Q21D,第 1 周期开始,术后持续使用共 1 年

续表

方案	药物	剂量	用法	时间	周期
FEC-THP	氟尿嘧啶	500mg/m²	IVGTT	D1	Q21D×3,第1~3周期
	表柔比星	100mg/m²	IVGTT	D1	
	环磷酰胺	600mg/m²	IVGTT	D1	
	多西紫杉醇	75mg/m²首次,未发生剂量限制性毒性则升至100mg/m	IVGTT	D1	Q21D×3,第4~6周期
	帕妥珠单抗	420mg(首剂840mg)	IVGTT	D1	Q21D×3,第4~6周期
	曲妥珠单抗	6mg/kg(首剂28mg/kg)	IVGTT	D1	Q21D,第4周期开始,术后持续使用共1年
TCHP	多西紫杉醇	75mg/m²	IVGTT	D1	Q21D×6,第1~6周期
	卡铂	AUC=6	IVGTT	D1	
	帕妥珠单抗	420mg(首剂840mg)	IVGTT	D1	
	曲妥珠单抗	6mg/kg(首剂28mg/kg)	IVGTT	D1	Q21D,第1周期开始,术后持续使用共1年

方案评价

	FECHP-THP (n=72)	FEC-THP (n=75)	TCHP (n=76)	风险比(可信区间)	ASCO评分
有效性					
pCR率	56%	55%	64%		

安全性	不良事件分级						P值
	1~2	≥3	1~2	≥3	1~2	≥3	
粒细胞减少	47.2%		42.7%		46.1%		
粒细胞缺少性发热	18.1%		9.3%		17.1%		
白细胞减少	19.4%		12.0%		11.8%		
腹泻	4.2%		5.3%		11.8%		
贫血	1.4%		2.7%		17.1%		
血小板减少	0		0		11.8%		
呕吐	0		2.7%		5.3%		
药物过敏反应	2.8%		0		2.6%		
乏力	0		0		3.9%		
谷草转氨酶升高	0		0		3.9%		

续表

安全性	不良事件分级						P 值
	1~2	≥ 3	1~2	≥ 3	1~2	≥ 3	
有症状的左室射血功能降低		0		2%		0	
LVE 下降率≥ 10% 和 LVEF<50%		4%		4%		3%	
额外获益							
曲线终点							
症状改善							
QOL							
无治疗缓解期							
净健康获益							

点评

TRYPHAENA 和 NeoSphere 研究类似,也是一项Ⅱ期临床研究。其研究目的主要包括两点:(1)比较曲妥珠单抗帕妥珠单抗双靶联合含蒽环、紫杉方案(FEC-T)与不含蒽环的紫杉、卡铂方案(TC)的疗效和安全性;(2)曲妥珠单抗、帕妥珠单抗双靶联合含蒽环和紫杉方案时不同用药时机(与蒽环类药物同时使用(FECHP-THP)或推迟至蒽环类药物后与紫杉同时使用(FEC-THP)的疗效和安全性。结果显示在疗效方面双靶联合紫杉、卡铂方案的 pCR 率略高于含蒽环和紫杉方案,但差异没有达到统计学意义。在心脏毒性方面,双靶联合紫杉、卡铂方案 LVEF 下降的发生率稍低于联合含蒽环和紫杉方案,但差异仍然没有统计学意义。

帕妥珠单抗和曲妥珠单抗双靶与蒽环类药物同时使用或推迟至蒽环类药物后与紫杉类药物同时使用在 PCR 率和心脏毒性发生率均未见明显差异。基于这两项研究的结果,FDA 于 2013 年批准帕妥珠单抗联合曲妥珠单抗用于 HER2 阳性乳腺癌新辅助治疗。

(安 欣 史艳侠)

参考文献

[1] SCHNEEWEISS A, CHIA S, HICKISH T, et al. Pertuzumab plus trastuzumab in combination with standard neoadjuvant anthracycline-containing and anthracycline-free chemotherapy regimens in patients with HER2-positive early breast cancer: a randomized phase Ⅱ cardiac safety study (TRYPHAENA) . Ann Oncol, 2013, 24 (9) : 2278-2284.

方案Ⅳ 曲妥珠单抗 + 帕妥珠单抗双靶联合含蒽环方案 vs 非含蒽环方案

方案	药物	剂量	用法	时间	周期
FEC-T + 帕妥珠单抗方案（对照组）	氟尿嘧啶	500mg/m²	IVGTT	D1	Q21D×3,第1~3周期
	表柔比星	90mg/m²	IVGTT	D1	
	环磷酰胺	500mg/m²	IVGTT	D1	
	紫杉醇	80mg/m²	IVGTT	D1,8	Q21D×6,第4~9周期
	卡铂	AUC=6	IVGTT	D1	
	帕妥珠单抗	420mg（首剂840mg）	IVGTT	D1	Q21D×9,第1~9周期
	曲妥珠单抗	6mg/kg（首剂28mg/kg）	IVGTT	D1	Q21D,第1周期开始,术后持续使用共1年
PTC+ 帕妥珠单抗方案（试验组）	紫杉醇	80mg/m²	IVGTT	D1,8	Q21D×9,第1~9周期
	卡铂	AUC=6	IVGTT	D1	
	帕妥珠单抗	420mg（首剂840mg）	IVGTT	D1	
	曲妥珠单抗	6mg/kg（首剂28mg/kg）	IVGTT	D1	Q21D,第1周期开始,术后持续使用共1年

	FEC-T + 帕妥珠单抗（n=219）	PTC+帕妥珠单抗（n=219）	风险比（可信区间）	ASCO 评分
有效性				
5年无事件生存率	58%	43%	0.64（95% CI 0.44~0.93）	
5年总生存率	74%	63%	0.66（95% CI 0.43~1.01）	
pCR	67%	68%	0.29（95% CI 0.11~0.78）	

安全性	不良事件分级				P 值
	1~2	≥3	1~2	≥3	≥3
粒细胞减少	–	59%	–	53%	0.002
贫血	–	21%	–	21%	<0.000 1
血小板降低	-	17%	–	19%	
粒细胞缺少性发热	–	11%	–	1%	0.06
腹泻	–	12%	–	18%	
外周神经毒性	–	5%	–	7%	
低钾血症	–	9%	–	3%	0.031
乏力	–	5%	–	6%	0.019
谷草转氨酶升高	–	5%	–	4%	
左心室功能异常					
LVEF 下降 ≥ 10% 或 LVEF <50%	–	29%	–	17%	

续表

安全性	不良事件分级				P 值
	1~2	≥ 3	1~2	≥ 3	≥ 3
LVEF 下降 ≥ 10% 和 LVEF <50%	–	5%	–	3%	
额外获益					
曲线终点					
症状改善					
QOL					
无治疗缓解期					
净健康获益					

点评

　　TRAIN-2 研究设计的目的是比较含蒽环类药物的化疗方案与非含蒽环方案联合曲妥珠单抗和帕妥珠单抗双靶用于 HER2 阳性Ⅱ ~ Ⅲ期乳腺癌的疗效和安全性。结果显示,紫杉醇卡铂方案联合双靶治疗与含蒽环方法联合双靶治疗疗效相当。蒽环类药物增加粒细胞缺少性发热和 ≥ 2 级的 LVEF 下降的发生率。因此本研究的结果更推荐紫杉醇、卡铂与抗 HER2 双靶药物的组合。

（安 欣　史艳侠）

参考文献

[1] VAN RAMSHORST MS, VAN DER VOORT A, VAN WERKHOVEN ED, et al. A phase Ⅲ trial of neoadjuvant chemotherapy with or without anthracyclines in the presence of dual HER2-blockade for HER2+ breast cancer: The TRAIN-2 study. J Clin Oncol, 2017, 35S: p. ASCO#507.

HER2 阴性晚期乳腺癌一线化疗方案

方案Ⅰ　单药化疗 vs 联合化疗

方案	药物	剂量	用法	时间	周期
多柔比星 + 紫杉醇（A+T）	多柔比星	60mg/m²	IVGTT	D1	Q21D × 8
	紫杉醇	175mg/m²	IVGTT	D1	
单药多柔比星 *（A）	多柔比星	60mg/m²	IVGTT	D1	Q21D × 最多 8 周期
单药紫杉醇 *（T）	紫杉醇	175mg/m²	IVGTT	D1	Q21D 至疾病进展

*.疾病进展后分别交叉至对照组

	A (n=224)	T (n=229)	A+T (n=230)	P值
有效性				
至疾病进展时间(TTP)(月)	5.8	6.0	8.0	
总生存期(OS)(月)	18.9	22.2	22.2	0.77
客观缓解率(ORR)	34%	36%	47%	
安全性				
3~4级毒性发生率				
额外获益				
曲线终点				
症状改善				
QOL(16周生活质量下降)	−1.7	−2.8	−3.0	

点评

E1193研究为一项前瞻性的Ⅲ期随机对照研究,比较蒽环类药物和紫杉类药物联合给药或单药序贯给药对晚期乳腺癌的疗效。结果显示,蒽环联合紫杉醇化疗较蒽环或紫杉醇单药客观有效率和TTP时间有一定提高,但总生存和生活质量没有改善。基于本研究及其他类似研究的结果,目前对于转移性乳腺癌患者,尤其是肿瘤负荷低、发展慢、无症状的患者,常推荐单药化疗优先的原则。但对于肿瘤负荷重、进展迅速、症状明显继续退缩或控制肿瘤缓解症状且身体情况能够耐受的情况可选择联合化疗。

(安 欣 史艳侠)

参考文献

[1] SLEDGE GW, NEUBERG D, BERNARDO P, et al. Phase Ⅲ trial of doxorubicin, paclitaxel, and the combination of doxorubicin and paclitaxel as front-line chemotherapy for metastatic breast cancer: an intergroup trial (E1193). J Clin Oncol, 2003, 21 (4): 588-592.

方案Ⅱ　GT方案 vs 紫杉醇单药

方案	药物	剂量	用法	时间	周期
GT方案	吉西他滨	1 250mg/m^2	IVGTT	D1,8	Q21D×6
	紫杉醇	175mg/m^2	IVGTT	D1	
T方案	紫杉醇	175mg/m^2	IVGTT	D1	Q21D×6

方案评价

	GT 方案 (n=261)		T 方案 (n=260)		风险比（可信区间）	ASCO 评分
有效性						22/100
至疾病进展时间（月）	6.14		3.98		0.51（95% CI 0.41~0.63）	
总生存期（月）	18.6		15.8		0.78（95% CI 0.64~0.96）	22
客观缓解率（ORR）	41.4%		26.2%			
安全性	不良事件分级				P 值	−2.15/20
	1~2	≥ 3	1~2	≥ 3	≥ 3	
中性粒细胞减少	13.4%	47.9%	9.6%	11.5%		
贫血	22.2%	5.8%	9.2%	1.5%		
血小板减少	1.5%	6.1%	1.2%	0		
粒细胞缺少性发热	1.1%	5.0%	0	1.2%		
脱发	63.6%	17.2%	60.4%	22%		
疲劳	12.3%	6.9%	11.2%	1.2%		
谷丙转氨酶升高	4.2%	5.0%	0.8%	0.4%		
谷草转氨酶升高	6.5%	1.5%	1.2%	0		
感觉神经毒性	18.4%	5.7%	17.7%	3.9%		
肌肉痛	16.5%	4.2%	12.7%	4.3%		
恶心	19.9%	1.1%	7.3%	1.5%		
呕吐	13.4%	1.9%	5.8%	1.5%		
关节痛	11.5%	2.7%	9.2%	2.7%		
腹泻	8.0%	3.1%	2.7%	1.9%		
运动神经毒性	6.1%	2.7%	2.3%	0.8%		
口腔炎 / 咽喉炎	3.8%	1.5%	1.5%	0.4%		
乏力	3.4%	1.9%	0.4%	0		
骨痛	4.2%	1.5%	3.1%	0.8%		
额外获益						20/60
曲线终点						
症状改善						
QOL						
无治疗缓解期						
净健康获益		39.85				

点评

本研究为一项Ⅲ期随机对照研究,入组患者为辅助治疗(包括新辅助)阶段接受过蒽环类药物化疗的患者,比较吉西他滨联合紫杉醇与单药紫杉醇的疗效。结果显示,联合化疗较单药化疗有效率增加,总生存期也有一定的获益。虽然联合化疗不良事件增加,包括 3 级以上粒细胞下降和 2 级以上的疲劳和神经毒性,但不良事件总体可控。因此,本研究结果证实了吉西他滨与紫杉醇联合的方案对晚期乳腺癌患者具有较好的疗效和耐受性,可作为一线方案推荐。

(安 欣 史艳侠)

参考文献

[1] ALBAIN KS, NAG SM, CALDERILLO-RUIZ G, et al. Gemcitabine plus paclitaxel versus paclitaxel monotherapy in patients with metastatic breast cancer and prior anthracycline treatment. J Clin Oncol, 2008, 26 (24) : 3950-3957.

方案Ⅲ　AT 方案 vs AC 方案

方案	药物	剂量	用法	时间	周期
AT 方案	多柔比星	60mg/m^2	IVGTT	D1	Q21D × 6
	紫杉醇	175mg/m^2	IVGTT	D1	
AC 方案	多柔比星	60mg/m^2	IVGTT	D1	Q21D × 6
	紫杉醇	170mg/m^2	IVGTT	D1	

方案评价

	AT 方案 (n=138)	AC 方案 (n=137)	风险比(可信区间)	ASCO 评分
有效性				
至疾病进展时间(月)	6	6	1.06(95% CI 0.83~1.35)	
总生存期(月)	20.6	20.5	0.9(95% CI 0.67~1.21)	
客观缓解率(ORR)	58%	54%		

	不良事件分级				P 值
安全性	1~2	≥ 3	1~2	≥ 3	≥ 3
中性粒细胞减少		89%		81%	
粒细胞缺少性发热		32%		9%	
感染		7%		3%	
血小板减少		7%		8%	

续表

安全性	不良事件分级				P 值
	1~2	≥ 3	1~2	≥ 3	≥ 3
恶心 / 呕吐	7%		18%		
口腔炎	10%		9%		
关节痛 / 肌肉痛	7%		–		
感觉神经毒性	3%		–		
充血性心力衰竭	2%		1%		
LVEF 下降至正常值以下	27%		14%		
毒性致死	–		1%		
额外获益					
曲线终点					
症状改善					
QOL					
无治疗缓解期					
净健康获益					

点评

晚期乳腺癌一线 AT 方案和 AC 方案疗效相似。AT 方案骨髓抑制反应更重,粒细胞缺少性发热的发生率显著高于 AC 方案。

（安 欣 史艳侠）

参考文献

［1］BIGANZOLI L, CUFER T, BRUNING P, et al. Doxorubicin and paclitaxel versus doxorubicin and cyclophosphamide as first-line chemotherapy in metastatic breast cancer: The European Organization for Research and Treatment of Cancer 10961 Multicenter Phase Ⅲ Trial. J Clin Oncol, 2002, 20 (14) : 3114-3121.

方案Ⅳ　AT 方案 vs FAC 方案

方案	药物	剂量	用法	时间	周期
AT 方案	多柔比星	50mg/m^2	IVGTT	D1	Q21D×6
	紫杉醇	220mg/m^2	IVGTT	D1	
FEC 方案	氟尿嘧啶	500mg/m^2	IVGTT	D1	Q21D×6
	多柔比星	50mg/m^2	IVGTT	D1	
	环磷酰胺	500mg/m^2	IVGTT	D1	

	AT 方案 （n=128）	FAC 方案 （n=131）	风险比（可信区间）	ASCO 评分
有效性				
至疾病进展时间（TTP） （月）	8.3	6.2	1.36（95% CI 1.02~1.80）	
总生存期（OS）（月）	23.3	18.3	1.46（95% CI 1.08~1.97）	
客观缓解率（ORR）	68%	55%		

安全性	不良事件分级				P 值
	1~2	≥ 3	1~2	≥ 3	≥ 3
中性粒细胞减少	10%	89%	28%	65%	<0.001
血小板减少	9%	2%	15%	3%	
贫血	65%	9%	56%	7%	
发热	21%	8%	13%	4%	
感染	22%	2%	16%	0	
关节痛 / 肌肉痛	63%	10%	17%	0	<0.001
外周神经毒性	50%	11%	3%	0	<0.001
恶心 / 呕吐	52%	8%	57%	19%	0.028
腹泻	27%	2%	9%	0	<0.001
口腔炎	12%	1%	8%	1%	
LVEF<50%	6%		7%		
LVEF 下降率≥ 20%	15%		10%		
慢性心力衰竭	0		1%		
额外获益					
曲线终点					
症状改善					
QOL					
无治疗缓解期					
净健康获益					

点评

　　AT 方案与 FAC 方案相比 ORR，TTP 和 OS 均显著提高，但不良事件亦增加，主要包括 3 级以上的中性粒细胞减少、所有程度的肌肉关节痛、外周神经毒性和腹泻反应。调查问卷显示两种化疗方案对患者生活质量的影响无显著差别。

（安　欣　史艳侠）

参考文献

[1] JASSEM J, PIEŃKOWSKI T, PLUZAŃSKA A, et al. Doxorubicin and paclitaxel versus fluorouracil, doxorubicin, and cyclophosphamide as first-line therapy for women with metastatic breast cancer: final results of a randomized phase Ⅲ multicenter trial. J Clin Oncol: official journal of the American Society of Clinical Oncology, 2001, 19 (6) : 1707-1715.

方案Ⅴ　含蒽环联合方案 vs 非含蒽环方案

方案	药物	剂量	用法	时间	周期
XP 方案	卡培他滨	$1\,000mg/m^2$	PO	D1~14	Q21D×6
	紫杉醇	$175mg/m^2$	IVGTT	D1	
EP 方案	表柔比星	$60mg/m^2$	IVGTT	D1	Q21D×6
	或紫杉醇	$175mg/m^2$	IVGTT	D1	

方案评价

	XP 方案 (n=170)	EP 方案 (n=170)	风险比(可信区间)	ASCO 评分
有效性				−2.7/100
无进展生存期(月)	10.4	9.2	1.012(95% CI 0.785~1.304)	−2.7
总生存期(月)	22.0	26.1	1.027(95% CI 0.74~1.424)	
客观缓解率(ORR)	47%	42%		

安全性	不良事件分级				P 值 ≥ 3	0
	1~2	≥ 3	1~2	≥ 3		
中性粒细胞减少	34.5%	26.8%	19.6%	54.8%		
白细胞减少	63.7%	13.7%	51.2%	40.6%		
贫血	72.6%	4.2%	87.7%	1.8%		
血小板减少	33.3%	3.0%	30.8%	3.0%		
粒细胞缺少性发热	0	0.6%	0	3.6%		
粒细胞缺少性感染	0	2.4%	0	2.4%		
呕吐	18.8%	2.4%	31.8%	1.2%		
恶心	49.7%	1.2%	65.9%	1.8%		
黏膜炎 / 口腔炎	51.5%	0	46.1%	0		
脱发	95.7%	0	97.6%	0		

续表

安全性	不良事件分级				P 值	0
	1~2	≥ 3	1~2	≥ 3	≥ 3	
腹泻	39.4%	4.8%	28.2%	0.6%		
手足综合征	60.0%	10.9%	23.4%	0		
心脏毒性	10.4%	1.2%	14.4%	1.8%		
输液反应	11.5%	0	11.4%	0		
运动神经毒性	20.6%	1.2%	16.2%	1.2%		
感觉神经毒性	77%	1.2%	67.0%	2.4%		
关节痛	54.6%	4.2%	49.7%	6.0%		
肌肉痛	48.5%	3.6%	48.5%	4.2%		
疲劳	69.7%	3%	65.8%	4.2%		
额外获益						
曲线终点						
症状改善						
QOL						
无治疗缓解期						
净健康获益			−2.7			

点评

　　AGO Breast Cancer Study Group 研究为一项Ⅲ期随机对照研究,旨在评估晚期乳腺癌一线使用非含蒽环的 XP 方案与蒽环类的 EP 方案,两个方案疗效没有差别,不良事件各异。XP 方案腹泻和手足综合征的发生率更高,而 EP 方案血液学不良事件更严重。两个方案总的耐受性良好,生活质量方面没有差别。该研究结果提示非含蒽环的 XP 方案可以替代含蒽环方案作为晚期乳腺一线方案选择,尤其对于辅助化疗阶段使用过蒽环类药物的患者可能更为合适。

（安 欣 史艳侠）

参考文献

［1］LÜCK HJ, DU BOIS A, LOIBL S, et al. Capecitabine plus paclitaxel versus epirubicin plus paclitaxel as first-line treatment for metastatic breast cancer: efficacy and safety results of a randomized, phase Ⅲ trial by the AGO Breast Cancer Study Group. Breast Cancer Res Treat, 2013, 139 (3) : 779-787.

方案Ⅵ　卡培他滨联合多西紫杉醇 vs 表柔比星联合多西紫杉醇

方案	药物	剂量	用法	时间	周期
DE 方案	卡培他滨	950mg/m²	PO	D1~14	Q21D×6
	多西紫杉醇	75mg/m²	IVGTT	D1	
DC 方案	表柔比星	75mg/m²	IVGTT	D1	Q21D×6
	多西紫杉醇	75mg/m²	IVGTT	D1	

方案评价

	DE 方案 (*n*=136)	DC 方案 (*n*=136)	风险比 (可信区间)	ASCO 评分
有效性				
至疾病进展时间（PFS）（月）	10.6	11		
总生存期（OS）（月）	37.6	35.7		
客观缓解率（ORR）	51.5%	52.9%		

安全性	不良事件分级				*P* 值
	1~2	≥ 3	1~2	≥ 3	0.001
贫血	84%	0.7%	68%	0.7%	
中性粒细胞减少	16%	57%	12%	46%	
粒细胞缺少性发热	1.4%	11%	1.4%	1.4%	
血小板减少	26%	0.7%	19.7%	–	
恶心 / 呕吐	28%	0.7%	22%	1%	
腹泻	13%	–	13%	1%	
黏膜炎	9%		15%	–	
神经毒性	5%	–	10%	–	
乏力	32%	1%	27%	2%	
过敏反应	4.7%	–	4.7%	1%	
手足综合征	1.4%	–	13%	4%	0.024
指甲改变	3.6%	–	11%	0.7%	
额外获益					
曲线终点					
症状改善					
QOL					
无治疗缓解期					
净健康获益					

点评

　　DE 方案和 DC 方案疗效相似,不良事件各异。DE 方案骨髓抑制发生率更高,DC 方案手足综合征发生率更高。两个方案都可以作为晚期乳腺癌的一线治疗。

（安 欣　史艳侠）

参考文献

[1] MAVROUDIS D, PAPAKOTOULAS P, ARDAVANIS A, et al. Randomized phase Ⅲ trial comparing docetaxel plus epirubicin versus docetaxel plus capecitabine as first-line treatment in women with advanced breast cancer. Ann Oncol, 2010, 21 (1) : 48-54.

晚期乳腺癌维持化疗方案

方案　GT 方案

　　将转移性乳腺癌患者,6 程 GT 方案肿瘤控制良好的患者,随机分配至继续 GT 方案维持治疗组或停药观察组。

方案	药物	剂量	用法	时间	周期
维持治疗组	吉西他滨	1 250mg/m^2	IVGTT	D1,8	Q21D
	紫杉醇	175mg/m^2	IVGTT	D1	Q21D
观察组					

方案评价

	维持治疗组 (n=116)	观察组 (n=115)	风险比（可信区间）	ASCO 评分
有效性				35/100
无进展生存期(PFS)(月)	7.5	3.8	HR 0.73 (95% CI 0.55~0.97)	
总生存期(OS)(月)	32.3	23.5	HR 0.65 (95% CI 0.42~0.99)	35
客观缓解率(ORR)	41.4%	26.2%		

安全性	不良事件分级				P 值	−1.67/20
	1~2	≥ 3	1~2	≥ 3	≥ 3	
中性粒细胞减少	24.9%	62.2%	9.5%	0.9%	<0.01	
血小板减少	25.0%	0.9%	12.2%	0		
贫血	87.0%	0.9%	64.3%	0		
神经毒性	86.3%	3.4%	74.0%	1.7%		

续表

安全性	不良事件分级				P值	−1.67/20
	1~2	≥3	1~2	≥3	≥3	
氮质血症	0	4.3%	0	0	0.06	
谷丙转氨酶升高	37.9%	0.9%	30.4%	0.9%		
谷草转氨酶升高	43.1%	0	24.3%	0		
恶心	44.0%	0	19.1%	0		
呕吐	23.3%	0	4.3%	0		
便秘	20.7%	0	6.1%	0		
腹泻	15.5%	0.9%	0	0.9%		
额外获益						20/60
曲线终点	20					
症状改善						
QOL						
无治疗缓解期						
净健康获益			53.33			

点评

转移性乳腺癌患者,GT方案控制良好的情况下,继续延长化疗可进一步延长患者的生存,总体不良事件耐受较好,对患者的生活质量无明显影响。因此,对于一些肿瘤控制良好、全身情况好、化疗耐受性好的患者可选择性延长化疗周期。

(安 欣 史艳侠)

参考文献

[1] PARK YH, JUNG KH, IM SA, et al. Phase Ⅲ multicenter randomized trial of maintenance chemotherapy versus observation in patients with metastatic breast cancer after achieving disease control with six cycles of gemcitabine plus paclitaxel as first-line chemotherapy: KCSG-BR07-02. J Clin Oncol, 2013, 31 (14) : 1732-1739.

[2] PARK YH, JUNG KH, IM SA, et al. Quality of life (QoL) in metastatic breast cancer patients with maintenance paclitaxel plus gemcitabine (PG) chemotherapy: results from phase Ⅲ multicenter, randomized trial of maintenance chemotherapy versus observation (KCSG-BR07-02) . Breast Cancer Res Treat, 2015, 152 (1) : 77-85.

晚期三阴乳腺癌一线化疗方案

方案　含铂方案 vs 非含铂方案

方案	药物	剂量	用法	时间	周期
吉西他滨 + 紫杉醇（GT）	吉西他滨	1 250mg/m²	IVGTT	D1,8	Q21D × 最多 8 程或至疾病进展 / 不能耐受
	紫杉醇	175mg/m²	IVGTT	D1	
吉西他滨 + 顺铂（GP）	吉西他滨	1 250mg/m²	IVGTT	D1,8	Q21D × 最多 8 程或至疾病进展 / 不能耐受
	顺铂	75mg/m²	IVGTT	D1,8	

方案评价

	GT 方案 （n=118）	GP 方案 （n=118）	风险比（可信区间）	ASCO 评分
有效性				30.8/100
无进展生存期（PFS）（月）	6.47	7.73	HR 0.692（95% CI 0.523~0.915）	
客观缓解率（ORR）	49%	64%		

安全性	不良事件分级				P 值	0
	1~2	≥ 3	1~2	≥ 3	≥ 3	
白细胞下降	45%	47%	42%	48	<0.01	
中性粒细胞下降	29%	59%	34%	57%		
粒细胞缺少性发热		3%		3%		
血小板减少	61%	5%	55%	33%		
贫血	31%	<3%	31%	34%		
脱发	36%	–	10%	–		
恶心	47%	<1%	72%	7%		
呕吐	32%	<1%	62%	11%	0.06	
肌肉骨骼疼痛	22%	8%	9%	0		
食欲下降	8%	<1%	26%	2%		
口腔炎	5%	<1%	6%	0		
便秘	9%	0	25%	0		
疲劳 / 乏力	19%	2%	28%	<1%		
呼吸困难	3%	2%	2%	0		
发热	13%	0	14%	<1%		
外周神经毒性	49%	2%	23%	0		
皮疹	18%	0	10%	0		
听力损害	2%	0	3%	<1%		
疼痛	8%	0	11%	<1%		

续表

| 安全性 | 不良事件分级 | | | | P 值 | 0 |
	1~2	≥ 3	1~2	≥ 3	≥ 3	
肺炎	3%	0	<1%	<1%		
过敏反应	–	2%		0		
感染	2%	<1%	0	0		
肢体水肿	6%	<1%	4%	0		
额外获益						20/60
曲线终点						
症状改善						
QOL						
无治疗缓解期						
净健康获益			50.8			

点评

　　本研究为一项Ⅲ期随机对照研究,主要入组转移性三阴乳腺癌患者,比较含铂方案与非含铂方案的疗效。结果显示,GP 方案较 GT 方案显著延长了 PFS,两种方案不良事件各异。根据本研究结果推荐 GP 方案作为晚期三阴乳腺癌一线化疗选择。

（安 欣　史艳侠）

参考文献

［1］ HU XC, ZHANG J, XU BH, et al. Cisplatin plus gemcitabine versus paclitaxel plus gemcitabine as first-line therapy for metastatic triple-negative breast cancer (CBCSG006) : a randomised, open-label, multicentre, phase 3 trial. Lancet Oncol, 2015, 16 (4) : 436-446.

晚期 HER2 阳性乳腺癌一线方案

方案Ⅰ　曲妥珠单抗联合化疗 vs 单纯化疗

方案	药物	剂量	用法	时间	周期
曲妥珠单抗 + 化疗组	曲妥珠单抗	2mg/kg（首剂 4mg/kg）	IVGTT	D1	Q7D,化疗同时开始,化疗后曲妥珠单抗维持直至肿瘤进展或不能耐受
	AC 方案或 单药紫杉醇				6 周期
单纯化疗组	AC 方案或 单药紫杉醇				6 周期

　　注:化疗方案剂量同前,紫杉醇为 175mg/m^2 Q21D 方案。辅助治疗接受蒽环类药物的患者选择单药紫杉醇;辅助化疗阶段未使用蒽环类药物的患者选择 AC 方案

方案评价

	曲妥珠单抗 + 化疗组 (*n*=235)	单纯化疗组 (*n*=234)	风险比 (可信区间)	ASCO 评分
有效性				20/100
至疾病进展时间(月)	7.4	4.6	HR 0.51 (95% CI 0.41~0.63)	
总生存期(月)	25.1	20.3	HR 0.80 (95% CI 0.64~1.00)	20
客观缓解率(ORR)	50%	32%		

安全性	不良事件分级				*P* 值	−0.65/20
	1~2	≥ 3	1~2	≥ 3	≥ 3	
腹痛	24%	3%	17%	3%		
乏力	50%	7%	49%	7%		
背痛	27%	4%	18%	4%		
胸痛	21%	3%	20%	4%		
寒战	38%	<1%	8%	<1%		
发热	45%	8%	25%	4%		
头痛	37%	4%	26%	4%		
感染	45%	2%	27%	2%		
疼痛	52%	6%	43%	7%		
心衰	12%	10%	3%	2%		
厌食	28%	<1%	20%	2%		
便秘	31%	1%	25%	3%		
腹泻	44%	1%	24%	3%		
恶心	61%	5%	59%	7%		
口腔炎	22%	<1%	21%	0		
呕吐	42%	5%	33%	7%		
贫血	25%	2%	17%	2%		
白细胞下降	30%	11%	17%	9%		
关节痛	16%	4%	12%	2%		
肌肉痛	20%	3%	19%	3%		
感觉异常	29%	<1%	23%	<1%		
咳嗽	43%	<1%	26%	<1%		
非心源性呼吸困难	33%	3%	22%	3%		
咽炎	27%	0	16%	<1%		

续表

安全性	不良事件分级				P 值	−0.65/20
	1~2	≥ 3	1~2	≥ 3	≥ 3	
脱发	31%	26%	23%	35%		
皮疹	31%	<1%	17%	<1%		
额外获益						
曲线终点						
症状改善						
QOL						
无治疗缓解期						
净健康获益			19.35			

点评

HER2 阳性晚期乳腺癌一线化疗联合曲妥珠单抗显著提高了客观有效率、至疾病进展时间和总生存期。曲妥珠单抗联合 AC 方案心脏毒性发生率显著增加,达 27%,AC 方案单纯化疗,曲妥珠单抗联合紫杉醇和紫杉醇单药化疗组心脏毒性的发生率分别为 8%,13% 和 1%。其中 3~4 级心脏毒性的发生率分别为 16%、3%、2% 和 1%。基于此项研究的结果,不推荐曲妥珠单抗同时联合蒽环类药物。

（安 欣 史艳侠）

参考文献

［1］SLAMON DJ, LEYLAND-JONES B, SHAK S, et al. Use of chemotherapy plus a monoclonal antibody against HER2 for metastatic breast cancer that overexpresses HER2. N Engl J Med, 2001, 344 (11) : 783-792.

方案 Ⅱ 多西紫杉醇联合曲妥珠单抗 vs 多西紫杉醇

方案	药物	剂量	用法	时间	周期
多西紫杉醇 + 曲妥珠单抗 (TH)	多西紫杉醇	100mg/m²	IVGTT	D1	Q21D×6
	曲妥珠单抗	6mg/kg(首剂 8mg/kg)	IVGTT	D1	Q21D 第 1 周期开始,化疗结束后继续维持至肿瘤进展或不能耐受
多西紫杉醇 (T)	多西紫杉醇	100mg/m²	IVGTT	D1	Q21D×6

	TH(n=92)	T(n=94)	P 值	ASCO 评分
有效性				
至疾病进展时间(月)	11.7	6.1	0.000 1	
总生存期(月)	31.2	22.7	0.000 1	

续表

	TH（n=92）		T（n=94）		P值	ASCO评分
客观缓解率（ORR）	61%		34%		0.000 2	
安全性	不良事件分级				P值	
	1~2	≥3	1~2	≥3	≥3	
脱发	57%	10%	48%	6%		
乏力	35%	10%	35%	6%		
恶心	45%	0	40%	1%		
腹泻	38%	5%	34%	2%		
外周水肿	39%	1%	33%	2%		
感觉异常	32%	0	19%	2%		
呕吐	26%	3%	20%	2%		
发热	29%	1%	14%	1%		
便秘	25%	2%	23%	0		
肌痛	24%	3%	23%	3%		
关节痛	23%	4%	20%	0		
皮疹	23%	1%	12%	0		
疲乏	21%	3%	18%	3%		
黏膜炎症	21%	2%	18%	4%		
红疹	22%	1%	11%	0		
厌食	20%	2%	13%	0		
头痛	16%	5%	17%	1%		
流泪增多	20%	1%	10%	0		
鼻出血	20%	0	5%	0		
额外获益						
曲线终点						
症状改善						
QOL						
无治疗缓解期						
净健康获益						

点评

这是一项Ⅱ期的临床研究，比较多西紫杉醇联合或不联合曲妥珠单抗的疗效。结果显示，在HER2阳性晚期乳腺癌中，曲妥珠单抗联合多西紫杉醇疗效优于单药多西紫杉醇，显著提高了患者的总生存期、客观有效率、至疾病进展时间等，不良事件增加不大，耐受良好。因此，紫杉类药物联合曲妥珠单抗推荐作为晚期HER2阳性乳腺癌标准一线方案。

（安 欣 史艳侠）

参考文献

[1] MARTY M, COGNETTI F, MARANINCHI D, et al. Randomized phase Ⅱ trial of the efficacy and safety of trastuzumab combined with docetaxel in patients with human epidermal growth factor receptor 2-positive metastatic breast cancer administered as first-line treatment: the M77001 study group. J Clin Oncol, 2005, 23 (19): 4265-4274.

方案Ⅲ 曲妥珠单抗联合单药化疗 vs 联合双药化疗

方案	药物	剂量	用法	时间	周期
曲妥珠单抗 + 多西紫杉醇 (TH)	曲妥珠单抗	6mg/kg（首剂 8mg/kg）	IVGTT	D1	Q21D 化疗同时
	多西紫杉醇	100mg/m²	IVGTT	D1	Q21D×6
曲妥珠单抗 + 多西紫杉醇 + 卡铂 (TCH)	曲妥珠单抗	2mg/kg（首剂 4mg/kg）	IVGTT	D1	Q7D 化疗同时
		6mg/kg（首剂 8mg/kg）	IVGTT	D1	Q21D 化疗后维持直至肿瘤进展或不能耐受
	多西紫杉醇	75mg/m²	IVGTT	D1	Q21D×6
	卡铂	AUC=6	IVGTT	D1	

方案评价

	TH (*n*=131)	TCH (*n*=131)	风险比（可信区间）	ASCO 评分
有效性				
至疾病进展时间 (TTP)（月）	11.1	10.4	0.91（95% CI 0.70~1.20）	
总生存期(OS)（月）	37.1	37.4	1.02（95% CI 0.76~1.36）	
客观有效率（ORR）	72%	72%		

安全性	不良事件分级				*P* 值
	1~2	≥3	1~2	≥3	≥3
粒细胞缺少性发热		12.2%		13%	
感染		29%		22.9%	
粒细胞缺少性感染		16.8%		9.2%	
感染导致死亡				1.5%	
贫血		5.3%		10.7%	
血小板降低		2.3%		15.3%	<0.001
感觉神经毒性	55%	3.0%	45.0%	0.8%	

续表

安全性	不良事件分级				P 值
	1~2	≥ 3	1~2	≥ 3	≥ 3
运动神经毒性	7.6%	0.8%	4.6%		0.031
疲劳	76.4%	5.3%	69.2%	11.7%	0.019
关节痛	30.5%	0.8%	25.9%	0.8%	
肌肉痛	45.1%	3.0%	34.4%		
外周水肿	35.9%	3.8%	27.5%	1.5%	
皮疹/脱皮	42%	2.3%	20.6%	0.8%	<0.001
指甲改变	55.0%		33.6%		<0.001
口腔炎	56.7%	0.8%	51.1%		
腹泻	48.8%	2.3%	46.6%	9.9%	
恶心	55.0%		72.5%	3.8%	0.001
呕吐	29.8%	1.5%	47.4%	3%	0.002
左心室射血功能下降	7.6%	0.8%	7.6%	0	
额外获益					
曲线终点					
症状改善					
QOL					
无治疗缓解期					
净健康获益					

点评

　　HER2 阳性晚期乳腺癌一线化疗方案在曲妥珠单抗联合多西紫杉醇的基础上，增加卡铂并未提高疗效，且会增加不良事件发生率，因此 HER2 阳性晚期乳腺癌一线化疗方案推荐抗 HER2 靶向治疗联合单药化疗。

（安　欣　史艳侠）

参考文献

［1］ VALERO V, FORBES J, PEGRAM MD, et al. Multicenter phase Ⅲ randomized trial comparing docetaxel and trastuzumab with docetaxel, carboplatin, and trastuzumab as first-line chemotherapy for patients with HER2-gene-amplified metastatic breast cancer (BCIRG 007 study): two highly active therapeutic regimens. J Clin Oncol, 2011, 29 (2): 149-156.

方案Ⅳ 帕妥珠单抗联合曲妥珠单抗、多西紫杉醇化疗

方案	药物	剂量	用法	时间	周期
多西紫杉醇＋曲妥珠单抗＋安慰剂（对照组）	多西紫杉醇	75mg/m²	IVGTT	D1	Q21D×6
	曲妥珠单抗	6mg/kg（首剂8mg/kg）	IVGTT	D1	Q21D 第1周期开始,化疗结束后继续维持至肿瘤进展或不能耐受
多西紫杉醇＋帕妥珠单抗＋曲妥珠单抗（试验组）	多西紫杉醇	75mg/m²	IVGTT	D1	Q21D×6
	帕妥珠单抗	420mg（首剂840mg）	IVGTT	D1	Q21D 第1周期开始,化疗结束后继续维持至肿瘤进展或不能耐受
	曲妥珠单抗	6mg/kg（首剂8mg/kg）	IVGTT	D1	

方案评价

	对照组（n=406）	试验组（n=402）	风险比（可信区间）	ASCO 评分
有效性				
无进展生存期（PFS）（月）	12.4	18.5	HR 0.62（95% CI 0.51~0.75）	
总生存期（OS）（月）	37.6	没达到		
客观有效率（ORR）	69.3%	80.2%		

安全性	不良事件分级				P 值
	1~2	≥ 3	1~2	≥ 3	≥ 3
粒细胞缺乏	3.8%	45.8%	3.9%	48.9%	0.002
粒细胞缺少性发热	–	7.6%	–	13.8%	<0.000 1
白细胞缺乏		14.6%		12.3%	
腹泻	41.3%	5.0%	58.9%	7.9%	
外周神经毒性	–	1.8%	–	2.7%	0.06
贫血	–	3.5%	–	2.5%	
虚弱	28.7%	1.5%	23.5%	2.5%	
乏力	33.5%	3.3%	35.4%	2.2%	0.031
粒细胞减少	–	2.3%	–	1.5%	0.019
左心室功能异常	–	2.8%	–	1.2%	
呼吸困难		2.0%	17%	1.0%	
脱发	60.5%		60.9%		
恶心	41.6%		42.3%		
皮疹	24.2%		33.7%		
食欲下降	26.4%		29.2%		
黏膜炎症反应	19.9%		27.8%		
外周水肿	30.0%		23.1%		

续表

安全性	不良事件分级				P 值
	1~2	≥ 3	1~2	≥ 3	≥ 3
便秘	24.9%		15.0%		
皮肤干燥	4.3%		10.6%		
额外获益					
曲线终点					
症状改善					
QOL					
无治疗缓解期					
净健康获益					

点评

HER2 阳性晚期乳腺癌一线使用帕妥珠单抗、曲妥珠单抗双靶联合多西紫杉醇治疗较曲妥珠单抗单靶联合多西紫杉醇治疗显著延长了患者的 PFS,不良事件包括心脏毒性没有显著增加。帕妥珠单抗、曲妥珠单抗双靶与化疗的联合成为晚期HER2 阳性乳腺癌新的标准治疗方案。

（安 欣 史艳侠）

参考文献

[1] BASELGA J, CORTÉS J, KIM SB, et al. Pertuzumab plus trastuzumab plus docetaxel for metastatic breast cancer. N Engl J Med, 2012, 366 (2) : 109-119.

方案Ⅴ 曲妥珠单抗联合紫杉类药物 vs 拉帕替尼联合紫杉类药物

方案	药物	剂量	用法	时间	周期
拉帕替尼 + 紫杉类药物	多西紫杉醇	75mg/m²	IVGTT	D1	Q21D × 8
	或紫杉醇	80mg/m²	IVGTT	D1	Q7D × 24
	拉帕替尼	1 250mg	PO		与化疗同时,24W
		1 500mg	PO		单药维持至肿瘤进展或不能耐受
曲妥珠单抗 + 紫杉类药物	多西紫杉醇	75mg/m²	IVGTT	D1	Q21D × 8
	或紫杉醇	80mg/m²	IVGTT	D1	Q7D × 24
	曲妥珠单抗	2mg/kg（首剂 4mg/kg）	IVGTT	D1	Q7D
		6mg/kg	IVGTT	D1	Q21D 维持至肿瘤进展或不能耐受

方案评价

	拉帕替尼＋紫杉醇（n=326）	曲妥珠单抗＋紫杉醇（n=326）	风险比（可信区间）	ASCO 评分
有效性				
PFS（月）	9.1	13.6	HR 1.48（95% CI 1.20~1.83）	
OS			HR 1.47（95% CI 1.03~2.09）	
有效率（ORR）	54%	55%		

安全性	所有不良事件		P 值
	所有分级	所有分级	≥ 3
过敏反应	10%	13%	
左心室舒张功能障碍	0	1%	
左心室收缩功能障碍	2%	4%	
皮疹	58%	35%	<0.000 1
溃疡	2%	1%	
腹泻	79%	29%	<0.000 1
恶心	48%	42%	
呕吐	30%	20%	
肝胆毒性	0	0	
粒细胞缺少性感染	5%	3%	
肢体水肿	25%	33%	
神经毒性	51%	49%	
关节痛	21%	23%	
肌肉痛	24%	22%	
急性呼吸功能衰竭	0	0	
肺炎	2%	1%	
额外获益			
曲线终点			
症状改善			
QOL			
无治疗缓解期			
净健康获益			

点评

　　HER2 阳性晚期乳腺癌一线治疗,拉帕替尼联合卡培他滨较曲妥珠单抗联合卡培他滨生存期更短,且腹泻、皮疹等不良事件更严重,因此不推荐一线使用。

(安 欣　史艳侠)

参考文献

[1] Gelmon KA, Boyle FM, Kaufman B, et al. Lapatinib or trastuzumab plus taxane therapy for human epidermal growth factor receptor 2-positive advanced breast cancer: final results of NCIC CTG MA. 31. J Clin Oncol, 2015, 33 (14) : 1574-1583.

HER2 阳性乳腺癌二线治疗

方案 | 拉帕替尼联合卡培他滨 vs 卡培他滨

方案	药物	剂量	用法	时间	周期
卡培他滨	卡培他滨	$2\ 000mg/m^2$	PO	D1~14	持续至肿瘤进展或不能耐受
拉帕替尼 + 卡培他滨	拉帕替尼	$1\ 250mg$	PO	持续用药	持续至肿瘤进展或不能耐受
	卡培他滨	$2\ 000mg/m^2$	PO	D1~14	

方案评价

	拉帕替尼 + 卡培他滨 (n=198)	卡培他滨 (n=201)	风险比 (可信区间)	ASCO 评分
有效性				
无进展生存期(PFS)(月)	6.2	4.3	HR 0.57(95% CI 0.43~0.77)	
总生存期(OS)(月)	15.6	15.3	HR 0.78(95% CI 0.55~1.12)	
完全缓解率(CR)	<1%	0		
部分缓解率(PR)	23%	14%		

安全性	不良事件分级				P 值
	1~2	≥ 3	1~2	≥ 3	≥ 3
腹泻	51%	20%	30%	10%	0.002
恶心	2%	42%	2%	42%	<0.000 1
呕吐	26%	2%	20%	2%	
乏力	21%	3%	21%	4%	
手足综合征	42%	12%	37%	2.7%	0.06
皮疹	21%	3.5%	~	2.5%	

续表

安全性	不良事件分级				P 值
	1~2	≥ 3	1~2	≥ 3	≥ 3
皮肤干燥	4.3%	2%	13%	1%	
额外获益					
曲线终点					
症状改善					
QOL					
无治疗缓解期					
净健康获益					

点评

本研究为一项Ⅲ期随机对照研究,评估 HER2 阳性晚期乳腺癌患者在蒽环、紫杉类化疗和曲妥珠单抗治疗失败后,卡培他滨单纯化疗与拉帕替尼联合卡培他滨的疗效。结果显示,联合拉帕替尼的方案较卡培他滨单药更有效,PFS 延长。基于本项研究结果,拉帕替尼被批准用于蒽环、紫杉类化疗和曲妥珠单抗治疗失败后 HER2 阳性晚期乳腺癌的二线治疗。拉帕替尼主要的不良事件包括腹泻和皮疹。

(安 欣　史艳侠)

参考文献

[1] CAMERON D, CASEY M, PRESS M, et al. A phase Ⅲ randomized comparison of lapatinib plus capecitabine versus capecitabine alone in women with advanced breast cancer that has progressed on trastuzumab: updated efficacy and biomarker analyses. Breast Cancer Res Treat, 2008, 112 (3) : 533-543.

方案Ⅱ　TDM-1 vs 拉帕替尼联合卡培他滨

方案	药物	剂量	用法	时间	周期
TDM-1	TDM-1	3.6mg/kg	IVGTT	D1	Q21D
拉帕替尼 + 卡培他滨	拉帕替尼	1 250mg	PO	持续用药	持续至肿瘤进展或不能耐受
	卡培他滨	2 000mg/m²	PO	D1~14	

方案评价

	拉帕替尼 + 卡培他滨(n=496)		TDM-1(n=495)		风险比(可信区间)	ASCO 评分
有效性						25/100
无进展生存期(PFS)(月)	6.4		9.6		HR 0.65(95% CI 0.55~0.77)	
总生存期(OS)(月)	25.9		29.9		HR 0.75(95% CI 0.64~0.88)	25
安全性	不良事件分级				P 值	2.14/20
	1~2	≥ 3	1~2	≥ 3	≥ 3	
腹泻	59%	20.7%	21.7%	1.6%	0.002	
手足综合征	41.6%	16.4%	1.2%	0	<0.000 1	
呕吐	24.8%	4.5%	18.2%	0.8%		
中性粒细胞减少	4.3%	4.3%	3.9%	2.0%		
低钾血症	4.5%	4.1%	7.4%	2.2%	0.06	
疲劳	24.4%	3.5%	32.7%	2.4%		
恶心	42.2%	2.5%	38.4%	0.8%		
黏膜炎	16.8%	2.3%	6.5%	0.2%	0.031	
血小板下降	2.3%	0.2%	25.1%	12.9%		
谷草转氨酶升高	8.6%	0.8%	18.1%	4.3%	0.019	
谷丙转氨酶升高	7.4%	1.4%	14.0%	2.9%		
贫血	6.4%	1.6%	7.7%	2.7%		
额外获益						20/60
曲线终点						
症状改善						
QOL						
无治疗缓解期						
净健康获益			47.14			

点评

该研究入组患者为既往接受过曲妥珠单抗和紫杉类药物化疗的晚期 HER2 阳性乳腺癌。在中期分析时观察到 TDM-1 组具有生存优势,因此允许拉帕替尼联合卡培他滨组交叉至 TDM-1 组,结果仍显示 TDM-1 能显著延长患者的生存。在总体不良事件方面,TDM-1 组 3~4 级不良事件发生率更低,最主要的不良事件为血小板下降、转氨酶升高和贫血,而拉帕替尼联合卡培他滨组主要的不良事件为腹泻、手足综合征和呕吐。TDM-1 较拉帕替尼联合卡培他滨方案优效低毒,因此被推荐用于曲妥珠单抗失败的晚期 HER2 阳性乳腺癌的新的标准二线方案。

(安 欣　史艳侠)

参考文献

[1] DIÉRAS V, MILES D, VERMA S, et al. Trastuzumab emtansine versus capecitabine plus lapatinib in patients with previously treated HER2-positive advanced breast cancer (EMILIA) : a descriptive analysis of final overall survival results from a randomised, open-label, phase 3 trial. Lancet Oncol, 2017, 18 (6) : 732-742.

多线治疗后失败的 HER2 阳性晚期乳腺癌

方案　TDM-1 vs 医生选择方案

方案	药物	剂量	用法	时间	周期
TDM-1	TDM-1	3.6mg/kg	IVGTT	D1	Q21D
医生选择的治疗方案					

方案评价

安全性	医生选择的方案 (*n*=198)		TDM-1 (*n*=404)		风险比（可信区间）	ASCO 评分
有效性						45/100
无进展生存期（月）	3.3		6.2		HR 0.53（95% CI 0.42~0.66）	
总生存期（月）	14.9		没有达到		HR 0.55（95% CI 0.37~0.83）	45
安全性	不良事件分级				*P* 值	1.25/20
	1~2	≥ 3	1~2	≥ 3	≥ 3	
腹泻	17%	4%	9%	<1%		
腹痛	10%	3%	5%	<1%		
谷草转氨酶升高	3%	2%	6%	2%		
乏力	23%	2%	25%	2%		
虚弱	14%	2%	15%	<1%		
蜂窝织炎	1%	2%	<1%	<1%		
肺栓塞	0	2%	0	<1%		
呼吸困难	8%	2%	8%	2%		
粒细胞减少	6%	16%	<3%	<3%		
粒细胞缺少性发热	0	4%	0	<1%		
贫血	8%	<3%	6%	<3%		
白细胞减少	<4%	<3%	<1%	<1%		

续表

安全性	不良事件分级				P 值	1.25/20
	1~2	≥ 3	1~2	≥ 3	≥ 3	
血小板减少	<2%	<2%	10%	4%		
额外获益						20/60
曲线终点						
症状改善						
QOL						
无治疗缓解期						
净健康获益		66.25				

点评

本研究为一项前瞻性、多中心、随机的Ⅲ期研究,入组患者HER2阳性晚期乳腺癌,多线治疗后失败,包括曲妥珠单抗、拉帕替尼等抗HER2靶向药物和紫杉类药物等,以2:1比率分配至TDM-1治疗组和医生选择的治疗方案组。结果显示TDM-1显著改善了患者的PFS和OS,且3级以上不良事件总体发生率低于医生选择的方案。因此,TDM-1可将曲妥珠单抗、拉帕替尼等抗HER2靶向药物用于治疗多线失败后的HER2阳性晚期乳腺癌。

（安 欣 史艳侠）

参考文献

［1］KROP IE, KIM SB, GONZÁLEZ-MARTÍN A, et al. Trastuzumab emtansine versus treatment of physician's choice for pretreated HER2-positive advanced breast cancer (TH3RESA) : a randomised, open-label, phase 3 trial. Lancet Oncol, 2014, 15 (7) : 689-699.

［2］KROP IE, KIM SB, MARTIN AG, et al. Trastuzumab emtansine versus treatment of physician's choice in patients with previously treated HER2-positive metastatic breast cancer (TH3RESA) : final overall survival results from a randomised open-label phase 3 trial. Lancet Oncol, 2017, 18 (6) : 743-754.

雌激素受体(HR)阳性、HER2阳性晚期乳腺癌一线治疗方案

方案 | 曲妥珠单抗 vs AI 联合治疗

方案	药物	剂量	用法	时间	周期
阿那曲唑	阿那曲唑	1mg	PO		QD
曲妥珠单抗 + AI	阿那曲唑	1mg	PO		QD
	曲妥珠单抗	2mg/kg(首剂 4mg/kg)	IVGTT	D1	Q7D

方案评价

	曲妥珠 + 阿那曲唑（n=103）		阿那曲唑（n=104）		风险比（可信区间）	ASCO 评分
有效性						29.6/100
无进展生存期（月）	4.8		2.4		HR 0.63（95% CI 0.47~0.84）	29.6
总生存期（月）	28.5		23.9		–	
客观有效率（ORR）	20.3%		6.8%			
安全性	不良事件分级				P 值	−4.6/20
	1~2	≥ 3	1~2	≥ 3	≥ 3	
乏力	20.3%	1%	9.6%	0	0.002	
腹泻	19.4%	1%	7.7%	0	<0.000 1	
呕吐	18.4%	2.9%	3.8%	1.0%		
关节痛	14.6%	0	8.6%	1.0%		
发热	17.5%	0	6.7%	0	0.06	
背痛	12.7%	1.9%	6.7%	1.9%		
呼吸困难	10.6%	2.0%	8.7%	0		
恶心	15.5%	1.0%	4.8%	0	0.031	
咳嗽	13.6%	0	5.8%	0	0.019	
头痛	13.6%	0	5.8%	0		
鼻咽炎	16.5%	0	1.9%	0		
骨痛	8.7%	1.9%	5.8%	0		
便秘	11.7%	0	4.8%	0		
寒战	13.6%	1%	0	0		
高血压	1.1%	5.7%	0	3.8%		
心脏毒性		2 例 *	2 例 #			
LVEF 下降 ≥ 15%		1 例	0			
额外获益						20/60
曲线终点	20					
症状改善						
QOL						
无治疗缓解期						
净健康获益			45			

*.1 例 3 度心衰, 1 例 4 度心肌缺血

#.1 例心肌梗死

点评

这是一项前瞻性的Ⅲ期随机对照研究,探索曲妥珠单抗联合内分泌治疗在HR/HER2阳性晚期乳腺癌患者中的疗效。结果显示,曲妥珠单抗联合阿那曲唑较阿那曲唑单药治疗显著延长了患者的PFS,由于阿那曲唑组70%的患者进展后交叉至曲妥珠单抗治疗,因此两组OS没有差别。3~4级不良事件的发生率轻度增加。

(安 欣 史艳侠)

参考文献

[1] KAUFMAN B, MACKEY JR, CLEMENS MR, et al. Trastuzumab plus anastrozole versus anastrozole alone for the treatment of postmenopausal women with human epidermal growth factor receptor 2-positive, hormone receptor-positive metastatic breast cancer: results from the randomized phase Ⅲ TAnDEM study. J Clin Oncol, 2009, 27 (33) : 5529-5537.

方案Ⅱ 拉帕替尼联合内分泌治疗

方案	药物	剂量	用法	时间	周期
来曲唑 + 安慰剂	来曲唑	2.5mg	PO		QD
	安慰剂				
来曲唑 + 拉帕替尼	来曲唑	2.5mg	PO		QD
	拉帕替尼	1 500mg	PO		QD

方案评价

	来曲唑 + 安慰剂 (n=108)	来曲唑 + 拉帕替尼 (n=111)	风险比 (可信区间)	ASCO 评分
有效性				23.2/100
无进展生存期(PFS)(月)	3.0	8.2	HR 0.71(95% CI 0.53~0.96)	23.2
临床获益或稳定 >6 个月	29%	48%	0.4(95% CI 0.2~0.8)	

安全性	不良事件分级				P 值	−1.06/20
	1~2	≥ 3	1~2	≥ 3	≥ 3	
腹泻	19%	<1%	54%	<10%	0.002	
皮疹	13%	0	43%	1%	<0.000 1	
恶心	20%	<1%	30%	<1%		
关节痛	22%	1%	18%	1%		
疲劳	17%	<1%	19%	2%	0.06	

续表

安全性	不良事件分级				P 值	−1.06/20
	1~2	≥ 3	1~2	≥ 3	≥ 3	
背痛	14%	<3%	14%	2%		
呕吐	10%	<2%	16%	<2%		
头痛	12%	<1%	14%	<1%	0.031	
咳嗽	14%	<1%	12%	<1%	0.019	
潮热	14%	0	10%	<1%		
乏力	10%	<1%	11%	<1%		
四肢痛	11%	<1%	10%	<1%		
呼吸困难	10%	<2%	9%	<2%		
瘙痒	9%	<1%	12%	<1%		
脱发	<8%	1.0%	<14%	<1%		
便秘	11%	<1%	<9%	0		
厌食	8%	<1%	10%	<1%		
皮肤干燥	<5%	1.0%	13%	<1%		
鼻出血	<2%	<1%	<11%	<1%		
指甲改变	<2%	0	11%	<1%		
额外获益						20/60
曲线终点	20					
症状改善						
QOL						
无治疗缓解期						
净健康获益			42.14			

点评

在 HR/HER2 阳性晚期乳腺癌患者中,拉帕替尼联合来曲唑较安慰剂来曲唑显著提高 PFS 和临床获益率,总生存有延长的趋势。本研究结果提示拉帕替尼联合来曲唑可作为 HR/HER2 阳性晚期乳腺癌的治疗选择。

(安 欣 史艳侠)

参考文献

[1] JOHNSTON S, PIPPEN J JR, PIVOT X, et al. Lapatinib combined with letrozole versus letrozole and placebo as first-line therapy for postmenopausal hormone receptor-positive metastatic breast cancer. J Clin Oncol, 2009, 27 (33) : 5538-5546.

方案Ⅲ 曲妥珠单抗、帕妥珠单抗双靶联合 AI 治疗

方案	药物	剂量	用法	时间	周期
曲妥珠单抗 + AI	来曲唑	2.5mg	PO	QD	
	或阿那曲唑	1mg	PO	QD	
	曲妥珠单抗	6mg/kg(首剂 8mg/kg)	IVGTT	D1	Q21D 第 1 周期开始,化疗结束后继续维持至肿瘤进展或不能耐受
帕妥珠单抗 + 曲妥珠单抗 + AI+ (双靶 +AI)	来曲唑	2.5mg	PO	QD	
	或阿那曲唑	1mg	PO	QD	
	帕妥珠单抗	420mg(首 剂 840mg)	IVGTT	D1	Q21D 第 1 周期开始,化疗结束后继续维持至肿瘤进展或不能耐受
	曲妥珠单抗	6mg/kg(首剂 8mg/kg)	IVGTT	D1	

方案评价

	曲妥珠 +AI (n=406)	双靶 +AI (n=402)	风险比(可信区间)	ASCO 评分
有效性				
无进展生存期(PFS)(月)	15.8	18.9	HR 0.65(95% CI 0.48~0.89)	

安全性	不良事件分级				P 值
	1~2	≥ 3	1~2	≥ 3	≥ 3
粒细胞缺乏	3.8%	45.8%	3.9%	48.9%	0.002
粒细胞缺少性发热	–	7.6%	–	13.8%	<0.000 1
白细胞缺乏		14.6%		12.3%	
腹泻	41.3%	5.0%	58.9%	7.9%	
外周神经毒性	–	1.8%	–	2.7%	0.06
贫血	–	3.5%	–	2.5%	
虚弱	28.7%	1.5%	23.5%	2.5%	
乏力	33.5%	3.3%	35.4%	2.2%	0.031
粒细胞减少	–	2.3%	–	1.5%	0.019
左心室功能异常	–	2.8%	–	1.2%	
呼吸困难		2.0%	17%	1.0%	
脱发	60.5%		60.9%		
恶心	41.6%		42.3%		
皮疹	24.2%		33.7%		
食欲下降	26.4%		29.2%		

续表

安全性	不良事件分级				P值
	1~2	≥ 3	1~2	≥ 3	≥ 3
黏膜炎症反应	19.9%		27.8%		
外周水肿	30.0%		23.1%		
便秘	24.9%		15.0%		
皮肤干燥	4.3%		10.6%		
额外获益					
曲线终点					
症状改善					
QOL					
无治疗缓解期					
净健康获益					

点评

　　本研究入组了 258 例 ER/PR 和 HER2 阳性的晚期乳腺癌患者。结果显示，帕妥珠单抗、曲妥珠单抗双靶联合 AI 较曲妥珠单抗联合 AI 显著提高了 PFS，双靶治疗组 3 级以上不良事件的发生率也较曲妥珠单抗联合 AI 组显著增加。由于本研究患者入组前约一半患者接受了紫杉醇的诱导化疗（18~24 周），因此总体 PFS 时间较长。

（安 欣　史艳侠）

参考文献

[1] ARPINO G, FERRERO J-M, HABA-RODRIGUEZ J DE LA, et al. Primary analysis of PERTAIN: A randomized, two-arm, open-label, multicenter phase Ⅱ trial assessing the efficacy and safety of pertuzumab given in combination with trastuzumab plus an aromatase inhibitor in first-line patients with HER2-positive and hormone receptor-positive metastatic or locally advanced breast cancer. SABCS, 2016: S3-04.

绝经后雌激素受体阳性晚期乳腺癌一线内分泌治疗方案

　　方案Ⅰ　来曲唑 vs 他莫昔芬

方案	药物	剂量	用法	周期
他莫昔芬	他莫昔芬	20mg	PO	QD
来曲唑	来曲唑	2.5mg	PO	QD

注:疾病进展后允许交叉至另一组

方案评价

	来曲唑 （n=455）	他莫昔芬 （n=455）	风险比（可信区间）	P值
有效性				
至疾病进展（TTP）	41周	26周	HR 0.70（95% CI 0.6~0.82）	0.000 1
总生存（OS）	–			
客观有效率（ORR）	30%	20%		0.000 6
临床获益率（CRB）	49%	38%		0.001
安全性				
所有≥10%的不良事件				
骨痛	20%	18%		
潮热	18%	15%		
背痛	17%	17%		
恶心	15%	16%		
关节痛	14%	13%		
呼吸困难	14%	15%		
咳嗽	11%	10%		
乏力	11%	11%		
明确与用药相关的不良事件				
潮热	16%	13%		
恶心	6%	6%		
头发减少	5%	3%		
额外获益				
曲线终点				
症状改善				
QOL				
无治疗缓解期				
净健康获益				

点评

该研究为前瞻性Ⅲ期随机对照研究，入组绝经后激素受体阳性晚期乳腺癌患者，旨在比较一线内分泌治疗来曲唑、他莫昔芬的疗效。结果显示，来曲唑较他莫昔芬显著提高了 TTP、ORR 和 CRB。另一项比较阿那曲唑与他莫昔芬一线治疗激素受体阳性的晚期乳腺癌的研究得到了相似结果。上述研究结果奠定了 AI 在绝经后女性激素受体阳性晚期乳腺癌患者的一线内分泌治疗地位。

（安 欣 史艳侠）

参考文献

［1］MOURIDSEN H, GERSHANOVICH M, SUN Y, et al. Superior efficacy of letrozole versus tamoxifen as first-line therapy for postmenopausal women with advanced breast cancer: results of a phase Ⅲ study of the International Letrozole Breast Cancer Group. J Clin Oncol, 2001, 19 (10) : 2596-2606.

［2］MILLA-SANTOS A, MILLA L, PORTELLA J, et al. Anastrozole versus tamoxifen as first-line therapy in postmenopausal patients with hormone-dependent advanced breast cancer: a prospective, randomized, phase Ⅲ study. Am J Clin Oncol, 2003, 26 (3) : 317-322.

方案 II 依西美坦 vs 阿那曲唑

方案	药物	剂量	用法	周期
依西美坦	依西美坦	25mg	PO	QD×5 年
阿那曲唑	阿那曲唑	1mg	PO	QD×5 年

注:疾病进展后允许交叉至另一组

方案评价

	依西美坦（n=64）	阿那曲唑（n=64）	风险比（可信区间）	P 值
有效性				
客观有效率（ORR）	15%	15%		0.000 6
临床获益率（CRB）	32%	38%		0.001
总生存（OS）（月）	33.3	30.5		
安全性	所有不良事件			
潮热	3.1%	6.3%		
乏力	6.3%	6.3%		
腹泻	1.6%	–		
抑郁	7.8%	–		
腹痛	6.7%	1.6%		
呼吸困难	4.3%	1.6%		
骨痛	1.6%	4.7%		
背痛	3.1%	4.7%		
头痛	1.6%	1.6%		
关节痛	1.6%	1.6%		
上腹部疼痛	–	1.6%		
四肢痛	1.6%	3.1%		

安全性	所有不良事件	
头晕	1.6%	–
便秘	–	1.6%
恶心	1.6%	1.6%
皮疹	1.6%	1.6%
脊髓压迫	–	–
胸痛	1.6%	4.7%
发热	–	–
肩部疼痛	1.6%	–
失眠	1.6%	–
额外获益		
曲线终点		
症状改善		
QOL		
无治疗缓解期		
净健康获益		

点评

依西美坦和阿那曲唑用于绝经后激素受体阳性晚期乳腺癌治疗效果相当。阿那曲唑总体不良事件的发生率略高于依西美坦,分别为41%和31%,但两组总体耐受性均较好,均可用于绝经后激素受体阳性晚期乳腺癌一线内分泌治疗。

（安 欣 史艳侠）

参考文献

[1] CAMPOS SM, GUASTALLA JP, SUBAR M, et al. A comparative study of exemestane versus anastrozole in patients with postmenopausal breast cancer with visceral metastases. Clin Breast Cancer, 2009, 9 (1) : 39-44.

方案Ⅲ　氟维司群剂量的比较

方案	药物	剂量	用法	时间	周期
高剂量氟维司群	氟维司群	500mg	IM	D1（首程 D1,14 给药）	Q28D
低剂量氟维司群	氟维司群	250mg	IM	D1（首程 D1,14 给药）	Q28D

方案评价

	氟维司群 500mg (*n*=362)	氟维司群 250mg (*n*=374)	风险比（可信区间）	
有效性				16/100
至疾病进展（月）	6.5	5.5	HR 0.80（95% CI 0.68~0.94）	16
总生存（月）	25.1	22.8	HR 0.84（95% CI 0.69~1.03）	
客观有效率（ORR）	9.1%	10.2%	0.94（95% CI 0.57~1.55）	
临床获益率（CRB）	45.6%	39.6%	1.28（95% CI 0.95~0.71）	

安全性	不良事件分级				*P* 值	−0.45/20
	1~2	≥ 3	1~2	≥ 3	≥ 3	
胃肠功能紊乱	18%	2.2%	20.0%	0.3%		
潮热	8.3%	0	6.1%	0		
注射部位反应	13.3%	0.3%	13.4%	0		
缺血性心脏疾病	1.4%	0	1.1%	0.8%		
关节不适	16.6%	2.2%	16.6%	2.1%		
骨质疏松	0.3%	0	0	0		
血栓事件	0.2%	0.6%	0.5%	1.1%		
尿路感染	1.9%	0.3%	1.8%	0.3%		
阴道炎	0.8%	0	0.3%	0		
体重增加	0.3%	0	0.3%	0		
额外获益						16/60
曲线终点						16
症状改善						
QOL						
无治疗缓解期						
净健康获益			31.55			

点评

氟维司群 500mg 较 250mg 显著延长了 PFS 时间，同时不良事件发生率并未显著增加。因此目前临床上推荐的氟维司群的使用剂量为 500mg。

（安 欣 史艳侠）

参考文献

［1］DI LEO A, JERUSALEM G, PETRUZELKA L, et al. Results of the CONFIRM phase Ⅲ trial comparing fulvestrant 250mg with fulvestrant 500mg in postmenopausal women with estrogen receptor-positive advanced breast cancer. J Clin Oncol, 2010, 28 (30) : 4594-4600.

氟维司群 vs AI

方案	药物	剂量	用法	时间	周期
氟维司群	氟维司群	500mg	IM	D1（首程 D1,14 给药）	Q28D
阿那曲唑	阿那曲唑	1mg	PO		QD

	氟维司群 （n=230）	阿那曲唑 （n=232）	风险比（可信区间）	P 值
有效性				
至疾病进展（TTP）（月）	16.6	13.8	0.797（95% CI 0.637~0.999）	0.048 6
总生存（OS）	—			
客观有效率（ORR）	46%	45%	1.07（95% CI 0.72~1.61）	0.729
临床获益率（CRB）	78%	74%	1.25（95% CI 0.82~1.93）	0.304 5
安全性	**所有不良事件**			
总体发生率	73%	75%		
关节痛	17%	10%		
潮热	11%	10%		
疲劳	11%	7%		
恶心	11%	10%		
背痛	9%	6%		
谷丙转氨酶升高	7%	3%		
肌肉痛	7%	3%		
高血压	7%	9%		
失眠	7%	6%		
腹泻	6%	6%		
便秘	6%	5%		
四肢疼痛	6%	4%		
谷草转氨酶升高	5%	3%		
咳嗽	5%	3%		

续表

安全性		所有不良事件
贫血	4%	9%
呼吸困难	4%	6%
外周水肿	4%	6%
额外获益		
曲线终点		
症状改善		
QOL		
无治疗缓解期		
净健康获益		

点评

本研究结果显示：对于未接受过内分泌治疗的绝经后激素受体阳性晚期乳腺癌，一线氟维司群疗效优于芳香化酶抑制剂，由此奠定了氟维司群在激素受体阳性晚期乳腺癌的一线治疗地位。亚组分析结果显示：对于没有内脏转移患者，氟维司群对比芳香化酶抑制剂优势更为明显。

（安 欣 史艳侠）

参考文献

[1] ROBERTSON JFR, BONDARENKO IM, TRISHKINA E, et al. Fulvestrant 500mg versus anastrozole 1mg for hormone receptor-positive advanced breast cancer (FALCON) : an international, randomised, double-blind, phase 3 trial. Lancet, 2016, 388 (10063) : 2997-3005.

方案Ⅳ 氟维司群联合瑞博西尼

方案	药物	剂量	用法	时间	周期
氟维司群 + 瑞博西尼	氟维司群	500mg	IM	D1（首程 D1,14 给药）	Q28D
	瑞博西尼	600mg	PO	D1~21	Q28D
来曲唑 + 安慰剂	氟维司群	500mg	IM	D1（首程 D1,14 给药）	QD
	安慰剂	600mg	BID,PO	D1~28	Q28D

方案评价

方案评价	瑞博西尼 (n=484)		安慰剂 (n=242)		风险比（可信区间）	ASCO 评分
有效性						40.7/100
至疾病进展（月）	20.5		12.8		0.593（95% CI 0.480~0.732）	40.7
总生存（OS）						
客观有效率（ORR）	40.9%		28.7%			
临床获益率（CRB）	69.4%		59.7%			

安全性	不良事件分级				P 值	−0.1/20
	1~2	≥ 3	1~2	≥ 3	≥ 3	
中性粒细胞减少	15.2%	54.4%	2.1%	0		
恶心	43.9%	1.4%	27.4%	0.8%		
乏力	29.8%	1.7%	32.8%	0.4%		
腹泻	28.4%	0.6%	19.5%	0.8%		
白细胞减少	14.3%	14.1%	1.7%	0		
呕吐	25.3%	1.4%	12.9%	0		
便秘	24.0%	0.8%	11.6%	0		
关节痛	23.4%	0.6%	26.2%	0.4%		
咳嗽	21.7%	0	15.4%	0		
头痛	20.7%	0.8%	19.4%	0.4%		
瘙痒	19.7%	0.2%	6.6%	0		
脱发	18.6%	0	4.6%	0		
皮疹	18.0%	0.4%	5.8%	0		
背痛	14.9%	1.7%	16.6%	0.8%		
贫血	14.1%	3.1%	3.2%	2.1%		
食欲下降	15.9%	0.2%	12.9%	0		
四肢疼痛	13.1%	0.6%	16.1%	0.8%		
潮热	13.3%	0	17.0%	0		
额外获益						16/60
曲线终点	16					
症状改善						
QOL						
无治疗缓解期						
净健康获益			56.6			

点评

 MONALEESA-3 研究入组的患者雌激素受体阳性、HER2 阴性的晚期患者,转移后未接收过全身治疗或接受过一线内分泌治疗后进展的患者,以 2:1 的比例随机分配至氟维司群联合瑞博西尼组或氟维司群联合安慰剂组。结果显示:联合瑞博西尼显著提高了 PFS。既往接受或未接受内分泌治疗的患者从联合瑞博西尼治疗中获益相当。基于该项研究的结果,FDA 批准氟维司群联合瑞博西尼用于雌激素受体阳性、HER2 阴性的晚期患者的一线或后线治疗。

(安 欣 史艳侠)

参考文献

[1] SLAMON DJ, NEVEN P, CHIA S, et al. Phase Ⅲ Randomized study of ribociclib and fulvestrant in hormone receptor-positive, human epidermal growth factor receptor 2-negative advanced breast cancer: MONALEESA-3. J Clin Oncol, 2018, 36 (24) : 2465. Epub 2018 Jun 3.

方案Ⅴ AI 联合 CDK 4/6 抑制剂

Ⅰ 来曲唑联合帕博西尼

方案	药物	剂量	用法	时间	周期
来曲唑 + 帕博西尼	来曲唑	2.5mg	PO		QD
	帕博西尼	125mg	PO	D1~21	Q28D
来曲唑 + 安慰剂	来曲唑	2.5mg	PO		QD
	安慰剂	125mg	PO	D1~21	Q28D

方案评价

	来曲唑 + 帕博西尼 (*n*=444)	来曲唑 + 安慰剂 (*n*=222)	风险比(可信区间)	ASCO 评分
有效性				33.6/100
至疾病进展(月)	24.8	14.5	0.58(95% CI 0.46~0.72)	33.6
总生存(OS)				
客观有效率(ORR)	55.3%	44.4%	1.55(95% CI 1.05~2.28)	
临床获益率(CRB)	84.9%	70.3%	2.39(95% CI 1.58~3.59)	

安全性	不良事件分级				*P* 值	−1.14/20
	1~2	≥ 3	1~2	≥ 3	≥ 3	
总体不良事件	23.2%	75.7%	71.1%	24.4%		

续表

安全性	不良事件分级				P 值	−1.14/20
	1~2	≥ 3	1~2	≥ 3	≥ 3	
中性粒细胞减少	13%	66.5%	4.9%	1.4%		
白细胞减少	12.2%	24.8%	2.3%	0		
乏力	35.6%	1.8%	27.0%	0.5%		
恶心	34.9%	0.2%	24.3%	1.8%		
关节痛	32.6%	0.7%	33.3%	0.5%		
脱发	32.9%	0	15.8%	0		
腹泻	24.7%	1.4%	18.0%	1.4%		
咳嗽	25.0%	0	18.9%	0		
贫血	18.9%	5.4%	7.2%	1.8%		
背痛	20.2%	1.4%	21.6%	0		
头痛	21.2%	0.2%	24.3%	1.8%		
潮热	20.9%	0	30.6%	0		
便秘	18.9%	0.5%	14.3%	0.5%		
皮疹	16.9%	0.9%	11.2%	0.5%		
乏力	14.6%	2.3%	11.7%	0		
血小板减少	14.1%	1.6%	1.4%	0		
呕吐	15.0%	0.5%	15.3%	1.4%		
四肢疼痛	15.1%	0.2%	16.2%	1.4%		
口腔炎	15.1%	0.2%	5.9%	0		
食欲下降	14.2%	0.7%	9.0%	0		
呼吸困难	13.8%	1.1%	12.1%	1.4%		
失眠	14.9%	0	11.7%	0		
头晕	13.7%	0.5%	14.9%	0		
咽喉炎	14.0%	0	9.9%	0		
上呼吸道感染	13.3%	0	11.3%	0		
皮肤干燥	12.4%	0	5.9%	0		
发热	12.4%	0	8.6%	0		
肌肉痛	11.9%	0	9.0%	0		
尿路感染	10.8%	1.1%	7.7%	0		
腹痛	10.4%	0.9%	5.4%	0		
外周水肿	11.3%	0	6.3%	0		
味觉障碍	10.1%	0	5.0%	0		

续表

安全性	不良事件分级				P 值	−1.14/20
	1~2	≥ 3	1~2	≥ 3	≥ 3	
消化功能不良	9.2%	0	12.2%	0.5%		
焦虑	8.1%	0	11.3%	0		
额外获益						16/60
曲线终点						
症状改善						
QOL						
无治疗缓解期						
净健康获益		48.46				

点评

绝经后激素受体阳性、HER2 阴性的晚期乳腺癌,一线来曲唑联合 CKD4/6 抑制剂帕博西尼组较来曲唑联合安慰剂对照组延长了 PFS 约 10 个月。虽然帕博西尼显著增加了 3~4 级中性粒细胞下降的发生风险,但粒细胞缺少性发热的发生率非常低。该研究结果改写了绝经后激素受体阳性、HER2 阴性的晚期乳腺癌的治疗指南,使 CKD4/6 抑制剂联合 AI 成为新的标准一线治疗方案。帕博西尼也因此在 2015 年 2 月被 FDA 批准用于绝经后激素受体阳性、HER2 阴性的晚期乳腺癌的治疗。

(安 欣 史艳侠)

参考文献

[1] FINN RS, MARTIN M, RUGO HS, et al. Palbociclib and letrozole in advanced breast cancer. N Engl J Med, 2016, 375 (20): 1925-1936.

Ⅱ 来曲唑联合瑞博西尼

方案	药物	剂量	用法	时间	周期
来曲唑 + 瑞博西尼	来曲唑	2.5mg	PO		QD
	瑞博西尼	600mg	PO	D1~21	Q28D
来曲唑 + 安慰剂	来曲唑	2.5mg	PO		QD
	安慰剂	600mg	PO	D1~21	Q28D

方案评价

	来曲唑 +瑞博西尼(*n*=334)		来曲唑 +安慰剂(*n*=330)		风险比(可信区间)	ASCO 评分
有效性						43.2/100
至疾病进展(月)	25.3		16.0		0.568(95% CI 0.457~0.704)	43.2
总生存(OS)						
客观有效率(ORR)	42.5%		28.7%			
安全性	不良事件分级				*P* 值	−0.3/20
	1~2	≥ 3	1~2	≥ 3	≥ 3	
中性粒细胞减少	15%	59.3%	4.3%	0.9%		
恶心	49.1%	2.4%	27.9%	0.6%		
感染	46.1%	4.2%	40.0%	2.4%		
疲劳	34.1%	2.4%	39.1%	0.9%		
腹泻	33.8%	1.2%	21.2%	0.9%		
脱发	33.2%	–	15.5%	–		
白细胞减少	11.9%	21%	3.3%	0.6%		
呕吐	25.7%	3.6%	14.6%	0.9%		
关节痛	26.3%	0.9%	27.9%	0.9%		
便秘	23.7%	1.2%	19.1%	0		
头痛	21.9%	0.3%	18.8%	0.3%		
潮热	20.7%	0.3%	23.6%	0		
背痛	17.7%	2.1%	17.3%	0.3%		
咳嗽	19.5%	0	17.9%	0		
贫血	17.4%	1.2%	3.3%	1.2%		
食欲下降	17.1%	1.5%	14.9%	0.3%		
皮疹	16.5%	0.6%	7.9%	0		
谷丙转氨酶升高	6.3%	9.3%	2.7%	1.2%		
谷草转氨酶升高	9.3%	5.7%	2.4%	1.2%		
额外获益						16/60
曲线终点	16					
症状改善						
QOL						
无治疗缓解期						
净健康获益			58.9			

点评

　　绝经后激素受体阳性、HER2 阴性的晚期乳腺癌，一线来曲唑联合 CKD4/6 抑制剂瑞博西尼较来曲唑联合安慰剂对照延长了 PFS。2018 年最新的随访结果显示：瑞博西尼组和安慰剂组中位 PFS 时间分别为 25.3 个月 vs 16.0 个月。虽然瑞博西尼显著增加了 3~4 级中性粒细胞下降的发生风险，但粒细胞缺少性发热的发生率非常低。该研究结果改写了绝经后激素受体阳性、HER2 阴性的晚期乳腺癌的治疗指南，使 CKD4/6 抑制剂联合 AI 成为新的一线标准治疗方案。瑞博西尼也因此在 2017 年 3 月被 FDA 批准用于绝经后激素受体阳性、HER2 阴性的晚期乳腺癌的治疗。

（安 欣　史艳侠）

参考文献

[1] HORTOBAGYI GN, STEMMER SM, BURRIS HA, et al. Ribociclib as First-Line Therapy for HR-Positive, Advanced Breast Cancer. N Engl J Med, 2016, 375 (18) : 1738-1748.

[2] HORTOBAGYI GN, STEMMER SM, BURRIS HA, et al. Updated results from MONALEESA-2, a phase Ⅲ trial of first-line ribociclib plus letrozole versus placebo plus letrozole in hormone receptor-positive, HER2-negative advanced breast cancer. Ann Oncol, 2018, 29 (7) : 1541-1547.

Ⅲ　来曲唑 / 阿那曲唑联合玻玛西尼

方案	药物	剂量	用法	时间	周期
来曲唑 / 阿那曲唑 + 玻玛西尼	来曲唑	2.5mg	PO		QD
	阿那曲唑	1mg	PO		QD
	玻玛西尼	150mg	PO		BID
来曲唑 /+ 阿那曲唑 安慰剂	来曲唑	2.5mg	PO		QD
	阿那曲唑	1mg	PO		QD
	安慰剂	125mg	PO	D1~21	Q28D

方案评价

	来曲唑 / 阿那曲唑 + 玻玛西尼（n=328）	来曲唑 /+ 阿那曲唑 安慰剂（n=165）	风险比（可信区间）	ASCO 评分
有效性				46/100
至疾病进展（月）	没达到	14.7	HR 0.54（95% CI 0.41~0.72）	46
总生存（OS）				
客观有效率（ORR）	59%	44%		
临床获益率（CRB）	79.4%	69.2%		

续表

安全性	不良事件分级				P 值 ≥ 3	−2/20
	1~2	≥ 3	1~2	≥ 3		
总体不良事件	44.5%	54%	68.3%	21.8%		
腹泻	70.8%	9.5%	28.6%	1.2%		
中性粒细胞减少	20.2%	21.1%	0.7%	1.2%		
乏力	38.3%	1.8%	31.7%	0		
感染	34.2%	4.9%	25.5%	3.1%		
恶心	37.6%	0.9%	18.7%	1.2%		
腹痛	27.9%	1.2%	10.6%	1.2%		
贫血	22.6%	5.8%	3.8%	1.2%		
呕吐	27.2%	1.2%	9.9%	1.9%		
脱发	26.6	–	10.6%	–		
食欲下降	23.3%	1.2%	8.7%	0.6%		
白细胞减少	13.3%	7.6%	1.9%	0.6%		
血肌酐升高	16.9%	2.1%	3.7%	0		
便秘	15.3%	0.6%	12.4%	0		
谷丙转氨酶升高	9.5%	6.1%	4.9%	1.9%		
头痛	15.0%	0.6%	14.9%	0		
额外获益						16/60
曲线终点	16					
症状改善						
QOL						
无治疗缓解期						
净健康获益			60			

点评

MONARCH3 研究结果显示,雌激素受体阳性、HER2 阴性的转移性乳腺癌患者,玻玛西尼联合 AI(来曲唑 / 阿那曲唑)一线治疗较 AI 单药显著提高了 PFS 和 ORR。联合用药总体耐受良好,增加了 3~4 级中性粒细胞减少、白细胞减少和腹泻的发生率。基于该项研究结果,玻玛西尼联合非甾体类 AI(来曲唑或阿那曲唑)于 2017 年 9 月被 FDA 批准用于雌激素受体阳性、HER2 阴性的转移性乳腺癌患者的一线治疗。

(安 欣 史艳侠)

参考文献

[1] GOETZ MP, TOI M, CAMPONE M, et al. MONARCH 3: Abemaciclib As Initial Therapy for Advanced Breast Cancer. J Clin Oncol, 2017, 35 (32) : 3638. Epub 2017 Oct 2.

二线内分泌治疗

方案 Ⅰ 氟维司群联合 CDK4/6 抑制剂

氟维司群联合帕博西尼					
方案	药物	剂量	用法	时间	周期
氟维司群 + 帕博西尼	氟维司群	500mg	IM	D1(首程 D1,14 给药)	Q28D
	帕博西尼	125mg	QD,PO	D1~21	Q28D
氟维司群 + 安慰剂	氟维司群	500mg	IM	D1(首程 D1,14 给药)	QD
	安慰剂	125mg	PO	D1~21	Q28D

方案评价

	氟维司群 + 帕博西尼(*n*=345)		氟维司群 + 安慰剂(*n*=172)		风险比(可信区间)	ASCO 评分
有效性						54/100
至疾病进展(月)	9.5		4.6		HR 0.46(95% CI 0.36~0.59)	54
总生存(OS)						
客观有效率(ORR)	19%		9%			
临床获益率(CRB)	67%		40%			

安全性	不良事件分级				*P* 值	−1.14/20
	1~2	≥ 3	1~2	≥ 3		
血液学毒性						
中性粒细胞减少	16%	65%	3%	1%		
贫血	25%	3%	9%	2%		
白细胞减少	22%	28%	3%	2%		
血小板减少	19%	3%	0	0		
非血液学毒性						
感染	40%	<3%	27%	3%		
乏力	37%	2%	27%	1%		

续表

安全性	不良事件分级				P 值	−1.14/20
	1~2	≥ 3	1~2	≥ 3		
恶心	32%	0	27%	1%		
头痛	23%	1%	19%	0		
腹泻	21%	0	18%	1%		
便秘	19%	0	16%	1.4%		
脱发	17%	0	6%	0		
呕吐	17%	<1%	14%	0		
潮热	15%	0	16%	1%		
食欲下降	14%	1%	8%	1%		
皮疹	14%	1%	5%	1%		
背痛	14%	1%	15%	2%		
咳嗽	15%	0	13%	0		
关节痛	14%	<1%	16%	0		
四肢疼痛	12%	0	10%	2%		
口腔炎	12%	1%	2%	0		
头晕	12%	<1%	9%	0		
呼吸困难	11%	0	7%	1%		
发热	11%	<1%	5%	0		
失眠	9%	<1%	7%	0		
腹痛	7%	1%	5%	1%		
上呼吸道感染	7%	1%	7%	0		
肌肉骨骼痛	7%	<1%	6%	1%		
谷草转氨酶升高	4%	3%	3%	2%		
注射部位疼痛	6%	<1%	10%	0		
抑郁	6%	1%	5%	1%		
高血压	4%	2%	2%	1%		
谷丙转氨酶升高	4%	2%	3%	0		
骨痛	4%	1%	3%	1%		
痛	5%	<1%	7%	1%		
腹部膨胀	4%	<1%	5%	0		
胃食管反流疾病	4%	1%	2%	0		
消化功能不良	4%	<1%	8%	0		
上腹疼痛	3%	1%	4%	0		

续表

安全性	不良事件分级				P 值	−1.14/20
	1~2	≥ 3	1~2	≥ 3		
忧虑	3%	<1%	3%	0		
颈痛	2%	<1%	6%	0		
胸痛	2%	<1%	1%	0		
脱水	1%	<1%	2%	0		
额外获益						16/60
曲线终点	16					
症状改善						
QOL						
无治疗缓解期						
净健康获益			68.86			

点评

PALOMA3 研究入组了 521 例雌激素受体阳性、HER2 阴性转移性乳腺癌患者。入组患者为辅助内分泌治疗期间或 12 个月内复发,或者转移性患者一线 AI 治疗后进展的患者。研究同时纳入了部分绝经前或围绝经期接受戈舍瑞林卵巢功能抑制的患者(约占 21%)。以 2∶1 随机分配至氟维司群联合帕博西尼组或安慰剂对照组。结果显示:氟维司群联合帕博西尼较安慰剂对照显著高了 PFS,推迟了挽救性化疗的时间。中位随访 45 个月,仅 60% 的患者达到了 OS 的终点,且安慰剂组 16% 的患者进展后接受了帕博西尼的治疗。因此整体 OS 的提高没有达到统计学意义。在不良事件方面,虽然帕博西尼组患者中性粒细胞减少和乏力的反应显著高于安慰剂组,但粒细胞缺少性发热的比率两组都仅为 1%,两组患者因不良事件而终止治疗的比例都很低,分别为 4% 和 6%。

(安 欣　史艳侠)

参考文献

［1］CRISTOFANILLI M, TURNER NC, BONDARENKO I, et al. Fulvestrant plus palbociclib versus fulvestrant plus placebo for treatment of hormone-receptor-positive, HER2-negative metastatic breast cancer that progressed on previous endocrine therapy (PALOMA-3) : final analysis of the multicentre, double-blind, phase 3 randomised controlled trial. Lancet Oncol, 2016, 17 (4) : 425. Epub 2016 Mar 3.

Ⅱ 氟维司群联合玻玛西尼

方案	药物	剂量	用法	时间	周期
氟维司群 + 玻玛西尼	氟维司群	500mg	IM	D1（首程 D1,14 给药）	Q28D
	玻玛西尼	150mg	BID,PO	D1~28	Q28D
氟维司群 + 安慰剂	氟维司群	500mg	IM	D1（首程 D1,14 给药）	QD
	安慰剂	150mg	BID,PO	D1~28	Q28D

方案评价

	氟维司群 + 玻玛西尼（n=446）	氟维司群 + 安慰剂（n=223）	风险比（可信区间）	ASCO 评分
有效性				44.7/100
无进展生存期（月）	16.4	9.3	HR 0.553（95% CI 0.449~0.681）	44.7
总生存（OS）				
客观有效率（ORR）	48.1%	21.3%		
临床获益率（CRB）	72.0%	56.1%		

安全性	不良事件分级				P 值	−2.35/20
	1~2	≥ 3	1~2	≥ 3	≥ 3	
总体不良事件	38.1%	60.5%	66.4%	22.8%		
腹泻	73.0%	13.4%	24.3%	0.4%		
中性粒细胞减少	9.2%	26.8%	2.3%	1.7%		
恶心	42.4%	2.7%	22.0%	0.9%		
疲劳	37.2%	2.7%	26.5%	0.4%		
腹痛	33.9%	2.5%	14.8%	0.9%		
贫血	21.8%	7.2%	2.7%	0.9%		
白细胞减少	19.5%	8.8%	1.8%	0		
食欲下降	25.4%	1.1%	11.7%	0.4%		
呕吐	25.0%	0.9%	8.5%	1.8%		
头痛	19.5%	0.7%	14.8%	0.4%		
味觉改变	17.9%	–	2.7%	–		
脱发	15.6%	–	1.8%	–		
血小板下降	12.2%	3.4%	2.7%	0		
口腔炎	14.7%	0.5%	10.3%	0		
便秘	12.9%	0.7%	13.1%	0.4%		
谷丙转氨酶升高	9.3%	4.1%	3.6%	1.8%		
咳嗽	13.4%	0	11.2%	0		
瘙痒	12.9%	0	5.8%	0		

续表

安全性	不良事件分级				P 值	−2.35/20
	1~2	≥ 3	1~2	≥ 3	≥ 3	
眩晕	11.8%	0.7%	5.8%	0		
谷草转氨酶升高	9.8%	2.3%	4.0%	2.7%		
血肌酐升高	10.9%	0.9%	0.4%	0		
关节痛	11.4%	0.2%	13.9%	0.4%		
外周水肿	11.6%	0	6.7%	0		
皮疹	10.0%	1.1%	4.5%	0		
上呼吸道感染	11.1%	0	6.7%	0.9%		
呼吸困难	8.2%	2.7%	9.9%	1.3%		
发热	10.2%	0.7%	5.4%	0.4%		
肌无力	9.8%	0.9%	5.8%	0		
潮热	10.4%	0	9.9%	0		
体重增加	10.2%	0.2%	1.8%	0.4%		
背痛	8.8%	0.7%	11.7%	0.9%		
额外获益						16/60
曲线终点	16					
症状改善						
QOL						
无治疗缓解期						
净健康获益			58.35			

点评

MONARCH 2（NCT02107703）研究入组的患者为一线 AI 内分泌治疗失败的或者辅助 AI 治疗结束后 12 个月内肿瘤进展的绝经后激素受体阳性、HER2 阴性的晚期乳腺癌，结果显示，二线氟维司群联合 CKD4/6 抑制剂玻玛西尼较氟维司群单药显著提高了 ORR，并延长了 PFS。总体不良事件耐受良好。因此，该方案被推荐用于绝经后激素受体阳性、HER2 阴性的晚期乳腺癌二线内分泌治疗。

（安 欣 史艳侠）

参考文献

[1] SLEDGE GW JR, TOI M, NEVEN P, et al. MONARCH 2: Abemaciclib in combination with fulvestrant in women with HR+/HER2-advanced breast cancer who had progressed while receiving endocrine therapy. J Clin Oncol, 2017, 35 (25) : 2875-2884.

Ⅲ 氟维司群联合瑞博西尼

方案	药物	剂量	用法	时间	周期
氟维司群 + 瑞博西尼	氟维司群	500mg	IM	D1(首程 D1,14 给药)	Q28D
	瑞博西尼	600mg	PO	D1~21	Q28D
来曲唑 + 安慰剂	氟维司群	500mg	IM	D1(首程 D1,14 给药)	QD
	安慰剂	600mg	BID,PO	D1~28	Q28D

方案评价

	瑞博西尼 (n=484)	安慰剂 (n=242)	风险比(可信区间)	ASCO 评分
有效性				40.7/100
至疾病进展(月)	20.5	12.8	HR 0.593(95% CI 0.480~0.732)	40.7
总生存(OS)				
客观有效率(ORR)	40.9%	28.7%		
临床获益率(CRB)	69.4%	59.7%		

安全性	不良事件分级				P 值	−0.1/20
	1~2	≥ 3	1~2	≥ 3	≥ 3	
中性粒细胞减少	15.2%	54.4%	2.1%	0		
恶心	43.9%	1.4%	27.4%	0.8%		
乏力	29.8%	1.7%	32.8%	0.4%		
腹泻	28.4%	0.6%	19.5%	0.8%		
白细胞减少	14.3%	14.1%	1.7%	0		
呕吐	25.3%	1.4%	12.9%	0		
便秘	24.0%	0.8%	11.6%	0		
关节痛	23.4%	0.6%	26.2%	0.4%		
咳嗽	21.7%	0	15.4%	0		
头痛	20.7%	0.8%	19.4%	0.4%		
瘙痒	19.7%	0.2%	6.6%	0		
脱发	18.6%	0	4.6%	0		
皮疹	18.0%	0.4%	5.8%	0		
背痛	14.9%	1.7%	16.6%	0.8%		
贫血	14.1%	3.1%	3.2%	2.1%		

续表

安全性	不良事件分级				P 值	−0.1/20
	1~2	≥ 3	1~2	≥ 3	≥ 3	
食欲下降	15.9%	0.2%	12.9%	0		
四肢疼痛	13.1%	0.6%	16.1%	0.8%		
潮热	13.3%	0	17.0%	0		
额外获益						16/60
曲线终点	16					
症状改善						
QOL						
无治疗缓解期						
净健康获益			56.6			

点评

MONALEESA-3 研究入组的患者雌激素受体阳性、HER2 阴性的晚期患者,转移后未接受过全身治疗或接受过一线内分泌治疗后进展的患者,以 2∶1 的比例随机分配至氟维司群联合瑞博西尼组或氟维司群联合安慰剂组。结果显示:联合瑞博西尼显著提高了 PFS。既往接受或未接受内分泌治疗的患者从联合瑞博西尼治疗中获益相当。基于该项研究的结果,FDA 批准氟维司群联合瑞博西尼用于雌激素受体阳性、HER2 阴性的晚期患者的一线或后线治疗。

(安 欣 史艳侠)

参考文献

[1] SLAMON DJ, NEVEN P, CHIA S, et al. Phase Ⅲ Randomized study of ribociclib and fulvestrant in hormone receptor-positive, human epidermal growth factor receptor 2-negative advanced breast cancer: MONALEESA-3. J Clin Oncol, 2018, 36 (24) : 2465. Epub 2018 Jun 3.

方案 Ⅱ 依维莫司联合内分泌治疗

Ⅰ 依维莫司联合依西美坦

方案	药物	剂量	用法	周期
依西美坦 + 依维莫司	依西美坦	25mg	PO	QD
	依维莫司	10mg	PO	QD
依西美坦 + 安慰剂	依西美坦	25mg	PO	QD
	安慰剂		PO	QD

方案评价

	依西美坦 + 依维莫司 (n=482)	依西美坦 + 安慰剂(n=238)	风险比（可信区间）	ASCO 评分
有效性				11/100
至疾病进展(月)	7.8	3.2	0.45（95% CI 0.38~0.54）	11
总生存(月)	31.0	26.6	0.89（95% CI 0.73~1.10）	

安全性	不良事件分级				P 值	0
	1~2	≥ 3	1~2	≥ 3	≥ 3	
肺炎	3.7%	1.9%	0	0		
口腔炎	1.9%	0.8%	0	0.4%		
皮疹	1.0%	0.6%	0	0		
呼吸困难	0.8%	1.5%	0	0		
乏力	1.0%	0.8%	0	0		
虚弱	0.4%	0.4%	0	0		
肺部感染	0	0	0	0.4%		
血小板下降	0.4%	0	0	0		
高血糖	0	0.2%	0	0		
额外获益						0
曲线终点						
症状改善						
QOL						
无治疗缓解期						
净健康获益		11				

点评

    该研究旨在评估雌激素受体阳性晚期乳腺癌,非甾体类芳香化酶抑制治疗进展后,二线换用甾体类药物加或不加依维莫司的疗效和安全性。结果显示:联合依维莫司显著延长了 PFS 约 4.6 个月,但总生存的延长没有达到统计学意义。依维莫司最主要的不良事件包括口腔炎、肺炎、高血糖。大多数患者表现为轻至中度的不良事件,多数患者在减量或停药后可恢复,由于不良事件导致治疗中断患者的比例较低。

（安 欣 史艳侠）

参考文献

［1］BECK JT, HORTOBAGYI GN, CAMPONE M, et al. Everolimus plus exemestane as first-line therapy in HR (+) , HER2 (–) advanced breast cancer in BOLERO-2. Breast Cancer Res Treat, 2014, 143 (3) : 459-467.

［2］RUGO HS, PRITCHARD KI, GNANT M, et al. Incidence and time course of everolimus-related adverse events in postmenopausal women with hormone receptor-positive advanced breast cancer: insights from BOLERO-2. Ann Oncol, 2014, 25 (4) : 808-815.

［3］HORTOBAGYI GN, STEMMER SM, BURRIS HA, et al. Updated results from MONALEESA-2, a phase Ⅲ trial of first-line ribociclib plus letrozole versus placebo plus letrozole in hormone receptor-positive, HER2-negative advanced breast cancer. Ann Oncol, 2018, 29 (7) : 1541-1547.

Ⅱ　依维莫司联合他莫昔芬

方案	药物	剂量	用法	周期
他莫昔芬	他莫昔芬	20mg	PO	QD
他莫昔芬 + 依维莫司	他莫昔芬	20mg	PO	QD
	依维莫司	10mg	PO	QD

方案评价

	他莫昔芬（n=57）	他莫昔芬 + 依维莫司（n=54）	风险比（可信区间）	ASCO 评分
有效性				
至疾病进展（月）	4.5	8.6	HR 0.54（95% CI 0.36~0.81）	
总生存（月）	32.9	没达到	HR 0.45（95% CI 0.24~0.81）	
客观有效率（ORR）	13%	14%		
6 个月临床获益率（CRB）	42%	61%		

安全性	不良事件分级				P 值
	1~2	≥ 3	1~2	≥ 3	≥ 3
疼痛	68%	18%	73%	9%	
乏力	42%	11%	66%	6%	
恶心	35%	0	31%	4%	
口腔炎	7%	0	45%	11%	

续表

安全性	不良事件分级				P 值
	1~2	≥ 3	1~2	≥ 3	≥ 3
食欲下降	14%	4%	36%	7%	
潮热	33%	0	22%	0	
感染	14%	5%	28%	7%	
皮疹	7%	0	40%	4%	
腹泻	11%	0	37%	2%	
便秘	23%	0	17%	0	
呕吐	8%	4%	17%	0	
肺炎	0	4%	15%	2%	
贫血	31%	4%	67%	2%	
白细胞减低	18%	0	52%	2%	
淋巴细胞减低	17%	4%	46%	2%	
血小板减低	14%	5%	46%	2%	
额外获益					
曲线终点	20				
症状改善					
QOL					
无治疗缓解期					
净健康获益					

点评

  本研究入组患者为绝经后雌激素受体阳性、HER2 阴性的晚期乳腺癌,所有患者均判定为 AI 耐药,包括原发耐药(包括早期患者 AI 辅助治疗过程中或结束后 6 个月内复发,或晚期患者一线 AI 治疗有效时间小于 6 个月)和继发耐药(早期患者 AI 辅助治疗过程中或结束后超过 6 个月内复发,或晚期患者一线 AI 治疗有效时间大于 6 个月)。结果显示:AI 耐药患者,依维莫司联合他莫昔芬较他莫昔芬单药显著提高了 CRB、TTP 和 OS。

(安 欣　史艳侠)

参考文献

[1] BACHELOT T, BOURGIER C, CROPET C, et al. Randomized phase Ⅱ trial of everolimus in combination with tamoxifen in patients with hormone receptor-positive, human epidermal growth factor receptor 2-negative metastatic breast cancer with prior exposure to aromatase inhibitors: a GINECO study. J Clin Oncol, 2012, 30 (22) : 2718-2724.

第九章 食 管 癌

可切除的局部晚期食管鳞癌新辅助同步放化疗

方案 | PC 联合放疗

方案	药物	剂量	用法	时间	周期
PC+放疗后手术 （试验组）	紫杉醇	$50mg/m^2$/周	IV	D1	持续 5 周
	卡铂	AUC=2/周	IV	D1	持续 5 周
	放射治疗	41.4Gy/23F（1.8Gy/F）	–	QD,5 次/周	持续 5 周
直接手术（对照组）					

治疗方案评价

	试验组（n=178）	对照组（n=188）	风险比（可信区间）	ASCO 评分
有效性				32/100
R0 切除率	92%	69%		
pCR 率	29%（鳞癌 49%）			
总生存期（月）	48.6	24	HR 0.68（95% CI 0.53~0.88）	
鳞癌（月）	81.6	21.1	HR 0.48（95% CI 0.28~0.83）	

安全性	不良事件分级					0/20
	1~2	≥ 3	1~2	≥ 3		
血液学毒性		8%				
非血液学毒性		13%				
白细胞减少症		6%				
厌食		5%				
疲劳		3%				
额外获益						20/60
曲线终点	20					

续表

安全性	不良事件分级				0/20
	1~2	≥ 3	1~2	≥ 3	
症状改善					
QOL					
无治疗缓解期					
净健康获益		52			

点评

　　荷兰 CROSS 研究共入组 368 例可切除的局部晚期食管癌（T_1N_1 或 $T_{2~3}N_{0~1}$），随机分为新辅助同期放化疗后手术或直接手术。结果发现：无论病理类型为腺癌或鳞癌，新辅助同步放化疗后再手术都能够明显延长生存期，而且提高 R0 手术切除率和病理完全缓解（pCR）率，亚组分析显示在鳞癌患者中 pCR 达到了 49%。因为采用每周给药，患者耐受良好，且不增加术后并发症发生率和病死率。该研究提示 PC 方案新辅助放化疗后手术可作为可切除的局部晚期食管癌的标准方法。

（曾 铭　胡洪林）

参考文献

［1］SHAPIRO J, LANSCHOT JJBV, HULSHOF MCCM, et al. Neoadjuvant chemoradiotherapy plus surgery versus surgery alone for oesophageal or junctional cancer (CROSS): long-term results of a randomised controlled trial. Lancet Oncology, 2015, 16 (9): 1090-1098.

方案Ⅱ　NP 联合放疗

方案	药物	剂量	用法	时间	周期
NP+ 放疗（试验组）	长春瑞滨	25mg/m²	IV	D1,8,22,29	2 周期
	顺铂	75mg/m²	IV	D1	2 周期
		或 25mg/m²		或 D1~4	
	放疗	40Gy/20F		Q3w	持续 4 周
直接手术（对照组）					

方案评价

	NP 同期放化疗后手术（n=224）	单纯手术（n=227）	风险比（可信区间）	ASCO 评分
有效性				42/100
R0 切除率	98.4%	91.2%	—	
pCR	43.2%			

续表

	NP 同期放化疗后手术（n=224）	单纯手术（n=227）	风险比（可信区间）	ASCO 评分
中位生存期（月）	100.1	66.5	HR 0.71(95% CI 0.52~0.98)	
无病生存期（月）	100.1	41.7	HR 0.58(95% CI 0.43~0.78)	42

安全性	不良事件分级			
	1~2	≥ 3	1~2	≥ 3
血液学毒性		54.3%		0
非血液学毒性		7.2%		0
白细胞减少	31.8%	48.9%		
中性粒细胞减少	28.3%	45.7%		
贫血	52.5%	4.0%		
血小板减少	32.7%	7.2%		
肝功能损害	10.3%	0.0%		
厌食	53.8%	2.2%		
呕吐	52.8%	4.0%		
放射性食管炎	35.0%	2.7%		
腹泻	6.7%	0.0%		
便秘	11.7%	0.0%		
乏力	15.7%	0.4%		
感染性发热	7.2%	0.9%		
脱发	1.8%	0.0%		
额外获益				10/60
曲线终点				
症状改善	10			
QOL				
无治疗缓解期				
净健康获益		52		

点评

由中山大学肿瘤防治中心牵头的国内多中心随机对照Ⅲ期临床研究，入组了 451 例Ⅱ B~Ⅲ期（AJCC 第 6 版）局部晚期食管鳞癌患者，按 1:1 随机分为新辅助同步放化疗加手术组，或单纯手术组，实施 7 年，2 年随访。2018 年 9 月报道了中位 OS 及中位 DFS，均有统计学意义。值得关注的是，术前同步放化疗在提高 R0 手术切除率和病理完全缓解（pCR）率的同时，并未增加围术期的并发症，但有 4 例患者在放化疗期间死亡,应该充分重视新辅助放化疗的毒性对患者的影响。研究认为,较单纯手术,新辅助放化疗后手术能够显著改善局部晚期食管鳞癌患者的生存率。

(曾 铭 胡洪林)

参考文献

[1] YANG H, LIU H, CHEN Y, et al. Neoadjuvant Chemoradiotherapy followed by surgery versus surgery alone for locally advanced squamous cell carcinoma of the esophagus (NEOCRTEC5010): A phase Ⅲ multicenter, randomized, open-label clinical trial. J Clin Oncol, 2018, 36 (27): 2796-2803

不可手术的局部晚期食管鳞癌根治性同步放化疗

CF 联合放疗

方案	药物	剂量	用法	时间	周期
CF+ 同步放疗（试验组）	顺铂	75mg/m²	IV	D1	第 1、5、8、11 周
	5-FU	1 000mg/m²	CIV	D1~4	持续 5 周
	放射治疗	50Gy/25F	–	QD,5 次 / 周	持续 5 周
单独放疗（对照组）	放射治疗	64Gy/32F	–	QD,5 次 / 周	持续 6 周半

方案评价

	试验组（n=61）		对照组（n=62）		风险比（可信区间）	ASCO 评分
有效性						51.6/100
总生存期（月）	14.1		9.3		–	51.6
2 年生存率	36%		10%			
5 年生存率	26%		0		0.26 (95% CI 0.15~0.37)	
安全性	不良事件分级					8.3/20
	1~2	≥ 3	1~2	≥ 3		
严重副反应		8%		2%		
治疗相关死亡		2%		0		
额外获益						20/60
曲线终点	20					
症状改善						
QOL						
无治疗缓解期						
净健康获益			79.9			

点评

　　RTOG85-01 试验比较了单独放疗组与同步放化疗组在不可手术的局部晚期食管癌患者的疗效。入组患者中 90% 为鳞癌,要求淋巴结转移不超出纵隔和锁骨上区域。放化疗联合治疗组放疗结束后再给予额外 2 个疗程的化疗,间隔 3 周(即第 8、11 周)。手术治疗不在患者治疗计划内。

　　该试验在入组 121 例患者后提前结束,中期分析显示同步放化疗组有显著的生存优势(两组 5 年生存率为 26% vs 0),同步放化疗组的 8 年、10 年生存率分别是 22%、20%。虽然两组间严重的晚期不良事件无显著性差异,但是只有 68%(89/130) 的患者按计划完成同步放化疗,10% 患者出现了致命急性不良事件,而单纯放疗组中只有 2%。其优秀的长期生存数据奠定了根治性同步放化疗成为不可手术的局部晚期食管癌患者标准治疗的地位。

(曾 铭 胡洪林)

参考文献

COOPER JS, GUO MD, HERSKOVIC A, et al. Chemoradiotherapy of locally advanced esophageal cancer: long-term follow-up of a prospective randomized trial (RTOG 85-01). Radiation Therapy Oncology Group. Jama, 1999, 281 (17): 1623-1627.

放疗剂量比较

方案	药物	剂量	用法	时间	周期
CF+ 标准剂量 (试验组)	顺铂	75mg/m²	IV	D1	第 1、5、8、11 周
	5-FU	1 000mg/m²	CIV	D1~4	持续 5 周
	放射治疗	50.4Gy(1.8Gy/F × 28F)	~	QD,5 次 / 周	持续 5 周
CF+ 高剂量 (对照组)	5-FU	1 000mg/m²	CIV	D1~4	持续 5 周
	顺铂	75mg/m²	IV	D1	第 1、5、8、11 周
	放射治疗	64.8Gy(1.8Gy/F × 36F)	~	QD,5 次 / 周	放射治疗

方案评价

	试验组(n=109)	对照组(n=109)	风险比(可信区间)	ASCO 评分
有效性				
总生存期(月)	13.0	18.1		−28.2/100
2 年生存率	31%	40%		
局部失败 / 进展	56%	52%		

续表

安全性	不良事件分级				0/20
	1~2	≥ 3	1~2	≥ 3	
急性不良事件	27%	71%	21%	76%	
慢性不良事件	42%	37%	38%	46%	
额外获益					0/60
曲线终点					
症状改善					
QOL					
无治疗缓解期					
净健康获益			−28.2		

点评

RTOG 85-01 试验中,同步放化疗组中肿瘤残存率仍达 25%,局部复发率高达 45%。该试验提示在同步放化疗的基础上,增加局部放疗剂量有望降低患者的局部复发率。INT 0123 试验就是在这样的背景下诞生的。

INT 0123 试验纳入了 236 例无转移的食管鳞癌或腺癌患者,均接受根治性同步放化疗,化疗使用顺铂联合氟尿嘧啶(同 RTOG 85-01 研究),患者被随机分配到两个不同放疗剂量的治疗组:高剂量组或标准剂量组。但是,与标准剂量组比较,高剂量组并没有改善生存,也没有提高局部 / 区域控制。因此,食管癌的根治性同步放化疗中,标准的放疗剂量仍为 50.4Gy。

(曾 铭 胡洪林)

参考文献

[1] MINSKY BD, PAJAK TF, GINSBERG RJ, et al. INT 0123 (Radiation Therapy Oncology Group 94-05) phase Ⅲ trial of combined-modality therapy for esophageal cancer: high-dose versus standard-dose radiation therapy. J Clin Oncol, 2002, 20 (5): 1167-1174.

第十章　胃　癌

胃癌术后辅助化疗方案 I

方案	药物	剂量	用法	时间	周期
XELOX（试验组）	卡培他滨	$1\,000mg/m^2$	PO，BID	D1~14	Q21D×8
	奥沙利铂	$130mg/m^2$	IVGTT	D1	
观察（对照组）	无				

方案评价

	XELOX（n=520）	观察（n=515）	风险比（可信区间）	ASCO 评分
有效性				34/100
5 年 DFS（%）	73	61	HR 0.58（95% CI 0.47~0.72）	34
5 年 OS（%）	80	73	HR 0.66（95% CI 0.51~0.85）	

安全性	不良事件分级		P 值	−10.7/20
	≥ 3	≥ 3		
恶心	8%	0	未报道	
中性粒细胞减少	22%	<1%		
食欲下降	5%	4%		
外周神经病变	2%	0		
腹泻	2%	11%		
呕吐	7%	3%		
疲劳	5%	2%		
血小板减少	8%	0		
手足综合征	1%	0		
乏力	2%	1%		
腹痛	2%	9%		

续表

安全性	不良事件分级		P 值	−10.7/20
	≥ 3	≥ 3		
便秘	<1%	4%		
头晕	<1%	5%		
口腔炎	<1%	0		
体重下降	<1%	3%		
外周感觉神经病变	<1%	0		
额外获益	未报道			0/60
曲线终点				
症状改善				
QOL				
无治疗缓解期				
净健康获益		23.3		

点评

　　XELOX 方案为胃癌 D2 术后标准辅助化疗方案,其证据 CLASSIC 研究(NCT00411229)为Ⅲ期多中心随机对照试验,旨在比较胃癌 D2 术后辅助化疗(卡培他滨＋奥沙利铂)的有效性。适用人群为Ⅱ～ⅢB 期接受 D2 切除术后,ECOG 评分 0~1 分的胃癌患者。该研究是首个纳入中国人群的大型国际多中心Ⅲ期胃癌辅助化疗研究,奠定了胃癌 D2 术后辅助化疗的地位。

(张　涛　于丹丹)

参考文献

[1] NOH SH, PARK SR, YANG H-K, et al. Adjuvant capecitabine plus oxaliplatin for gastric cancer after D2 gastrectomy (CLASSIC): 5-year follow-up of an open-label, randomised phase 3 trial. Lancet Oncology, 2014, 15: 1389-1396.

[2] BANG Y-J, KIM Y-W, YANG H-K, et al. Adjuvant capecitabine and oxaliplatin for gastric cancer after D2 gastrectomy (CLASSIC): a phase 3 open-label, randomised controlled trial. Lancet, 2012, 379: 315-321.

胃癌术后辅助化疗方案Ⅱ

方案	药物	剂量	用法	时间	周期
单药 S-1(试验组)	S-1	BSA ≤ 1.25m² 　80mg/d 1.25m²<BSA<1.5m² 　100mg/d BSA ≥ 1.5m² 　120mg/d	PO	D1~28	Q42D×1 年
观察(对照组)		~			

方案评价

	单药 S-1 (*n*=529)	观察 (*n*=530)	风险比(可信区间)	ASCO 评分
有效性				33.1/100
5 年 DFS(%)	65.4	53.1	HR 0.653(95% CI 0.537~0.793)	33.1
5 年 OS(%)	71.7	61.6	HR 0.669(95% CI 0.54~0.828)	

安全性	不良事件分级				*P* 值	−4.4/20
	1~2	≥ 3	1~2	≥ 3		
白细胞减少	1.2%		0.4%		未报道	
贫血	1.2%		0.8%			
血小板减少	0.2%		0.4%			
AST 升高	1.7%		3.4%			
ALT 升高	1.2%		3.2%			
总胆红素升高	1.5%		1.1%			
肌酐升高	0.0		0.4%			
口腔炎	0.2%		0.0			
厌食	6.0%		2.1%			
恶心	3.7%		1.1%			
呕吐	1.2%		1.9%			
腹泻	3.1%		0.2%			
皮疹	1.0%		0.4%			
色素沉积	–		–			
食欲减退	0.6%		0.6%			
额外获益	未报道					0/60
曲线终点						
症状改善						
QOL						
无治疗缓解期						
净健康获益		28.7				

点评

　　术后单药 S-1 口服 1 年时间为胃癌 D2 术后辅助化疗方案。该 ACTS-GC 研究为日本研究者开展的一项大型Ⅲ期随机对照研究,旨在比较胃癌 D2 术后辅助 S-1 化疗的疗效。适用人群为Ⅱ～Ⅲ期接受 D2 切除术后的胃癌患者。Ⅱ期及ⅢA 期患者从辅助化疗中获益更为明显。

（张　涛　于丹丹）

参考文献

[1] SASAKO M, SAKURAMOTO S, KATAI H, et al. Five-year outcomes of a randomized phase Ⅲ trial comparing adjuvant chemotherapy with S-1 versus surgery alone in stage Ⅱ or Ⅲ gastric cancer. J Clin Oncol, 2011, 29: 4387-4393.

[2] SAKURAMOTO S, SASAKO M, YAMAGUCHI T, et al. Adjuvant chemotherapy for gastric cancer with S-1, an oral fluoropyrimidine. New England Journal of Medicine, 2008, 358: 1977-1977.

胃癌术后辅助治疗方案Ⅲ

方案	药物	剂量	用法	时间	周期
XP+RT(试验组)	卡培他滨	1 000mg/m²	PO,BID	D1~14	Q21D×4,RT 前后各 2 周期
	顺铂	60mg/m²	IVGTT	D1	
	放疗	45Gy/25F		D1~5	Q7D×5
	卡培他滨	825mg/m²	PO,BID	放疗同步	
XP(对照组)	卡培他滨	1 000mg/m²	PO,BID	D1~14	Q21D×6
	顺铂	60mg/m²	IVGTT	D1	

方案评价

	XP+RT 方案 (n=230)				XP 方案 (n=228)				风险比(可信区间)	ASCO 评分
有效性										−13/100
5 年 OS(%)	75				73				HR 1.13　95% CI(0.775~1.647)	−13
5 年 DFS(%)	74				67				HR 0.74　95% CI(0.520~1.050)	
安全性	XP+RT 不良事件分级				XP 不良事件分级					0/20
	1	2	3	4	1	2	3	4		
恶心	50.4%	27.9%	12.4%	0.0	58.1%	18.9%	12.3%	0.0		
呕吐	25.2%	8.4%	3.5%	0.0	33.0%	4.8%	3.1%	0.0		
腹泻	36.7%	7.1%	1.8%	0.4%	37.9%	6.1%	0.9%	0.0		
口腔炎	26.5%	4.9%	1.3%	0	22.0%	1.3%	1.8%	0.0		
便秘	37.6%	3.1%	0.9%	0	41.4%	2.6%	0.9%	0.0		
手足综合征	41.6%	11.5%	2.2%	−	38.7%	7.4%	3.1%	−		
贫血	54.9%	28.3%	1.3%	0.4%	48.0%	35.2%	0.4%	0.0		

续表

安全性	XP+RT 不良事件分级				XP 不良事件分级				0/20
	1	2	3	4	1	2	3	4	
粒细胞减少	12.4%	34.5%	35.0%	5.7%	9.3%	33.5%	43.6%	4.8%	
血小板减少	13.3%	1.8%	0.0	0	21.6%	10.6%	0.9%	0.0	
额外获益									0/60
曲线终点									
症状改善									
QOL									
无治疗缓解期									
净健康获益				−13					

点评

　　XP 方案联合放疗目前可用于胃癌 D2 术后患者的辅助治疗,尤其是 Ib~ Ⅳ (M$_0$) 期胃癌 D2 术后,淋巴结阳性比 >25% 及肠型胃癌患者中。该 ARTIST 研究 (NCT00411229)是由韩国研究者发起的Ⅲ期随机对照试验,旨在比较 Ib~ Ⅳ (M$_0$) 期胃癌 D2 术后辅助放化疗(卡培他滨 + 顺铂 +RT)的有效性和安全性,与单纯辅助 XP 的患者相比,胃癌 D2 术后的同步放化疗较单纯化疗不能改善 DFS 和 OS,但是有淋巴结转移(淋巴结清扫比率 >25%)及肠型胃癌患者中有潜在获益的可能。

(张　涛　于丹丹)

参考文献

[1] YU JI, LIM DH, AHN YC, et al. Effects of adjuvant radiotherapy on completely resected gastric cancer: A radiation oncologist's view of the ARTIST randomized phase Ⅲ trial. Radiotherapy and Oncology, 2015, 117: 171-177.

[2] KIM Y, PARK SH, KIM K-M, et al. The influence of metastatic lymph node ratio on the treatment outcomes in the adjuvant chemoradiotherapy in stomach tumors (ARTIST) trial: A phase Ⅲ trial. Journal of Gastric Cancer, 2016, 16: 105-110.

[3] LEE J, LIM DH, KIM S, et al. Phase Ⅲ trial comparing capecitabine plus cisplatin versus capecitabine plus cisplatin with concurrent capecitabine radiotherapy in completely resected gastric cancer with D2 lymph node dissection: The ARTIST trial. J Clin Oncol, 2012, 30: 268-273.

[4] PARK S, SOHN TS, LEE J, et al. Phase Ⅲ trial to compare adjuvant chemotherapy with capecitabine and cisplatin versus concurrent chemoradiotherapy in gastric cancer: final report of the adjuvant chemoradiotherapy in stomach tumors trial, including survival and subset analyses. J Clin Oncol, 2015, 33: 3130-3136.

晚期胃癌一线化疗方案 I

方案	药物	剂量	用法	时间	周期
DCF (试验组)	多西他赛	75mg/m²	IVGTT,1h	D1	Q21D
	顺铂	75mg/m²	IVGTT,1~3h 水化	D1	
	氟尿嘧啶	750mg/m²	CIV,24h	D1~5	
CF (对照组)	顺铂	100mg/m²	IVGTT,1~3h 水化	D1	Q28D
	氟尿嘧啶	1 000mg/m²	CIV,24h	D1~5	

方案评价

	DCF 方案(n=227)	CF 方案(n=230)	风险比(可信区间)	ASCO 评分
有效性				
中位 OS(月)	9.2	8.6	HR 1.29(95% CI 1.0~1.6)	−29/100
安全性	**不良事件分级**		*P* 值	−0.6/20
	≥ 3 级	≥ 3 级		
粒细胞减少	82%	57%	未报道	
白细胞减少	65%	31%		
贫血	18%	26%		
血小板减少	8%	13%		
胃肠炎	49%	47%		
口腔炎	21%	27%		
腹泻	19%	8%		
恶心	14%	17%		
呕吐	14%	17%		
厌食	10%	9%		
嗜睡	19%	14%		
感染	13%	7%		
神经炎	8%	3%		
额外获益				30/60
曲线终点				20
症状改善				
QOL				10
无治疗缓解期				
净健康获益		0.4		

点评

DCF 方案为晚期胃及胃食管结合部腺癌一线治疗的可选方案。适用于 ECOG 0~1 分,体能状态良好的晚期胃癌患者。该研究证据源于 V325 研究,该研究为一项由美国、欧洲、亚洲、拉丁美洲等 34 个研究中心开展的国际多中心Ⅲ期随机对照试验,旨在确立以多西他赛为基础的联合化疗在晚期胃癌及胃食管结合部位腺癌中的作用与地位。结果发现:DCF 方案延长了患者无疾病进展期及生存期,提高了生活质量。但在获得高效的同时,该方案也带来了更高的毒性:DCF 方案的临床实际应用受到限制。

而我国由 15 家胃癌治疗中心开展的 mDCF 方案治疗晚期胃癌中国注册临床研究是针对中国人群的 V325 研究的桥接试验,下调剂量的 mDCF 方案的治疗组在疗效近似的同时不良事件均较 V325 研究中的发生率下降。该研究根据中国患者特征调整了剂量,符合中国患者特点。

(张 涛 于丹丹)

参考文献

[1] AJANI JA, MOISEYENKO VM, TJULANDIN S, et al. Quality of life with docetaxel plus cisplatin and fluorouracil compared with cisplatin and fluorouracil from a phase Ⅲ trial for advanced gastric or gastroesophageal adenocarcinoma: The V-325 study group. J Clin Oncol, 2007, 25: 3210-3216.

[2] AJANI JA, MOISEYENKO VM, TJULANDIN S, et al. Clinical benefit with docetaxel plus fluorouracil and cisplatin compared with cisplatin and fluorouracil in a phase Ⅲ trial of advanced gastric or gastroesophageal cancer adenocarcinoma: The V-325 study group. J Clin Oncol, 2007, 25: 3205-3209.

[3] VAN CUTSEM E, MOISEYENKO VM, TJULANDIN S, et al. Phase Ⅲ study of docetaxel and cisplatin plus fluorouracil compared with cisplatin and fluorouracil as first-line therapy for advanced gastric cancer: A report of the V325 study group. J Clin Oncol, 2006, 24: 4991-4997.

[4] WANG J, XU R, LI J, et al. Randomized multicenter phase Ⅲ study of a modified docetaxel and cisplatin plus fluorouracil regimen compared with cisplatin and fluorouracil as first-line therapy for advanced or locally recurrent gastric cancer. Gastric Cancer, 2016, 19: 234-244.

晚期胃癌一线化疗方案Ⅱ

方案	药物	剂量	用法	时间	周期
EOX (试验组)	表柔比星	50mg/m^2	IVGTT	D1	Q21D × 8
	奥沙利铂	130mg/m^2	IVGTT, 2h	D1	
	卡培他滨	625mg/m^2	PO, BID	D1~21	
ECF (对照组)	表柔比星	50mg/m^2	IVGTT	D1	Q21D × 8
	顺铂	60mg/m^2	IVGTT, 水化	D1	
	氟尿嘧啶	200mg/m^2	CVAD	D1~21	

方案评价

	ECF 方案（n=263）	EOX 方案（n=244）	风险比（可信区间）	ASCO 评分
有效性				20/100
中位 OS（月）	9.9	11.2	HR 0.8（95% CI 0.66~0.97）	20
中位 PFS（月）	6.2	7.0	HR 0.85（95% CI 0.70~1.02）	
安全性	不良事件分级		P 值	−0.8/20
	≥3 级	≥3 级		
贫血	13.1%	8.6%	未报道	
血小板减少	4.7%	5.2%		
粒细胞减少	41.7%	27.6%		
发热性粒细胞减少	9.3%	7.8%		
腹泻	2.6%	11.9%		
口腔炎	1.3%	2.2%		
手足综合征	4.3%	3.1%		
恶心呕吐	10.2%	11.4%		
外周神经炎	0.4%	4.4%		
嗜睡	16.6%	24.9%		
脱发	44.2%	28.8%		
血栓栓塞	−	−	−	
额外获益				0/60
曲线终点				
症状改善				
QOL				
无治疗缓解期				
净健康获益		19.2		

点评

　　ECF 方案及其改良化疗方案为晚期胃及胃食管结合部腺癌的可选方案。适用于 ECOG 0~1 分，体能状态良好的晚期胃癌患者。该研究证据源于 REAL-2 研究，该研究是在英国进行的一项针对 ECF 方案的非劣性研究。结果为非劣效；但 OXA 的毒性作用更小、CAPE 给药更方便。从而得出结论，用 OXA 代替 CIS、CAPE 代替 5-FU 是可行的治疗方案。

（张　涛　于丹丹）

参考文献

[1] CUNNINGHAM D, STARLING N, RAO S, et al. Capecitabine and oxaliplatin for advanced esophagogastric cancer. New England Journal of Medicine, 2008, 358: 36-46.

晚期胃癌一线化疗方案Ⅲ

方案	药物	剂量	用法	时间	周期
XP （试验组）	顺铂	80mg/m²	IVGTT，高水化 2h	D1	Q21D
	卡培他滨	1 000mg/m²	PO，BID	D1~14	
FP （对照组）	顺铂	80mg/m²	IVGTT，高水化 2h	D1	Q21D
	5~FU	800mg/m²	CIV，24h	D1~5	

方案评价

	XP 方案（n=160）	FP 方案（n=156）	风险比（可信区间）	ASCO 评分
有效性				15/100
中位 OS（月）	10.5	9.3	HR 0.85（95% CI 0.64~1.13）	15
中位 PFS（月）	5.6	5.0	HR 0.81（95% CI 0.63~1.04）	

安全性	XP 不良事件分级				FP 不良事件分级				−2.2/20
	1	2	3	4	1	2	3	4	
恶心	31%	22%	2%	0	28%	24%	3%	0	
呕吐	21%	21%	6%	<1%	20%	30%	8%	0	
腹泻	6%	9%	4%	<1%	7%	4%	4%	<1%	
口腔炎	7%	3%	2%	0	10%	10%	6%	0	
粒细胞减少	1%	15%	14%	2%	1%	10%	15%	4%	
白细胞减少	2%	10%	3%	0	3%	10%	3%	1%	
厌食	15%	12%	2%	0	15%	12%	<1%	0	
疲劳	10%	5%	<1%	0	7%	2%	<1%	0	
乏力	6%	6%	2%	0	9%	8%	<1%	0	
手足综合征	13%	5%	4%	0	3%	<1%	0	0	
额外获益									0/60
曲线终点									
症状改善									
QOL									
无治疗缓解期									
净健康获益		12.8							

点评

XP 方案对于无法耐受三药治疗的晚期胃及胃食管结合部腺癌患者为可选一线治疗方案。该研究证据源于 ML17023 研究,结果发现 XP 方案非劣效于 FP 方案,口服卡培他滨替代 5-FU 虽不能使患者生存获益,但却提高了用药的便捷性和安全性。

(张 涛 于丹丹)

参考文献

[1] KANG YK, KANG WK, SHIN DB, et al. Capecitabine/cisplatin versus 5-fluorouracil/cisplatin as first-line therapy in patients with advanced gastric cancer: a randomised phase Ⅲ noninferiority trial. Ann Oncol, 2009, 20: 666-673.

晚期胃癌一线化疗方案Ⅳ

方案	药物	剂量	用法	时间	周期
S-1+ 顺铂 (试验组)	S-1	<1.25m² 40mg; 1.25~1.5m² 50mg; >1.5m² 60mg	PO,BID	D1~21	Q35D
	顺铂	60mg/m²	IVGTT	D8	
S-1 (对照组)	S-1	<1.25m² 40mg; 1.25~1.5m² 50mg; >1.5m² 60mg	PO,BID	D1~28	Q42D

方案评价

	S-1+ 顺铂 (*n*=148)	S-1 (*n*=150)	风险比(可信区间)	ASCO 评分
有效性				23/100
中位 OS(月)	13	11	HR 0.77(95% CI 0.61~0.98)	23
中位 PFS(月)	6.0	4.0	HR 0.57(95% CI 0.44~0.73)	

安全性	不良事件分级		*P* 值	−0.9/20
	≥ 3 级	≥ 3 级		
白细胞减少	11%	2%	未报道	
粒细胞减少	40%	11%		
贫血	26%	4%		
血小板减少	5%	0		
发热性粒细胞减少	3%	1%		

续表

安全性	不良事件分级		P 值	−0.9/20
	≥ 3 级	≥ 3 级		
厌食	30%	6%		
恶心	11%	1%		
疲劳	4%	1%		
呕吐	4%	2%		
色素沉积	0	0		
腹泻	4%	3%		
口腔炎	0.7%	0		
皮疹	2%	1%		
流泪	0	0.7%		
手足综合征	0	0		
肌酐升高	0	0		
低钠血症	3%	0		
额外获益				10/60
曲线终点				
症状改善				10
QOL				
无治疗缓解期				
净健康获益		32.1		

点评

　　S-1 联合顺铂为晚期胃及胃食管结合部腺癌患者一线可选择治疗方案。该研究证据源于 SPIRITS 研究,该研究为Ⅲ期多中心随机对照试验,旨在比较 S-1+ 顺铂的有效性,研究结果显示联合组的 mOS、mPFS、缓解率均有明显提高。但顺铂的不良事件值得关注,奥沙利铂替代顺铂为可选择方案。

（张　涛　于丹丹）

参考文献

［1］KOIZUMI W, NARAHARA H, HARA T, et al. S-1 plus cisplatin versus S-1 alone for first-line treatment of advanced gastric cancer (SPIRITS trial): a phase Ⅲ trial. Lancet Oncology, 2008, 9: 215-221.

晚期胃癌一线化疗方案 V

方案	药物	剂量	用法	时间	周期
FOLFIRI（试验组）	伊立替康	180mg/m²	IVGTT 90min	D1	Q14D
	四氢叶酸	400mg/m²	IVGTT 2h	D1	
	氟尿嘧啶	400mg/m²	IV bolus	D1	
	氟尿嘧啶	2 400mg/m²	CIV 46h	D1	
ECX（对照组）	表柔比星	50mg/m²（最大剂量 900mg/m²）	IVGTT 15min	D1	Q21D
	顺铂	60mg/m²	IVGTT 1h	D1	
	卡培他滨	1 000mg/m²	PO BID	D2~15	

方案评价

	ECX（n=209）	FOFOLFIRI（n=207）	风险比（可信区间）	ASCO 评分
有效性				−1/100
中位 OS（月）	9.49	9.72	HR 1.01（95% CI 0.82~1.24）	
中位 PFS（月）	5.29	5.75	HR 0.99（95% CI 0.81~1.21）	
TTF（月）	4.24	5.08	HR 0.77（95% CI 0.63~0.93）	

安全性	不良事件分级				P 值	0/20
	0~2	≥ 3	0~2	≥ 3	≥ 3	
一线						
非血液系统	42.5%	53.5%	44.3%	53.2%	0.81	
血液系统	30.0%	64.5%	59.1%	38.4%	0.001	
二线						
非血液系统	49.5%	46.5%	44.4%	54.3%	0.39	
血液系统	52.5%	43.6%	54.3%	43.2%	0.89	
额外获益						0/60
曲线终点						
症状改善						
QOL						
无治疗缓解期						
净健康获益		−1				

点评

FOLFIRI 方案为晚期胃及胃食管结合部腺癌患者的一线可选择化疗方案。该研究证据来源 French intergroup 研究,该研究是一项在法国 71 家中心进行前瞻性开放性随机Ⅲ期临床研究。旨在比较晚期胃癌 ECX 和 FOLFIRI 一线化疗的疗效安全性。结果显示:FOLFIRI 方案在晚期胃癌一线化疗中较 EOX 方案 TTF 显著延长,PFS 和 OS 无显著差异,安全性更好,2015 年 NCCN 将其更新为Ⅰ类推荐。

（张　涛　于丹丹）

参考文献

[1] GUIMBAUD R, LOUVET C, RIES P, et al. Prospective, randomized, multicenter, phase Ⅲ study of fluorouracil, leucovorin, and irinotecan versus epirubicin, cisplatin, and capecitabine in advanced gastric adenocarcinoma: A french intergroup (Federation Francophone de Cancerologie Digestive, Federation Nationale des Centres de Lutte Contre le Cancer, and Groupe Cooperateur Multidisciplinaire en Oncologie) study. J Clin Oncol, 2014, 32: 3520.

晚期胃癌二线化疗方案 Ⅰ

方案	药物	剂量	用法	时间	周期
Ram+ 紫杉醇 （试验组）	雷莫芦单抗	8mg/kg	IVGTT	D1,15	Q28D
	紫杉醇	80mg/m²	IVGTT	D1,8,15	
紫杉醇 （对照组）	紫杉醇	80mg/m²	IVGTT	D1,8,15	Q28D
	安慰剂	8mg/kg	IVGTT	D1,15	

方案评价

	Ram+ 紫杉醇 （n=330）	紫杉醇 （n=335）	风险比（可信区间）	ASCO 评分
有效性				19.3/100
中位 OS（月）	9.6	7.4	HR 0.807（95% CI 0.678~0.962）	
中位 PFS（月）	4.4	2.9	HR 0.635（95% CI 0.536~0.752）	

安全性	Ram+ 紫杉醇不良事件				紫杉醇不良事件分级				0.8/20
	1~2	3	4	5	1~2	3	4	5	
疲劳	45%	12%	0	0	38%	5%	0	0	
神经病变	38%	8%	0	0	32%	5%	0	0	
食欲下降	37%	3%	0	0	28%	4%	0	0	
腹痛	30%	6%	0	0	26%	3%	<1%	0	

续表

安全性	Ram+ 紫杉醇不良事件				紫杉醇不良事件分级				0.8/20
	1~2	3	4	5	1~2	3	4	5	
恶心	33%	2%	<1%	0	30%	2%	0	0	
脱发	33%	0	0	0	38%	<1%	0	0	
腹泻	29%	4%	0	0	22%	1%	<1%	0	
鼻出血	31%	0	0	0	7%	0	0	0	
呕吐	24%	3%	<1%	0	17%	4%	0	0	
水肿	24%	2%	0	0	13%	<1%	0	0	
高血压	10%	14%	0	0	2%	2%	0	0	
便秘	21%	0	0	0	21%	<1%	0	0	
口腔炎	19%	<1%	0	0	7%	<1%	0	0	
发热	17%	<1%	0	0	11%	<1%	0	0	
蛋白尿	15%	1%	0	0	6%	0	0	0	
肿瘤进展	2%	5%	1%	8%	<1%	7%	<1%	10%	
体重下降	12%	2%	0	0	14%	1%	0	0	
呼吸困难	10%	2%	0	0	9%	<1%	0	0	
皮疹	13%	0	0	0	9%	0	0	0	
咳嗽	12%	0	0	0	8%	0	0	0	
背痛	11%	1%	0	0	11%	2%	0	0	
低蛋白血症	10%	1%	0	0	4%	<1	0	<1%	
肌痛	10%	0	0	0	10%	<1%	0	0	
腹水	6%	3%	<1%	0	4%	4%	0	0	
头痛	10%	0	0	0	6%	<1%	0	0	
粒细胞减少	14%	22%	19%	0	12%	16%	3%	0	
贫血	26%	9%	0	0	26%	9%	<1%	0	
白细胞减少	17%	16%	2%	0	14%	6%	<1%	0	
血栓栓塞	12%	2%	0	0	4%	2%	0	0	
额外获益									10/60
曲线终点									
症状改善									
QOL									10
无治疗缓解期									
净健康获益				30.1					

点评

雷莫芦单抗＋紫杉醇方案是晚期胃及胃食管结合部腺癌患者的二线治疗方案。推荐用于 ECOG 0~1 分，一线治疗失败的晚期胃癌患者。该研究证据源于 RAINBOW 研究，该研究（NCT01170663）为全球多中心随机双盲对照Ⅲ期临床试验，旨在比较雷莫芦单抗＋紫杉醇方案的有效性，雷莫芦单抗联合紫杉醇组对比安慰剂联合紫杉醇组，患者中位生存期显著延长，生活质量改善，可作为进展期胃癌患者标准二线治疗方案。

（张 涛 于丹丹）

参考文献

［1］WILKE H, MURO K, VAN CUTSEM E, et al. Ramucirumab plus paclitaxel versus placebo plus paclitaxel in patients with previously treated advanced gastric or gastro-oesophageal junction adenocarcinoma (RAINBOW): a double-blind, randomised phase 3 trial. Lancet Oncology, 2014, 15: 1224-1235.

［2］AL-BATRAN SE, VAN CUTSEM E, OH SC, et al. Quality-of-life and performance status results from the phase Ⅲ RAINBOW study of ramucirumab plus paclitaxel versus placebo plus paclitaxel in patients with previously treated gastric or gastroesophageal junction adenocarcinoma. Ann Oncol, 2016, 27: 673-679.

晚期胃癌二线治疗方案Ⅱ

方案	药物	剂量	用法	时间	周期
雷莫芦单抗（试验组）	Ramucirumab	8mg/kg	IVGTT	D1	Q14D
安慰剂（对照组）	安慰剂	8mg/kg	IVGTT	D1	Q14D

方案评价

	雷莫芦单抗（n=238）	安慰剂（n=117）	风险比（可信区间）	ASCO 评分
有效性				22.4/100
中位 OS（月）	5.2	3.8	HR 0.776（95% CI 0.603~0.998）	22.4
中位 PFS（月）	2.1	1.3	HR 0.483（95% CI 0.376~0.620）	
安全性	不良事件分级		P 值	−2.1/20
	≥ 3 级	≥ 3 级		
疲劳	6%	10%	未报道	
腹痛	6%	3%		
食欲下降	3%	3%		
呕吐	3%	4%		

续表

安全性	不良事件分级		P 值	−2.1/20
	≥ 3 级	≥ 3 级		
便秘	<1%	3%		
贫血	6%	8%		
吞咽困难	2%	4%		
呼吸困难	2%	6%		
高血压	8%	3%		
出血	3%	3%		
动脉栓塞	1%	0		
静脉栓塞	1%	4%		
蛋白尿	<1%	0		
胃穿孔	<1%	<1%		
瘘管	<1%	<1%		
输液反应	0	0		
心力衰竭	0	0		
额外获益				10/60
曲线终点				
症状改善				
QOL				10
无治疗缓解期				
净健康获益		30.3		

点评

　　单药雷莫芦单抗也可用于晚期胃及胃食管结合部腺癌患者的二线治疗,该研究证据源于 REGARD 研究,该研究(NCT00917384)为Ⅲ期多中心随机对照试验,旨在比较雷莫芦单抗单药治疗在进展期胃癌二线治疗的有效性,结果发现:雷莫芦单抗方案延长了患者生存期,是胃癌一线化疗进展后的可选方案。相比较雷莫芦单抗联合紫杉醇化疗,单药雷莫芦单抗单抗在体能状态欠佳,无法耐受化疗的患者中不失为一种选择。

(张　涛　于丹丹)

参考文献

[1] FUCHS CS, TOMASEK J, YONG CJ, et al. Ramucirumab monotherapy for previously treated advanced gastric or gastro-oesophageal junction adenocarcinoma (REGARD): an international, randomised, multicentre, placebo-controlled, phase 3 trial. Lancet, 2014, 383: 31-39.

晚期胃癌二线后治疗

方案	药物	剂量	用法	时间	周期
阿帕替尼（试验组）	阿帕替尼	850mg/d	PO，QD		Q28D
安慰剂（对照组）	安慰剂	850mg/d	PO，QD		Q28D

方案评价

	阿帕替尼（n=176）	安慰剂（n=91）	风险比（可信区间）	ASCO 评分
有效性				29/100
中位 OS（月）	6.5	4.7	HR 0.71（95% CI 0.537~0.937）	29
中位 PFS（月）	2.6	1.8	HR 0.44（95% CI 0.331~0.595）	

安全性	不良事件分级		P 值	−7.5/20
	≥ 3 级	≥ 3 级		
白细胞减少	1.7%	0	未报道	
粒细胞减少	5.7%	1.1%		
贫血	6.3%	4.4%		
血小板减少	2.8%	1.1%		
蛋白尿	2.3%	0		
高血压	4.5%	0		
手足综合征	8.5%	0		
转氨酶升高	8.0%	4.4%		
高胆红素	7.4%	6.6%		
出血	3.4%	7.7%		
疲劳	2.8%	2.2%		
ALT 升高	2.8%	0		
GGT 升高	6.3%	6.6%		
腹痛	1.7%	4.4%		
食欲下降	2.8%	1.1%		
低蛋白血症	1.1%	0		
腹泻	1.1%	1.1%		
LDH 升高	0	2.2%		
额外获益				0/60
曲线终点				

续表

安全性	不良事件分级		P 值	−7.5/20
	≥ 3 级	≥ 3 级		
症状改善				
QOL				
无治疗缓解期				
净健康获益		21.5		

点评

　　阿帕替尼推荐用于二线治疗失败或者无法耐受治疗的晚期胃及胃食管结合部腺癌患者中。该研究证据源于 NCT00917384，为Ⅲ期多中心随机对照试验，旨在比较阿帕替尼在二线治疗进展后胃癌患者中的有效性，结果发现阿帕替尼延长了难治性胃癌患者的 OS、PFS。该研究由我国专家学者独立完成，主要针对中国的晚期胃癌患者，也是第一项发现和证实三线及以后的治疗可延长晚期转移性胃癌患者生存的大样本多中心临床研究，填补了该领域的空白。

（张　涛　于丹丹）

参考文献

［1］LI J, QIN S, XU J, et al. Randomized, double-blind, placebo-controlled phase Ⅲ trial of apatinib in patients with chemotherapy-refractory advanced or metastatic adenocarcinoma of the stomach or gastroesophageal junction. J Clin Oncol, 2016, 34: 1448.

HER-2 阳性晚期胃癌的治疗

方案	药物	剂量	用法	时间	周期
曲妥珠单抗 + 化疗（试验组）	曲妥珠单抗	起始剂量 8mg/kg 后 6mg/kg	IVGTT	D1	Q21D
	卡培他滨	1 000mg/m²	PO,BID	D1~14	
	或者 5-FU	800mg/m²	IVGTT	D1~5	
	顺铂	80mg/m²	IVGTT	D1	
仅化疗（对照组）	卡培他滨	1 000mg/m²	PO,BID	D1~14	Q21D
	或者 5-FU	800mg/m²	IVGTT	D1~5	
	顺铂	80mg/m²	IVGTT	D1	

方案评价

	曲妥珠单抗联合化疗 (n=294)	仅化疗 (n=290)	风险比 (可信区间)	ASCO 评分
有效性				26/100
中位 OS (月)	13.8	11.1	HR 0.74 (95% CI 0.60~0.91)	26
中位 PFS (月)	6.7	5.5	HR 0.71 (95% CI 0.59~0.85)	
安全性	不良事件分级		P 值	−3.1/20
	≥ 3 级	≥ 3 级		
恶心	7%	7%	未报道	
呕吐	6%	8%		
腹泻	9%	4%		
便秘	1%	2%		
口腔炎	1%	2%		
腹痛	2%	2%		
吞咽困难	2%	<1%		
粒细胞减少	27%	30%		
贫血	12%	10%		
血小板减少	5%	3%		
发热性粒细胞减少	5%	3%		
厌食	6%	6%		
疲劳	4%	2%		
手足综合征	1%	2%		
体重减少	2%	2%		
乏力	5%	3%		
发热	1%	0		
肾损伤	1%	1%		
黏膜炎	2%	1%		
鼻咽炎	0	0		
寒战	<1%	0		
低钾血症	4%	2%		
脱水	2%	2%		
呼吸困难	<1%	2%		
额外获益				0/60
曲线终点				
症状改善				

续表

安全性	不良事件分级		P 值	−3.1/20
	≥ 3 级	≥ 3 级		
QOL				
无治疗缓解期				
净健康获益	22.9			

点评

  曲妥珠单抗联合 XP 方案化疗为 HER-2 阳性的晚期胃及胃食管结合部腺癌患者的一线首选治疗方案。该研究证据源于 ToGA 研究(NCT01041404),为一项国际多中心Ⅲ期随机对照试验,旨在比较曲妥珠单抗联合化疗在 HER-2 阳性胃癌、胃食管癌中的有效性,结果发现:曲妥珠单抗联合化疗延长了 HER2 阳性患者的 OS、PFS,本研究首次在大样本胃癌临床研究中使晚期胃癌患者生存期超过 13 个月,并在个体化治疗层面开启了胃癌靶向治疗的新篇章。

(张 涛 于丹丹)

参考文献

[1] BANG YJ, VAN CUTSEM E, FEYEREISLOVA A, et al. Trastuzumab in combination with chemotherapy versus chemotherapy alone for treatment of HER2-positive advanced gastric or gastro-oesophageal junction cancer (TOGA): a phase 3, open-label, randomised controlled trial (vol 376, pg 687, 2010). Lancet, 2010, 376: 1302-1302.

围术期胃癌化疗方案Ⅰ

方案	药物	剂量	用法	时间	周期
ECF/ECX (对照组)	表柔比星	50mg/m²	IVGTT	D1	Q21D,术前、术后各 3 周期
	顺铂	60mg/m²	IVGTT	D1	
	氟尿嘧啶 或卡培他滨	200mg/m² 625mg/m²	IVGTT PO,BID	D1~21	
FLOT (试验组)	多西他赛	50mg/m²	IVGTT	D1	Q14D,术前、术后各 4 周期
	四氢叶酸	200mg/m²	IVGTT	D1	
	氟尿嘧啶	2 600mg/m²	CIV,24h	D1	
	奥沙利铂	85mg/m²	IVGTT	D1	

方案评价

	ECF/ECX (n=152)		FLOT (n=148)		风险比（可信区间）	ASCO 评分
有效性						23/100
中位 OS（月）	35		50		HR 0.77（95% CI 0.63~0.94）	23
中位 PFS（月）	18		30		HR 0.75（95% CI 0.62~0.91）	
术后完全缓解率（%）	16		8		~	

安全性	不良事件分级				P 值 未报道	−2.2/20
	1~2	≥ 3	1~2	≥ 3		
恶心	59%	17%	61%	9%		
呕吐	29%	10%	30%	3%		
口腔炎	34%	4%	30%	2%		
腹泻	28%	6%	53%	7%		
便秘	24%	0	20%	1%		
食欲下降	8%	1%	7%	0		
吞咽困难	4%	1%	7%	2%		
贫血	82%	6%	85%	1%		
白细胞减少	53%	21%	51%	28%		
粒细胞减少	28%	38%	22%	52%		
血小板减少	36%	5%	39%	1%		
发热性粒细胞减少	~	1%		5%		
血栓栓塞	7%	6%	4%	3%		
心脏并发症	4%	2%	2%	1%		
呼吸困难	3%	2%	5%	2%		
神经病变	28%	3%	65%	8%		
乏力	52%	14%	63%	9%		
脱发	63%	~	67%	~		
疼痛	50%	4%	50%	5%		
肾损伤	34%	2%	13%	0		
手足综合征	15%	5%	13%	0		
体重下降	14%	3%	14%	1%		
发热	12%	1%	23%	2%		
感染	9%	12%	11%	12%		
皮损	11%	0	7%	0		
一般情况恶化	4%	2%	3%	3%		

续表

安全性	不良事件分级				P 值	−2.2/20
	1~2	≥ 3	1~2	≥ 3	未报道	
听力减退	1%	1%	2%	0		
额外获益						0/60
曲线终点						
症状改善						
QOL						
无治疗缓解期						
净健康获益			20.8			

点评

FLOT4 方案(多西他赛 +5-FU+ 奥沙利铂)推荐为可手术胃及胃食管结合部腺癌的新辅助化疗首选方案。适用于 ECOG 0~1 分的可手术胃及胃食管结合部腺癌患者。该研究证据源于 NCT01216644 研究,与传统 ECF/ECX 比较具有相似的安全性,但 OS 和 PFS 获得延长。对胃 / 胃食管结合部腺癌患者来说,FLOT 方案是一种新的标准围术期治疗方案。

(张 涛 于丹丹)

参考文献

[1] AL-BATRAN S-E, HOFHEINZ RD, PAULIGK C, et al. Histopathological regression after neoadjuvant docetaxel, oxaliplatin, fluorouracil, and leucovorin versus epirubicin, cisplatin, and fluorouracil or capecitabine in patients with resectable gastric or gastro-oesophageal junction adenocarcinoma (FLOT4-AIO): results from the phase 2 part of a multicentre, open-label, randomised phase 2/3 trial. Lancet Oncology, 2016, 17: 1697-1708.

围术期胃癌化疗方案 Ⅱ

方案	药物	剂量	用法	时间	周期
ECF+ 手术(试验组)	表柔比星	50mg/m^2	IVGTT	D1	Q21D 术前、术后各 3 周期
	顺铂	60mg/m^2	IVGTT	D1	
	氟尿嘧啶	200mg/m^2	IVGTT	D1~21	
手术(对照组)	~	~	~	~	~
	~	~	~	~	

方案评价

	ECF+ 手术 (n=250)	仅手术 (n=253)	风险比（可信区间）	ASCO 评分
有效性				25/100
总生存率(%)	36	23	HR 0.75 (95% CI 0.60~0.93)	
PFS	无	无	HR 0.66 (95% CI 0.53~0.81)	

安全性	不良事件分级				P 值	0/20
	1~2	≥ 3	1~2	≥ 3		
粒细胞减少						未报道
淋巴细胞减少						
白细胞减少						
血红蛋白病						
血栓栓塞						
其他血液系统异常						
恶心						
呕吐						
神经病变						
皮损						
口腔炎						
腹泻						
额外获益						0/60
曲线终点						
症状改善						
QOL						
无治疗缓解期						
净健康获益	25					

点评

　　术前 ECF 方案为可手术胃及胃食管结合部腺癌的新辅助化疗方案。适用于 ECOG 0~1 分的可手术胃及胃食管结合部腺癌患者。该研究证据源于 MAGIC 研究 (ISRCTN93793971)，为Ⅲ期随机对照试验，旨在比较围术期辅助化疗 ECF 的有效性，与仅手术的患者相比，围术期 ECF 辅助化疗可以减小肿瘤体积、降低疾病分期、并延长患者的 PFS、OS。

（张　涛　于丹丹）

参考文献

[1] CUNNINGHAM D, ALLUM WH, STENNING SP, et al. Perioperative chemotherapy versus surgery alone for resectable gastroesophageal cancer. New England Journal of Medicine, 2006, 355: 11-20.

围术期胃癌化疗方案Ⅲ

方案	药物	剂量	用法	时间	周期
(试验组)	顺铂	100mg/m^2	IVGTT	D1	Q28D,术前 2~3 周期,术后 3~4 周期
	5-FU	800mg/m^2	IVGTT	D1~5	
	手术	–		–	
(对照组)	仅手术	–	–	–	–
	–			–	

方案评价

	试验组 (n=113)		对照组 (n=111)		风险比(可信区间)	ASCO 评分
有效性						31/100
总生存率(%)	38		24		HR 0.69 (95% CI 0.50~0.95)	31
安全性	不良事件分级				P 值	0/20
	1~2	≥ 3	1~2	≥ 3	未报道	
粒细胞减少						
淋巴细胞减少						
白细胞减少						
血红蛋白病						
血栓栓塞						
其他血液系统异常						
恶心						
呕吐						
神经病变						
皮损						
口腔炎						
腹泻						
额外获益						0/60
曲线终点						0

续表

安全性	不良事件分级				P 值	0/20
	1~2	≥ 3	1~2	≥ 3	未报道	
症状改善						
QOL						
无治疗缓解期						
净健康获益		31				

点评

　　术前顺铂联合 5-FU 方案为可手术胃及胃食管结合部腺癌的新辅助化疗方案。适用于 ECOG 0~1 分的可手术胃及胃食管结合部腺癌患者。该研究证据源于 FFCD 研究,为Ⅲ期随机对照试验,旨在比较围术期辅助化疗 FP 的有效性,结果发现:与仅手术的患者相比,围术期 FP 辅助化疗可以提高有效切除率,延长患者的 PFS、OS。

（张　涛　于丹丹）

参考文献

［1］YCHOU M, BOIGE V, PIGNON J-P, et al. Perioperative chemotherapy compared with surgery alone for resectable gastroesophageal adenocarcinoma: An FNCLCC and FFCD Multicenter Phase Ⅲ Trial. J Clin Oncol, 2011, 29: 1715-1721.

第十一章 肝 癌

晚期肝细胞肝癌的一线治疗

方案Ⅰ 索拉非尼

方案	药物	剂量	用法	时间	周期
索拉非尼(试验组)	索拉非尼	400mg BID	PO	D1~42	Q42D
安慰剂(对照组)	安慰剂	—— BID	PO	D1~42	Q42D

方案评价(Sharp 研究)

	索拉非尼 (n=299)		安慰剂 (n=303)		风险比(可信区间)	ASCO 评分
有效性						31/100
总缓解率/疾病控制率	2%/43%		1%/32%			
疾病进展时间(月)	5.5		2.8		HR 0.58(95% CI 0.45~0.74)	
总生存期(月)	10.7		7.9		HR 0.69(95% CI 0.55~0.87)	31

安全性	不良事件分级				P 值	−7.57/20
	1~2	≥3	1~2	≥3	≥3	
疲乏	18	4	13	3	1.00	
体重下降	7	2	1	0	0.03	
脱发	14	0	2	0	−	
皮肤干燥	8	0	4	0	−	
手足皮肤反应	13	8	3	<1	<0.001	
瘙痒	8	0	7	<1	1.0	
皮疹或脱屑	15	1	11	0	0.12	
其他皮肤不良事件	4	1	1	0	0.12	

续表

安全性	不良事件分级				P 值	−7.57/20
	1~2	≥ 3	1~2	≥ 3	≥ 3	
厌食	14	<1	2	1	1.00	
腹泻	31	8	9	2	<0.001	
恶心	11	<1	7	1	0.62	
呕吐	4	1	2	1	0.68	
语音变化	6	0	1	0	−	
高血压	3	2	1	1	0.28	
肝功能损害	<1	<1	0	0	0.50	
非特异性腹痛	6	2	2	1	0.17	
出血	6	1	3	<1	1.00	
额外获益						20/60
曲线终点	20					
症状改善						
QOL						
无治疗缓解期						
净健康获益			43.43			

方案评价（Oriental 研究）

	索拉非尼 (n=150)	安慰剂 (n=76)	风险比（可信区间）	ASCO 评分
有效性				32/100
总缓解率 / 疾病控制率	3.3%/35.3%	1.3%/15.8%		
疾病进展时间（月）	2.8	1.4	HR 0.57(95% CI 0.42~0.79)	32
总生存期（月）	6.5	4.2	HR 0.68(95% CI 0.50~0.93)	

安全性	不良事件分级				−20/20
	1~2	≥ 3	1~2	≥ 3	
手足皮肤反应	34.3%	10.7%	2.7%	0	
腹泻	19.5%	6.0%	5.3%	0	
脱发	24.8%	0	1.3%	0	
乏力	16.7%	3.4%	6.7%	1.3%	
皮疹或脱屑	19.4%	0.7%	6.7%	0	
高血压	16.8%	2.0%	1.3%	0	

续表

安全性	不良事件分级				−20/20
	1~2	≥ 3	1~2	≥ 3	
厌食	12.8%	0	2.7%	0	
恶心	10.7%	0.7%	9.4%	1.3%	
额外获益					16/60
曲线终点	16				
症状改善					
QOL					
无治疗缓解期					
净健康获益			28		

点评

索拉非尼为晚期肝细胞癌的标准一线治疗方案,证据来源于两项Ⅲ期国际多中心、随机、对照临床研究(SHARP 研究,NCT00105443 和 ORIENTAL 研究,NCT00492752),适用于肝功能 Child Pugh A 级或 B 级(≤ 7 分)、无法切除或远处转移的肝细胞癌。

(杨 雨 文 凤)

参考文献

[1] LLOBET JM, RICCI S, MAZZAFERRO V, et al. Sorafenib in Advanced Hepatocellular Carcinoma. N Engl J Med, 2008, 359: 378-390.

[2] CHENG AL, KANG YK, CHEN ZE, et al. Efficacy and safety of sorafenib in patients in the Asia-Pacific region with advanced hepatocellular carcinoma: a phase Ⅲ randomised, double-blind, placebo-controlled trial. Lancet Oncol, 2009, 10: 25-34.

方案Ⅱ 仑伐替尼

方案	药物	剂量	用法	时间	周期
仑伐替尼 (试验组)	仑伐替尼	体重≥ 60kg:12mg QD 体重 <60kg:8mg QD	PO	D1~28	Q28D
索拉非尼 (对照组)	索拉非尼	400mg BID	PO	D1~28	Q28D

方案评价

	仑伐替尼 (n=478)	索拉非尼 (n=476)	风险比(可信区间)	ASCO 评分
有效性				8/100
总缓解率	24.1%	9.2%	OR 3.13 (2.15~4.56)	
无疾病进展时间(月)	7.4	3.7	HR 0.66 (95% CI 0.57~0.77)	8
总生存期(月)	13.6	12.3	HR 0.92 (95% CI 0.79~1.06)	

安全性	不良事件分级				P 值	−1.94/20
	1~2	≥ 3	1~2	≥ 3		
掌跖红肿综合征	24%	3%	41%	11%		
腹泻	35%	4%	42%	4%		
高血压	19%	23%	16%	14%		
厌食	29%	5%	26%	1%		
体重下降	23%	8%	19%	3%		
疲劳	26%	4%	21%	4%		
脱发	3%	0	25%	0		
蛋白尿	19%	6%	9%	2%		
发音困难	24%	<1%	12%	0		
恶心	19%	1%	13%	1%		
腹痛	15%	2%	15%	3%		
血小板减少	13%	5%	9%	3%		
天冬氨酸转氨酶升高	9%	5%	9%	8%		
甲状腺功能减退	16%	0	2%	0		
呕吐	15%	1%	7%	1%		
便秘	15%	1%	11%	0		
皮疹	10%	0	16%	<1%		
胆红素升高	8%	7%	8%	5%		
额外获益						16/60
曲线终点	16					
症状改善						
QOL						
无治疗缓解期						
净健康获益		22.06				

点评

　　仑伐替尼为晚期肝细胞癌的一线治疗方案,证据来源于Ⅲ期多中心、随机、开放的非劣效性临床研究 NCT01761266,适用于肝功能 Child Pugh A 级、无法切除的肝细胞癌。在主要研究终点总生存期上,仑伐替尼不劣于索拉非尼,在次要终点无疾病进展时间、疾病进展时间和客观缓解率上,仑伐替尼优于索拉非尼。

(杨 雨 文 凤)

参考文献

[1] KUDO M, FINN RS, QIN S, et al. Lenvatinib versus sorafenib in first-line treatment of patients with unresectable hepatocellular carcinoma: a randomised phase 3 non-inferiority trial. Lancet, 2018, 391: 1163-1173.

方案Ⅲ FOLFOX4

方案	药物	剂量	用法	时间	周期
FOLFOX4(试验组)	奥沙利铂	85mg/m²	IVGTT	D1	Q14D
	亚叶酸钙	200mg/m²	IVGTT	D1,2	
	氟尿嘧啶	400mg/m²	IV bolus	D1,2	
		600mg//m²	CIV 22h	D1,2	
多柔比星(对照组)	多柔比星	50mg//m²	IVGTT	D1	Q21D

方案评价

	FOLFOX4 (n=184)		多柔比星 (n=187)		风险比(可信区间)	ASCO 评分
有效性						21/100
总缓解率	8.70%		2.67%		P=0.01	
无疾病进展期(月)	2.93		1.77		HR 0.62(95% CI 0.49~0.79)	
总生存期(月)	6.47		4.90		HR0.79(95% CI 0.63~0.99)	
安全性	不良事件分级					−5.22/20
	1~2	≥3	1~2	≥3		
中性粒细胞减少	38.25%	30.6%	27.01%	22.99%		
白细胞减少	50.28%	8.74%	30.45%	9.78%		
血小板减少	53.01%	7.65%	22.99%	6.32%		
贫血	38.26%	4.91%	37.36%	8.04%		
恶心	40.98%	0	27.59%	0		

续表

安全性	不良事件分级				−5.22/20
	1~2	≥ 3	1~2	≥ 3	
AST 升高	19.73%	11.96%	16.67%	12.07%	
厌食	25.69%	1.09%	20.69%	0	
呕吐	21.31%	1.09%	16.67%	0	
ALT 升高	18.04%	3.82%	14.94%	3.45%	
胆红素	16.40%	3.82%	10.35%	5.17%	
疲乏	16.40%	1.09%	9.20%	0.57%	
腹泻	13.68%	2.17%	8.62%	1.72%	
感觉神经异常	14.76%	0.54%	0.57%	0	
脱发	7.66%	0.54%	38.51%	5.17%	
过敏	3.28%	1.09%	0.57%	0	
粒细胞减少性发热	2.19%	1.63%	0	3.44%	
额外获益					0/60
曲线终点					
症状改善					
QOL					
无治疗缓解期					
净健康获益			15.78		

点评

FOLFOX4 方案为晚期肝细胞癌一线姑息化疗方案,证据来源于亚太地区的Ⅲ期多中心、随机、开放的临床研究(EACH,NCT00471965),适用于器官功能和骨髓功能良好的不能切除或接受局部治疗的肝细胞癌。

(杨 雨 文 凤)

参考文献

［1］QIN S, BAI Y, LIM HY, et al. Randomized, multicenter, open-label study of oxaliplatin plus fluorouracil/leucovorin versus doxorubicin as palliative chemotherapy in patients with advanced hepatocellular carcinoma from asia. J Clin Oncol, 2013, 31: 3501-3508.

［2］QIN S, CHENG Y, LIANG J, et al. Efficacy and safety of the FOLFOX4 regimen versus doxorubicin in Chinese patients with advanced hepatocellular carcinoma: a subgroup analysis of the EACH study. Oncologist, 2014, 19: 1169-1178.

晚期肝细胞肝癌二线治疗

方案 | 瑞戈非尼

方案	药物	剂量	用法	时间	周期
瑞戈非尼（试验组）	瑞戈非尼	160mg QD	PO	D1~21	Q28D
安慰剂（对照组）	安慰剂	— QD	PO	D1~21	Q28D

方案评价

	瑞戈非尼（n=374）		安慰剂（n=193）		风险比（可信区间）	ASCO 评分
有效性						37/100
总缓解率 / 疾病控制率	11%/65%		4%/36%		P=0.004 7/P<0.000 1	37
无疾病进展时间（月）	3.1		1.5		HR 0.46（95% CI 0.37~0.56）	
总生存期（月）	10.6		7.8		HR 0.63（95% CI 0.50~0.79）	

安全性	不良事件分级					−4.57/20
	1~2	≥ 3	1~2	≥ 3		
手足皮肤反应	40%	13%	7%	1%		
腹泻	38%	3%	15%	0		
疲乏	31%	9%	27%	5%	—	
高血压	16%	15%	1%	5%	—	
食欲下降	28%	3%	13%	2%		
胆红素升高	18%	11%	7%	11%		
腹痛	25%	3%	18%	4%		
AST 升高	14%	11%	8%	12%		
发热	19%	0	7%	0		
恶心	16%	1%	13%	0		
便秘	17%	<1%	10%	1%		
腹水	12%	4%	10%	6%		
贫血	11%	5%	5%	6%		
肢体水肿	15%	1%	12%	0		
ALT 升高	11%	4%	8%	3%		
低蛋白血症	13%	2%	7%	1%		
体重下降	12%	2%	5%	0	—	

续表

安全性	不良事件分级				-4.57/20
	1~2	≥ 3	1~2	≥ 3	
口腔黏膜炎	12%	1%	2%	1%	
呕吐	12%	1%	6%	1%	
背痛	9%	2%	8%	1%	
血小板减少	7%	3%	3%	0	
咳嗽	11%	<1%	7%	0	
低磷血症	1%	9%	0	2%	
声嘶	10%	0	1%	0	
额外获益					20/60
曲线终点	20				
症状改善					
QOL					
无治疗缓解期					
净健康获益			52.43		

点评

　　瑞戈非尼为晚期肝细胞癌的二线治疗方案,证据来源于Ⅲ期多中心、随机、对照临床研究(RESORCE 研究,NCT01774344),适用于索拉非尼治疗后疾病进展或不耐受、肝功能 Child Pugh A 级的肝细胞癌。

(杨 雨　文 凤)

参考文献

[1] BRUIX J, QIN S, MERLE P, et al. Regorafenib for patients with hepatocellular carcinomawhoprogressed on sorafenibtreatment (RESORCE): a randomised, double-blind, placebo-controlled, phase 3 trial. Lancet, 2017, 389: 56-66.

方案Ⅱ　纳武单抗

方案	药物	剂量	用法	时间	周期
纳武单抗(nivolumab)	纳武单抗	3mg/kg	IVGTT	D1	Q14D

方案评价

	纳武单抗 (214 例)	
有效性		
总缓解率	20%	
无疾病进展时间（月）	4.0	
6 个月 /9 个月生存率	83%/74%	
安全性	**不良事件**	
	1~2	≥ 3
皮疹	14%	1
瘙痒	21%	<1%
腹泻	12%	1
食欲减少	5%	<1%
疲劳	22%	1
恶心	8%	0
口干	6%	0
AST 升高	3%	4%
ALT 升高	6%	2%

点评

　　纳武单抗为晚期肝细胞的二线治疗方案，证据来源于Ⅰ / Ⅱ期开放标签、非比较性剂量递增及扩展临床研究（CheckMate-040 研究，NCT01658878），NCCN 指南推荐适用于索拉非尼治疗进展、肝功能 Child Pugh A 级或 B 级（≤ 7 分）的肝细胞癌。随后，纳武单抗作为一线治疗与索拉非尼比较的Ⅲ期临床研究 CheckMate 459 开展。

（杨　雨　文　凤）

参考文献

［1］EL-KHOUEIRY AB, SANGRO B, YAU T, et al. Nivolumab in patients with advanced hepatocellular carcinoma (CheckMate 040): an open-label, non-comparative, phase 1/2 dose escalation and expansion trial. Lancet, 2017, 389: 2492-2502.

中晚期肝癌的介入治疗

含碘油的方案Ⅰ

方案	药物	剂量	用法	时间	周期(根据复查结果,有效前提下至少三个疗程)
试验组	顺铂 + 碘油 + 明胶海绵	2mg/kg	Ⅰ A 水化 3d D1~3	D1	Q1~6M
对照组	阿霉素(碘油)+ 明胶海绵	0.6~1.0mg/kg	Ⅰ A	D1	Q1~6M

方案评价

	顺铂 + 碘油 + 明胶海绵(n=52)		阿霉素 + 碘油 + 明胶海绵(n=25)		风险比(可信区间)	ASCO 评分
有效性						17.5/70
治疗效应持续时间(月)	8.3		7.7			
治疗反应率(RR)	38%		13%			
RR 评分	26.6		9.1			17.5
安全性	不良事件发生率(所有种类)					3.5/20
	1~2	≥ 3	1~2	≥ 3		
恶心		62%		20%		
呕吐		42%		16%		
食欲减退		54%		40%		
腹痛	42%		60%			
发热	96%		88%			
AST 升高	73%		56%			
ALT 升高	79%		64%			
LDH 升高	73%		68%			
总胆红素升高	58%		40%			
尿素氮升高	6%		12%			
肌酐升高	8%		16%			
血小板减少	10%		16%			
1 个月内死亡		0		8%		
额外获益						0/60
曲线终点						
症状改善						
生活质量						
无治疗缓解期						
净健康获益		21				

点评

阿霉素、顺铂是目前最常用的化疗药物。与阿霉素相比,顺铂联合碘油+明胶海绵颗粒生存期更长,但并没有统计学意义。此外,顺铂组有更高的治疗反应率,但不良事件的程度及发生率也相应增加。适用于肝功能 Child A、B 级无外科手术指征或拒绝手术的肝癌患者。绝对禁忌证包括肝性脑病、胆道梗阻以及严重器官功能障碍。

(贺 庆)

参考文献

[1] KASUGAI H, KOJIMA J, TATSUTA M, et al. Treatment of hepatocellular carcinoma by transcatheter arterial embolization combined with intraarterial infusion of a mixture of cisplatin and ethiodized oil. Gastroenterology, 1989, 97 (4): 965-971.

含碘油的方案 Ⅱ

方案	药物	剂量	用法	时间	周期
试验组	米铂+碘油+明胶海绵	每人 120mg(最大剂量)	ⅠA	D1	术后第 5、12 周复查,碘油沉积减少或(和)发现新肿瘤结节则再次介入治疗
对照组	表柔比星+碘油+明胶海绵	每人 60mg(最大剂量)	ⅠA	D1	术后第 5、12 周复查,碘油沉积减少或(和)发现新肿瘤结节则再次介入治疗

方案评价

	米铂方案(n=124)	表柔比星方案(n=123)	风险比(可信区间)	ASCO 评分
有效性				−1/100
完全缓解(CR)率	44.4%	37.4%		
TACE 治疗失败时间(d)	365.5	414		
总生存期(d)	1 111	1 127	HR 1.01(95% CI 0.73~1.4)	−1

安全性	不良事件分级				P 值(≥3)	0/20
	1~2	≥3	1~2	≥3		
嗜酸性粒细胞升高	86.3%	0.8%	38.2%	0	1.000	
血小板下降	50%	11.3%	52.8%	16.3%	0.274	

续表

安全性	不良事件分级				P 值（≥ 3）	0/20
	1~2	≥ 3	1~2	≥ 3		
中性粒细胞升高	45.2%	0	47.2%	0	NR	
白细胞下降	43.6%	0.8%	53.7%	8.1%	0.005	
中性粒细胞下降	34.6%	8.9%	34.2%	13.0%	0.316	
血红蛋白下降	55.7%	0.8%	52.9%	2.4%	0.370	
白细胞升高	41.9%	0	36.6%	0	NR	
体温升高	92.8%	1.6%	99.2%	0.8%	1.000	
腹痛	63.7%	0.8%	74%	2.4%	0.370	
恶心	44.4%	0	53.7%	0.8%	0.498	
ALT 升高	51.6%	31.5%	39%	53.7%	<0.001	
AST 升高	43.6%	39.5%	30.9%	57.7%	0.005	
血糖升高	64.6%	17.7%	56.9%	11.4%	0.207	
低白蛋白	77.4%	0.8%	79.7%	0	1.000	
低钠血症	57.3%	4.8%	43.9%	7.3%	0.439	
胆红素升高	57.3%	2.4%	62.6%	5.7%	0.216	
额外获益						0/60
曲线终点						
症状改善						
生活质量						
无治疗缓解期						
净健康获益			−1			

点评

TACE 中的化疗药物是否能够增加抗肿瘤效果，目前还存在争议，化疗药物的最佳方案也没有定论。本研究没有观察到 TACE 中使用米铂对比表柔比星的差异。适应证以及禁忌证同上。

（贺 庆）

参考文献

［1］IKEDA M, KUDO M, AIKATA H, et al. Transarterial chemoembolization with miriplatin vs. epirubicin for unresectable hepatocellular carcinoma: a phase Ⅲ randomized trial. J Gastroenterol, 2018, 53 (2): 281-290.

含阿霉素的碘油和微球的方案

方案	药物	剂量	用法	时间	周期（根据复查结果，最多3个疗程）
对照组	阿霉素＋碘油＋明胶海绵（cTACE）	50~75mg/m² (最多 150mg) 碘油乳化	ⅠA	D1	Q2M
试验组	阿霉素载药微球（B TACE）	150mg+4ml 微球 (300~500μm + 500~700μm)	ⅠA	D1	Q2M

方案评价

	cTACE (n=108)		B TACE (n=93)		风险比（可信区间）	ASCO评分
有效性						5.67/70
治疗反应率（RR）	43.5%		51.6%			
	30.45		36.12			5.67
安全性	不良事件分级					1.9/20
	1~2	≥3	1~2	≥3		
脱发	20%		1%			
肝衰		2%		2%		
心脏事件		1%		2%		
感染		2%		1%		
消化道出血				1%		
骨髓抑制	2%	6%	4%	1%		
黏膜炎	6%	1%	4%	0		
皮肤色素沉着	2%		2%	0		
额外获益						0/60
曲线终点						
症状改善						
QOL						
无治疗缓解期						
净健康获益		7.57				

点评

　　和大多数类似研究结果相似,本研究发现,与碘油乳化细胞毒药物相比,载药微球能减少 TACE 术后的不良事件,有更好的临床数据和反应率,仍尚未证实生存期的获益。适应证以及禁忌证同上。

(贺 庆)

参考文献

[1] LAMMER J, MALAGARI K, VOGL T, et al. Prospective randomized study of doxorubicineluting-bead embolization in the treatment of hepatocellularcarcinoma: results of the PRECISION V study. Cardiovasc Intervent Radiol, 2010, 33: 41-52.

第十二章　胆系肿瘤

胆系肿瘤辅助化疗方案

方案	药物	剂量	用法	时间	周期
卡培他滨(试验组)	卡培他滨	$1\,250mg/m^2$ BID	PO	D1~14	Q21D×8
观察组(对照组)	–				

点评

　　胆管癌预后差,术后局部和远处复发率高,但术后的辅助治疗尚存争议。2017 年 ASCO 年会上报告了 BILCAP 的结果。该研究(NCT00363584)为Ⅲ期多中心随机对照试验,探究了卡培他滨比较安慰剂在胆管癌辅助治疗中的疗效与安全性。研究纳入英国 44 个中心总共 447 名 ECOG PS 评分 0~2 的胆管癌术后患者(肝内 19%,肝门 28%,肝外 35%,胆囊 18%),其中 R0 和 R1 切除率分别为 62% 和 38%,46% 患者淋巴结阴性。结果表明,在 80% 生存患者随访至少 36 个月时,卡培他滨组的中位总生存期达 51 个月,而对照组仅有 36 个月(HR 0.80 ;95% CI 0.63~1.04)。卡培他滨组和观察组的中位无复发生存期分别为 25 个月和 18 个月。卡培他滨用于胆道癌患者的术后辅助治疗可改善其生存,且安全性好。

(杨 雨　占 美)

参考文献

[1] PRIMROSE JN, FOX R, PALMER DH, et al. Adjuvant capecitabine for biliary tract cancer: The BILCAP randomized study. J Clin Oncol, 2017; 35 (supplement abstract 4006).

胆系肿瘤晚期胆系肿瘤的姑息化疗方案 I

方案	药物	剂量	用法	时间	周期
GP 方案(试验组)	吉西他滨	1 000mg/m²	IVGTT,30min	D1,8	Q21D×8
	顺铂	25mg/m²	IVGTT	D1,8	
G 方案(对照组)	吉西他滨	1 000mg/m²	IVGTT,30min	D1,8,D15	Q28D×6

方案评价

	GP 方案(n=204)	G 方案(n=206)	风险比(可信区间)	ASCO 评分
有效性				36/100
总缓解率	26.1%	15.5%		36
无进展生存期(月)	8.0	5.0	HR 0.63(95% CI 0.51~0.77)	
总生存期(月)	11.7	8.1	HR 0.64(95% CI 0.52~0.80)	

安全性	不良事件分级				P 值	
	1~2	≥3	1~2	≥3		
白细胞减少	NR	15.7%	NR	9.5%	0.07	–
血小板减少	NR	8.6%	NR	6.5%	0.44	–0.02/20
血红蛋白减少	NR	7.6%	NR	3.0%	0.04	
中性粒细胞减少	NR	25.3%	NR	16.6%	0.03	
ALT 升高	NR	9.6%	NR	17.1%	0.03	
其他的肝功能异常	NR	13.1%	NR	19.6%	0.08	
脱发	NR	1.0%	NR	0	0.16	
厌食	NR	3.0%	NR	2.5%	0.75	
疲劳	NR	18.7%	NR	16.6%	0.58	
恶心	NR	4.0%	NR	3.5%	0.78	
呕吐	NR	5.1%	NR	5.5%	0.65	
肾功能不全	NR	1.5%	NR	1.0%	0.83	
感染	NR	18.2%	NR	19.1%	0.82	
深静脉血栓	NR	2.0%	NR	0.5%	0.18	
血栓事件	NR	3.5%	NR	1.5%	0.20	
其他非血液学毒性	NR	33.3%	NR	31.2%	0.64	
额外获益						20/60
曲线终点	20					
症状改善						
QOL						
无治疗缓解期						
净健康获益		55.98				

点评

  本研究(NCT00262769)为Ⅲ期多中心随机对照试验,旨在比较晚期胆管癌中GP方案与单药G方案的有效性和安全性,纳入英国37个中心总共410名ECOG PS评分0~2、器官功能良好、预期生存超过3个月的不可切除、复发或转移性胆道癌(肝内或肝外胆管癌、胆囊癌或壶腹癌)患者。结果发现:与单药G方案相比,GP方案延长了患者总生存期和无疾病进展期。该研究奠定了GP方案为晚期胆道癌一线化疗首选方案的地位。

(杨雨 占美)

参考文献

[1] VALLE J, WASAN H, PALMER DH, et al. Cisplatin plus gemcitabine versus gemcitabine for biliary tract cancer. N Engl J Med, 2010, 362: 1273-1281.

胆系肿瘤晚期胆系肿瘤的姑息化疗方案 Ⅱ

方案	药物	剂量	用法	时间	周期
GS 方案(试验组)	吉西他滨	1 000mg/m²	IVGTT	D1,8	Q21D
	S-1	根据体表面积 60mg/d、80mg/d 或 100mg/d	PO BID	D1~14	
GP 方案(对照组)	吉西他滨	1 000mg/m²	IVGTT	D1,8	Q21D
	顺铂	25mg/m²	IVGTT	D1,8	Q21D 顺铂最多用 16 次

方案评价

	GS 方案	GP 方案	风险比(可信区间)
有效性			
总缓解率	29.8%	32.4%	
无进展生存期(月)	6.8	5.8	HR 0.86(95% CI 0.70~1.07)
总生存期(月)	15.1	13.4	HR 0.95(95% CI 0.78~1.15)
安全性			
不良事件发生率(%)	29.9	35.1	

点评

　　该方案来源于 UMIN000010667 研究,纳入 354 名未经化疗的复发或不可切除的胆道腺癌(胆囊、肝内胆管、肝外胆管、Vater 壶腹),ECOG-PS 为 0~1,器官功能充分的患者。在 OS 上,GS 非劣效于 GP,可考虑将 GS 作为晚期胆道癌新的治疗选择。

（杨　雨　占　美）

参考文献

［1］2018 ASCO Annual Meeting, abstract4014; Randomized phase Ⅲ study of gemcitabine plus S-1 combination therapy versus gemcitabine plus cisplatin combination therapy in advanced biliary tract cancer: A Japan Clinical Oncology Group Study (JCOG1113, FUGA-BT).

［2］JUNKI MIZUSAWA, CHIGUSA MORIZANE,*, TAKUJI OKUSAKA, et al. Randomized phase Ⅲ study of gemcitabine plus S-1 versus gemcitabine plus cisplatin in advanced biliary tract cancer: Japan Clinical Oncology Group Study (JCOG1113, FUGA-BT), Japanese Journal of Clinical Oncology, 2016, 46 (4): 385-388.

第十三章　胰　腺　癌

胰腺癌术后辅助化疗方案 I

方案	药物	剂量	用法	时间	周期
GEM 方案（试验组）	吉西他滨	$1\,000mg/m^2$	IVGTT,>30min	D1,8,15	Q28D×6
观察方案（对照组）					

方案评价

	GEM 组 (n=179)		观察组 (n=175)		P 值	ASCO 评分
有效性						1.9/100
无进展生存期（月）	13.4		6.9		$P<0.001$	
总生存期（月）	22.1		20.2		$P=0.06$	1.9
安全性	不良事件分级				P 值	−1.05/20
	1~2	≥ 3	1~2	≥ 3		
贫血	27.3%	0.6%	3.2%	0.1%		
白细胞减少	28.4%	2.4%	2%	0.1%		
血小板减少	5.6%	0.8%	1%	0		
恶心	19.9%	1.3%	2.6%	0.2%		
腹泻	8.1%	0.9%	4.7%	0.4%		
水肿	8.4%	0.5%	0.3%	0.1%		
感染	3.5%	0.4%	1.4%	0.3%		
肝功能异常	19.9%	0.6%	11.9%	0.6%		
胆红素	1.1%	0.1%	1.9%	0.2%		
碱性磷酸酶	11.6%	0.1%	9.3%	0.5%		
额外获益						20/60

续表

安全性	不良事件分级				P 值	−1.05/20
	1~2	≥ 3	1~2	≥ 3		
曲线终点	20					
症状改善						
QOL						
无治疗缓解期						
净健康获益			20.85			

点评

单药吉西他滨系胰腺癌术后辅助化疗首选方案,体能状态差者仍可试用,证据来源于Ⅲ期多中心的随机对照 CONKO-001 研究。此研究奠定了吉西他滨在胰腺癌术后辅助化疗的一线地位。

此研究(CONKO-001)为多中心的随机对照Ⅲ期临床试验,354 例胰腺癌切除术后患者,被随机分为吉西他滨(GEM)组或单纯手术组。结果显示,GEM 辅助化疗改善了 DFS(两组 DFS 分别为 13.4 个月和 6.9 个月,$P<0.001$),长期随访结果显示 GEM 组患者的总生存期有显著优势(两组总体 mOS 分别为 22.1 个月和 20.2 个月,5 年生存率分别为 21% 和 10.4%,$P<0.01$)。

(曹 丹 张 礼)

参考文献

[1] OETTLE H1, NEUHAUS P, HOCHHAUS A et al. Adjuvant chemotherapy with gemcitabine and long-term outcomes among patients with resected pancreatic cancer: the CONKO-001 randomized trial. JAMA, 2013 Oct 9, 310 (14): 1473-1481.

胰腺癌术后辅助化疗方案 Ⅱ

方案	药物	剂量	用法	时间	周期
5-FU/LV 方案(试验组)	5-FU	425mg/m²	IVGTT	D1~5	Q28D × 6
	LV	20mg/m²	IVGTT	D1~5	
GEM 方案(对照组)	吉西他滨	1 000mg/m²	IVGTT,>30min	D1,8,15	Q28D × 6

方案评价

	5-FU/LV 方案 (*n*=551)		GEM 方案 (*n*=537)		风险比(可信区间)	ASCO 评分
有效性						6/100
无进展生存期(月)	14.1		14.3		HR 0.96(95% CI 0.84~1.10)	
总生存期(月)	23.0		23.6		HR 0.94(95% CI 0.81~1.08)	
安全性	不良事件分级				*P* 值	−0.83/20
	1~2	≥ 3	1~2	≥ 3		
白细胞计数	28%	6%	49%	10%	0.01	
中性粒细胞	33%	22%	50%	22%	0.94	
血小板	10%	0	32%	1.5%	0.003	
恶心	53%	3.5%	53%	2.5%	0.37	
呕吐	29%	3%	24%	2%	0.34	
口腔黏膜炎	55%	10%	18%	0	<0.001	
脱发	34%	0	25%	0	<0.99	
疲倦	62%	8%	65%	6%	0.16	
腹泻	60%	13%	36%	2%	<0.001	
其他	48%	12%	54%	8%	=0.03	
额外获益						0/60
曲线终点						
症状改善						
QOL						
无治疗缓解期						
净健康获益			5.17			

点评

　　5-FU/LV 系胰腺癌术后辅助化疗可选方案,证据来源于Ⅲ期多中心随机对照 ESPAC-3 研究,但该方案较吉西他滨化疗,不良事件增加,如口腔黏膜炎、腹泻、恶心、疲倦等。亚组分析显示:ECOG 0~1、肿瘤负荷较小、从不抽烟、分化好、淋巴结阴性、 CA19-9 正常者存活改善明显。

　　本研究(ESPAC-3)为Ⅲ期多中心随机对照试验,纳入欧洲、澳大利亚、日本、加拿大共 1 088 例胰腺癌术后患者,旨在比较胰腺癌辅助化疗中吉西他滨是否优于 5-FU/LV,结果显示,虽然 GEM 组与 5-FU/LV 组的 mOS 没有统计学差异,分别为 23.6 个月和 23 个月,但 GEM 组的严重不良事件发生率显著降低(*P*<0.001)。

(曹丹　张礼)

参考文献

[1] NEOPTOLEMOS J, STOCKEN DD, BASSI C, et al. Adjuvant chemotherapy with fluorouracil plus folinic acid vs gemcitabine following pancreatic cancer resection: a randomized controlled trial. JAMA, 2010, 304: 1073-1081.

胰腺癌术后辅助化疗方案Ⅲ

方案	药物	剂量	用法	时间	周期
吉西他滨 + 卡培他滨方案(试验组)	吉西他滨	1 000mg/m²	IVGTT,>30min	D1,8,15	Q28D × 6
	卡培他滨	1 660mg/m²	PO	D1~21	
吉西他滨方案(对照组)	吉西他滨	1 000mg/m²	IVGTT,>30min	D1,8,15	Q28D × 6

方案评价

	GEM + 卡培他滨 (n=364)		GEM (n=366)		风险比(可信区间)	ASCO 评分
有效性						18/100
总生存期(月)	28.0		25.5		HR 0.82(95% CI 0.68~0.98)	
无复发生存期(月)	13.9		13.1		HR 0.86(95% CI 0.73~1.02)	

安全性	不良事件分级				P 值	1.33/20
	1~2	≥ 3	1~2	≥ 3	≥ 3	
贫血	58%	14%	56%	2%	0.279	
腹泻	41%	2%	45%	5%	0.008	
乏力	66%	2%	64%	6%	0.870	
发热	20%	2%	17%	2%	1.00	
感染	15%	7%	10%	4%	0.021	
淋巴细胞减少	27%	3%	22%	3%	0.821	
中性粒细胞减少	40%	24%	49%	38%	0.000 1	
手足综合征	8%	0	31%	7%	<0.000 1	
血小板减少	24%	2%	29%	2%	0.800	
血栓栓塞	2%	2%	4%	2%	1.00	
白细胞减少	37%	8%	39%	10%	0.242	
急性肾损伤	1%	1%	<1%	0	0.499	
多器官功能衰竭	0	0	0	0	NA	

续表

安全性	不良事件分级				P 值	1.33/20
	1~2	≥ 3	1~2	≥ 3	≥ 3	
心脏病	1%	<1%	3%	0	1.00	
继发其他肿瘤	<1%	1%	0	1%	0.495	
额外获益						20/60
曲线终点	20					
症状改善						
QOL						
无治疗缓解期						
净健康获益			39.33			

点评

吉西他滨联合卡培他滨作为胰腺癌术后辅助化疗方案,证据来源于Ⅲ期国际多中心随机对照 ESPAC-4 研究,适用于体能状态良好(PS ≤ 2 分)的患者。此方案首次使胰腺癌术后中位 OS 超过 2 年,且相对于单药吉西他滨,并未明显增加不良事件。

本研究(ESPAC-4)为一项国际、多中心、开放标签的Ⅲ期随机对照试验,旨在比较胰腺癌术后辅助化疗中吉西他滨＋卡培他滨方案与吉西他滨单药方案的有效性和安全性,纳入 6 个国家(英国、苏格兰、威尔士、德国、法国和瑞典)的 92 家医院,总共 732 例胰腺癌术后患者。结果发现:与吉西他滨单药方案相比,吉西他滨联合卡培他滨方案能显著提高胰腺癌患者术后生存期。(OS:28.0 月 vs 25.5 月,P=0.032)。

(曹丹 张礼)

参考文献

［1］NEOPTOLEMOS JP, PALMER DH, GHANEH P, et al. Comparison of adjuvant gemcitabine and capecitabine with gemcitabine monotherapy in patients with resected pancreatic cancer (ESPAC-4): a multicentre, open-label, randomised, phase 3 trial. Lancet, 2017, 389 (10073): 1011-1024.

胰腺癌术后辅助化疗方案Ⅳ

方案	药物	剂量	用法	时间	周期
S-1 方案(试验组)	S-1	40~60mg	PO BID	D1~28	Q42D × 4
GEM 方案(对照组)	吉西他滨	1 000mg/m²	IVGTT,>30min	D1,8,15	Q28D × 6

方案评价

	S-1 方案(*n*=192)	GEM 方案(*n*=193)		风险比(可信区间)	ASCO 评分
有效性					43/100
无复发生存期(月)	22.9		11.3	HR 0.60(95% CI 0.47~0.76)	43
总生存期(月)	46.5		25.5	HR 0.57(95% CI 0.44~0.72)	
5 年缓解率	44.1%		24.4%	HR 0.57(95% CI 0.44~0.72)	

安全性	不良事件分级				*P* 值	0/20
	1~2	≥ 3	1~2	≥ 3	≥ 3	
白细胞	47%	9%	55%	39%	<0.000 1	
中性粒细胞	62%	13%	24%	72%	<0.000 1	
血红蛋白	79%	14%	82%	17%	0.366 9	
血小板	38%	5%	61%	9%	0.079 7	
AST	61%	2%	71%	5%	0.021 1	
ALT	55%	1%	74%	4%	0.020 0	
胆红素	43%	2%	12%	1%	0.550 2	
肌酐	10%	1%	17%	1%	0.988 0	
疲劳	60%	6%	64%	5%	0.786 6	
口腔炎	37%	3%	14%	0	0.023 5	
厌食	56%	8%	49%	6%	0.393 1	
恶心	41%	4%	49%	3%	0.539 2	
呕吐	20%	2%	23%	2%	0.640 1	
腹泻	42%	5%	34%	0	0.002 2	
发热	22%	3%	35%	1%	0.096 2	
粒细胞缺少性发热	0	1%	0	2%	0.323 1	
感染	6%	1%	4%	4%	0.058 1	
额外获益						30/60
曲线终点	20					
症状改善						
QOL	10					
无治疗缓解期						
净健康获益		73				

点评

替吉奥是胰腺癌术后辅助化疗又一新选择,证据来源于日本 JASPAC 01 研究。此研究(JASPAC 01)为多中心的随机对照的非劣效Ⅲ期临床研究,比较 S-1 和

GEM 在胰腺癌术后辅助化疗的疗效和安全性,结果显示:S-1 组的 2 年 OS 非劣效于 GEM 组(70% vs 53%),并且 mRFS 明显延长,生活质量明显改善。基于此,我国 CSCO 亦将 S-1 单药作为胰腺癌术后辅助化疗选择之一。

（曹　丹　张　礼）

参考文献

[1] UESAKA K, BOKU N, FUKUTOMI A, et al. Adjuvant chemotherapy of S-1 versus gemcitabine for resected pancreatic cancer: a phase 3, open-label, randomised, non-inferiority trial (JASPAC 01). Lancet, 2016, 388 (10041): 248-257.

晚期胰腺癌化疗方案 I

方案	药物	剂量	用法	时间	周期
FOLFIRINOX 方案（试验组）	奥沙利铂	85mg/m²	IVGTT	D1	Q14D × 12
	伊立替康	180mg/m²	IVGTT	D1	
	亚叶酸钙	400mg/m²	IVGTT	D1	
	氟尿嘧啶	400mg/m²	之后 46h 持续静脉输注 5~FU 2 400mg/m²	D1	
GEM 方案（对照组）	吉西他滨	1 000mg/m²	IVGTT,>30min	D1,8,15	Q28D × 6

方案评价

	FOLFIRINOX 方案（试验组）	GEM 方案（对照组）	风险比（可信区间）	ASCO 评分
有效性				43/100
无进展生存期(月)	6.4	3.3	HR 0.47(95% CI 0.37~0.59)	43
总生存期(月)	11.1	6.8	HR 0.57(95% CI 0.45~0.73)	
客观缓解率	31.6%	9.4%		
安全性	3~4 级	3~4 级	P 值	−5/20
中性粒细胞	45.7%	21.0%	<0.001	
粒细胞缺少性发热	5.4%	1.2%	0.03	
血小板减少	9.1%	3.6%	0.04	
贫血	7.8%	6.0%	NS	
疲劳	23.6%	17.8%	NS	

续表

安全性	3~4 级	3~4 级	P 值	−5/20
呕吐	14.5	8.3%	NS	
腹泻	12.7	1.8%	<0.001	
感觉神经病	9%	0	<0.001	
ALT	7.3	20.8%	<0.001	
血栓栓塞	6.6%	4.1%	NS	
额外获益				10/60
曲线终点	20			
症状改善				
QOL	−10			
无治疗缓解期				
净健康获益		48		

点评

FOLFIRINOX 系转移性胰腺癌患者一线化疗方案,证据来源于法国一项Ⅲ期多中心随机对照研究,适用于体能状态良好的晚期胰腺癌患者(ECOG 0~1),但 3~4 级不良事件发生率较高。

法国此项研究比较 FOLFIRINOX 和 GEM 在晚期胰腺癌姑息化疗的疗效,结果显示:FOLFIRINOX 组的 OS 显著高于 GEM 组(11.1 个月对比 6.8 个月),并且 mPFS 明显延长,但 3~4 级中性粒细胞减少明显增加。基于此,对于体能状态良好的晚期胰腺癌患者(ECOG 0~1),FOLFIRINOX 是一线化疗选择之一。2018 年 ASCO 报道 PRODIGE 24/CCTG PA.6 研究显示,相对于单药吉西他滨,mFOLFIRINOX(奥沙利铂 85mg/m² 、亚叶酸钙 400mg/m²、伊立替康 150mg/m²,第 1 天,5-FU 2.4g/m² 46h,14 天一个周期,共 12 个周期)有更好的疗效,且安全性可耐受。

(曹 丹 张 礼)

参考文献

[1] CONROY T, DESSEIGNE F, YCHOU M, et al. FOLFIRINOX versus gemcitabine for metastatic pancreatic cancer. N Engl J Med, 2011, 364 (19): 1817-1825.

晚期胰腺癌化疗方案 Ⅱ

方案	药物	剂量	用法	时间	周期
GEM+白蛋白结合型紫杉醇方案(对照组)	吉西他滨	1 000mg/m²	IVGTT,>30min	D1,8,15	Q28D×6
	白蛋白结合型紫杉醇	125mg/m²	IVGTT	D1,8,15	
GEM方案(对照组)	吉西他滨	1 000mg/m²	IVGTT,>30min	D1,8,15	Q28D×6

方案评价

	GEM+白蛋白结合型紫杉醇组(n=431)		GEM组(n=430)		风险比(可信区间)	ASCO评分
有效性						28/100
总生存期(月)	8.7		6.6		HR 0.72(95% CI 0.62~0.83)	28
无进展生存期(月)	5.5		3.7		HR 0.69(95% CI 0.58~0.82)	
安全性	不良事件分级				P值	−1.82/20
	1~2	≥3	1~2	≥3		
中性粒细胞减少	36%	37%	31%	26%		
白细胞减少	57%	32%	61%	16%		
血小板减少	62%	13%	61%	9%		
贫血	84%	14%	84%	13%		
乏力	37%	17%	30%	6%		
外周神经病	35%	17%	4%	<1%		
腹泻	31%	6%	12%	1%		
额外获益						20/60
曲线终点	20					
症状改善						
QOL						
无治疗缓解期						
净健康获益			46.18			

点评

　　吉西他滨联合白蛋白结合型紫杉醇方案耐受性良好,是体能状态良好的晚期胰腺癌患者(ECOG 0~2)一线方案选择之一,证据来源于一项Ⅲ期国际性的多中心随机对照 MAPACT 研究。

　　此研究是一项国际、多中心随机对照Ⅲ期临床试验,是著名 MAPACT 试验的更新,试验中861例转移性胰腺癌患者,随机接受白蛋白紫杉醇联合吉西他滨或吉西他滨单药治疗。结果显示,吉西他滨＋白蛋白紫杉醇的 mOS 为 8.7 个月,GEM 单药为 6.6 个月(HR 0.72,95% CI 0.62~0.83 ;*P*<0.001),两组差异有统计学意义。在转移性胰腺癌初治患者中,GEM 联合白蛋白紫杉醇的 mOS 较 GEM 单药明显延长,且耐受性良好。

(曹 丹　张 礼)

参考文献

[1] VON HOFF DD, ERVIN T, ARENA FP, et al. Increased survival in pancreatic cancer with nab-paclitaxel plus gemcitabine. N Engl J Med, 2013, 369: 1691-1703.

晚期胰腺癌化疗方案Ⅲ

方案	药物	剂量	用法	时间	周期
GEM 方案(试验组)	吉西他滨	$1\ 000\text{mg/m}^2$	IVGTT,>30min	D1,8,15	Q28D×6
5-FU 方案(对照组)	5-FU	600mg/m^2	IVGTT	D1	Q7D×6

方案评价

	GEM 方案 (*n*=63)	5-FU 方案 (*n*=63)	风险比(可信区间)	ASCO 评分
有效性				28.12/100
无进展生存期(月)	2.33	0.92	*P*=0.002 5	
总生存期(月)	5.65	4.41	*P*=0.000 2	28.12

	S-1+GEM 方案(*n*=53)		GEM 方案(*n*=53)		风险比(可信区间)	
安全性	不良事件分级				*P* 值	−0.27/20
	1~2	≥ 3	1~2	≥ 3		
恶心呕吐	50.8%	12.7%	53.2%	4.8%		
腹泻	22.3%	1.6	25.8	4.8%		
便秘	6.4%	3.2%	9.6%	1.6%		
意识障碍	3.2%	1.6%	4.8%	1.6%		
疼痛	7.9%	1.6%	6.4%	0		
发热	30.1%	0	16.1%	0		
皮疹	23.8%	0	12.9%	0		
口腔炎	14.3%	0	14.5%	0		
出血	0	0	1.6%	0		

续表

安全性	不良事件分级				P 值	−0.27/20
	1~2	≥ 3	1~2	≥ 3		
感染	8%	0	1.6%	0		
肺栓塞	6.4%	0	3.2%	0		
脱发	17.5%	0	16.1%	0		
外周神经毒性	1.6%	0	1.6%	0		
蛋白尿	9.5%	0	1.6	0		
心律失常	1.6%	0	1.6	0		
过敏	0	0	1.6%	0		
血尿	12.7%	0	0	0		
额外获益						20/60
曲线终点	20					
症状改善						
QOL						
无治疗缓解期						
净健康获益			47.85			

点评

相对于 5-FU,使用吉西他滨患者的 OS、PFS 较高,单药吉西他滨可作为晚期胰腺癌体能状况较差者的一线标准方案。

此研究比较 GEM 组和 5-FU 组在晚期胰腺癌姑息化疗的疗效,结果显示:GEM 组的 OS、PFS 高于 5-FU 组(5.65 个月 vs 4.41 个月、2.33 个月 vs 0.92 个月)。

(曹 丹 张 礼)

参考文献

[1] BURRIS HR, MOORE MJ, ANDERSEN J, et al. Improvements in survival and clinical benefit with gemcitabine as first-line therapy for patients with advanced pancreas cancer: a randomized trial. J Clin Oncol, 1997, 15 (6): 2403-2413.

晚期胰腺癌化疗方案Ⅳ

方案	药物	剂量	用法	时间	周期
S-1 方案（试验组）	S-1	80~120mg/d	PO　BID	D1~28	Q42D
GEM 方案（对照组）	吉西他滨	1 000mg/m²	IVGTT,>30min	D1,8,15	Q28D
S-1+GEM 方案（试验组）	S-1	60~100mg/d	PO　BID	D1~14	Q21D
	GEM	1 000mg/m²	IVGTT,>30min	D1,8	

方案评价

	S-1 组 (n=280)	GEM 组 (n=277)	GS 组 (n=277)	风险比（可信区间）（S-1 vs GEM）	风险比（可信区间）（GS vs GEM）	ASCO 评分 S-1 vs GEM	GS vs GEM
有效性						10.23/100	14.77/100
无进展生存期（月）	3.8	4.1	5.7	HR 0.97 (95% CI 0.78~1.18)	HR 0.66 (95% CI 0.54~0.81)	10.23	14.77
总生存期（月）	9.7	8.8	10.1	HR 1.09 (95% CI 0.90~1.33)	HR 0.96 (95% CI 0.78~1.18)		
客观缓解率	21%	13.3%	29.3%	$P=0.02$	$P<0.001$		
疾病控制率	63.3%	62.7%	71.5%	$P=0.88$	$P=0.04$		

安全性	不良事件分级 ≥3	≥3	≥3	P 值	P 值	0/20	0/20
白细胞	3.7%	18.7%	37.8%	<0.001	<0.001		
粒细胞	8.8%	41%	62.2%	<0.001	<0.001		
血小板	1.5%	11%	17.2%	<0.001	0.05		
贫血	9.6%	14.3%	17.2%	0.11	0.41		
ALT	5.9%	15%	10.9%	<0.001	0.16		
AST	7.7%	15%	12.0%	0.01	0.32		
胆红素	14.3%	9.5%	8.6%	0.09	0.77		
疲劳	6.6%	3.7%	4.9%	0.13	0.53		
皮疹	0.7%	0.7%	4.1%	1	0.01		
厌食	11.4%	7.3%	9.4%	0.11	0.44		
腹泻	5.5%	1.1%	4.5%	0.004	0.02		
口腔炎	0.7%	0	2.2%	0.25	0.01		
恶心	1.8%	1.88%	4.5%	1	0.09		
呕吐	1.5%	0.7%	4.5%	0.45	0.006		
粒细胞缺少性发热	0.4%	0.4%	1.9%	1	0.12		

续表

安全性	不良事件分级			P 值	P 值	0/20	0/20
	≥ 3	≥ 3	≥ 3				
正常 ANC 感染	2.6%	2.2%	2.2%	0.79	1		
肺炎	0	1.8%	0.7%	0.06	0.45		
额外 获益						0/60	0/60
曲线 终点							
症状 改善							
QOL							
无治疗 缓解期							
净健康 获益	10.23				14.77		

点评

　　替吉奥是晚期胰腺癌一线化疗方案之一，证据来源于一项在日本和中国台湾共同开展的Ⅲ期 GEST 研究。晚期胰腺癌的一线化疗上，S-1 的疗效不差于吉西他滨，患者耐受好，口服方便，对体能状态要求不高。但是替吉奥联合吉西他滨化疗并未有生存获益。

　　此研究（GEST）比较 S-1 组、GEM+S-1 组和 GEM 组在晚期胰腺癌一线化疗的疗效，非劣效研究结果显示：S-1 组的 OS 非劣效于 GEM 组（9.7 个月 vs 8.8 个月，$P<0.001$）；GEM+S-1 组的 PFS 高于 GEM 组（5.7 个月 vs 4.1 个月），但二者 OS 没有统计学差异。

（曹　丹　张　礼）

参考文献

［1］UENO H, IOKA T, IKEDA M, et al. Randomized phase Ⅲ study of gemcitabine plus S-1, S-1 alone, or gemcitabine alone in patients with locally advanced and metastatic pancreatic cancer in japan and taiwan: GEST study. J Clin Oncol, 2013, 31 (13): 1640-1648.

晚期胰腺癌化疗方案 V

方案	药物	剂量	用法	时间	周期
厄洛替尼＋吉西他滨方案（试验组）	厄洛替尼	100mg 或 150mg	PO	QD	Q28D×6
	吉西他滨（GEM）	1 000mg/m²	IVGTT,>30min	D1,8,15,22,29,36,43,休息 1 周,为第 1 周期;第 2 周期开始,D1,8,15 给药	
吉西他滨＋安慰剂方案（对照组）	吉西他滨（GEM）	1 000mg/m²	IVGTT,>30min	D1,8,15	Q28D×6

方案评价

	厄洛替尼＋吉西他滨方案（试验组）（n=282）	吉西他滨＋安慰剂方案（对照组）（n=280）	风险比（可信区间）	ASCO 评分
有效性				18/100
无进展生存期（月）	3.75	3.55	HR 0.77（95% CI 0.64~0.92）	
总生存期（月）	6.24	5.91	HR 0.82（95% CI 0.69~0.99）	
1 年生存率	23%	17%	P=0.023	
疾病控制率	57.5%	49.2%	P=0.07	

安全性	不良事件分级				P 值	−1.29/20
	1~2	≥ 3	1~2	≥ 3		
腹泻	50%	6%	39%	2%		
疲劳	74%	15%	71%	15%		
间质肺炎样综合征	2.1%	0	0.4%	0		
感染	26%	17%	18%	16%		
疲劳	66%	6%	28%	1%		
口腔黏膜炎	22%	<1%	14%	0		
额外获益						0/60
曲线终点						
症状改善						
QOL						
无治疗缓解期						
净健康获益		16.71				

点评

吉西他滨联合厄洛替尼可作为体能状态良好的晚期胰腺癌患者一线化疗,证据来源于加拿大 NCIC-CTG 的一项Ⅲ期随机对照研究。吉西他滨联合厄洛替尼仅延长 13 天中位 OS,但 1-2 级皮疹和腹泻发生率增加,其效价比值得权衡。我国 CSCO 对于该方案为Ⅲ级推荐。

此研究比较厄洛替尼联合吉西他滨组与安慰剂联合吉西他滨组在晚期胰腺癌姑息化疗的疗效,结果显示:厄洛替尼+吉西他滨组的 OS 略高于安慰剂+吉西他滨组(6.24 个月 vs 5.91 个月),PFS 稍有延长(3.75 个月 vs 3.55 个月),并且研究结果推荐厄洛替尼每天 100mg 为口服最佳剂量,此研究有统计学意义,但患者临床获益甚微。

(曹 丹　张 礼)

参考文献

[1] MOORE MJ, GOLDSTEIN D, HAMM J, et al. Erlotinib plus gemcitabine compared with gemcitabine alone in patients with advanced pancreatic cancer: a phase Ⅲ trial of the National Cancer Institute of Canada Clinical Trials Group. J Clin Oncol, 2007, 25 (15): 1960-1966.

晚期胰腺癌二线化疗方案Ⅰ

方案	药物	剂量	用法	时间	周期
5-FU/LV/ 奥沙利铂方案(试验组)	LV	200mg/m²	IVGTT	D1,8,15,22	Q28D×6
	5-FU	2 000mg/m²	CIV 24h	D1,	
	奥沙利铂	85mg/m²	IVGTT	D8,22	
5-FU/LV 方案(对照组)	5-FU	2 000mg/m²	CIV 24h	D1	Q28D×6
	LV	200mg/m²	IVGTT	D1,8,15,22	

方案评价

	OFF 方案 (n=76)	FF 方案 (n=84)	风险比(可信区间)	ASCO 评分
有效性				34/100
无进展生存期(月)	2.9	2.0	HR 0.66(95% CI 0.48~0.91)	
总生存期(月)	5.9	3.3	HR 0.68(95% CI 0.5~0.94)	

续表

安全性	不良事件分级				P 值	0.69/20
	1~2	≥ 3	1~2	≥ 3		
贫血	56.58%	3.95%	61.90%	2.38%		
呕吐	57.89%	1.32%	42.86%	3.57%		
感觉异常	38.16%	3.95%	7.14%	0		
疼痛	38.16%	31.58%	40.48%	40.48%		
白细胞减少	25%	0	7.14%	0		
血小板减少	22.36%	1.32%	21.43%	0		
腹泻	19.74%	1.32%	22.62%	0		
额外获益						0/60
曲线终点						
症状改善						
QOL						
无治疗缓解期						
净健康获益			34.69			

点评

　　5-FU/LV/ 奥沙利铂方案是既往接受非氟尿嘧啶类方案一线治疗失败的晚期胰腺癌的二线治疗选择,证据来源于 CONKO 003 研究。该方案适用于一线治疗失败后体能状态较好的晚期胰腺癌患者,耐受性好,3~4 级不良事件发生率低。

　　此研究比较 OFF(5-FU/LV/ 奥沙利铂)组和 FF(5-FU/LV)组在晚期胰腺癌姑息二线化疗的疗效,结果显示:OFF 组的 OS、PFS 高于 FF 组(5.9 个月 vs 3.3 个月、2.9 个月 vs 2.0 个月),5-FU 联合奥沙利铂可作为晚期胰腺癌患者的二线治疗方案。

(曹丹　张礼)

参考文献

[1] HELMUT O, HANNO R, JENS M, et al. Second-line oxaliplatin, folinic acid, and fluorouracil versus folinic acid and fluorouracil alone for gemcitabine-refractory pancreatic cancer: outcomes from the CONKO-003 trial. J Clin Oncol, 2014, 23 (6): 2423-2429.

晚期胰腺癌二线化疗方案 II

方案	药物	剂量	用法	时间	周期
纳米脂质体伊立替康 + 5-FU/LV 方案（试验组）	纳米脂质体伊立替康	80mg/m²	IVGTT	D1	Q14D × 12
	5-FU	400mg/m² IVGTT D1 后，2 400mg/m² CIV 46h			
	LV	400mg/m²	IVGTT	D1	
5-FU/LV 方案（对照组）	LV	400mg/m²	IVGTT	D1	Q14D × 12
	5-FU	400mg/m² IVGTT D1 后，2 400mg/m² CIV 46h			

方案评价

	纳米脂质体伊立替康 +5-FU/LV 方案（n=117）		5-FU/LV 方案（n=149）		风险比（可信区间）	ASCO 评分
有效性						45.24/100
无进展生存期（月）	3.1		1.5		HR 0.56（95% CI 0.41~0.75）	45.24
总生存期（月）	6.1		4.2		HR 0.67（95% CI 0.49~0.92）	
安全性	不良事件分级				P 值	-3.08/20
	1~2	≥ 3	1~2	≥ 3		
腹泻	46%	13%	22%	4%		
呕吐	41%	11%	23%	3%		
恶心	43%	8%	31%	3%		
食欲降低	40%	4%	30%	2%		
疲劳	26%	14%	24%	4%		
粒细胞减少	12%	27%	4%	1%		
贫血	29%	9%	16%	7%		
低血钾	9%	3%	7%	2%		
额外获益						20/60
曲线终点	20					
症状改善						
QOL						
无治疗缓解期						
净健康获益		62.16				

点评

纳米脂质体伊立替康 +5-FU/LV 是晚期胰腺癌二线化疗可选方案,证据来源于 NAPOLI-1 研究。相对于 5-FU/LV,纳米脂质体伊立替康 +5-FU/LV 可延长生存期,但不良事件有增加。

此研究(NAPOLI-1)为一项全球、开放、随机对照Ⅲ期临床试验,比较纳米脂质体伊立替康 +5-FU/LV 组和 5-FU/LV 组在晚期胰腺癌二线化疗的疗效,结果显示:纳米脂质体伊立替康 +5-FU/LV 组的 OS、PFS 高于 5-FU/LV 组(6.1 个月 vs 4.2 个月、3.1 个月 vs 1.5 个月),但不良事件有增加,可以作为晚期胰腺癌患者的二线治疗方案选择之一。

(曹 丹 张 礼)

参考文献

[1] WANG-GILLAM A, LI CP, BODOKY G, et al. Nanoliposomal irinotecan with fluorouracil and folinic acid in metastatic pancreatic cancer after previous gemcitabine-based therapy (NAPOLI-1): a global, randomised, open-label, phase 3 trial. Lancet, 2016, 387: 545-557.

第十四章　胰腺神经内分泌瘤

晚期神经内分泌瘤治疗方案 I

方案	药物	剂量	用法	时间	周期
兰瑞肽（试验组）	兰瑞肽	120mg	IH	D_1	Q28D（96周）
安慰剂（对照组）	安慰剂	120mg	IH		Q28D（96周）

方案评价

	兰瑞肽 （n=101）	安慰剂 （n=103）	风险比（可信区间）	ASCO评分
有效性				53/100
无进展生存期（月）	38.5	18	HR 0.47（95% CI 0.30~0.73）	

安全性	不良事件发生率（所有种类）			无法评估
	1~4	1~4		
腹泻	26%	9%		
腹痛	14%	2%		
胆石病	10%	3%		
胃肠胀气	8%	5%		
注射部位疼痛	7%	3%		
恶心	7%	2%		
呕吐	7%	0		
头痛	5%	2%		
疲倦	5%	1%		
高血糖症	5%	0		
胰酶水平降低	5%	0		
额外获益				16/60

续表

安全性	不良事件发生率(所有种类)		无法评估
	1~4	1~4	
曲线终点			16
症状改善			
QOL			
无治疗缓解期			
净健康获益		79	

点评

　　兰瑞肽可以作为晚期 pNET 一线治疗选择方案。证据来源于Ⅲ期多中心随机对照 CLARINET 研究,适用于晚期胰腺神经内分泌瘤,特别是 Ki-67<10% 的患者或伴有神经内分泌症状的患者。奥曲肽与兰瑞肽作用机制一样,长效奥曲肽对于来源于中肠的神经内分泌瘤可以延长 TTP。所以目前 ENETS 和 NCCN 指南都将长效奥曲肽及兰瑞肽作为 SSA 类一致推荐。

(勾红峰　龙宇)

参考文献

[1] CAPLIN ME, PAVEL M, CWIKLA JB, et al. Lanreotide in metastatic enteropancreatic neuroendocrine tumors. N Engl J Med, 2014, 371: 224-233.

晚期胰腺神经内分泌瘤治疗方案 Ⅱ

方案	药物	剂量	用法	时间	周期
舒尼替尼(试验组)	舒尼替尼	37.5mg	PO	QD	持续服用
安慰剂(对照组)	安慰剂	37.5mg	PO	QD	持续服用

方案评价

	舒尼替尼方案 (n=86)	安慰剂方案 (n=85)	风险比(可信区间)	ASCO 评分
有效性				68/100
总缓解率	9.3%	0		
无进展生存期(月)	12.6	5.8	HR 0.32(95% CI 0.18~0.55)	
生存期(月)	38.6	29.1	HR0.73(95% CI 0.50~1.06	

续表

安全性	不良事件分级				−7.05/20
	1~2	≥ 3	1~2	≥ 3	
腹泻	54%	5%	37%	2%	
恶心	43%	1%	28%	1%	
虚弱	29%	5%	23%	4%	
呕吐	34%	0	28%	2%	
疲劳	28%	5%	18%	8%	
发色改变	28%	1%	1%	0	
中性粒细胞减少	17%	12%	4%	0	
腹痛	23%	5%	22%	10%	
高血压	17%	10%	4%	1%	
手足综合征	17%	6%	2%	0	
厌食	19%	2%	20%	1%	
口腔炎	18%	4%	2%	0	
味觉障碍	20%	0	5%	0	
鼻出血	19%	1%	5%	0	
头痛	18%	0	12%	1%	
失眠	18%	0	12%	0	
皮疹	18%	0	15%	0	
血小板减少症	13%	4%	5%	0	
黏膜炎	14%	1%	7%	0	
体重减轻	14%	1%	11%	0	
便秘	14%	0	18%	1%	
背痛	12%	0	12%	5%	
额外获益					16/60
曲线终点					16
症状改善					
QOL					
无治疗缓解期					
净健康获益			76.95		

点评

　　舒尼替尼方案为治疗分化良好晚期胰腺神经内分泌瘤的一线治疗方案之一,证据来源于随机前瞻性Ⅲ期临床试验(NCT00428597),适合于 ECOG 评分 0~1 分,G1,G2 的晚期 pNET 患者。

(勾红峰　龙　宇)

参考文献

[1] RAYMOND E, DAHAN L, RAOUL JL, et al. Sunitinib malate for the treatment of pancreatic neuroendocrine tumors. N Engl J Med, 2011, 364: 501-513.

晚期胰腺神经内分泌瘤治疗方案Ⅲ

方案	药物	剂量	用法	时间	周期
依维莫司(试验组)	依维莫司	10mg	PO	QD	持续服药
安慰剂(对照组)	安慰剂	10mg	PO	QD	

方案评价

	依维莫司方案 (n=207)		安慰剂方案 (n=203)		风险比(可信区间)	ASCO 评分
有效性						65/100
总缓解率	5%		2%			
中位无进展生存(月)	11.0		4.6		HR 0.35(95% CI 0.27~0.45)	
生存期(月)	44.0		37.7		HR 0.94(95% CI 0.7~1.2)	

安全性	不良事件分级					−20/20
	1~2	≥ 3	1~2	≥ 3		
口腔炎	57%	7%	17%	0		
皮疹	48%	<1%	10%	0		
腹泻	31%	3%	10%	0		
疲劳	29%	2%	13%	<1%		
感染	21%	2%	5%	<1%		
恶心	18%	2%	18%	0		
外周水肿	19%	<1%	3%	0		
食欲减退	20%	0	6%	1%		

续表

安全性	不良事件分级				−20/20
	1~2	≥ 3	1~2	≥ 3	
头痛	19%	0	6%	0	
味觉减退	17%	0	4%	0	
贫血	11%	6%	3%	0	
鼻出血	17%	0	0	0	
非感染性肺炎	15%	2%	0	0	
体重减轻	16%	0	4%	0	
呕吐	15%	0	6%	0	
瘙痒	15%	0	9%	0	
高血糖症	8%	5%	2%	2%	
血小板减少症	9%	4%	<1%	0	
虚弱	12%	1%	7%	1%	
指甲疾病	11%	<1%	1%	0	
咳嗽	11%	0	2%	0	
发热	11%	0	0	0	
皮肤干燥	10%	0	4%	0	
额外获益					16/60
曲线终点					16
症状改善					
QOL					
无治疗缓解期					
净健康获益			61		

点评

依维莫司为晚期胰腺神经内分泌瘤一线治疗可选择方案,其证据来源于前瞻性、随机对照Ⅲ期临床研究 RADIANT-3。适合于 ECOG 评分 0~1 分,G1,G2 的晚期 pNET 患者。与安慰剂相比,经常发生的 3~4 级不良事件包括贫血和高血糖。

(勾红峰　龙　宇)

参考文献

[1] YAO JC, SHAH MH, ITO T, et al. Everolimus for advanced pancreatic neuroendocrine tumors. N Engl J Med, 2011, 364: 514-523.

晚期胰腺神经内分泌瘤治疗方案Ⅳ

方案	药物	剂量	用法	时间	周期
FS	5-FU	400mg/m^2	IV bolus	D1~5	Q5~6W,1年或疾病进展
	链脲霉素	500mg/m^2	IV bolus	D1~5	

方案评价

	FS 方案(n=96)	风险比(可信区间)	ASCO 评分
有效性			
总缓解率	42.7%		
mTTP(月)	19.4		
OS(月)	54.8		
安全性	不良事件分级 1~4 级		
总共	68.8%		
恶心/呕吐	36.5%		
疲劳	22.9%		
口腔黏膜炎	16.7%		
腹泻	13.5%		
感觉异常	11.5%		
味觉改变	4.2%		
手足综合征	3.1%		
头痛	3.1%		
其他	16.8%		
未知	1.0%		
粒细胞减少	7.3%		
血小板减少	6.3%		
淋巴结细胞减少	9.4%		
血清肌酐升高	21.9%		
蛋白尿	5.2%		
肌酐清除率降低	1.0%		
额外获益			
曲线终点			
症状改善			
QOL			
无治疗缓解期			
净健康获益			

点评

　　晚期胰腺神经内分泌瘤 pNET 的化疗一直存在争议。链脲霉素是唯一被 FDA 批准用于神经内分泌肿瘤的化疗药物。本表中的数据来源于一个回顾性研究，结合其他一些回顾性分析的结果，STZ/5-FU 是晚期 pNET 可以选择的方案之一，适用于 ECOG 评分 0~1 分，分化为 G2 晚期 pNET 的患者。

（勾红峰　龙　宇）

参考文献

［1］DILZ LM, DENECKE T, STEFFEN IG, et al. Streptozocin/5-fluorouracil chemotherapy is associated with durable response in patients with advanced pancreatic neuroendocrine tumours. Eur J Cancer, 2015, 51 (10): 1253-1262.

晚期胰腺内分泌瘤治疗方案 V

方案	药物	剂量	用法	时间	周期
TC 方案（试验组）	替莫唑胺	200mg/m²	PO, QD	D10~14	Q28D
	卡培他滨	750mg/m²	PO, BID	D1~14	
T 方案（对照组）	替莫唑胺	200mg/m²	PO, QD	D1~5	Q28D

方案评价

	TC 方案（n=72）	T 方案（n=72）	风险比（可信区间）	ASCO 评分
有效性				59/100
总缓解率	33%	27.8%		
无进展生存期（月）	22.7	14.4	HR0.58（95% CI 0.36~0.93）	
总生存期（月）	未达到	38	HR 0.41（95% CI0.21~0.82）	59

安全性	不良事件分级		P 值	−20/20
	≥3	≥3	≥3	
所有 3~4 级	44%	22%	P=0.007	
中性粒细胞减少	13%	4%		
淋巴细胞减少	5%	4%		
血小板减少	8%	13%		
恶心	8%	0		

续表

安全性	不良事件分级		P 值	−20/20
	≥ 3	≥ 3	≥ 3	
呕吐	8%	0		
腹泻	8%	0		
疲劳	8%	1%		
额外获益				0/60
曲线终点				
症状改善				
QOL				
无治疗缓解期				
净健康获益		39		

点评

　　TC 方案可以作为晚期 pNET 一线姑息化疗首选方案。本研究是目前晚期胰腺神经内分泌肿瘤比较不同化疗方案唯一的Ⅲ期多中心随机对照试验,该研究的结果在 2018 年 ASCO 会议上首次报道。适合于 ECOG 评分 0~1 分,G1,G2 且在过去 1 年中疾病进展的患者。既往使用过靶向治疗的患者也能获益。

(勾红峰　龙　宇)

参考文献

[1] PAMELA KUNZ. A randomized study of temozolomide or temozolomide and capecitabine inpatients with advanced pancreatic neuroendocrine tumors: A trial of the ECOG-ACRIN Cancer Research Group (E2211). 2018ASCO Oral Abstract Session, 4004.

第十五章　结直肠癌

结直肠癌辅助化疗方案 I　FOLFOX 方案

方案	药物	剂量	用法	时间	周期
FOLFOX4 方案（试验组）	奥沙利铂	$85mg/m^2$	IV, 2h	D1,	Q14D
	亚叶酸钙	$200mg/m^2$	IV, 2h	D1	
	氟尿嘧啶	$400mg/m^2$	IV, 快速输注	D1	
	氟尿嘧啶	$600mg/m^2$	静脉持续泵入 22h	D1~2	
FL 方案（对照组）	亚叶酸钙	$200mg/m^2$	IV, 2h	D1	Q14D
	氟尿嘧啶	$400mg/m^2$	IV, 快速输注	D1	
	氟尿嘧啶	$600mg/m^2$	静脉持续泵入 22h	D1~2	

方案评价

	FOLFOX4 方案（n=1 123）	FL 方案（n=1 123）	风险比（可信区间）	ASCO 评分
有效性				23/100
3 年无进展生存率（%）	78.2%	72.9%	HR 0.77（95% CI 0.65~0.91）	23

安全性	不良事件分级				P 值 ≥ 3	−2.7/20
	1~2	≥ 3	1~2	≥ 3		
感觉异常	79.60%	12.4%	15.4%	0.2%	0.001	
贫血	74.8%	0.8%	66.6%	0.3%	0.09	
血小板减少	75.7%	1.7%	18.6%	0.4%	0.001	
白细胞减少	45%	29%	61%	9%	<0.000 1	
粒细胞减少	37.8%	41.1%	35.2%	4.7%	<0.001	
恶心	68.6%	5.1%	59.3%	1.8%	<0.01	
呕吐	41.4%	5.8%	22.6%	1.4%	<0.001	
腹泻	45.5%	10.8%	41.8%	6.6%	<0.001	

续表

安全性	不良事件分级				P 值 ≥ 3	−2.7/20
	1~2	≥ 3	1~2	≥ 3		
口腔黏膜炎	38.9%	2.7%	37.4%	2.2%	0.41	
皮肤损伤(包含手足综合征)	29.5%	2%	33.1%	2.4%	0.67	
脱发	30.2%	NA	28.1%	NA	NA	
变态反应	7.4%	2.9%	1.7%	0.2%	<0.001	
血栓或静脉炎	4.5%	1.2%	4.7%	1.8%	0.29	
粒细胞缺少性发热		1.8%		0.2%	<0.001	
额外获益						0/60
曲线终点						
症状改善						
QOL						
无治疗缓解期						
净健康获益			20.3			

点评

本研究(MOSAIC)为Ⅲ期多中心随机对照临床试验,以 3 年 DFS 率为主要研究终点,评估奥沙利铂、氟尿嘧啶与亚叶酸钙(FOLFOX4 方案)对比氟尿嘧啶与亚叶酸钙(FL 方案)在结肠癌术后辅助化疗中的意义。文献中试验组方案为 FOLFOX4 方案,后续临床研究不断优化,指南已将术后辅助方案更新为 mFOLFOX6。文中试验组方案剂量按照 FOLFOX4 给出,对照组 FL 按照文献原文给出。研究结果发现:与 FL 方案比较,FOFOX4 方案用于结肠癌术后辅助化疗显著提高结肠癌患者 3 年、5 年的无病生存率及 6 年总生存期,该研究奠定了 FOLFOX 方案在肠癌术后辅助治疗首选方案的地位。

(李鸿立 刘 锐)

参考文献

[1] ANDRÉ T, BONI C, MOUNEDJI-BOUDIAF L et al. Oxaliplatin, fluorouracil, and leucovorin as adjuvant treatment for colon cancer. N Engl J Med, 2004 Jun 3, 350 (23): 2343-2351.

[2] ANDRÉ T, BONI C, NAVARRO M, et al. Improved overall survival with oxaliplatin, fluorouracil, and leucovorin as adjuvant treatment in stage Ⅱ or Ⅲ colon cancer in the MOSAIC trial. J Clin Oncol, 2009, 27 (19): 3109-3116.

[3] CHEESEMAN SL, JOEL SP, CHESTER JD, et al. A modified de Gramont regimen of fluorouracil, alone and with oxaliplatin for advanced colorectal cancer. Br J Cancer, 2002, 87 (4): 393-399.

结直肠癌辅助化疗方案 Ⅱ　卡培他滨方案

方案	药物	剂量	用法	时间	周期
卡培他滨方案(试验组)	卡培他滨	1 250mg/m^2	PO,BID	D1~14,	Q21D
FL 方案(对照组)	氟尿嘧啶	425mg/m^2	IVGTT,快速输注	D1~5	Q28D
	亚叶酸钙	20mg/m^2	IVGTT,快速输注	D1~5	Q28D

方案评价

	卡培他滨方案 (n=1 004)		FL 方案 (n=983)		风险比(可信区间)	ASCO 评分
有效性						16/100
3 年 DFS 率	64.2%		60.6%		HR 0.87(95% CI 0.75~1)	16
3 年 RFS 率	65.5%		61.9%		HR 0.86(95% CI 0.74~0.99)	
3 年 OS 率	81.3%		77.6%		HR 0.84(95% CI 0.69~1.01)	
安全性	不良事件分级				P 值	−0.89/20
	1~2	≥ 3	1~2	≥ 3	≥ 3	
食欲下降	8%	1%	<1%	<1%	NA	
粒细胞减少	30%	2%	37%	26%	<0.001	
恶心及呕吐	33%	3%	48%	3%	<0.001	
腹泻	35%	11%	51%	13%	<0.001	
口腔黏膜炎	20%	2%	46%	14%	<0.001	
手足综合征	43%	17%	8%	<1%	<0.001	
腹痛	8%	2%	12%	1%	NA	
脱发	6%	0	21%	<1%	<0.001	
疲劳或乏力	22%	1%	21%	2%	NA	
嗜睡	9%	<1%	8%	<1%	NA	
高胆红素血症	30%	20%	14%	6%	<0.001	
额外获益						0/60
曲线终点						
症状改善						
QOL						
无治疗缓解期						
净健康获益			15.11			

点评

  X-ACT 研究是一项 1998—2001 年开展的随机对照Ⅲ期临床研究,旨在对比口服卡培他滨与静脉注射氟尿嘧啶与亚叶酸钙(FL 方案)对Ⅲ期结肠癌术后辅助化疗的疗效,研究的主要疗效终点是无病生存期(DFS),主要安全性终点是 3 级以上的毒性不良事件发生率。结果显示,卡培他滨组患者的 DFS 至少与 5-FU/LV 组相当,而毒性不良事件的发生率更低。后来 MOSAIC 研究结果证实Ⅲ期结肠癌术后给予 FOLFOX 方案化疗 6 个月,疗效优于 FL 方案,至此建立了 FOLFOX 方案为结肠癌术后辅助化疗的金标准。对于高年龄、体弱或不能耐受奥沙利铂不良事件的Ⅲ期肠癌患者的术后辅助化疗,卡培他滨可以作为氟尿嘧啶联合亚叶酸钙方案的替代方案。

(李鸿立 刘 锐)

参考文献

［1］TWELVES C, WONG A, NOWACKI MP, et al. Capecitabine as adjuvant treatment for stage Ⅲ colon cancer. N Engl J Med, 2005 Jun 30, 352 (26): 2696-2704.

［2］ANDRÉ T, BONI C, NAVARRO M, et al. Improved overall survival with oxaliplatin, fluorouracil, and leucovorin as adjuvant treatment in stage Ⅱ or Ⅲ colon cancer in the MOSAIC trial. J Clin Oncol, 2009, 27 (19): 3109-3116.

结直肠癌辅助化疗方案Ⅲ XELOX 方案

方案	药物	剂量	用法	时间	周期
XELOX方案(试验组)	卡培他滨	1 000mg/m²	PO, BID	D1~14,	Q21D
FL 方案(对照组)	奥沙利铂	130mg/m²	IVGTT 2h		Q28D
					Q28D
	氟尿嘧啶	425mg/m²	IVGTT 快速输注	D1~5	
	亚叶酸钙	20mg/m²	IVGTT 快速输注	D1~5	

方案评价

	XELOX 方案 (n=944)	FL 方案 (n=942)	风险比(可信区间)	ASCO 评分
有效性				13/100
3 年 RFS 率	72.1%	67.5%	HR 0.78 (95% CI 0.67~0.92)	
3 年 DFS 率	70.9%	66.5%	HR 0.80 (95% CI 0.69~0.93)	13
5 年 OS 率	77.6%	74.2%	HR 0.87 (95% CI 0.72~1.05)	

续表

安全性	不良事件分级				P 值	-3/20
	1~2	≥ 3	1~2	≥ 3	≥ 3	
周围神经毒性	67%	11%	6%	<1%	<0.05	
粒细胞减少	18%	9%	12%	16%	<0.05	
恶心	61%	5%	53%	4%	<0.05	
呕吐	37%	6%	22%	3%	<0.05	
腹泻	41%	19%	52%	20%	<0.05	
口腔黏膜炎	20%	<1%	42%	9%	<0.05	
手足综合征	24%	5%	9%	<1%	<0.05	
粒细胞缺少性发热		<1%		4%	<0.05	
额外获益						
曲线终点						
症状改善						
QOL						
无治疗缓解期						
净健康获益			10			

点评

本研究(16968)为Ⅲ期随机多中心对照临床试验,旨在对比奥沙利铂联合卡培他滨方案(XELOX 方案)与 FL 方案在Ⅲ期结肠癌术后辅助治疗中的疗效。研究的主要终点是无病生存(DFS)率。结果发现:XELOX 方案在Ⅲ期结肠癌术后辅助治疗中 3 年无病生存率及 3 年无复发生存率明显优于 FL 方案。5 年的生存率 XELOX 方案组有延长趋势,但与 FL 方案组之间没有显著性差异,这可能与肠癌患者后线治疗给患者带来的获益有关。研究结果为阳性,达到了研究目的。研究为Ⅲ期结肠癌术后辅助治疗提供了一个新的可选方案。

(李鸿立 刘 锐)

参考文献

[1] DANIEL G. HALLER, JOSEP TABERNERO, JEAN MAROUN, et al. Capecitabine plus oxaliplatin compared with fluorouracil and folinic acid as adjuvant therapy for stage Ⅲ colon cancer. J Clin Oncol, 2011 Apr 10, 29 (11): 1465-1471.

[2] SCHMOLL HJ, CARTWRIGHT T, TABERNERO J, et al. Phase Ⅲ trial of capecitabine plus oxaliplatin as adjuvant therapy for stage Ⅲ colon cancer: a planned safety analysis in 1864 patients. J Clin Oncol, 2007 Jan 1, 25 (1): 102-109.

晚期结直肠癌化疗方案 I FOLFOX

方案	药物	剂量	用法	时间	周期
FOLFOX 方案（试验组）	奥沙利铂	85mg/m²	IVGTT 2h	D1	Q14D
	亚叶酸钙	200mg/m²	IVGTT 2h	D1	
	氟尿嘧啶	400mg/m²	IVGTT	D1	
		600mg/m²	静脉持续泵入 22h	D1~2	
5-FU/LV 方案（对照组）	亚叶酸钙	200mg/m²	IVGTT 2h	D1	Q14D
	氟尿嘧啶	400mg/m²	IVGTT 2h	D1	
		600mg/m²	静脉持续泵入 22h	D1~2	

方案评价

	FOLFOX 方案 (n=210)		5-FU/LV 方案 (n=210)		P 值	ASCO 评分
有效性						10.2/100
ITT 总缓解率	50.7%		22.3%		0.000 1	10.2
无进展生存期（月）	9.0		6.2		0.000 3	
总生存期（月）	16.2		14.7		0.12	

安全性	不良事件分级				P 值	1.48/20
	1~2	≥ 3	1~2	≥ 3	≥ 3	
贫血	83.3%	3.3%	78.9%	2.5%	NS	
血小板减少	73.7%	2.5%	28.9%	0.5%	NS	
粒细胞减少	28.6%	41.7%	24.9%	5.3%	<0.001	
感染	24.4%	1.5%	21.7%	1.5%	NS	
恶心	66.5%	5.7%	51.5%	2.0%	0.043	
呕吐	28.7%	5.8%	27.4%	2.0%	0.043	
腹泻	46.9%	11.9%	38.5%	5.3%	0.015	
皮肤反应	28.7%	0	30.8%	0.5%	NS	
黏膜炎	37.8%	5.8%	34.1%	1.5%	0.019	
秃发	17.7%	NA	18.8%	NA	NA	
神经毒性	49.8%	18.2%	12%	0	<0.001	
额外获益						20/60
曲线终点						
症状改善	10					
QOL	10					
无治疗缓解期						
净健康获益			31.68			

NA. 不适用

点评

　　本研究是一项随机对照的国际多中心Ⅲ期临床研究,比较了在氟尿嘧啶、亚叶酸钙方案(5-FU/LV)的基础上联合奥沙利铂对晚期结直肠癌一线治疗的疗效。该研究的主要研究终点是无进展生存期(PFS)。结果也证实与5-FU/LV方案相比,FOLFOX方案显著延长了晚期结直肠癌患者的PFS,并提高患者的生活质量及改善临床症状。因本研究主要终点是PFS,在临床试验结束后,许多患者在继续以奥沙利铂或伊立替康为基础的化疗中获益,这也是本研究中FOLFOX方案组总生存期有延长,但没有显著性统计学差异的原因之一。FOLFOX方案是迄今为止结直肠癌最经典的化疗方案之一,经过多年的剂量不断优化,现今临床运用最广泛的是mFOLFOX6方案。

（李鸿立　刘 锐）

参考文献

［1］DE GRAMONT A, FIGER A, SEYMOUR M, et al. Leucovorin and fluorouracil with or without oxaliplatin as first-line treatment in advanced colorectal cancer. J Clin Oncol, 2000, 18 (16): 2938-2947.

［2］CHEESEMAN SL, JOEL SP, CHESTER JD, et al. A modified de Gramont regimen of fluorouracil, alone and with oxaliplatin for advanced colorectal cancer. Br J Cancer, 2002, 87 (4): 393-399.

晚期结直肠癌化疗方案Ⅱ　FOLFOX/XELOX+ 贝伐珠单抗

方案		药物	剂量	用法	时间	周期
贝伐珠单抗 + FOLFOX/XELOX 方案(试验组)		贝伐珠单抗	5mg/kg	IVGTT 0.5h	D1	Q14D
		奥沙利铂	85mg/m²	IVGTT 2h	D1	
		亚叶酸钙	200mg/m²	IVGTT 2h	D1	
		氟尿嘧啶	400mg/m²	IVGTT	D1	
			2 400mg/m²	静脉持续泵入 46h	D1	
	或	贝伐珠单抗	7.5mg/kg	IVGTT 0.5h	D1	Q21D
		奥沙利铂	130mg/m²	IVGTT 2h	D1	
		卡培他滨	1 000mg/m²	PO BID	D1~14	
FOLFOX/XELOX 方案(对照组)		奥沙利铂	85mg/m²	IVGTT 2h	D1	
		亚叶酸钙	400mg/m²	IVGTT	D1	Q14D
		氟尿嘧啶	400mg/m²	IVGTT	D1	
			2 400mg/m²	静脉持续泵入 46h	D1	
	或	奥沙利铂	130mg/m²	IVGTT 2h	D1	Q21D
		卡培他滨	1 000mg/m²	PO BID	D1~14	

方案评价

	贝伐珠单抗 + FOLFOX/XELOX 方案 (n=699)	FOLFOX/XELOX 方案 (n=701)	风险比 (可信区间)	ASCO 评分
有效性				11/100
总缓解率	47%	49%	OR 0.90 (97.5% CI 0.71~1.14)	11
无进展生存期(月)	9.4	8.0	HR 0.83 (97.5% CI 0.72~0.95)	
总生存期(月)	21.3	19.9	HR 0.89 (97.5% CI 0.76~1.03)	

安全性	≥ 3 不良事件分级				~0.57/20
	患者数量	%	患者数量	%	
腹泻及呕吐		32%		27%	
心脏疾病		4%		<1%	
手足综合征		7%		3%	
贝伐珠单抗相关的不良事件					
静脉血栓	54	8%	33	5%	
高血压	26	4%	8	1%	
出血	13	2%	8	1%	
动脉血栓	12	2%	7	1%	
胃肠穿孔	4	<1%	2	<1%	
伤口愈合并发症	1	<1%	2	<1%	
瘘/腹腔脓肿	6	1%	–	–	
蛋白尿	4	<1%	–	–	
额外获益					0/60
曲线终点					
症状改善					
QOL					
无治疗缓解期					
净健康获益		10.43			

点评

本临床研究是一项在原比较 FOLFOX4 与 XELOX 方案疗效(NO16966)的基础上增加了贝伐珠单抗或安慰剂 2×2 析因设计的Ⅲ期随机对照临床研究。研究的主要终点是无进展生存期(PFS)。结果发现:在以奥沙利铂为基础的化疗方案(FOLFOX 或 XELOX)上增加贝伐珠单抗能显著延长患者的 PFS,达到了主要研究终点。目前贝伐珠单抗联合 mFOLFOX6 或 XELOX 是晚期结直肠癌首选方案之一。

(李鸿立　刘　锐)

参考文献

［1］SALTZ LB, CLARKE S, DIAZ-RUBIO E, et al. Bevacizumab in combination with oxaliplatin-based chemotherapy as first-line therapy in metastatic colorectal cancer: a randomized phase Ⅲ study. J Clin Oncol, 2008, 26 (12): 2013-2019.

晚期结直肠癌化疗方案Ⅲ　FOLFOX/FOLFIRI+ 西妥昔单抗(仅 KRAS、NRAS 野生型)

方案		药物	剂量	用法	时间	周期
西妥昔单抗 + FOLFOX/FOLFIRI 方案(试验组)		西妥昔单抗	400mg/m²	IVGTT 2h	每周一次	Q14D
		奥沙利铂	85mg/m²	IVGTT 2h	D1	
		亚叶酸钙	400mg/m²	IVGTT 2h	D1	
		氟尿嘧啶	400mg/m²	IVGTT	D1	
			2 400mg/m²	静脉持续泵入 46~48h	D1	
	或	伊立替康	180mg/m²	IVGTT>90min	D1	Q14D
		亚叶酸钙	400mg/m²	IVGTT 2h	D1	
		氟尿嘧啶	400mg/m²	IVGTT	D1	
			2 400mg/m²	静脉持续泵入 46~48h	D1	
贝伐珠单抗 + FOLFOX/FOLFIRI 方案(对照组)		贝伐珠单抗	5mg/kg	IVGTT >90min	D1	
		奥沙利铂	85mg/m²	IVGTT 2h	D1	
		亚叶酸钙	400mg/m²	IVGTT 2h	D1	Q14D
		氟尿嘧啶	400mg/m²	IVGTT	D1	
			2 400mg/m²	静脉持续泵入 46~48h	D1	
	或	伊立替康	180mg/m²	IVGTT 2h	D1	Q14D
		亚叶酸钙	400mg/m²	IVGTT 2h	D1	
		氟尿嘧啶	400mg/m²	IVGTT	D1	
			2 400mg/m²	静脉持续泵入 46~48h	D1	

方案评价

	西妥昔单抗 + FOLFOX/FOLFIRI 方案(n=578)	贝伐珠单抗 + FOLFOX/FOLFIRI 方案(n=559)	风险比 (可信区间)	ASCO 评分
有效性				12/100
总缓解率	59.6%	55.2%	OR 0.90 (95% CI 1%~9%)	12

	西妥昔单抗 + FOLFOX/FOLFIRI 方案 (n=578)		贝伐珠单抗 + FOLFOX/FOLFIRI 方案 (n=559)		风险比 (可信区间)	ASCO 评分
无进展生存期(月)	10.5		10.6		HR 0.83(95% CI 0.84~1.08)	
总生存期(月)	30		29		HR 0.88(95% CI 0.77~1.01)	
安全性	≥ 3 不良事件分级					0/20
	患者数量	%	患者数量	%		
造血系统毒性	174	33%	160	29%		
疲乏	52	10%	43	8%		
腹泻	60	11%	46	8%		
感觉神经病变	73	13%	75	14%		
额外获益						0/60
曲线终点						
症状改善						
QOL						
无治疗缓解期						
净健康获益			12			

点评

　　这是一项头对头比较西妥昔单抗与贝伐珠单抗联合化疗在一线治疗 KRAS 野生型晚期结直肠癌疗效的随机对照的国际多中心临床研究(CALGB/SWOG80405)。研究的主要终点是平均生存期(OS)。结果发现 KRAS 野生型晚期结直肠癌患者在化疗(FOLFOX 或 FOLFIRI)方案基础上联合西妥昔单抗对比联合贝伐珠单抗,无论是 OS、PFS 还是 ORR 均没有明显差异。该研究结果的亚组分析中还发现,RAS 基因野生型晚期右半结肠癌患者不能从西妥昔单抗治疗中获益。因此,目前各大指南推荐一线治疗中西妥昔单抗联合化疗仅限于 RAS 基因野生型的左半结肠癌或直肠癌的治疗。

(李鸿立　刘　锐)

参考文献

[1] VENOOK AP, NIEDZWIECKI D, LENZ HJ, et al. Effect of first-line chemotherapy combined with cetuximab or bevacizumab on overall survival in patients with KRAS wild-type advanced or metastatic colorectal cancer: a randomized clinical trial. JAMA, 2017, 317 (23): 2392-2401.

晚期结直肠癌化疗方案Ⅳ　FOLFOX+ 帕尼单抗(仅 KRAS、NRAS 野生型)

方案	药物	剂量	用法	时间	周期
帕尼单抗 + FOLFFOX 方案(试验组)	帕尼单抗	6mg/kg	IVGTT 1h	D1	Q14D
	奥沙利铂	85mg/m²	IVGTT 2h	D1	
	亚叶酸钙	200mg/m²	IVGTT 2h	D1	
	氟尿嘧啶	400mg/m²	IVGTT	D1	
		600mg/m²	静脉持续泵入 22h	D1~2	
FOLFFOX 方案(对照组)	奥沙利铂	85mg/m²	IVGTT 2h	D1	Q14D
	亚叶酸钙	200mg/m²	IVGTT	D1	
	氟尿嘧啶	400mg/m²	IVGTT	D1	
		600mg/m²	静脉持续泵入 22h	D1~2	

方案评价

	帕尼单抗 + FOLFOX 方案(n=325)	FOLFOX 方案 (n=331)	风险比(可信区间)	ASCO 评分
有效性				17/100
总缓解率	55%	48%		17
无进展生存期(月)	9.6	8.0	HR 0.8(95% CI 0.66~0.97)	
总生存期(月)	23.9	19.7	HR 0.83(95% CI 0.67~1.02)	

安全性	≥ 3 不良事件分级				−2.16/20
	患者数量	%	患者数量	%	
粒细胞减少	136	42%	134	41%	
皮肤毒性	116	36%	7	2%	
腹泻	59	18%	29	9%	
神经毒性	52	16%	51	16%	
低钾血症	32	10%	15	5%	
疲劳	30	9%	10	3%	
黏膜炎	28	9%	2	<1%	
低镁血症	20	6%	1	<1%	
甲沟炎	11	3%	0	0	
肺栓塞	9	3%	5	2%	
粒细胞缺少性发热	8	2%	7	2%	
额外获益					20/60
曲线终点	20				
症状改善					
QOL					
无治疗缓解期					
净健康获益		34.84			

点评

　　这是一项开放的随机对照多中心Ⅲ期临床研究,比较全人源化的*EGFR*单克隆抗体帕尼单抗联合FOLFOX4与单独FOLFOX方案化疗在一线治疗晚期结直肠癌患者的效果(PRIME研究)。研究的主要终点既包括*KRAS*野生型患者的PFS,也包括*KRAS*突变型患者的PFS。结果再次证实:在化疗的基础上增加帕尼单抗能显著延长*KRAS*野生型患者的PFS,而对于*KRAS*突变型患者,增加帕尼单抗反而会减少患者的PFS。该研究结果使帕尼单抗联合化疗成为*KRAS*野生型晚期结直肠癌患者一线治疗的可选方案之一。

(李鸿立　刘　锐)

参考文献

[1] DOUILLARD JY, SIENA S, CASSIDY J, et al. Randomized, phase Ⅲ trial of panitumumab with infusional fluorouracil, leucovorin, and oxaliplatin (FOLFOX4) versus FOLFOX4 alone as first-line treatment in patients with previously untreated metastatic colorectal cancer: the PRIME study. J Clin Oncol, 2010, 28 (31): 4697-4705.

晚期结直肠癌化疗方案Ⅴ　CAPEOX 方案

方案	药物	剂量	用法	时间	周期
XELOX+/－贝伐珠单抗方案(试验组)	奥沙利铂	$130mg/m^2$	IVGTT 2h	D1	Q21D
	希罗达	$1\,000mg/m^2$	PO BID	D1~14	
	贝伐珠单抗或安慰剂	7.5mg/kg	IVGTT 0.5h	D1	
FOLFOX4+/－贝伐珠单抗方案(对照组)	奥沙利铂	$85mg/m^2$	IVGTT 2h	D1	Q14D
	亚叶酸钙氟尿嘧啶	$200mg/m^2$ $400mg/m^2$ $600mg/m^2$	IVGTT IVGTT IVGTT	D1~2 D1~2 D1~2	
	贝伐珠单抗或安慰剂	5mg/kg	IVGTT 0.5h	D1	

方案评价

	XELOX+/− 贝伐珠单抗 方案(*n*=1 017)		FOLFOX4+/− 贝伐珠单抗 方案(*n*=1 017)		风险比 (可信区间)	ASCO 评分
有效性						1/100
总缓解率	47%		48%		HR 0.94(97.5% CI 0.77~1.15)	1
无进展生存期(月)	8.0		8.5		HR 1.04(97.5% CI:0.93~1.16)	
总生存期(月)	19.8		19.6		HR 0.99(97.5% CI 0.88~1.12)	

安全性	不良事件分级					~1.62/20
	1~2	≥ 3	1~2	≥ 3		
恶心	57%	5%	59%	5%		
腹泻	45%	20%	50%	11%		
粒细胞减少	20%	6%	15%	43%		
乏力	32%	5%	37%	8%		
呕吐	38%	5%	35%	4%		
感觉异常	32%	5%	33%	4%		
口腔炎	21%	1%	35%	2%		
厌食	25%	2%	25%	3%		
手足综合征	24%	6%	9%	1%		
便秘	22%	1%	26%	2%		
发热	18%	<1%	25%	1%		
腹痛	21%	5%	22%	4%		
血小板减少	16%	7%	20%	3%		
末梢神经病变	16%	4%	16%	4%		
虚弱	15%	4.3%	17%	3%		
额外获益						0/60
曲线终点						
症状改善						
QOL						
无治疗缓解期						
净健康获益		−0.62				

点评

本临床研究是一项在原比较 FOLFOX4 与 XELOX 方案疗效(NO16966)基础上增加了贝伐珠单抗或安慰剂 2×2 析因设计的Ⅲ期随机对照临床研究。本文主要研究了卡培他滨加奥沙利铂方案(CAPEOX)方案联合或不联合贝伐珠单抗与 FOLFOX-4 方案联合或不联合贝伐珠单抗的效果。结果发现:无论是 PFS 还是 OS,两个方案之间均没有差异。不良事件方面 FOLFOX-4 方案中性粒细胞减少及粒细胞缺少性发热常见,而 CAPEOX 方案腹泻及手足综合征相对常见。

(李鸿立 刘 锐)

参考文献

[1] CASSIDY J, CLARKE S, DIAZ-RUBIO E, et al. Randomized phase iii study of capecitabine plus oxaliplatin compared with fluorouracil/folinic acid plus oxaliplatin as first-line therapy for metastatic colorectal cancer. J Clin Oncol, 2008, 26 (12): 2006-2012.

晚期结直肠癌化疗方案Ⅵ FOLFIRI 方案

方案	药物	剂量	用法	时间	周期
FOLFIRI 方案 (试验组)	伊立替康	180mg/m²	IVGTT 90min	D1	Q14D
	亚叶酸钙	400mg/m²	IVGTT 2h	D1	
	氟尿嘧啶	400mg/m²	IVGTT	D1	
		2 400mg/m²	静脉持续泵入 46h	D1	
mIFL 方案 (对照组)	伊立替康	125mg/m²	IVGTT 90min	D1,8	Q21D
	亚叶酸钙	20mg/m²	IVGTT	D1,8	
	氟尿嘧啶	500mg/m²	IVGTT	D1,8	

方案评价

	FOLFIRI 方案 (n=144)		mIFL 方案 (n=141)		风险比(可信区间)	ASCO 评分
有效性						31/100
总缓解率	47.2%		43.3%		NS	31
无进展生存期(月)	7.6		5.9		HR 1.59(95% CI 1.16~1.97)	
总生存期(月)	23.1		17.6		0.31(P=0.09)	
安全性	≥ 3 不良事件分级					0/20
	患者数量	%	患者数量	%		
恶心	12	8.8%	10	7.3%		

续表

| 安全性 | ≥ 3 不良事件分级 | | | | 0/20 |
	患者数量	%	患者数量	%	
呕吐	12	8.8%	10	7.3%	
腹泻	19	13.9%	26	19%	
脱水	8	5.8%	10	7.3%	
中性粒细胞减少	59	43.1%	56	40.9%	
粒细胞缺少性发热	5	3.6%	17	12.4%	
额外获益					0/60
曲线终点					
症状改善					
QOL					
无治疗缓解期					
净健康获益		31			

点评

BICC-C 是一项随机多中心的Ⅲ期临床研究,旨在比较 FOLFIRI 方案与伊立替康联合 Bolus 的 5-FU/LV(mIFL)或口服卡培他滨(CAPEIRI)方案的疗效。主要研究终点是 PFS。结果发现:FOLFIRI 方案的 PFS 显著优于 mIFL 方案及 CAPEIRI,总的生存期有延长趋势。而且 CAPEIRI 方案毒性更大,患者出现较多的呕吐、腹泻及脱水。该临床试验证明了 FOLFIRI 方案无论是临床效果还是安全性上全面优于 mIFL 方案与 CAPEIRI 方案,是迄今为止晚期结直肠癌患者最有效的化疗方案之一。2018 年由中山大学肿瘤防治中心徐瑞华教授牵头的多国多中心Ⅲ期随机对照临床研究(AXEPT)显示:在转移性结直肠癌二线治疗中,经过优化的 mXELIRI 方案联合或不联合贝伐单抗疗效不劣于 FOLFIRI 方案,而且耐受性良好。

(李鸿立 刘 锐)

参考文献

[1] FUCHS CS, MARSHALL J, MITCHELL E, et al. Randomized, controlled trial of irinotecan plus infusional, bolus, or oral fluoropyrimidines in first-line treatment of metastatic colorectal cancer: results from BICC-C study. J Clin Oncol, 2007, 25 (30): 4779-4786.

[2] XU RH, MURO K, MORITA S, et al. Modified XELIRI (capecitabine plus irinotecan) versus FOLFIRI (leucovorin, fluorouracil, and irinotecan), both either with or without bevacizumab, as second-line therapy for metastatic colorectal cancer (AXEPT): a multicenter, open-label, randomized, noninferiority, phase 3 trial. Lancet Oncol, 2018, 19 (5): 660-671.

晚期结直肠癌化疗方案Ⅶ FOLFIRI+ 贝伐珠单抗方案

方案	药物	剂量	用法	时间	周期
西妥昔单抗 + FOLFIRI 方案 （试验组）	西妥昔单抗	400mg/m²	IVGTT 2h	每周一次	Q14D
	伊立替康	180mg/m²	IVGTT 60~90min	D1	
	亚叶酸钙	400mg/m²	IVGTT 2h	D1	
	氟尿嘧啶	400mg/m²	IVGTT	D1	
		2 400mg/m²	静脉持续泵入 46h	D1	
贝伐单抗 + FOLFIRI 方案 （对照组）	贝伐珠单抗	5mg/kg	IVGTT 90min	D1	
	伊立替康	180mg/m²	IVGTT 60~90min	D1	Q14D
	亚叶酸钙	400mg/m²	IVGTT 2h	D1	
	氟尿嘧啶	400mg/m²	IVGTT	D1	
		2 400mg/m²	静脉持续泵入 46h	D1	

方案评价

	西妥昔单抗 + FOLFIRI 方案 （n=297）	贝伐珠单抗 + FOLFIRI 方案 （n=295）	风险比 （可信区间）	ASCO 评分
有效性				23/100
总缓解率	62%	58%	OR 1.18（95% CI 0.85~1.64）	23
无进展生存期（月）	10.0	10.3	HR 1.06（95% CI 0.88~1.26）	
总生存期（月）	28.7	25	HR 0.77（95% CI 0.62~0.96）	

安全性	不良事件分级				
	1~2	≥ 3	1~2	≥ 3	~1.25/20
痤疮样皮疹	61%	17%	8%	0	
乏力	49%	<1%	54%	1%	
腹泻	46%	11%	49%	13%	
恶心	45%	3%	58%	5%	
口腔炎	38%	4%	41%	4%	
低钙血症	33%	2%	17%	3%	
低镁血症	31%	4%	14%	2%	
甲沟炎	31%	6%	9%	0	
手足综合征	23%	4%	14%	<1%	
呕吐	22%	2%	29%	3%	
出血	21%	<1%	28%	<1%	
水肿	16%	1%	9%	<1%	
血栓	2%	5%	1%	6%	
感染	2%	1%	5%	2%	

续表

安全性	不良事件分级				~1.25/20
	1~2	≥ 3	1~2	≥ 3	
额外获益					20/60
曲线终点	20				
症状改善					
QOL					
无治疗缓解期					
净健康获益			41.75		

点评

本临床研究是一项头对头比较 FOLFIRI 方案联合贝伐珠单抗或西妥昔单抗治疗 KRAS 野生型转移性结直肠癌患者疗效的随机对照Ⅲ期临床研究（FIRE-3 研究）。研究的主要终点是 ORR,次要终点还包括 PFS、OS 等。结果发现:无论贝伐珠单抗,或是西妥昔单抗联合 FOLFIRI 方案治疗 KRAS 野生型转移性结直肠癌患者 ORR 是没有差别的,且两组的 PFS 也接近,没有差异。西妥昔单抗联合 FOLFIRI 的 OS 明显长于贝伐珠单抗联合 FOLFIRI 方案,两组的生存曲线是在 24 个月后明显分开的,导致这种差异的原因可能是晚期肠癌的二线、三线,甚至四线的治疗引起的。

（李鸿立 刘 锐）

参考文献

[1] HEINEMANN V, VON WEIKERSTHAL LF, DECKER T, et al. FOLFIRI plus cetuximab versus FOLFIRI plus bevacizumab as first-line treatment for patients with metastatic colorectal cancer (FIRE-3): a randomized, open-label, phase 3 trial. Lancet Oncol, 2014, 15 (10): 1065-1075.

晚期结直肠癌化疗方案Ⅷ FOLFOXIRI 方案

方案	药物	剂量	用法	时间	周期
FOLFOXIRI 方案(试验组)	伊立替康	165mg/m²	IVGTT 1h		
	奥沙利铂	85mg/m²	IVGTT 2h	D1	Q14D
	亚叶酸钙	200mg/m²	IVGTT 2h	D1	
	氟尿嘧啶	400mg/m²	IVGTT	D1	
		3 200mg/m²	静脉持续泵入 48h	D1	

续表

方案	药物	剂量	用法	时间	周期
FOLFIRI 方案(对照组)	伊立替康	180mg/m^2	IVGTT 1h		
	亚叶酸钙	100mg/m^2	IVGTT 2h	D1,2	Q14D
	氟尿嘧啶	400mg/m^2	IVGTT	D1,2	
		600mg/m^2	静脉持续泵入 22h	D1,2	

方案评价

	FOLFOXIRI 方案 (*n*=122)		FOLFIRI 方案 (*n*=122)		风险比(可信区间)	ASCO 评分
有效性						30/100
总缓解率	60%		34%		*P*<0.000 1	30
无进展生存期(月)	9.8		6.9		HR 0.63(95% CI 0.47~0.81)	
总生存期(月)	22.6		16.7		HR 0.70(95% CI 0.50~0.96)	

安全性	不良事件分级				*P* 值 ≥ 3	−1.78/20
	1~2	≥ 3	1~2	≥ 3		
恶心	68%	6%	55%	1%	NS	
呕吐	45%	7%	41%	2%	NS	
腹泻	58%	20%	47%	12%	NS	
口腔炎	40%	5%	29%	3%	NS	
神经毒性	54%	2%	0	0	< 0.000 1	
衰弱	38%	6%	34%	3%	NS	
血小板减少	24%	2%	6%	1%	NS	
贫血	62%	3%	50%	1%	NS	
中性粒细胞减少	33%	50%	31%	28%	0.000 6	
粒细胞缺少性发热		5%		3%	NS	
额外获益						20/60
曲线终点	20					
症状改善						
QOL						
无治疗缓解期						
净健康获益		48.22				

NS. 无显著统计学差异

点评

这是一项三药(氟尿嘧啶、亚叶酸钙、奥沙利铂及伊立替康)组成的FOLFOXIRI方案对比FOLFIRI方案一线治疗晚期结直肠癌的Ⅲ期临床研究,主要终点是ORR。与FOLFIRI方案比较,FOLFOXIRI方案ORR明显提高,且患者的PFS、OS均显著延长。但后者的神经毒性及中性粒细胞减少等不良事件也显著增加,在临床运用时应注意患者的耐受性。

(李鸿立 刘 锐)

参考文献

[1] FALCONE A, RICCI S, BRUNETTI I, et al. Phase Ⅲ trial of infusional fluorouracil, leucovorin, oxaliplatin, and irinotecan (FOLFOXIRI) compared with infusional fluorouracil, leucovorin, and irinotecan (FOLFIRI) as first-line treatment for metastatic colorectal cancer: the Gruppo Oncologico Nord Ovest. J Clin Oncol, 2007, 25 (13): 1670-1676.

晚期结直肠癌化疗方案Ⅸ FOLFOXIRI+ 贝伐珠单抗方案

方案	药物	剂量	用法	时间	周期
贝伐珠单抗 + FOLFFOXIRI 方案(试验组)	贝伐珠单抗	5mg/kg	0.5h	D1	Q14D
	伊立替康	165mg/m²	IVGTT 1h	D1	
	奥沙利铂	85mg/m²	IVGTT 2h	D1	
	亚叶酸钙	200mg/m²	IVGTT 2h	D1	
		3 200mg/m²	静脉持续泵入 48h	D1	
				D1	
贝伐珠单抗 + FOLFIRI 方案(对照组)	贝伐珠单抗	5mg/kg	0.5h	D1	Q14D
	伊立替康	180mg/m²	IVGTT 1h	D1	
	亚叶酸钙	200mg/m²	IVGTT 2h	D1	
	氟尿嘧啶	400mg/m²	IVGTT	D1	
		2 400mg/m²	静脉持续泵入 46h	D1	

方案评价

	贝伐珠单抗 + FOLFFOXIRI 方案(n=252)	贝伐珠单抗 + FOLFIRI 方案(n=256)	风险比(可信区间)	ASCO 评分
有效性				20/100
总缓解率	65%	54%	P=0.1	

续表

	贝伐珠单抗 + FOLFFOXIRI 方案（n=252）	贝伐珠单抗 + FOLFIRI 方案（n=256）	风险比（可信区间）	ASCO 评分
无进展生存期（月）	12.3	9.7	HR 0.77（95% CI 0.65~0.93）	
总生存期（月）	29.8	25.8	HR 0.80（95% CI 0.65~0.98）	

安全性	≥ 3 不良事件分级				P 值	−1.54/20
	患者数量	%	患者数量	%		
中性粒细胞减少	125	50%	52	20.5%	<0.001	
粒细胞缺少性发热	22	8.8%	16	6.3%	0.32	
腹泻	47	18.8%	27	10.6%	0.01	
口腔炎	22	8.8%	11	4.3%	0.048	
恶心	7	2.8%	8	3.2%	1.00	
呕吐	11	4.4%	8	3.2%	0.49	
虚弱	30	12.0%	23	9.1%	0.31	
末梢神经病变	13	5.2%	0	0	<0.001	
高血压	13	5.2%	6	2.4%	0.11	
静脉血栓	18	7.2%	15	5.9%	0.59	
严重不良事件	51	20.4%	50	19.7%	0.01	
额外获益						0/60
曲线终点						
症状改善						
QOL						
无治疗缓解期						
净健康获益			18.46			

点评

　　以前的Ⅲ期临床研究显示 FOLFOXIRI 方案比 FOLFIRI 能显著提高 ORR，延长 PFS 及 OS。本研究是一项随机对照的Ⅲ期临床研究，比较了 FOLFOXIRI 方案联合贝伐珠单抗与 FOLFIRI 方案的临床效果（TRIBE 研究）。研究的主要目的是 PFS。结果显示：FOLFOXIRI 方案联合贝伐珠单抗的 PFS 明显长于联合 FOLFIRI，总的生存有延长趋势。尤其是 ORR 达到 65%，是需要转化治疗或降低肿瘤负荷的优选方案之一。但该方案不良事件较严重，腹泻、粒细胞减少及口腔黏膜炎等发生率较高，化疗期间应注意安全性。

（李鸿立　刘　锐）

参考文献

［1］CREMOLINI C, LOUPAKIS F, ANTONIOTTI C, et al. FOLFOXIRI plus bevacizumab versus FOLFIRI plus bevacizumab as first-line treatment of patients with metastatic colorectal cancer: updated overall survival and molecular subgroup analyses of the open-label, phase 3 TRIBE study. Lancet Oncol, 2015, 16 (13): 1306-1315.

晚期结直肠癌化疗方案X（二线） FOLFIRI+ 雷莫芦单抗方案

方案	药物	剂量	用法	时间	周期
雷莫芦单抗 + FOLFIRI 方案 （试验组）	雷莫芦单抗	8mg/kg	IVGTT 1h	每周一次	Q14D
	伊立替康	180mg/m²	IVGTT >90min	D1	
	亚叶酸钙	400mg/m²	IVGTT 2h	D1	
	氟尿嘧啶	400mg/m²	IVGTT	D1	
		2 400mg/m²	静脉持续泵入 48h	D1	
安慰剂 + FOLFIRI 方案（对照组）	伊立替康	180mg/m²	IVGTT2h	D1	Q14D
	亚叶酸钙	400mg/m²	IVGTT 2h	D1	
	氟尿嘧啶	400mg/m²	IVGTT	D1	
		2 400mg/m²	静脉持续泵入 48h	D1	

方案评价

	雷莫芦单抗 + FOLFIRI 方案 （n=536）	安慰剂 + FOLFIRI 方案 （n=536）	风险比 （可信区间）	ASCO 评分
有效性				16/100
总缓解率	13.4%	12.5%		16
无进展生存期（月）	5.7	4.5	HR 0.79（95% CI 0.70~0.90）	
总生存期（月）	13.3	11.7	HR 0.84（95% CI 0.73~0.97）	

安全性	不良事件分级					−0.73/20
	1~2	≥ 3	1~2	≥ 3		
腹泻	49%	11%	42%	9%		
乏力	46%	12%	44%	8%		
恶心	47%	3%	49%	3%		
食欲减退	35%	3%	25%	2%		
口腔炎	27%	4%	19%	2%		
秃发	29%	NA	31%	NA		

续表

安全性	不良事件分级				−0.73/20
	1~2	≥ 3	1~2	≥ 3	
呕吐	26%	3%	25%	3%	
便秘	28%	1%	21%	1%	
腹痛	23%	3%	18%	4%	
水肿	20%	<1%	9%	0	
黏膜炎	15%	3%	8%	2%	
中性粒细胞减少	20%	38%	22%	24%	
粒细胞缺少性发热	<1%	3%	<1%	3%	
出血	41%	3%	21%	2%	
高血压	15%	11%	6%	3%	
蛋白尿	14%	3%	4%	<1%	
静脉血栓	5%	4%	4%	2%	
额外获益					0/60
曲线终点					
症状改善					
QOL					
无治疗缓解期					
净健康获益			15.27		

点评

雷莫芦单抗是一种靶向 VEGFR2 的单克隆抗体。晚期结直肠癌一线以贝伐珠单抗联合奥沙利铂及氟尿嘧啶治疗失败后,二线给予 FOLFIRI 联合雷莫芦单抗或安慰剂的随机双盲的国际多中心Ⅲ期临床研究(RAISE 研究)。研究的主要终点是意向人群的 OS。结果发现:晚期结直肠癌二线 FOLFIRI 方案联合雷莫芦单抗,对比化疗联合安慰剂,能明显延长患者的 OS,且耐受性良好。

(李鸿立 刘 锐)

参考文献

[1] TABERNERO J, YOSHINO T, COHN AL, et al. Ramucirumab versus placebo in combination with second-line FOLFIRI in patients with metastatic colorectal carcinoma that progressed during or after first-line therapy with bevacizumab, oxaliplatin, and a fluoropyrimidine (RAISE): a randomized, double-blind, multicentre, phase 3 study. Lancet Oncol, 2015, 16 (5): 499-508.

晚期结直肠癌化疗方案Ⅺ（二线） FOLFIRI+Aflibercept 方案

方案	药物	剂量	用法	时间	周期
Aflibercept+ FOLFIRI 方案（试验组）	阿波西普	4mg/kg	IVGTT 1h	D1	Q14D
	伊立替康	180mg/m²	IVGTT >90min	D1	
	亚叶酸钙	400mg/m²	IVGTT 2h	D1	
	氟尿嘧啶	400mg/m²	IVGTT	D1	
		2 400mg/m²	静脉持续泵入 46h	D1	
安慰剂 + FOLFIRI 方案（对照组）	伊立替康	180mg/m²	IVGTT 2h	D1	Q14D
	亚叶酸钙	400mg/m²	IVGTT 2h	D1	
	氟尿嘧啶	400mg/m²	IVGTT	D1	
		2 400mg/m²	静脉持续泵入 46h	D1	

方案评价

	Aflibercept+ FOLFIRI 方案 （n=612）	安慰剂 + FOLFIRI 方案 （n=614）	风险比（可信区间）	ASCO 评分
有效性				18/100
总缓解率	19.8%	11.1%	P<0.001	18
无进展生存期（月）	6.9	4.7	HR 0.76（95% CI 0.66~0.87）	
总生存期（月）	13.5	12.1	HR 0.82（95% CI 0.71~0.94）	

安全性	不良事件分级				0.46/20
	1~2	≥ 3	1~2	≥ 3	
腹泻	49.9%	19.3%	48.7%	7.8%	
虚弱	39.6%	10.6%	43.2%	16.8%	
口腔炎与溃疡	29.9%	5%	41%	13.8%	
恶心	54%	3%	53.4%	1.8%	
感染	15.8%	6.9%	33.9%	12.3%	
高血压	9.2%	1.5%	22.1%	19.3%	
出血	17.3%	1.7%	37.8%	3%	
腹痛	25.8%	3.3%	28.6%	5.4%	
呕吐	30.1%	2.8%	29.9%	3.5%	
食欲减退	28.5%	3.4%	21.9%	1.9%	
秃发	26.8%	–	30.1%	–	
便秘	21.6%	0.8%	24.6%	1%	

续表

安全性	不良事件分级				0.46/20
	1~2	≥ 3	1~2	≥ 3	
静脉血栓	1.1%	6.2%	1.5%	7.8%	
胃肠穿孔	–	0.5%	–	0.5%	
粒细胞减少	31.1%	36.7%	26.8%	29.5%	
蛋白尿	54.4%	7.8%	39.5%	1.2%	
贫血	78.5%	3.8%	86.6%	4.3%	
额外获益					0/60
曲线终点					
症状改善					
QOL					
无治疗缓解期					
净健康获益			18.46		

点评

阿波西普(Aflibercept)是重组部分人 VEGFR2 及 VEGFR1 胞外段的蛋白,可阻断 VEGFA、VEGFB 与 PIGF 等分子的配体与受体的结合,阻断 VEGF-VEGFR 信号传导,从而抑制促肿瘤新生血管的生长。晚期结直肠癌患者在一线奥沙利铂为基础化疗方案治疗失败后,二线给予 FOLFIRI 联合阿波西普或安慰剂的随机对照Ⅲ期临床研究(VELOUR 研究)。研究主要终点是总的生存期。与安慰剂比,阿波西普联合FOLFIRI 能显著延长一线奥沙利铂为基础化疗失败的晚期结直肠癌患者的 OS 与PFS,有效率也显著提高。

(李鸿立 刘 锐)

参考文献

[1] VAN CUTSEM E, TABERNERO J, LAKOMY R, et al. Addition of aflibercept to fluorouracil, leucovorin, and irinotecan improves survival in a phase Ⅲ randomized trial in patients with metastatic colorectal cancer previously treated with an oxaliplatin-based regimen. J Clin Oncol, 2012, 30 (28): 3499-3506.

晚期结直肠癌化疗方案XII(二线)　FOLFIRI+帕尼单抗方案(仅KRAS野生型)

方案	药物	剂量	用法	时间	周期
帕尼单抗+	帕尼单抗	6mg/kg	IVGTT 1h	D1	Q14D
FOLFIRI	伊立替康	180mg/m²	IVGTT 90min	D1	
方案(试验组)	亚叶酸钙	400mg/m²	IVGTT 2h	D1	
	氟尿嘧啶	400mg/m²	IVGTT	D1	
		2 400mg/m²	静脉持续泵入46h	D1	
FOLFIRI	伊立替康	180mg/m²	IVGTT 90min	D1	
方案(对照组)	亚叶酸钙	400mg/m²	IVGTT	D1	Q14D
	氟尿嘧啶	400mg/m²	IVGTT	D1	
		2 400mg/m²	静脉持续泵入46h	D1	

方案评价

	帕尼单抗+ FOLFIRI方案 (n=303)	FOLFIRI方案 (n=294)	风险比(可信区间)	ASCO评分
有效性				15/100
总缓解率	35%	10%	P<0.001	15
无进展生存期(月)	5.9	3.9	HR 0.73(95% CI 0.59~0.90)	
总生存期(月)	14.5	12.5	HR 0.85(95% CI 0.70~1.04)	

安全性	≥3不良事件分级				-2.28/20
	患者数量	%	患者数量	%	
皮肤毒性	111	37%	7	2%	
中性粒细胞减少	59	20%	68	23%	
腹泻	41	14%	27	9%	
黏膜炎	23	8%	8	3%	
低钾血症	20	7%	3	1%	
肺栓塞	15	5%	7	2%	
脱水	10	3%	5	2%	
低镁血症	9	3%	1	<1%	
甲沟炎	9	3%	1	<1%	
粒细胞缺少性发热	6	2%	9	3%	
帕尼单抗不良事件	2	<1%	−	−	
额外获益					0/60
曲线终点					
症状改善					
QOL					
无治疗缓解期					
净健康获益		12.72			

点评

这是一项随机对照Ⅲ期临床研究,晚期结直肠癌在以奥沙利铂为基础化疗失败后,二线给予 FOLFIRI 方案联合帕尼单抗(靶向 EGFR 的全人源化单克隆抗体)比单独化疗能显著延长 KRAS 野生患者的 PFS,OS 有延长趋势。而对于 KRAS 突变的结直肠癌患者,帕尼单抗并未增加化疗疗效。

(李鸿立　刘 锐)

参考文献

[1] PEETERS M, PRICE TJ, CERVANTES A, et al. Randomized phase Ⅲ study of panitumumab with fluorouracil, leucovorin, and irinotecan (FOLFIRI) compared with FOLFIRI alone as second-line treatment in patients with metastatic colorectal cancer. J Clin Oncol, 2010, 28 (31): 4706-4713.

晚期结直肠癌化疗方案XIII(二线) IROX 方案

方案	药物	剂量	用法	时间	周期
IROX 方案(试验组)	伊立替康	$200mg/m^2$	IVGTT 1h	D1	Q21D
	奥沙利铂	$85mg/m^2$	IVGTT 2h	D1	
伊立替康(对照组)	伊立替康	$350mg/m^2$	IVGTT 1h	D1	Q21D

方案评价

	IROX 方案 (n=317)		IRINOTECAN 方案 (n=310)		风险比 (可信区间)	ASCO 评分
有效性						22/100
总缓解率	22%		7%		$P<0.0001$	
无进展生存期(月)	5.3		2.8		HR 0.60(95% CI 0.51~0.70)	22
总生存期(月)	13.4		11.1		HR 0.78(95% CI 0.65~0.94)	

安全性	≥ 3 不良事件分级				−0.48/20
	患者数量	%	患者数量	%	
腹泻	88	28%	70	23%	
粒细胞减少	77	25%	39	13%	
呕吐	46	15%	41	14%	

续表

安全性	≥ 3 不良事件分级				−0.48/20
	患者数量	%	患者数量	%	
恶心	42	13%	44	15%	
腹痛	27	9%	19	6%	
脱水	26	8%	25	8%	
粒细胞缺少性发热	26	8%	29	10%	
乏力	25	8%	18	6%	
贫血	16	5%	8	3%	
感觉障碍	15	5%	0	0	
白细胞减少	8	3%	17	6%	
额外获益					30/60
曲线终点	20				
症状改善	10				
QOL					
无治疗缓解期					
净健康获益			51.52		

点评

这是一项开放国际多中心随机对照的Ⅲ期临床研究,旨在比较以氟尿嘧啶治疗失败的晚期结直肠癌患者二线给予奥沙利铂联合伊立替康(IROX 方案)对比单药伊立替康方案的临床疗效,研究的主要终点是 OS。结果发现:与伊立替康相比,IROX方案能显著延长晚期结直肠癌患者 OS,PFS 也显著延长,有效率 22%,是对照组的3 倍。但 IROX 方案的血液学毒性及黏膜炎症的发生率也明显高于伊立替康。

(李鸿立　刘　锐)

参考文献

[1] HALLER DG, ROTHENBERG ML, WONG AO, et al. Oxaliplatin plus irinotecan compared with irinotecan alone as second-line treatment after single agent fluoropyrimidine therapy for metastatic colorectal carcinoma. J Clin Oncol, 2008, 26 (28): 4544-4550.

晚期结直肠癌化疗方案XIV（三线） 瑞戈非尼方案

方案	药物	剂量	用法	时间	周期
瑞戈非尼 方案	瑞戈非尼	160mg	PO QD	D1~21	Q28D
	或瑞戈非尼	80mg	PO QD	D1~7	Q28D
		120mg		D8~15	Q28D
		160mg		D16~21	
安慰剂	第二周期	160mg		D1~21	

方案评价

安全性	瑞戈非尼方案 （n=505）		安慰剂方案 （n=255）		风险比 （可信区间）	ASCO 评分
有效性						23/100
PFS（月）	1.9		1.7		HR 0.49（95% CI 0.42~0.58）	23
OS（月）	6.4		5.0		HR 0.77（95% CI 0.64~0.94）	

安全性	不良事件分级				P 值 ≥ 3	−2.5/20
	1~2	≥ 3	1~2	≥ 3		
食欲下降	27%	3%	12%	3%		
恶心	13%	<1%	11%	0		
呕吐	7%	1%	5%	0		
腹泻	26%	8%	11%	1%		
口腔黏膜炎	24%	3%	4%	0		
疲乏	37%	10%	23%	5%		
手足综合征	30%	17%	7%	<1%		
心脏毒性	<1%	<1%	<1%	<1%		
声音改变	28%	1%	6%	0		
高血压	21%	7%	5%	1%		
皮疹或脱屑	20%	6%	4%	0		
消瘦	14%	0	2%	0		
发热	9%	1%	3%	0		
便秘	8%	0	5%	0		
皮肤干燥	8%	0	3%	0		
脱发	7%	0	<1%	0		
味觉改变	7%	0	2%	0		
感觉异常	6%	1%	4%	0		
鼻出血	7%	0	2%	0		
额外获益						20/60
曲线终点	20					
症状改善						
QOL						
无治疗缓解期						
净健康获益			40.5			

点评

　　在晚期结直肠癌患者一二线治疗失败后,三线瑞戈非尼对比安慰的Ⅲ期随机多中心对照试验。研究的主要终点是总生存期(OS)。结果发现:与安慰剂比较,瑞戈非尼能显著延长晚期结直肠癌患者的OS与PFS。瑞戈非尼是第一个在转移性结肠癌标准治疗失败后取得生存获益的小分子多激酶抑制剂,该研究为晚期结肠癌的后线治疗提供了一个新的可选择的靶向治疗方案。

(李鸿立　刘　锐)

参考文献

[1] GROTHEY A, VAN CUTSEM E, SOBRERO A, et al. Regorafenib monotherapy for previously treated metastatic colorectal cancer (CORRECT): an international, multicentre, randomised, placebo-controlled, phase 3 trial. Lancet, 2013 Jan 26, 381 (9863): 303-312.

晚期结直肠癌化疗方案XV(三线)　TAS-102

方案	药物	剂量	用法	时间	周期
方案 TAS-102 安慰剂	三氟尿苷	35mg/m²	PO BID	D1~5,8~12	Q28D
	替吡拉西			D8~12	同上
		或80mg	同上	同上	

方案评价

	TAS-102方案 (n=534)	安慰剂方案 (n=266)	风险比(可信区间)	ASCO评分
有效性				32/100
PFS(月)	2	1.7	HR 0.48(95% CI 0.41~0.57)	32
OS(月)	7.1	5.3	HR 0.68(95% CI 0.58~0.81)	

安全性	不良事件分级				P值 ≥3	0.36/20
	1~2	≥3	1~2	≥3		
食欲下降	35%	4%	24%	5%		
粒细胞缺少性发热	0	4%	0	0		
恶心	46%	2%	23%	1%		
呕吐	26%	2%	13%	<1%		
腹泻	29%	3%	11%	1%		

续表

安全性	不良事件分级				P 值 ≥ 3	0.36/20
	1~2	≥ 3	1~2	≥ 3		
口腔黏膜炎	7%	<1%	6%	0		
疲惫	31%	4%	17%	6%		
发热	18%	1%	13%	<1%		
腹痛	19%	2%	14%	4%		
乏力	15%	3%	8%	3%		
手足综合征	2%	0	2%	0		
心脏毒性	<1%	<1%	<1%	<1%		
额外获益						20/60
曲线终点	20					
症状改善						
QOL						
无治疗缓解期						
净健康获益			52.36			

点评

在晚期结直肠癌患者一二线治疗失败后,三线给予三氟尿苷替吡拉西(TAS-102)对比安慰剂的Ⅲ期临床研究(RECOURSE),研究的主要终点是总生存期(OS)。结果表明:TAS-102与安慰剂比较可明显改善晚期结肠癌患者的OS,是晚期肠癌三线治疗的可选药物之一。

(李鸿立 刘 锐)

参考文献

[1] MAYER RJ, VAN CUTSEM E, FALCONE A, et al. Randomized trial of TAS-102 for refractory metastatic colorectal cancer. N Engl J Med, 2015, 372 (20): 1909-1919.

晚期结直肠癌化疗方案 XVI(三线) 帕博利珠单抗

方案	药物	剂量	用法	时间	周期
帕博利珠单抗	Pembrolizumab	10mg/kg	IV	D1	Q14D

方案评价

	dMMR 肠癌 (*n*=11)	pMMR 肠癌 (*n*=21)	dMMR 实体瘤 (*n*=9)	ASCO 评分
有效性				
irORR（%）	40%	0	71%	
20 周 irPFS（%）	78%	11%	67%	

	不良事件分级	
安全性	1~2	≥ 3
窦性心动过速	10	0
皮肤干燥	12	0
皮疹或皮肤瘙痒	24	0
甲状腺炎、甲状腺功能		
减退或垂体炎	10%	0
便秘	20	0
厌食	10	0
恶心	12%	0
呕吐	26%	2%
腹泻	19%	5%
口腔黏膜炎	7%	<1%
疲惫	31%	4%
粒细胞缺少性发热	0	<1%
腹痛	24%	0
口干	12%	0
乏力	15%	3%
肠梗阻	0	7%
转氨酶升高	2%	5%
胰腺炎	15%	0
低蛋白血症	0	10%
低钠血症	0	7%
关节痛	17%	0
肌痛	15%	0
头晕	10%	0
头痛	17%	0
过敏性鼻炎	29%	0
咳嗽	10%	0

续表

安全性	不良事件分级	
	1~2	≥ 3
呼吸困难	15%	0
上呼吸道感染	7%	0
畏寒	15%	0
水肿	10%	0
疲乏	32%	0
发热	12%	0
疼痛	34%	0
额外获益		
曲线终点		
症状改善		
QOL		
无治疗缓解期		
净健康获益		

点评

　　尽管这是一项单臂、Ⅱ期临床研究,研究目的是探索DNA错配修复(MMR)状态下,免疫治疗药物PD-1抗体在标准治疗失败的晚期癌症的价值。研究终点是免疫相关的客观有效率(irORR)及20周时免疫相关的无进展生存率(irPFS)。根据MMR状态,研究选取三组患者进行单臂治疗,分别是 *MMR* 缺陷(dMMR)的肠癌、MMR正常(pMMR)的肠癌及dMMR的其他实体肿瘤。结果表明:无论是dMMR的晚期肠癌,还是其他的实体瘤,均能明显从帕博利珠单抗治疗中获益,而pMMR的结直肠癌患者却不能从治疗中获益。与pMMR的结直肠癌患者比较,接受帕博利珠单抗治疗的dMMR患者疾病进展风险降低了90%,死亡风险降低了78%,两种不同分子特征的人群疗效差异非常明显。这项研究为具有dMMR分子特征的不同实体肿瘤的免疫治疗开创新的出路。

(李鸿立　刘　锐)

参考文献

［1］LE DT, URAM JN, WANG H, et al. PD-1 Blockade in tumors with mismatch-repair deficiency. N Engl J Med, 2015, 372 (26): 2509-2520.

晚期结直肠癌化疗方案 ⅩⅦ　呋喹替尼

方案	药物	剂量	用法	时间	周期
呋喹替尼(试验组)	呋喹替尼	5mg	PO	D1~21 QD,停 7d	Q28D(至进展或毒性不耐受)
安慰剂(对照组)					

方案评价

	呋喹替尼 (*n*=278)	安慰剂 (*n*=137)	风险比(可信区间)	ASCO 评分
有效性				35/100
中位总生存(月)	9.3	6.6	HR 0.65(0.51~0.83)	35
无进展生存(月)	3.7	1.8	HR 0.26(0.21~0.34)	

安全性	不良事件分级		*P* 值	−13/20
	3~4 级	3~4 级		
高血压	21.2%	2.2%		
手足皮肤反应	10.8%	0		
蛋白尿	3.2%	0		
发声困难	0	0		
TSH 水平升高	0	0		
AST 水平升高	0.4%	0.7%		
胆红素水平升高	1.4%	1.5%		
腹泻	2.9%	0		
ALT 水平升高	0.7%	1.5%		
口腔炎症	0.4%	0		
食欲下降	1.1%	0		
甲状腺功能下降	0	0		
血小板降低	2.5%	0		
大便隐血阳性	0	0		
疲乏	1.1%	0		
体重减轻	1.1%	0		
额外获益				20/60
曲线终点	20			
症状改善				
QOL				
无治疗缓解期				
净健康获益		42		

点评

呋喹替尼为晚期结直肠癌患者三线治疗的可选方案,证据来源于多中心随机对照Ⅲ期试验(FRESCO)。适用于经至少2次标准治疗后进展,ECOGPS评分0或1,左心室射血分数≥50%,且肝、肾及骨髓功能良好的晚期结直肠癌患者。

(李鸿立 刘 锐)

参考文献

[1] LI J, QIN S, XU R, et al. Effect of fruquintinib vs placebo on overall survival in patients with previously treated metastatic colorectal cancer: The FRESCO randomized clinical trial. JAMA, 2018, 319 (24): 2486-2496.

第十六章　肛　管　癌

肛管癌辅助化疗方案

MF 方案 I

方案	药物	剂量	用法	时间	周期
PF 方案（试验组）	顺铂	$75mg/m^2$	IVGTT >60min	D1	Q28D × 4
	氟尿嘧啶	$1\,000mg/m^2$	CIV	D1~4	
MF 方案（对照组）	丝裂霉素	$10mg/m^2(\leqslant 20mg)$	IV bolus	D1	Q28D × 2
	氟尿嘧啶	$1\,000mg/m^2$	CIV	D1~4	
	放疗	45~59Gy			

方案评价

	PF 方案（n=324）	MF 方案（n=325）	风险比（可信区间）	ASCO 评分
有效性				−37/100
总缓解率	NR	NR	NR	−37
5 年无病生存率	57.8%	67.8%	HR 1.39（95% CI 1.10~1.76）	
5 年总生存率	70.7%	78.3%	HR 1.37（95% CI 1.04~1.81）	

安全性	不良事件分级				P 值 ≥ 3	
	1~2	≥ 3	1~2	≥ 3		
过敏	3%	<1%	2%	0		−1.46/20
听毒性	12%	<1%	<1%	0		
骨髓毒性	49%	42%	33%	61%		
心律失常	2%	<1%	2%	<1%		
心血管毒性	16%	8%	13%	4%		
凝血异常	<1%	2%	<1%	0		
全身症状	66%	13%	59%	10%		

续表

安全性	不良事件分级				P 值 ≥ 3
	1~2	≥ 3	1~2	≥ 3	
皮肤毒性	48%	41%	44%	48%	
内分泌毒性	3%	<1%	2%	0	
恶心	60%	18%	49%	9%	
口腔炎	41%	13%	37%	6%	
呕吐	38%	15%	19%	6%	
腹泻	49%	24%	50%	23%	
出血	16%	0	12%	<1%	
肝毒性	14%	2%	16%	2%	
感染 / 中性粒细胞减少性发热	18%	10%	15%	18%	
淋巴系统毒性	<1%	0	<1%	0	
代谢 / 实验室异常	29%	10%	24%	8%	
骨骼肌毒性	1%	0	2%	<1%	
神经毒性	35%	6%	16%	5%	
眼部 / 视力毒性	3%	0	1%	<1%	
疼痛	38%	17%	29%	24%	
肺毒性	14%	2%	10%	3%	
肾 / 泌尿道毒性	37%	3%	35%	3%	
继发恶性肿瘤	<1%	0	0	0	
性生殖功能毒性	3%	<1%	2%	1%	
综合征	<1%	0	0	0	
额外获益					0/20
曲线终点	0				
症状改善					
QOL					
无治疗缓解期					
净健康获益			−38.46		

点评

同步放化疗是局限性肛管鳞癌的标准治疗,MF 方案为肛管癌同步放化疗的优选化疗方案,证据来源于Ⅲ期多中心、随机对照试验 NCT00003596,适用于 KPS 评分 ≥ 60 分,器官功能良好,分期为 T_2~T_4、任意 N、无远处转移的肛管癌患者。

(杨 雨 郑寒蕊)

参考文献

［1］AJANI J A, WINTER K, GUNDERSON L L, et al. Fluorouracil, mitomycin, and radiotherapy vs fluorouracil, cisplatin, and radiotherapy for carcinoma of the anal canal: A randomized controlled trial. JAMA, 2008, 299(16): 1914-1921.

［2］GUNDERSON L L, WINTER K, AJANI J A, et al. Long-term update of US GI Intergroup RTOG 98-11 phase Ⅲ trial for anal carcinoma: survival, relapse, and colostomy failure with concurrent chemoradiation involving fluorouracil/mitomycin versus fluorouracil/cisplatin. J Clin Oncol, 2012, 30(35): 4344-4351.

MF 方案 Ⅱ

方案	药物	剂量	用法	时间	周期
PF 方案 （试验组）	顺铂	60mg/m²	IVGTT	D1	Q28D × 2
	氟尿嘧啶	1 000mg/m²	CIV 24h	D1~4	
MF 方案 （对照组）	丝裂霉素	12mg/m²（≤ 20mg）	IV bolus	D1	Q56D × 1
	氟尿嘧啶	1 000mg/m²	CIV 24h	D1~4,29~32	
放疗		50.4Gy 28d			
维持化疗	顺铂	60mg/m²	IVGTT D1	（第 11、14 周）	Q21D × 2
	氟尿嘧啶	1 000mg/m²	CIV 24h	D1~4	

方案评价

	PF 方案 （*n*=468）	MF 方案 （*n*=472）	风险比（可信区间）	ASCO 评分
有效性				−5/100
总缓解率	95.1%	93.7%		−5
3 年无进展生存率	74%	73%	HR 0.95（95% CI 0.75~1.19）	
3 年总生存率	NR	NR	HR 1.05（95% CI 0.80~1.38）	

安全性	不良事件分级				*P* 值 ≥ 3	
	1~2	≥ 3	1~2	≥ 3		
恶心	NR	5%	NR	2%		0.75/20
呕吐	NR	4%	NR	2%		
腹泻	NR	10%	NR	9%		
口腔炎	NR	4%	NR	3%		
其他胃肠道反应	NR	4%	NR	3%		
泌尿道毒性	NR	2%	NR	1%		

续表

安全性	不良事件分级				P 值
	1~2	≥ 3	1~2	≥ 3	≥ 3
皮肤毒性	NR	47%	NR	48%	
疼痛	NR	29%	NR	26%	
心脏毒性	NR	1%	NR	1%	
血管损害	NR	<1%	NR	1%	
其他非血液学毒性	NR	11%	NR	7%	
白细胞减少	NR	12%	NR	24%	
血小板减少	NR	1%	NR	4%	
贫血	NR	1%	NR	<1%	
中性粒细胞减少	NR	3%	NR	3%	
其他血液学毒性	NR	0	NR	3%	
额外获益					0/20
曲线终点					
症状改善					
QOL					
无治疗缓解期					
净健康获益			−4.25		

点评

　　MF 方案为肛管癌同步放化疗的标准化疗方案。PF 方案与 MF 方案相比,在 CR 率、3 年 DFS、OS 以及不良事件方面并无优势,维持治疗也并不能改善患者生存。证据来源为一项多中心、随机、2×2 因素Ⅲ期试验 ISRCTN26715889,适用于身体状况良好、无远处转移的局限性肛管癌患者。

（杨　雨　郑寒蕊）

参考文献

[1] JAMES R D, GLYNNEJONES R, MEADOWS H, et al. Mitomycin or cisplatin chemoradiation with or without maintenance chemotherapy for treatment of squamous-cell carcinoma of the anus (ACT Ⅱ): a randomised, phase 3, open-label, 2×2 factorial trial. Lancet Oncology, 2013, 14 (6): 516-524.

第十七章　胃肠道间质瘤

胃肠间质瘤术后辅助治疗方案 I

方案	药物	剂量	用法	时间	周期	疗程
伊马替尼（试验组）	伊马替尼	400mg/d	PO			1 年
安慰剂（对照组）	安慰剂	400mg/d	PO			1 年

方案评价

	伊马替尼 （n=359）	安慰剂 （n=354）	风险比（可信区间）	ASCO 评分
有效性				34/100
1 年 OS（%）			HR 0.66（95% CI 0.22~2.03）	34
1 年 RFS（%）	98	83	HR 0.35（95% CI 0.22~0.53）	

安全性	不良事件分级				P 值 无报道	−3.2/20
	1~2	≥ 3	1~2	≥ 3		
粒细胞减少	13%	3%	5%	<2%		
乏力	38%	<2%	54%	1%		
皮炎	19%	3%	31%	0		
腹痛	24%	3%	20%	1%		
恶心	26%	2%	50%	1%		
呕吐	12%	2%	22%	<1%		
腹泻	26%	2%	55%	1%		
ALT	13%	<3%	13%	0		
AST	10%	<2%	<8%	0		

续表

安全性	不良事件分级				P 值	−3.2/20
	1~2	≥ 3	1~2	≥ 3	无报道	
水肿	74%	2%	29%	<1%		
高血糖	10%	<1%	10%	2%		
低钾血症	8%	1%	<3%	<1%		
晕厥	<1%	1%	<1%	0		
呼吸困难	4%	1%	5%	<1%		
额外获益	无报道					0/60
曲线终点						
症状改善						
QOL						
无治疗缓解期						
净健康获益			30.8			

点评

　　伊马替尼 400mg 推荐用于中高危复发风险的胃肠间质瘤患者的术后辅助治疗中。该研究证据源于一项双盲随机Ⅲ期研究（ACOSOG Z9001），伊马替尼组与安慰剂组相比，1 年 RFS 率明显更高，两组的 OS 并无差异。进一步分析显示，在 KIT 外显子 11 缺失（不是 KIT 外显子 11 插入或点突变、KIT 外显子 9 突变、PDGFRA 突变或野生型）的 GIST 患者有更高的 RFS。肿瘤突变类型在安慰组中与 RFS 不相关。

　　危险度分级是辅助治疗最主要的评价标准。推荐中国共识改良的 NIH2008 分级用于评估复发风险。具有中高危复发风险的患者作为辅助治疗的适应人群。胃肠道间质瘤 PDGFRA18 外显子 d842v 突变显示对伊马替尼原发性耐药，并且没有受益于辅助治疗，因此不推荐伊马替尼辅助治疗。c-kit 外显子 9 突变 GIST 与野生型GIST 能否受益于辅助治疗是有争议的，仍缺乏足够的证据，因为相关的研究都是基于小样本，所有不能用于评价治疗的适应证。须待进一步的临床研究。

（张　涛　于丹丹）

参考文献

［1］DEMATTEO RP, BALLMAN KV, ANTONESCU CR, et al. Adjuvant imatinib mesylate after resection of localised, primary gastrointestinal stromal tumour: a randomised, double-blind, placebo-controlled trial. Lancet, 2009, 373: 1097-1104.

胃肠间质瘤术后辅助治疗方案 Ⅱ

方案	药物	剂量	用法	时间	周期	疗程
伊马替尼 3 年（试验组）	伊马替尼	400mg/d	PO			3 年
伊马替尼 1 年（对照组）	伊马替尼	400mg/d	PO			1 年

方案评价

	伊马替尼 3 年（n=177）	伊马替尼 1 年（n=181）	风险比（可信区间）	ASCO 评分
有效性				55/100
5 年 RFS（%）	65.6	47.9	HR 0.46（95% CI 0.32~0.65）	
5 年 OS（%）	92.0	81.7	HR 0.45（95% CI 0.22~0.89）	

安全性	不良事件分级		P 值	0/20
	≥ 3	≥ 3	≥ 3	
贫血	0.5%	0.5%	<0.99	
白细胞减少	3.0%	2.1%	0.75	
眼眶水肿	1.0%	0.5%	<0.99	
乏力	0.5%	1.0%	0.62	
恶心	0.5%	1.5%	0.37	
腹泻	2.0%	0.5%	0.37	
肌痉挛	1.0%	0.5%	<0.99	
腿部水肿	1.0%	0.5%	<0.99	
额外获益				0/60
曲线终点				
症状改善				
QOL				
无治疗缓解期				
净健康获益		55		

点评

伊马替尼术后 3 年口服推荐用于复发风险高的 KIT 外显子 11 缺失突变胃肠间质瘤患者。该研究证据来自北欧肉瘤团队一项 III 期随机临床研究（SSGXV III /AIO）的结果提示，在估计复发风险高（肿瘤 >10cm 且核分裂数 >10/50HPF、肿瘤 >5cm 且核分裂数 >5/50HPF 或复发风险 >50%）的患者，术后伊马替尼治疗 36 个月比 12 个月明显改善患者 RFS 和 OS。在这项研究中，KIT 第 11 外显子缺失或插入 - 缺失突变的患者，接受伊马替尼治疗 3 年者比只接受 1 年治疗者的 RFS 更长，而在其他突变的患者中，3 年辅助治疗和 1 年相比较未发现明显获益。KIT 外显子 11 缺失突变者能从延长伊马替尼辅助治疗疗程中明显获益，获得更高的 RFS。

（张涛　于丹丹）

参考文献

［1］JOENSUU H, ERIKSSON M, HALL KS, et al. One vs three years of adjuvant imatinib for operable gastrointestinal stromal tumor A randomized trial. Jama-Journal of the American Medical Association, 2012, 307: 1265-1272.

胃肠间质瘤新辅助治疗

方案	药物	剂量	用法	时间	周期
伊马替尼	伊马替尼	400mg/d	PO	术前	

点评

术前进行分子靶向药物治疗的意义在于：减小肿瘤体积，降低临床分期；缩小手术范围；避免不必要的脏器切除；降低手术风险，同时增加根治性切除机会；对于特殊部位的肿瘤，可以保护重要脏器的结构和功能；可以减少医源性播散的风险。

术前靶向治疗的适应证包括：术前估计难以达到 R0 切除；肿瘤体积巨大（直径 > 10cm），术中易出血、破裂，很可能造成医源性播散；特殊部位的肿瘤（如胃食管结合部、十二指肠、低位直肠等），手术不可避免会损害重要脏器的功能；潜在可切除的肿瘤，但手术风险较大，术后复发率、病死率均较高；估计需要实施多脏器联合切除手术；肿瘤复发、转移或难以切除者，在肿瘤细胞减灭术前行术前靶向治疗也是可行的。

（张涛　于丹丹）

参考文献

［1］BLESIUS A, CASSIER PA, BERTUCCI F, et al. Neoadjuvant imatinib in patients with locally advanced non metastatic GIST in the prospective BFR14 trial. BMC Cancer, 2011, 11: 72.

复发转移胃肠间质瘤的一线治疗方案Ⅰ

方案	药物	剂量	用法	时间	周期
高剂量（试验组）	伊马替尼	800mg/d	PO		
低剂量（对照组）	伊马替尼	400mg/d	PO		

方案评价

	高剂量（n=347）		低剂量（n=344）		风险比（可信区间）	ASCO 评分
有效性						−7.3/100
中位 OS（月）	51		55		无	−7.3
中位 PFS（月）	20		18		无	
安全性	不良事件分级				P 值	−4.2/20
	1~2	≥ 3	1~2	≥ 3	无报道	
过敏		<0.5%		0		
听力受损		<0.5%		0		
骨髓抑制		27%		<19.5%		
心脏毒性		<1.5%		2%		
全身症状		<9.5%		5%		
皮损		<7.5%		<4.5%		
胃肠反应		16%		9%		
出血		11%		6%		
肝毒性		<3.5%		4%		
感染		7%		5%		
代谢异常		3%		2%		
骨骼肌病变		1%		1%		

续表

安全性	不良事件分级				P值	−4.2/20
	1~2	≥ 3	1~2	≥ 3	无报道	
神经毒性		3%		4%		
视觉异常		1%		0		
疼痛		12%		11%		
肺毒性		4%		3%		
肾毒性		2%		1%		
额外获益						0/60
曲线终点						
症状改善						
QOL						
无治疗缓解期						
净健康获益		−11.5				

点评

　　SWOG S0033 研究是转移性胃肠间质瘤靶向治疗领域非常经典的一项Ⅲ期随机对照临床试验,旨在比较标准剂量 400mg/d 和高剂量 800mg/d 伊马替尼的疗效和安全性差别。结果发现:整体人群中高剂量伊马替尼较标准剂量无明显临床获益。在西方国家,对 c-kit 外显子 9 突变的 GIST 患者,建议伊马替尼初始剂量提高到800mg/d。只有很少的中国患者能够耐受 800mg/d 伊马替尼治疗,因而建议 c-kit 外显子 9 突变 GIST 患者,初始治疗可给予伊马替尼 600mg/d。具有良好的体质的患者可以直接采用伊马替尼 800mg/d。对于复发转移 / 不可切除 GIST,伊马替尼一线治疗应持续至疾病进展或出现不可耐受的不良事件。

（张　涛　于丹丹）

参考文献

［1］BLANKE CD, RANKIN C, DEMETRI GD, et al. Phase Ⅲ randomized, intergroup trial assessing imatinib mesylate at two dose levels in patients with unresectable or metastatic gastrointestinal stromal tumors expressing the kit receptor tyrosine kinase: S0033. J Clin Oncol, 2008, 26: 626-632.

复发转移胃肠间质瘤的一线治疗方案Ⅱ

方案	药物	剂量	用法	时间	周期
中断5年(试验组)	伊马替尼	400mg/d	PO		
中断3年(试验组)	伊马替尼	400mg/d	PO		
中断1年(对照组)	伊马替尼	400mg/d	PO		

点评

本研究为Ⅲ期多中心随机对照试验,旨在比较持续用药后(1年、3年、5年),中断或继续服用伊马替尼对疾病无进展(CR、PR、SD)的胃肠间质瘤患者的影响。结果发现:持续用药组能获得更长的PFS;而且再次使用伊马替尼在间断时间长的无疾病进展患者中取得更长的PFS,不仅如此,在初次治疗完全缓解及部分缓解的患者中取得更长的PFS。该研究的意义在于:复发转移的GIST不能随意中断治疗,中断治疗后患者疾病迅速进展,PFS明显下降,只有持续的治疗才能使患者持续获益。

（张　涛　于丹丹）

参考文献

[1] PATRIKIDOU A, CHABAUD S, RAY-COQUARD I, et al. Influence of imatinib interruption and rechallenge on the residual disease in patients with advanced GIST: results of the BFR14 prospective French Sarcoma Group randomised, phase Ⅲ trial. Ann Oncol, 2013, 24: 1087-1093.

复发转移胃肠间质瘤的一线后治疗方案Ⅰ

方案	药物	剂量	用法	时间	周期
高剂量(试验组)	伊马替尼	800mg/d	PO		

点评

本研究旨在比较提高伊马替尼剂量在初次治疗进展后的胃肠间质瘤中的有效性,EORTC62005研究均显示,对于广泛进展的GIST的患者,增加伊马替尼剂量到800mg/d,有1/3的患者可以再次临床获益。

（张　涛　于丹丹）

参考文献

［1］ZALCBERG JR, VERWEIJ J, CASALI PG, et al. Outcome of patients with advanced gastro-intestinal stromal tumours crossing over to a daily imatinib dose of 800mg after progression on 400mg. European Journal of Cancer, 2005, 41: 1751-1757.

复发转移胃肠间质瘤的一线后治疗方案 Ⅱ

方案	药物	剂量	用法	时间	周期
舒尼替尼（试验组）	舒尼替尼	50mg/d	PO	D1~28	Q42D
安慰剂（对照组）	安慰剂	50mg/d	PO	D1~28	Q42D

方案评价

	舒尼替尼（n=207）	安慰剂（n=105）	风险比（可信区间）	ASCO 评分
有效性				67/100
中位进展时间（w）	27.3	6.4	HR 0.33（95% CI 0.23~0.47）	

安全性	不良事件分级				P 值	−17.5/20
	1~2	≥ 3	1~2	≥ 3		
疲劳	29%	5%	20%	2%		
腹泻	26%	3%	8%	0		
皮损	25%	0	6%	0		
恶心	23%	1%	10%	1%		
厌食	19%	0	5%	1%		
味觉障碍	18%	0	2%	0		
口腔炎	15%	1%	2%	0		
呕吐	15%	1%	5%	1%		
手足综合征	9%	4%	2%	0		
皮疹	12%	1%	5%	0		
乏力	9%	3%	2%	2%		
黏膜炎	12%	0	0	0		
消化不良	11%	1%	1%	0		
高血压	8%	3%	4%	0		

续表

安全性	不良事件分级				P 值	−17.5/20
	1~2	≥ 3	1~2	≥ 3		
鼻出血	7%	0	0	0		
发色改变	7%	0	2%	0		
口干	6%	0	1%	0		
舌痛	6%	0	0	0		
贫血	58%	4%	58%	2%		
白细胞减少	52%	4%	5%	0		
粒细胞减少	43%	10%	4%	0		
淋巴细胞减少	40%	10%	30%	3%		
血小板减少	36%	5%	4%	0		
额外获益						16/60
曲线终点						16
症状改善						
QOL						
无治疗缓解期						
净健康获益				65.5		

点评

舒尼替尼可用于对伊马替尼一线治疗失败的进展胃肠间质瘤患者的二线治疗中。该研究证据源于 NCT00075218,该研究为Ⅲ期多中心随机对照试验,旨在比较舒尼替尼在对伊马替尼耐药的进展胃肠间质瘤患者的有效性,结果发现:舒尼替尼较安慰剂延长了伊马替尼治疗中断或耐药的胃肠间质瘤患者的 PFS、OS。

（张 涛 于丹丹）

参考文献

[1] DEMETRI GD, VAN OOSTEROM AT, GARRETT CR, et al. Efficacy and safety of sunitinib in patients with advanced gastrointestinal stromal tumour after failure of imatinib: a randomised controlled trial. Lancet, 2006, 368: 1329-1338.

复发转移胃肠间质瘤的一线后治疗方案Ⅲ

方案	药物	剂量	用法	时间	周期
瑞戈非尼（试验组）	瑞戈替尼	160mg/d	PO	D1~21	Q28D
安慰剂（对照组）	安慰剂	160mg/d	PO	D1~21	Q28D

方案评价

	瑞戈非尼（n=133）	安慰剂（n=66）	风险比（可信区间）	ASCO 评分
有效性				23/100
中位 PFS（月）	4.8	0.9	HR 0.27（95% CI 0.19~0.39）	
中位 OS（月）	无	无	HR 0.77（95% CI 0.42~1.41）	23

安全性	不良事件分级				P 值	−35/20
	3	4	3	4		
手足综合征	19.7%	0	0	0		
高血压	22.7%	0.8%	3%	0		
腹泻	5.3%	0	0	0		
疲劳	2.3%	0	0	0		
口腔黏膜炎	1.5%	0	1.5%	0		
脱发	1.5%	0	0	0		
声嘶	0	0	4.5%	0		
厌食	0	0	0	0		
皮疹	2.3%	0	0	0		
恶心	0.8%	0	1.5%	0		
便秘	0.8%	0	0	0		
肌痛	0.8%	0	0	0		
声音改变	0	0	0	0		
额外获益						16/60
曲线终点						16
症状改善						
QOL						
无治疗缓解期						
净健康获益		4				

点评

　　瑞戈非尼可用于对伊马替尼和(或)舒尼替尼治疗失败的进展胃肠间质瘤患者的治疗中。该研究证据源于NCT01271712,该研究为Ⅲ期多中心随机对照试验,旨在比较瑞戈非尼在经伊马替尼和(或)舒尼替尼治疗后进展的胃肠间质瘤患者中的有效性。结果发现:瑞戈非尼较安慰剂延长了伊马替尼和(或)舒尼替尼治疗后进展的胃肠间质瘤患者的PFS。

(张　涛　于丹丹)

参考文献

[1] DEMETRI GD, REICHARDT P, KANG Y-K, et al. Efficacy and safety of regorafenib for advanced gastrointestinal stromal tumours after failure of imatinib and sunitinib (GRID): an international, multicentre, randomised, placebo-controlled, phase 3 trial. Lancet, 2013, 381: 295-302.

第十八章 妇科肿瘤

第一节 宫 颈 癌

宫颈癌辅助治疗方案

方案	药物	剂量	用法	时间	周期
放疗 + 顺铂	放疗			6W	6W
	顺铂	每周 40mg/m²	IVGTT	Q7D	
单纯放疗	放疗			6W	6W

方案评价

	放疗联合顺铂方案（*n*=183）		单纯放疗方案（*n*=186）		风险比（可信区间）	ASCO 评分
有效性						46/100
总缓解率	85%		74%		RR 0.63（95% CI 0.43~0.91）	
无进展生存期（月）					HR 0.51（95% CI 0.34~0.75）	
总生存期（月）					HR 0.54（95% CI 0.34~0.86）	46

安全性	不良事件分级				*P* 值	−3.64/20
	1~2	≥ 3	1~2	≥ 3		
血液学反应	55.7%	21.3%	18.3%	1.6%		
胃肠道反应	57.9%	14.2%	33.9%	4.8%		
泌尿生殖器反应	31.1%	1.6%	18.8%	3.2%		
皮肤反应	13.7%	0.0%	9.1%	2.2%		
神经反应	7.7%	1.1%	0.5%	0.5%		
其他	18.6%	6.6%	9.7%	2.7%		

续表

安全性	不良事件分级				P 值	-3.64/20
	1~2	≥ 3	1~2	≥ 3		
额外获益						20/60
曲线终点	20					
症状改善						
QOL						
无治疗缓解期						
净健康获益			62.36			

点评

本研究为Ⅲ期多中心随机对照试验,旨在比较ⅠB 期合并大肿块的宫颈癌术后行放疗联合顺铂同步化疗与单纯放疗的有效性和安全性,纳入总共 369 名 ECOG 0~1、器官功能良好、ⅠB 期合并大肿块的宫颈癌患者。结果发现:与单纯放疗相比,放疗联合顺铂同步化疗降低了疾病的复发及死亡风险,延长了生存期。该研究与其他相关 4 个研究奠定了以含顺铂为基础同步放化疗在宫颈癌治疗中的地位,无论是对术后伴高中危因素的辅助放疗还是在局部晚期的根治性放疗的宫颈癌患者,其他几个方案见下表。

评估同步放化疗 5 个临床研究的死亡相对风险

研究	FIGO 分期	试验组	对照组	对照组死亡相对风险
Keys et al.	IB2	放疗	放疗联合顺铂周疗	0.54
Rose,Bundy, Watkins et al.	Ⅱ B~ Ⅳ A	放疗联合羟基脲	放疗联合顺铂周疗	0.61
			放疗联合顺铂、氟尿嘧啶和羟基脲	0.58
Morris et al.	Ⅰ B2~ Ⅳ A	延伸野放疗	放疗联合顺铂和氟尿嘧啶	0.52
Whitney et al.	Ⅱ B~ Ⅳ A	放疗联合羟基脲	放疗联合顺铂和氟尿嘧啶	0.72
Peter et al.	Ⅰ B or Ⅱ A (选择性的术后放疗)	放疗	放疗联合顺铂和氟脲嘧啶	0.5

(李贵玲 杨 勤)

参考文献

［1］KEYS HM, BUNDY BN, STEHMAN FB, et al. Cisplatin, radiation, and adjuvant hysterectomy compared with radiation and adjuvant hysterectomy for bulky stage Ⅰ B cervical carcinoma. N Endl J Med, 1999, 340: 1154-1161.

［2］MORRIS M, EIFEL PJ, LU J, et al. Pelvic radiation with concurrent chemotherapy compared with pelvic and para-aortic radiation for high-risk cervical cancer. N Endl J Med, 1999, 340: 1137-1143.

［3］PETERS WA, LIU PY, BARRETT, et al. Concurrent chemotherapy and pelvic radiation therapy alone as adjuvant therapy after radical surgery in high-risk early-stage cancer of the cervix. J Clin Oncol, 2000, 18: 1606-1613.

［4］WHITNEY CW, SAUSE W, BUNDY BN, et al. Randomized comparison of fluorouracil plus cisplatin versus hydroxyurea as an adjunct to radiation therapy in stage Ⅱ B- ⅣA carcinoma of the cervix with negative para-aortic lymph nodes: a Gynecologic Oncology Group and Southwest Oncology Group study. J Clin Oncol, 1999, 17: 1339-1348.

［5］ROSE PG, BUNDY BN, WATKINS EB, et al. Concurrent cisplatin-based radiotherapy and chemotherapy for locally advanced cervical cancer. N Endl J Med, 1999, 340: 1144-1153.

复发或转移性宫颈癌方案

方案	药物	剂量	用法	时间	周期
贝伐单抗＋化疗方案	贝伐单抗	15mg/kg	IVGTT	D1	Q21D
（试验组）	顺铂	50mg/m²	IVGTT	D1	
	紫杉醇	135 或 175mg/m²	IVGTT	D1	
	或				
	贝伐单抗	15mg/kg	IVGTT	D1	
	拓扑替康	0.75mg/m²	IVGTT	D1~3	
	紫杉醇	175mg/m²	IVGTT	D1	
化疗方案	顺铂	50mg/m²	IVGTT	D1	Q21D
（对照组）	紫杉醇	135 或 175mg/m²	IVGTT	D1	
	或				
	拓扑替康	0.75mg/m²	IVGTT	D1~3	
	紫杉醇	175mg/m²	IVGTT	D1	

方案评价

	贝伐单抗＋化疗方案（n=227）	化疗方案（n=225）	风险比（可信区间）	ASCO 评分
有效性				29/100
总缓解率	48%	36%	RR 1.35（95% CI 1.08~1.68）	29
无进展生存期（月）	8.2	5.9	HR 0.67（95% CI 0.54~0.82）	
总生存期（月）	17.0	13.3	HR 0.71（98% CI 0.54~0.95）	

续表

安全性	不良事件分级				P 值	2.4/20
	≥ 2	≥ 3	≥ 2	≥ 3	≥ 3	
胃肠瘘	0	3%	0	0	0.02	
生殖系统瘘	0	3%	0	<1%	0.12	
高血压	25%	0	4%	0	<0.001	
蛋白尿	0	2%	0	0	0.12	
疼痛	32%	0	28%	0	0.41	
FN	0	5%	0	5%	1.00	
血栓栓塞	0	8%	0	1%	0.001	
CNS 出血	0	0	0	0	NA	
胃肠出血	0	2%	0	<1%	0.37	
生殖系统出血	0	3%	0	<1%	0.12	
额外获益						20/60
曲线终点	20					
症状改善						
QOL						
无治疗缓解期						
净健康获益			51.4			

点评

本研究(NCT00803062)为Ⅲ期多中心随机对照试验,旨在比较晚期复发转移性宫颈癌中联合贝伐单抗的化疗方案与传统化疗方案的有效性和安全性,纳入总共452 名 ECOG PS 评分 0~1、器官功能良好、具有可测量病灶的复发或转移性宫颈癌患者。结果发现:与传统化疗方案相比,联合贝伐单抗的化疗方案延长了患者生存期。该研究奠定了联合贝伐单抗的化疗方案为晚期复发转移性宫颈癌化疗首选方案的地位。

(李贵玲　杨　勤)

参考文献

［1］TEWARI KS1, SILL MW, LONG HJ, et al. Improved survival with bevacizumab in advanced cervical cancer. N Engl J Med, 2014 Feb 20; 370 (8): 734-743. doi: 10. 1056/NEJMoa1309748.

晚期、复发或转移性宫颈癌方案

方案	药物	剂量	用法	时间	周期
TP 方案（试验组）	紫杉醇	135mg/m²	IVGTT	D1	Q21D
	顺铂	50mg/m²	IVGTT	D1	
DDP 方案（对照组）	顺铂	50mg/m²	IVGTT	D1	Q21D

方案评价

	TP 方案 （n=130）		DDP 方案 （n=134）		风险比（可信区间）	ASCO 评分
有效性						
总缓解率	36%		19%			
无进展生存期（月）	4.8		2.8			
总生存期（月）	9.7		8.8			

安全性	不良事件分级				P 值
	1~2	≥ 3	1~2	≥ 3	≥ 3
白细胞减少	34.9%	52.7%	30%	3%	
粒细胞减少	15.6%	66.6%	18.5%	3.1%	
血小板减少	33.3%	3.9%	11.5%	2.3%	
贫血	41.9%	27.9%	43.1%	13%	
恶心和呕吐	50.4%	10.1%	40%	11.5%	
胃肠道反应	23.3%	7%	20%	6.1%	
心脏毒性	3.2%	1.6%	3.8%	1.5%	
神经毒性	32.6%	3.1%	17%	4.6%	
发热	14.8%	0.8%	6.2%	0	
皮肤反应	3.9%	2.4%	4.6%	0	
脱发	64.3%	0	12.3%	0	
生殖器毒性	17.1%	0.8%	16.2%	3.1%	
肾毒性	11.7%	2.3%	2.3%	3.8%	
额外获益					
曲线终点					
症状改善					
QOL					
无治疗缓解期					
净健康获益					

点评

本研究为Ⅲ期多中心随机对照试验，旨在比较ⅣB期、复发或未控宫颈鳞癌中 DDP 联合紫杉醇方案与传统 DDP 方案的有效性和安全性，纳入多家医院总共 264 名 ECOG PS 评分 0~2、器官功能良好、具有可测量病灶的复发或转移性宫颈癌患者。结果发现：与传统 DDP 方案相比，TP 方案生存期无明显统计学差异，且生活质量也没有明显差异。

（李贵玲　杨　勤）

参考文献

[1] MOORE DH, BLESSING JA, MCQUELLON RP, et al. Phase Ⅲ study of cisplatin with or without paclitaxel in stage Ⅳ B, recurrent, or persistent squamous cell carcinoma of the cervix: a gynecologic oncology group study. J Clin Oncol, 2004, 22: 3113-3119.

复发或转移性宫颈癌方案

方案	药物	剂量	用法	时间	周期
TC 方案 （试验组）	紫杉醇	175mg/m²	IVGTT >3h	D1	Q21D
	卡铂	AUC=5	IVGTT 1h	D1	
TP 方案 （对照组）	紫杉醇	135mg/m²	IVGTT 24h	D1	Q21D
	顺铂	50mg/m²	IVGTT	D2	

方案评价

	TC 方案 （n=126）	TP 方案 （n=127）	风险比（可信区间）	ASCO 评分
有效性				−29/100
总缓解率	63%	59%	RR 59%（95% CI 43%~75%）	
无进展生存期（月）	6.2	6.9	HR 1.041（95% CI 0.803~1.351）	
总生存期（月）	17.5	18.3	HR 0.994（90% CI 0.789~1.253）	

安全性	不良事件分级				P 值	0/20
	1~2	≥ 3	1~2	≥ 3	≥ 3 级	
中性粒细胞减少	/	76.2%	/	85.5%		
FN	/	7.1%	/	16.0%		
贫血	/	44.4%	/	31.2%		
血小板减少	/	24.6%	/	3.2%		
肌酐	/	0.0%	/	2.4%		

续表

| 安全性 | 不良事件分级 | | | | P 值 | 0/20 |
	1~2	≥ 3	1~2	≥ 3	≥ 3 级	
感染	/	4.8%	/	4.8%		
恶心 / 呕吐	/	3.2%	/	6.4%		
乏力	/	7.9%	/	4.0%		
感觉神经损伤	/	4.8%	/	0.0%		
额外获益						0/60
曲线终点	0					
症状改善						
QOL						
无治疗缓解期						
净健康获益		−29				

点评

　　本研究（NCT0295789）JCOG0505 为Ⅲ期多中心随机开放对照试验，旨在确认在转移或复发的宫颈癌中以铂类为基础方案的标准，该研究评估以卡铂为基础方案的临床获益，比较 TC 方案与传统 TP 方案的有效性和安全性，纳入总共 250 名 ECOG PS 评分 0~2、器官功能良好、具有可测量病灶的复发或转移性宫颈癌患者。结果发现：TC 方案并不劣于 TP 方案，可以成为转移或复发的宫颈癌的一项标准方案，然而，顺铂仍然是未接受铂类药物的患者治疗的关键药物。

（李贵玲　杨　勤）

参考文献

［1］KITAGAWA R. Paclitaxel plus carboplatin versus paclitaxel plus cisplatin in metastatic or recurrent cervical cancer: the open-label randomized phase Ⅲ trial JCOG0505. J Clin Oncol, 2015, 33: 2129-2135.

进展期宫颈癌方案

方案	药物	剂量	用法	时间	周期
CT 方案（试验组）	拓扑替康	0.75mg/m^2	IVGTT	D1~3	Q21D
	顺铂	50mg/m^2	IVGTT	D1	
CPT 方案（对照组）	顺铂	50mg/m^2	IVGTT	D1	Q21D

方案评价

	CT 方案 (n=147)	CPT 方案 (n=146)	风险比（可信区间）	ASCO 评分
有效性				24/100
总缓解率	27%	13%	RR 0.89（95% CI 0.61~1.3）	
无进展生存期（月）	4.6	2.9	HR 0.76（95% CI 0.597~0.969）	
总生存期（月）	9.4	6.5	HR 0.76（95% CI 0.593~0.979）24	

安全性	不良事件分级				P 值	−2.17/20
	1~2	≥ 3	1~2	≥ 3	≥ 3	
白细胞减少	/	63.3%	/	0.7%		
粒细胞减少	/	70%	/	1.4%		
血小板减少	/	31.3%	/	3.4%		
贫血	/	38%	/	22.6%		
其他血液学反应	/	14.3%	/	12.3%		
感染	/	17.7%	/	7.5%		
肾毒性	/	12.2%	/	9.6%		
恶心	/	13.6%	/	8.9%		
呕吐	/	15%	/	8.9%		
其他 GI	/	13.6%	/	10.3%		
新陈代谢	/	13.6%	/	10.3%		
神经病变	/	0.7%	/	0.7%		
其他神经病变	/	2.7%	/	6.2%		
心血管反应	/	8.8%	/	6.8%		
肺毒性	/	2.7%	/	5.5%		
疼痛	/	21%	/	15.8%		
结构毒性	/	7.5%	/	11.6%		
出血	/	6.1%	/	2.7%		
肝毒性	/	4.8%	/	1.4%		
额外获益			20/60			
曲线终点	20					
症状改善						
QOL						
无治疗缓解期						
净健康获益		41.83				

点评

　　本研究为第一个Ⅲ期多中心随机对照试验,旨在进展期宫颈癌中显示顺铂联合化疗对单纯顺铂的生存优势。该研究拟比较MVAC方案(甲氨蝶呤＋长春碱＋阿霉素＋顺铂)或CT方案与传统单药顺铂(CPT)方案有效性和安全性比较,而MVAC方案因为63例患者中出现4例治疗相关死亡而提前关闭,后续试验继续进行,只比较CT方案及CPT方案。后续试验纳入总共293名ECOG PS评分0~1、器官功能良好、具有可测量病灶的进展期宫颈癌患者。结果发现:与CPT方案相比,CT方案有生存优势。

(李贵玲　杨　勤)

参考文献

［1］LONG HJ, BUNDY BN, GRENDYS EC, Jr, et al. Randomized phase Ⅲ trial of cisplatin with or without topotecan in carcinoma of the uterine cervix: a Gynecologic Oncology Group Study. J Clin Oncol, 2005, 23: 4626-4633.

第二节　卵　巢　癌

卵巢癌辅助治疗方案 I

方案	药物	剂量	用法	时间	周期
卡铂-紫杉醇方案（试验组）	卡铂	AUC=7.5	IVGTT >1h	D1	Q21D
	紫杉醇	175mg/m²	IVGTT >3h	D1	
顺铂-紫杉醇方案（对照组）	顺铂	75mg/m²	IVGTT 1mg/min	D1	Q21D
	紫杉醇	135mg/m²	IVGTT 24h	D1	

方案评价

	卡铂-紫杉醇方案（n=392）	顺铂-紫杉醇方案（n=400）	风险比（可信区间）	ASCO评分
有效性				16/100
无进展生存期（月）	20.7	19.4	RR 0.88（95% CI 0.75~1.03）	
总生存期（月）	57.4	48.7	RR 0.84（95% CI 0.70~1.02）	

续表

安全性	不良事件分级				P 值	1.11/20
	1~2	≥ 3	1~2	≥ 3	≥ 3	
白细胞减少		59%		63%		
血小板减少		39%		5%		
粒细胞减少		89%		93%		
胃肠反应		10%		23%		
神经系统病变		7%		8%		
脱发		0		0		
代谢性疾病		3%		8%		
泌尿系统病变		1%		4%		
疼痛		1%		1%		
额外获益						30/60
曲线终点	20					
症状改善						
QOL	10					
无治疗缓解期						
净健康获益				47.11		

点评

本研究为Ⅲ期随机对照试验，旨在比较卵巢癌理想减瘤术后化疗方案中紫杉醇和卡铂的治疗方案与传统使用紫杉醇和顺铂方案的有效性和安全性。纳入总共792卵巢癌患者。结果发现：与传统方案相比，紫杉醇和卡铂的治疗方案对延长患者总生存期有明显作用，并且毒性更低，更容易使用。该研究认为紫杉醇和卡铂的治疗方案可被作为卵巢癌术后患者的一线治疗方案。

（李贵玲　赵迎超）

参考文献

[1] ROBERT FO, BRIAN NB, BENJAMIN EG, et al. Phase Ⅲ trial of carboplatin and paclitaxel compared with cisplatin and paclitaxel in patients with optimally resected stage Ⅲ ovarian cancer: A gynecologic oncology group study. J Clin Oncol, 2003, 21: 3194-3200.

卵巢癌辅助治疗方案 Ⅱ

方案	药物	剂量	用法	时间	周期
剂量密集方案 （试验组）	紫杉醇	$80mg/m^2$	IVGTT >1h	D1,8,15	Q21D
	卡铂	AUC=6	IVGTT >1h	D1	
传统方案 （对照组）	紫杉醇	$180mg/m^2$	IVGTT >3h	D1	Q21D
	卡铂	AUC=6	IVGTT >1h	D1	

方案评价

	剂量密集 （n=312）	传统方案 （n=319）	风险比（可信区间）	ASCO 评分
有效性				25/100
总缓解率	56%	53%		
中位无进展生存期（月）	28.0	17.2	HR 0.71（95% CI 0.58~0.88）	
3 年总生存(%)	72.1	65.1	HR 0.75（95% CI 0.57~0.98）	

安全性	不良事件分级		P 值	−1.54/20
	3~4	3~4	3~4	
中性粒细胞减少	92%	88%	0.15	
血小板减少	44%	38%	0.19	
贫血	69%	44%	<0.000 1	
中性粒细胞减少伴发热	9%	9%	1.00	
恶心	10%	11%	0.70	
呕吐	3%	4%	0.82	
腹泻	3%	3%	0.64	
乏力	5%	3%	0.14	
关节疼痛	1%	2%	0.72	
肌肉疼痛	1%	1%	0.69	
躯体运动障碍	5%	4%	0.56	
躯体感觉障碍	7%	6%	0.87	
额外获益				20/60
曲线终点				
症状改善				
QOL				
无治疗缓解期				
净健康获益	43.46			

点评

　　本研究(NCT00226915)为Ⅲ期多中心随机对照试验,旨在比较卵巢癌中紫杉醇剂量密集方案与传统方案的有效性和安全性,纳入日本85个中心总共631名分期为Ⅱ～Ⅳ期的卵巢上皮癌、输卵管癌或腹膜癌患者。结果发现:与传统方案相比,紫杉醇剂量密集方案延长了患者生存期和无进展生存期。该研究为卵巢癌患者提供了一种新型治疗方案。

(李贵玲　赵迎超)

参考文献

[1] NORIYUKI K, MAKOTO Y, FUMIAKI T, et al. Dose-dense paclitaxel once a week in combination with carboplatin every 3 weeks for advanced ovarian cancer: a phase 3, open-label, randomised controlled trial. Lancet, 2009, 374: 1331-1338.

卵巢癌辅助治疗方案 Ⅲ

方案	药物	剂量	用法	时间	周期
每周方案 (试验组)	紫杉醇	60mg/m^2	IVGTT >1h	D1	Q7D
	卡铂	AUC=2	IVGTT >30min	D1	
三周方案 (对照组)	紫杉醇	175mg/m^2	IVGTT >3h	D1	Q21D
	卡铂	AUC=6	IVGTT >1h	D1	

方案评价

	每周方案 (n=406)		三周方案 (n=404)		风险比(可信区间)	ASCO 评分
有效性						−20/100
总缓解率(%)	42		42			
中值无进展生存期(月)	18.3		17.3		HR 0.96(95% CI 0.80~1.16)	
2 年生存率(%)	77.3		78.9		HR 1.20(95% CI 0.90~1.61)	

安全性	不良事件分级				P 值	0.82/20
	1~2	≥ 3	1~2	≥ 3	≥ 3	
贫血	59%	6%	50%	9%	0.34	
白细胞减少	47%	14%	40%	20%	0.03	
中性粒细胞减少	30%	42%	19%	50%	0.021	
中性粒细胞减少伴发热	NA	2%	NA	4%	0.012	

续表

安全性	不良事件分级				P 值	0.82/20
	1~2	≥ 3	1~2	≥ 3	≥ 3	
中性粒细胞减少性感染	1%	1%	2%	2%	0.69	
非粒细胞减少性感染	5%	2%	3%	1%	0.45	
血小板减少	17%	2%	24%	7%	<0.000 1	
出血	5%	0	2%	0	NA	
过敏	9%	5%	6%	5%	0.85	
肾功能不全	5%	1%	3%	2%	0.12	
心律失常	2%	0	1%	0	NA	
心功能不全	6%	0	4%	1%	0.12	
肺部疾病	8%	2%	4%	1%	1	
疲劳	51%	4%	43%	6%	0.49	
发热	7%	1%	5%	0	0.5	
脱发	50%	NA	66%	NA	<0.000 1	
皮肤疾病	12%	2%	9%	1%	0.62	
厌食	6%	2%	9%	1%	0.37	
便秘	28%	1%	22%	2%	0.76	
腹泻	18%	1%	16%	2%	0.45	
恶心	43%	2%	41%	2%	0.59	
呕吐	14%	1%	25%	1%	1	
口腔溃疡	10%	0	7%	0	NA	
肝功能不全	9%	1%	7%	1%	0.62	
神经功能障碍	7%	0	5%	1%	0.5	
器质性神经病变	31%	0	39%	3%	<0.000 1	
毒性致死	0	1%	0	2%	0.62	
额外获益						10/60
曲线终点						
症状改善						
QOL		10				
无治疗缓解期						
净健康获益			−9.18			

点评

本研究（NCT00660842）为Ⅲ期多中心随机对照试验,旨在比较进展期卵巢癌中每周使用化疗药物与每三周使用化疗药物的有效性和安全性,纳入法国、意大利 67 家医院总共 810 名 ECOG PS 评分 0~1、晚期卵巢癌、输卵管癌、原发性腹膜癌患者。结果发现:与每三周使用化疗药物相比,每周使用化疗药物虽然无明显延长患者无症状生存期,但有更好的生存质量和更低的药物毒性。该研究认为每周使用化疗药物对于卵巢癌患者也是一种合理的临床用药方案。

（李贵玲　赵迎超）

参考文献

[1] SANDRO P, GIOVANNI S, DIONYSSIOS K, et al. Carboplatin plus paclitaxel once a week versus every 3 weeks in patients with advanced ovarian cancer (MITO-7): a randomised, multicentre, open-label, phase 3 trial. Lancet Oncol, 2014, 15: 396-405.

卵巢癌辅助治疗方案Ⅳ

方案	药物	剂量	用法	时间	周期
DC 方案(试验组)	多西他赛	75mg/m^2	IVGTT >1h	D1	Q21D
	卡铂	AUC=5	IVGTT >1h	D1	
PC 方案(对照组)	紫杉醇	175mg/m^2	IVGTT >3h	D1	Q21D
	卡铂	AUC=5	IVGTT >1h	D1	

方案评价

	DC 方案 (n=539)		PC 方案 (n=538)		风险比(可信区间)	ASCO 评分
有效性						−13/100
总缓解率(%)	58.7		59.5		HR 0.79(95% CI 0.86~0.71)	−13
中位无进展生存期(月)	15		14.8		HR 0.97(95% CI 0.83~1.13)	
2 年总生存率(%)	64.2		68.9		HR1.13(95% CI 0.92~1.39)	

安全性	不良事件分级				P 值	−1.07/20
	1~2	≥ 3	1~2	≥ 3	≥ 3	
急性过敏反应	3%	<1%	1%	<1%	<0.001	
腹泻	9%	1%	7%	1%	0.001	
恶心	13%	2%	6%	1%	<0.001	

续表

安全性	不良事件分级				P 值	−1.07/20
	1~2	≥ 3	1~2	≥ 3	≥ 3	
口腔炎	9%	<1%	6%	0	<0.001	
味觉障碍	6%	0	4%	0	<0.001	
呕吐	5%	8%	7%	2%	0.706	
水肿	4%	1%	3%	<1%	<0.001	
关节痛	4%	<1%	6%	<1%	<0.001	
肌肉痛	4%	<1%	6%	1%	<0.001	
脱发	17%	0	18%	0	<0.001	
指甲病变	3%	0	<1%	0	<0.001	
腹痛	5%	1%	4%	1%	0.328	
疲劳	12%	1%	11%	1%	0.105	
便秘	9%	1%	10%	1%	0.065	
感觉神经障碍	8%	<1%	13%	1%	<0.001	
运动神经障碍	1%	<1%	3%	<1%	<0.001	
额外获益						10/60
曲线终点						
症状改善						
QOL	10					
无治疗缓解期						
净健康获益	−4.07					

点评

本研究为Ⅲ期随机对照试验,旨在比较卵巢癌辅助治疗中多西他赛和卡铂的治疗方案与传统紫杉醇和卡铂方案的有效性和安全性。纳入总共 1 077 名卵巢癌患者。结果发现:与传统紫杉醇和卡铂方案相比,多西他赛和卡铂的治疗方案对延长患者生存期的作用与传统方案相近,但对减轻传统方案神经毒性症状和提高患者生存质量更有优势。该研究认为多西他赛和卡铂的治疗方案可被作为卵巢癌患者辅助治疗的一线备选用药方案。

(李贵玲 赵迎超)

参考文献

[1] PAUL AV, GORDON CJ, ALAN G, et al. Phase Ⅲ randomized trial of docetaxel-carboplatin versus paclitaxel-carboplatin as first-line chemotherapy for ovarian carcinoma. J Natl Cancer Inst, 2004, 96 (22): 1682-1691.

卵巢癌辅助化疗方案 V

方案	药物	剂量	用法	时间	周期
carboplatin/PLD （试验组）	卡铂	AUC=5	IVGTT >30min	D1	Q21D
	脂质体阿霉素	30mg/m²	IVGTT >1h	D1	
carboplatin/paclitaxel （对照组）	卡铂	AUC=5	IVGTT >30min	D1	Q21D
	紫杉醇	175mg/m²	IVGTT >3h	D1	

方案评价

	试验组 （n=403）		对照组 （n=408）		风险比（可信区间）	ASCO 评分
有效性						11/100
无进展生存期（月）	19.0		16.8		HR 0.95（95% CI 0.81~1.13）	11
总生存期（月）	61.6		53.2		HR 0.89（95% CI 0.72~1.12）	

安全性	不良事件分级				P 值	−2.28/20
	1~2	≥ 3	1~2	≥ 3	≥ 3	
贫血	58%	10%	56%	4%	<0.001	
发热伴中性粒细胞减少	0	2%	0	3%	0.21	
白细胞减少	56%	15%	48%	19%	0.09	
粒细胞减少	36%	43%	24%	50%	0.07	
血小板减少	33%	16%	17%	2%	<0.001	
感染	2%	2%	4%	2%	0.68	
出血	<1%	<1%	<1%	0	0.24	
过敏	3%	2%	4%	2%	0.86	
肾损伤	17%	<1%	3%	<1%	1.0	
心率	1%	0	<1%	0	−	
呼吸	1%	0	1%	<1%	1.0	
疲劳	40%	3%	41%	3%	0.95	
发热	3%	0	2%	0	−	
体重下降	26%	0	3%	0	−	
脱发	14%	0	63%	0	−	
皮肤改变	19%	2%	6%	0	0.01	
厌食	7%	<1%	6%	1%	0.62	
便秘	30%	<1%	30%	1%	0.38	

续表

安全性	不良事件分级				P值	−2.28/20
	1~2	≥3	1~2	≥3	≥3	
腹泻	6%	0	12%	1%	0.25	
恶心	49%	2%	44%	2%	0.96	
呕吐	27%	2%	27%	2%	0.43	
口腔炎	18%	<1%	9%	<1%	0.49	
肝损伤	10%	<1%	10%	1%	0.73	
精神症状	15%	<1%	44%	3%	0.003	
其他	12%	1%	21%	2%	0.79	
额外获益						0/60
曲线终点						
症状改善						
QOL						
无治疗缓解期						
净健康获益			8.72			

点评

本研究为Ⅲ期多中心随机对照试验,旨在比较进展期卵巢癌中 carboplatin/PLD 与经典的 carboplatin/paclitaxel 的有效性,安全性和生活质量改善,纳入意大利多家医院共 820 名经过减瘤手术的进展期卵巢癌患者,并随机等分为两组。结果发现:carboplatin/PLD 方案并不能明显延长患者生存期,也不能明显提高生活质量,但两种方案在毒性方面有较明显的差别:carboplatin/PLD 方案可以明显减少脱发和精神症状的不良事件,但会增加皮肤改变和口腔炎的风险。该研究结果提示 carboplatin/PLD 方案可作为经典 CP 方案的替代方案,尤其适用于希望避免脱发等神经系统症状的患者。

(李贵玲　赵迎超)

参考文献

[1] PIGNATA S, SCAMBIA G, FERRANDINA G, et al. Carboplatin plus paclitaxel versus carboplatin plus pegylated liposomal doxorubicin as first-line treatment for patients with ovarian cancer: the MITO-2randomized phase Ⅲ trial. J Clin Oncol, 2011, 29: 3628-3635.

卵巢癌辅助治疗方案 VI

方案	药物	剂量	用法	时间	周期
CP+贝伐单抗方案（试验组）	卡铂	AUC=5~6	IVGTT	D1	Q21D
	紫杉醇	175mg/m²	IVGTT	D1	
	贝伐单抗	7.5mg/kg	IVGTT	D1	
CP方案（对照组）	卡铂	AUC=5~6	IVGTT	D1	Q21D
	紫杉醇	175mg/m²	IVGTT	D1	

方案评价

	CP+贝伐单抗方案（n=764）		CP方案（n=764）		风险比（可信区间）	ASCO评分
有效性						/100
总缓解率	67%		48%		未给出（$P<0.001$）	15
无进展生存期（总）	19.8		17.4		HR 0.87（95% CI 0.77~0.99）	36
无进展生存期（高危）	16.0		10.5		HR 0.73（95% CI 0.60~0.93）	
总生存期（总）	未报道		未报道		HR 0.85（95% CI 0.69~1.04）	
总生存期（高危）	36.6		28.8		HR 0.64（95% CI 0.48~0.85）	

安全性	不良事件分级				P 值	−2.96/20
	1~2	≥3	1~2	≥3	≥3	
高血压	20%	6%	6%	<1%	未给出	
血小板减少	9%	3%	7%	2%	未给出	
蛋白尿	4%	1%	2%	<1%	未给出	
粒细胞减少	12%	17%	14%	15%	未给出	
出血	38%	1%	11%	<1%	未给出	
血栓形成	4%	7%	3%	3%	未给出	
充血性心衰	<1%	<1%	0	<1%	未给出	
伤口并发症	4%	1%	2%	<1%	未给出	
高胆红素血症	<1%	0	0	0	未给出	
胃肠穿孔	0	1%	0	<1%	未给出	
脓肿和瘘管	1%	1%	<1%	1%	未给出	
总不良事件	34%	66%	44%	55%	未给出	
额外获益						0/60
曲线终点						
症状改善						
QOL						
无治疗缓解期						
净健康获益			12.04（总）33.04（高危）			

点评

本研究为Ⅲ期多中心随机对照试验,旨在比较卵巢癌患者中加用贝伐单抗方案与传统CP方案的有效性和安全性,纳入11个国家共1 528名各期卵巢癌患者,其中绝大多数ECOG PS评分0~1。结果发现:与传统CP方案相比,加用贝伐单抗方案显著延长了患者生存期,尤其对于高危患者。但同时贝伐单抗增加了患者高血压及胃肠道穿孔的风险。在远期生活质量上贝伐单抗并没有统计学意义的优势。该研究为高危卵巢癌患者靶向治疗提供了方向。

(李贵玲　赵迎超)

参考文献

[1] PERREN TJ,SWART AM,PFISTERER J,et al.A phase 3 trial of bevacizumab in ovarian cancer.N Engl J Med,2011,365:2484-2496.

卵巢癌辅助治疗方案Ⅶ

方案	药物	剂量	用法	时间	周期
贝伐单抗初始治疗	紫杉醇	175mg/m²	IVGTT	D1	Q21D
	卡铂	AUC=6	IVGTT	D1	
	贝伐单抗	15mg/kg	IVGTT(2~6周期)	D1	
贝伐单抗全程治疗方案	紫杉醇	175mg/m²	IVGTT	D1	Q21D
	卡铂	AUC=6	IVGTT	D1	Q21D
	贝伐单抗	15mg/kg	IVGTT(2~22周期)	D1	
CP方案	紫杉醇	175mg/m²	IVGTT	D1	
	卡铂	AUC=6	IVGTT	D1	

方案评价

	CP方案(n=625)	初始方案(n=625)	全程方案(n=623)	风险比(全程与对照组比较)	ASCO评分
有效性					
无进展生存期(月)	10.3	11.2	14.1	HR 0.717 全程方案(95% CI 0.625~0.824)　HR 0.908 初始方案(95% CI 0.795~1.040)	

续表

	CP 方案 (*n*=625)	初始方案 (*n*=625)	全程方案 (*n*=623)	风险比 (全程与对照组比较)	ASCO 评分
总生存期（月）	39.3	38.7	39.7	HR 0.915 全程方案 (95% CI 0.727~1.152) HR 1.036 初始方案 (95% CI 0.827~1.297)	
安全性		不良事件		*P* 值	
胃肠道反应	1.20%	2.80%	2.60%	未给出	
蛋白尿	0.70%	0.70%	1.60%		
发热伴粒细胞减少	3.50%	4.90%	4.30%		
粒细胞减少	57.70%	63.30%	63.30%		
静脉血栓	5.80%	5.30%	6.70%		
动脉血栓	0.80%	0.70%	0.70%		
疼痛	41.60%	41.50%	47.00%		
高血压	7.20%	16.50%	22.90%		
伤口裂开	2.80%	3.60%	3.00%		
脑出血	0	0	0.30%		
非中枢神经出血	0.80%	1.30%	2.10%		
可逆迟发脑白质病变	0	0.20%	0.20%		
额外获益					
曲线终点					
症状改善					
QOL					
无治疗缓解期					
净健康获益					

点评

本研究为多中心随机对照试验，旨在比较晚期卵巢癌中按不同周期加用贝伐单抗与传统 CP 方案的有效性和安全性，纳入 1 873 名经过减瘤手术，GOG 评分 0~2，无明显心血管或胃肠道并发症的 3~4 期卵巢癌患者。结果发现：与 CP 方案相比，贝伐单抗的全程疗法应用可以明显提高患者的无进展生存期，但在总生存期上获益不明显，在生活质量上也无显著差别。同时，贝伐单抗的应用会增加高血压、脑出血、疼痛、胃肠道反应等并发症的发生风险。贝伐单抗可以作为晚期卵巢癌患者一线治疗的考虑，但对于其整体生存率和并发症方面还应做进一步的研究。

（李贵玲 赵迎超）

参考文献

［1］BURGER RA, BRADY MF, BOOKMAN MA, et al. Incorporation of bevacizumab in the primary treatment of ovarian cancer. N Engl J Med, 2011, 365: 2473-2483.

卵巢癌辅助治疗方案Ⅷ

方案	药物	剂量	用法	时间	周期
IP 方案（试验组）	紫杉醇	$135mg/m^2$	IV 24h	D1	Q21D
		$60mg/m^2$	IP	D8	
	顺铂	$100mg/m^2$	IP	D2	
IV 方案（对照组）	紫杉醇	$135mg/m^2$	IV 24h	D1	Q21D
	顺铂	$75mg/m^2$	IV	D2	

方案评价

	IV 方案 （n=210）	IP 方案 （n=205）	风险比（可信区间）	ASCO 评分
有效性				25/100
总缓解率				25
无进展生存期（月）	18.3	23.8	RR 0.80（95% CI 0.64~1）	
总生存期（月）	49.7	69.6	RR 0.75（95% CI 0.58~0.97）	

安全性	不良事件分级				P 值	−2.92/20
	1~2	≥ 3	1~2	≥ 3	≥ 3	
血小板减少		8%		24%	0.002	
白细胞减少		64%		76%	<0.001	
其他血液不良事件		90%		94%	0.87	
胃肠道反应		24%		46%	<0.001	
泌尿生殖系统不良事件		2%		7%	0.03	
肺部不良事件		2%		3%	0.50	
心血管事件		5%		9%	0.06	
神经精神症状		9%		19%	0.001	
皮肤改变		1%		1%	0.96	
淋巴系统不良事件		0		1%	0.07	
疲劳		4%		18%	<0.001	
发热		4%		9%	0.02	
感染		6%		16%	0.001	

续表

安全性	不良事件分级				P 值	−2.92/20
	1~2	≥ 3	1~2	≥ 3	≥ 3	
疼痛		1%		11%	<0.001	
代谢改变		7%		27%	<0.001	
肝损伤		<1%		3%	0.05	
其他		<1%		3%	0.05	
额外获益						0/60
曲线终点	20					
症状改善						
QOL	−20					
无治疗缓解期						
净健康获益			22.08			

点评

　　本研究为Ⅲ期随机对照试验,旨在比较在Ⅲ期卵巢癌中腹腔注射化疗方案和静脉注射化疗方案的有效性和安全性,本试验纳入美国 GOG 数据库中确诊为Ⅲ期卵巢癌患者且减瘤手术后实体瘤残余小于 1cm 的共 429 个病例。结果发现:与 IV 方式相比,虽然 IP 方式具有毒性较大、生活质量较低等特点,但该方式显著延长了患者的生存期,使 IP 化疗方式成为治疗进展期卵巢癌的重要选择。

（李贵玲　赵迎超）

参考文献

[1] ARMSTRONG DK, Bundy B, Wenzel L, et al. Intraperitoneal cisplatin and paclitaxel in ovarian cancer. N Engl J Med, 2006, 354: 34-43.

铂敏感复发卵巢癌治疗方案 I

方案	药物	剂量	用法	时间	周期
铂 - 紫杉醇方案（试验组）	卡铂	AUC=5 或 6	IVGTT >1h	D1	Q21D
	或顺铂	75mg/m²	IVGTT >1h	D1	
	紫杉醇	175~185mg/m²	IVGTT >3h		
传统方案（对照组）	传统含铂方案（铂联合多西紫杉醇或其他非紫杉类方案）				Q21D

方案评价

	铂-紫杉醇方案 (n=392)	传统方案 (n=410)	风险比(可信区间)	ASCO评分
有效性				18/100
总缓解率(%)	66	54		18
中位无进展生存期(月)	13	10	HR 0.76(95% CI 0.66~0.89)	
中位总生存期(月)	29	24	HR 0.82(95% CI 0.69~0.97)	

安全性	不良事件分级				P 值	−0.74/20
	1~2	≥ 3	1~2	≥ 3	≥ 3	
神经系统病变		20%		1%		
血液系统病变		29%		46%		
感染		17%		14%		
肾功能不全		8%		9%		
黏膜病变		7%		6%		
恶心呕吐		35%		40%		
脱发		86%		25%		
额外获益						10/60
曲线终点						
症状改善						
QOL	10					
无治疗缓解期						
净健康获益			27.26			

点评

本研究为Ⅲ期随机对照试验,旨在比较卵巢癌(铂敏感)复发后的化疗方案中加用紫杉类化疗药物与传统的治疗方案的有效性和安全性。纳入总共802卵巢癌患者。结果发现:与传统方案相比,联用紫杉类化疗药物后对延长患者总生存期有明显优势。该研究认为联用紫杉和铂类化疗药物可被作为卵巢癌(铂敏感)复发后的妇女患者一线治疗方案。

（李贵玲　赵迎超）

参考文献

［1］PARMAR MK, LEDERMANN JA, COLOMBO N, et al. Paclitaxel plus platinum-based chemotherapy versus conventional platinum-based chemotherapy in women with relapsed ovarian cancer: the ICON4/AGO-OVAR-2. 2 trial. Lancet, 2003, 361: 2099-2106.

铂敏感复发卵巢癌治疗方案 II

方案	药物	剂量	用法	时间	周期
GC 方案(试验组)	吉西他滨	1 000mg/m^2	IVGTT >3h	D1,8	Q21D
	卡铂	AUC=4	IVGTT >1h	D1	
单药卡铂(对照组)	卡铂	AUC=5	IVGTT >1h	D1	Q21D

方案评价

	GC 方案 (n=175)		单药卡铂方案 (n=174)		风险比(可信区间)	ASCO 评分
有效性						4.05/100
总缓解率(%)	47.2		30.9			4.05
中位无进展生存期(月)	8.6		5.8		HR 0.72(95% CI 0.58~0.90)	
中位总生存期(月)	18		17.3		HR 0.96(95% CI 0.75~1.23)	

安全性	不良事件分级				P 值	−2/20
	1~2	≥ 3	1~2	≥ 3	≥ 3	
贫血	60%	27%	66%	8%	<0.001	
中性粒细胞减少	21%	70%	44%	12%	<0.001	
血小板减少	44%	35%	46%	11%	<0.001	
过敏反应	4%	2%	3%	3%	0.750 3	
脱发	49%	NA	18%	NA	NA	
腹泻	13%	2%	7%	0	0.247 9	
呼吸困难	7.5%	1%	3%	2%	0.684 8	
疲劳	37%	2%	28%	2%	0.99	
中性粒细胞减少伴发热	0	1%	0	0	0.498 6	
感染不伴有中性粒细胞减少	1.2%	1%	1%	0	0.99	
感染伴有中性粒细胞减少	1%	0	1%	0	NA	
运动神经障碍	5.7%	1%	4%	0	0.99	
感觉神经障碍	29%	11%	25%	2%	0.684 8	
呕吐	39%	3%	32%	2%	0.723 4	
额外获益						10/60
曲线终点						
症状改善						
QOL	10					
无治疗缓解期						
净健康获益			12.05			

点评

本研究为Ⅱ期随机对照试验，旨在比较卵巢癌（铂敏感）复发后的化疗方案中吉西他滨和卡铂的治疗方案与单纯使用卡铂方案的有效性和安全性。纳入总共356名卵巢癌患者。结果发现：与单纯使用卡铂方案相比，吉西他滨和卡铂的治疗方案对延长患者无症状生存期有优势，但同时会增加患者副反应。该研究认为吉西他滨和卡铂的治疗方案可被作为卵巢癌（铂敏感）复发后的患者可选的治疗方案。

（李贵玲　赵迎超）

参考文献

［1］JACOBUS P, MARIE P, IGNACE V, et al. Gemcitabine plus carboplatin compared with carboplatin in patients with platinum-sensitive recurrent ovarian cancer: An intergroup trial of the AGO-OVAR, the NCIC CTG, and the EORTC GCG. J Clin Oncol, 2006, 24: 4699-4707.

铂敏感复发卵巢癌治疗方案Ⅲ

方案	药物	剂量	用法	时间	周期
CD 方案（试验组）	卡铂	AUC=5	IVGTT >1h	D1	Q28D
	脂质体阿霉素	30mg/m²	IVGTT >1h		
CP 方案（对照组）	卡铂	AUC=5	IVGTT >1h	D1	Q21D
	紫杉醇	175mg/m²	IVGTT >3h		

方案评价

	CD 方案 (n=161)		CP 方案 (n=183)		风险比（可信区间）	ASCO 评分
有效性						27/100
总缓解率(%)	39		45			27
中位无进展生存期(月)	9.4		8.8		HR 0.73（95% CI 0.58~0.90）	

安全性	不良事件分级				P 值	2.67/20
	1~2	≥ 3	1~2	≥ 3	≥ 3	
疲劳	30%	9%	33%	9%	0.459	
恶心	28%	8%	20%	3%	<0.001	
呕吐	20%	10%	12%	4%	0.001	
便秘	18%	3%	18%	2%	0.129	
黏膜炎	14%	2%	6%	2%	0.049	
手足综合征	10%	1%	2%	1%	<0.001	

续表

安全性	不良事件分级				P 值	2.67/20
	1~2	≥ 3	1~2	≥ 3	≥ 3	
脱发	9%	–	86%	–	<0.001	
腹泻	4%	1%	5%	3%	0.010	
肌肉关节痛	4%	0	17%	3%	<0.001	
感觉神经障碍	4%	0	24%	5%	<0.001	
运动神经障碍	2%	0	4%	1%	0.179	
过敏反应	3%	3%	12%	10%	<0.001	
心脏病	2%	1%	2%	2%	0.344	
中性粒细胞减少	26%	39%	17%	50%	0.015	
中性粒细胞减少伴发热	NA	4%	NA	4%	0.839	
感染	18%	4%	16%	3%	0.798	
血小板减少	16%	15%	8%	7%	<0.001	
出血	0	0.60%	0	0	0.246	
贫血	40%	11%	27%	5%	<0.01	
额外获益						10/60
曲线终点						
症状改善						
QOL	10					
无治疗缓解期						
净健康获益			39.67			

点评

本研究为Ⅲ期随机对照试验，旨在比较卵巢癌(铂敏感)复发后的化疗方案中 PLD 和卡铂的联合治疗方案与紫杉醇和卡铂方案的有效性和安全性。纳入总共 344 名卵巢癌患者。结果发现：与使用紫杉醇和卡铂方案相比，PLD 和卡铂的治疗方案对延缓患者癌症进展有一定作用，并且和对照组有相近的总生存期，但是不良事件上两者各有不同。该研究认为 PLD 和卡铂的联合治疗方案可被作为卵巢癌(铂敏感)复发后的妇女患者新型治疗方案。

(李贵玲　赵迎超)

参考文献

[1] GLADIEFF L, FERRERO A, DE RAUGLAUDRE G, et al. Carboplatin and pegylated liposomal doxorubicin versus carboplatin and paclitaxel in partially platinum-sensitive ovarian cancer patients: results from a subset analysis of the CALYPSO phase Ⅲ trial. Ann Oncol, 2012, 23: 1185-1189.

铂敏感复发卵巢癌治疗方案Ⅳ

方案	药物	剂量	用法	时间	周期
PC+BV 方案（试验组）	紫杉醇	175mg/m²	IVGTT >3h	D1	Q21D
	卡铂	AUC=5	IVGTT >1h	D1	
	贝伐单抗	15mg/kg	IVGTT	D1	
PC 方案（对照组）	紫杉醇	175mg/m²	IVGTT >3h	D1	Q21D
	卡铂	AUC= 5	IVGTT >1h	D1	

方案评价

	PC+BV 方案（n=337）	PC 方案（n=337）	风险比（可信区间）	ASCO 评分
有效性				17/100
总缓解率	78%	59%	$P<0.000\ 1$	17
无进展生存期（月）	13.8	10.4	HR 0.628（95% CI 0.534~0.739）	
总生存期（月）	42.2	37.3	HR 0.829（95% CI 0.683~1.005）	

安全性	不良事件分级				P 值	−3.44/20
	1~2	≥ 3	1~2	≥ 3	≥ 3	
过敏	30%	9%	21%	8%		
听力下降	9%	1%	7%	0		
血栓	2%	2%	1%	0		
皮肤改变	87%	2%	85%	1%		
体质下降	78%	9%	81%	3%		
心血管症状	38%	14%	9%	2%		
内分泌症状	14%	1%	10%	0		
胃肠道反应	78%	12%	91%	6%		
肾损伤	18%	2%	12%	1%		
出血	41%	2%	7%	1%		
血液系统疾病	12%	86%	19%	79%		
感染	25%	12%	21%	6%		
淋巴系统症状	13%	0	13%	0		
二次损伤	0	1%	0	1%		
软组织及肌肉损害	21%	2%	10%	1%		
代谢障碍	43%	20%	31%	10%		
神经症状	71%	9%	78%	6%		
视力下降	22%	1%	15%	1%		
呼吸道症状	52%	4%	38%	2%		
疼痛	67%	16%	69%	5%		

续表

安全性	不良事件分级				P 值	−3.44/20
	1~2	≥ 3	1~2	≥ 3	≥ 3	
血管损伤	3%	4%	1%	2%		
死亡	0	2%	0	0		
额外获益						20/60
曲线终点	20					
症状改善						
QOL						
无治疗缓解期						
净健康获益			33.56			

点评

　　本研究为Ⅲ期多中心随机对照试验,旨在比较卵巢癌中 PC+BV 方案与传统 PC 方案的有效性和安全性,纳入 3 个国家共 76 家医疗中心的 674 名原有卵巢癌治疗有效,目前有复发迹象的成年女性卵巢癌患者。结果发现:与 PC 方案相比,加用贝伐单抗显著延长了患者生存期并且提高了总缓解率。在毒性方面,加用贝伐单抗并没有显著升高。该研究为卵巢癌复发患者提供了重要的治疗手段和依据。

(李贵玲　赵迎超)

参考文献

[1] COLEMAN RL, BRADY MF, HERZOG TJ, et al. Bevacizumab and paclitaxel-carboplatin chemotherapy and secondary cytoreduction inrecurrent, platinum-sensitive ovarian cancer (NRG Oncology/Gynecologic Oncology Group study GOG-0213): amulticentre, open-label, randomised, phase 3 trial. Lancet Oncol, 2017, 18: 779-791.

铂敏感卵巢癌治疗方案 V

方案	药物	剂量	用法	时间	周期
GC 方案(对照组)	吉西他滨	1 000mg/m²	IVGTT	D1,8	Q21D
	卡铂	AUC=4	IVGTT	D1	
GC+BV 方案 (试验组)	吉西他滨	1 000mg/m²	IVGTT	D1,8	Q21D
	卡铂	AUC=4	IVGTT	D1	
	贝伐单抗	15mg/kg	IVGTT	D1	

方案评价

	GC 方案 (n=242)	GC+BV 方案 (n=242)	风险比 (可信区间)	ASCO 评分
有效性				25/100
总缓解率	57.4%	78.5%	21.1 (95% CI 9.6~27.0)	25
无进展生存期(月)	8.4	12.4	HR 0.484 (95% CI 0.388~0.605)	
总生存期(月) (未完成追踪)	29.9	35.5	HR 0.751 (95% CI 0.537~1.052)	

安全性	不良事件分级				P 值	−8/20
	1~2	≥ 3	1~2	≥ 3	≥ 3	
高血压	–	0.4%	–	17.4%		
蛋白尿	–	0.9%	–	8.5%		
胃肠道穿孔	–	–	0	0		
脓肿,瘘管	0.4%	–	1.6%	–		
脑出血	0.4%	–	0.8%	–		
非中枢神经系统出血	–	0.9%	–	5.7%		
动脉血栓	0.9%	–	2.8%	–		
静脉血栓	–	2.6%	–	4.0%		
伤口愈合不良	–	0	–	0.8%		
中性粒细胞缺乏	–	21.9%	–	20.6%		
左心衰	–	0.9%	–	1.2%		
脑白质损伤	0	–	1.2%	–		
发热中性粒缺乏	0.4%	–	1.6%	–		
额外获益						20/60
曲线终点	20					
症状改善						
QOL						
无治疗缓解期						
净健康获益		37				

点评

　　本研究为Ⅲ期多中心随机对照试验,旨在比较卵巢癌中 CT 方案与 BEV-CT 方案的有效性和安全性,纳入 360 名年龄大于 18 岁,ECOG 评分 ≤ 2,无严重器官衰竭并发症的卵巢癌患者。结果发现:与 CT 方案相比,BEV-CT 方案延长了患者无进展生存期,对总生存期的延长无显著差异。综合比较贝伐单抗的有效性和毒性,认为贝伐单抗可作为铂抵抗卵巢癌的标准化疗方案。

(李贵玲　赵迎超)

参考文献

[1] CAROL AGHAJANIANan, STEPHANIE V. BLANK, BARBARA A. GOFF, et al. OCEANS: A randomized, double-blind, placebo-controlled phase Ⅲ trial of chemotherapy with or without bevacizumab in patients with platinum-sensitive recurrent epithelial ovarian, primary peritoneal, or fallopian tube cancer. J ClinOncol, 2012, 30: 2039-2045.

铂耐药卵巢癌治疗方案 Ⅰ

方案	药物	剂量	用法	时间	周期
多西他赛方案	多西他赛	$100mg/m^2$	IVGTT >1h	D1	Q21D

方案评价

	多西他赛方案 （n=60）	无	风险比（可信区间）	ASCO 评分
有效性				
总缓解率（%）	22.4			
中位无进展生存期（月）	2.1			
中位总生存期（月）	12.7			

安全性	不良事件分级		P 值
	1~2	≥ 3	
白细胞减少	27%	67%	
中性粒细胞减少	5%	88%	
血小板减少	22%	0	
贫血	45%	7%	
恶心呕吐	27%	7%	
腹泻	18%	7%	
黏膜炎	12%	7%	
胃肠道其他病变	10%	2%	
肾脏病变	5%	0	
泌尿系统其他病变	12%	0	
脱发	32%	0	
指甲病变	3%	3%	
皮肤病	10%	2%	
神经毒性	35%	5%	
血液高凝	0	2%	

续表

安全性	不良事件分级		P 值
	1~2	≥ 3	
碱性磷酸酶异常	13%	2%	
谷草转氨酶异常	0	5%	
发热	32%	7%	
乏力	32%	2%	
水肿	18%	0	
面部肿胀	3%	0	
尿潴留	2%	0	
肺炎	0	2%	
肺部其他病变	8%	0	
耳鸣	3%	0	
疼痛	13%	0	
肌肉痛	2%	0	
关节痛	3%	0	
心血管疾病	2%	3%	
低钾血症	0	2%	
低镁血症	2%	0	
额外获益			
曲线终点			
症状改善			
QOL			
无治疗缓解期			
净健康获益			

点评

本研究为Ⅱ期临床试验,旨在探求铂耐药卵巢癌复发后使用多西他赛治疗方案的有效性和安全性。纳入总共 60 名卵巢癌患者。结果发现:多西他赛对铂耐药的卵巢癌患者有明显作用,但血液系统毒性较高,还需进一步试验来确定其最佳用量和治疗计划。

(李贵玲　赵迎超)

参考文献

[1] ROSE PG, BLESSING JA, BALL HG, et al. A phase Ⅱ study of docetaxel in paclitaxel-resistant ovarian and peritoneal carcinoma: a Gynecologic Oncology Group study. Gynecologic Oncology, 2003, 88 (2): 130-135.

铂耐药卵巢癌治疗方案 II

方案	药物	剂量	用法	时间	周期
铂耐药组（试验组）	依托泊苷	50mg/(m²·d) [30mg/(m²·d)对于先前接受过放疗； 最高不超过60mg/(m²·d)]	PO	D1~21	Q28D
铂敏感组（对照组）	依托泊苷	50mg/(m²·d) [30mg/(m²·d)对于先前接受过放疗； 最高不超过60mg/(m²·d)]	PO	D1~21	Q28D

方案评价

	铂耐药组 （n=41）	铂敏感组 （n=41）	风险比（可信区间）	ASCO 评分
有效性				
总缓解率(%)	26.8	34.1		
中位无进展生存期（月）	5.7	6.3		
中位总生存期（月）	10.8	16.5		

安全性	不良事件分级（不分组别）		P 值
	1~2	≥ 3	
白细胞减少	42%	41%	
血小板减少	25%	9%	
中性粒细胞减少	29%	45%	
贫血	31%	13%	
胃肠反应	37%	16%	
脱发	13%	0	
发热	6%	2%	
高血压	1%	0	
疲劳	3%	1%	
肾脏病变	7%	0	
泌尿生殖系统病变	2%	0	
低镁血症	1%	0	
神经毒性	2%	2%	
皮肤病	21%	0	
肺部疾病	1%	1%	
体重减轻	1%	1%	

续表

安全性	不良事件分级（不分组别）		P 值
	1~2	≥ 3	
肺炎	0	1%	
碱性磷酸酶异常	4%	0	
肝脏病变	0	1%	
AST 异常	1%	0	
额外获益			
曲线终点			
症状改善			
QOL			
无治疗缓解期			
净健康获益			

点评

本研究为Ⅱ期临床试验，旨在研究复发后的口服依托泊苷的有效性和安全性。纳入总共 99 名卵巢癌患者。结果发现：依托泊苷对卵巢癌（铂耐药）和卵巢癌（铂敏感）的患者均有一定疗效，特别是对铂耐药的卵巢癌患者的治疗选择而言更有意义。

（李贵玲 赵迎超）

参考文献

[1] ROSE PG1, BLESSING JA, MAYER AR, et al. Prolonged oral etoposide as second-line therapy for platinum-resistant and platinum-sensitive ovarian carcinoma: A Gynecologic Oncology Group Study. J Clin Oncol, 1998, 16: 405-410.

铂耐药卵巢癌治疗方案Ⅲ

方案	药物	剂量	用法	时间	周期
吉西他滨方案（试验组）	吉西他滨	1 000mg/m²	IVGTT >1h	D1,8	Q21D
PLD 方案（对照组）	PLD	50mg/m²	IVGTT >1h	D1	Q28D

方案评价

	吉西他滨方案 (*n*=175)		PLD 方案 (*n*=174)		风险比(可信区间)	ASCO 评分
有效性						
中位无进展生存期(月)	3.6		3.1		*P*=0.870	
中位总生存期(月)	12.7		13.5		*P*=0.997	
安全性	不良事件分级				*P* 值	
	1~2	≥ 3	1~2	≥ 3	≥ 3	
贫血	60%	27%	76%	8%	<0.001	
中性粒细胞减少	21%	70%	44%	12%	<0.001	
血小板减少	44%	35%	46%	11%	<0.001	
过敏反应	4%	2%	3%	3%	0.750 3	
脱发	49%	NA	18%	NA	NA	
腹泻	13%	2%	7%	0	0.247 9	
呼吸困难	7.5%	1%	3%	2%	0.684 8	
疲劳	37%	2%	28%	2%	0.99	
中性粒细胞减少伴发热	0	1%	0	0	0.498 6	
感染不伴有中性粒减少	1.2%	1%	1%	0	0.99	
感染伴有中性粒减少	1%	0	1%	0	NA	
运动神经障碍	5.7%	1%	11%	0	0	
感觉神经障碍	29%	9%	10%	2%	0.684 8	
呕吐	39%	25%	13%	2%	0.723 4	
额外获益						
曲线终点						
症状改善						
QOL						
无治疗缓解期						
净健康获益						

点评

　　本研究为Ⅲ期随机对照试验,旨在比较卵巢癌(铂敏感)复发后的化疗方案中吉西他滨的治疗方案与 PLD 方案的有效性和安全性。纳入总共 195 名卵巢癌患者。结果发现:与 PLD 方案相比,吉西他滨的治疗方案对延长患者无进展生存期和总生存期与 PLD 方案相似,且两方案不良事件相近。该研究认为吉西他滨可被作为卵巢癌(铂敏感)复发后的妇女患者除 PLD 方案外备选的治疗药物。

(李贵玲　赵迎超)

参考文献

[1] MUTCH DG, ORLANDO M, GOSS T, et al. Randomized phase Ⅲ trial of gemcitabine compared with pegylated liposomal doxorubicin in patients with platinum-resistant ovarian cancer. J Clin Oncol, 2016, 25 (19): 2811-2818.

铂耐药卵巢癌治疗方案Ⅳ

方案	药物	剂量	用法	时间	周期
CT 方案（对照组）	紫杉醇	80mg/m²	IVGTT	D1,8,15,22	Q28D
	PLD	40mg/m²	IVGTT	D1	
	或拓扑替康	4mg/m²	IVGTT	D1,8,15	
BEV-CT 方案（试验组）	紫杉醇	80mg/m²	IVGTT	D1,8,15,22	Q28D
	PLD	40mg/m²	IVGTT	D1	
	或拓扑替康	4mg/m²	IVGTT	D1,8,15	
	贝伐单抗	10mg/kg	IVGTT	D1	Q14D

方案评价

	CT 方案 （n=181）	BEV-CT 方案 （n=179）	风险比（可信区间）	ASCO 评分
有效性				15/100
总缓解率	12.6%	30.9%	18.3（95% CI 9.6~27.0）	15
无进展生存期（月）	3.4	6.7	HR 0.48（95% CI 0.38~0.60）	
总生存期（月）	13.3	16.6	HR 0.85（95% CI 0.66~1.08）	

安全性	不良事件分级				P 值	−7.78/20
	1~2	≥ 3	1~2	≥ 3	≥ 3	
高血压	7%	1%	20%	7%	未给出	
蛋白尿	–	0	–	2%		
胃肠道穿孔	0	0	2%	2%		
脓肿,瘘管	0	0	2%	1%		
出血	–	1%	–	1%		
动脉血栓	–	0	–	2%		
静脉血栓	–	4%	–	3%		
伤口愈合不良	–	0	–	0		
可逆的神经症状	–	0	–	1%		
充血性心衰	–	1%	–	1%		

续表

安全性	不良事件分级				P 值	−7.78/20
	1~2	≥ 3	1~2	≥ 3	≥ 3	
其他心脏异常	–	0	–	0		
中性粒缺乏	–	17%	–	16%		
乏力	–	10%	–	4%		
白细胞减少		7%		5%		
腹痛		5%		3%		
呕吐		4%		1%		
腹泻		2%		2%		
贫血		2%		1%		
血小板减少		2%		1%		
周围神经病		3%		4%		
呼吸困难		4%		2%		
肾衰竭		2%		4%		
额外获益						20/60
曲线终点	20					
症状改善						
QOL						
无治疗缓解期						
净健康获益		27.22				

点评

本研究为Ⅲ期多中心随机对照试验,旨在比较卵巢癌中 CT 方案与 BEV-CT 方案的有效性和安全性,纳入 360 名年龄大于 18 岁,COG 评分≤ 2,无严重器官衰竭并发症的卵巢癌患者。结果发现:与 CT 方案相比,BEV-CT 方案延长了患者无进展生存期,对总生存期的延长无显著差异。综合比较贝伐单抗的有效性和毒性,认为贝伐单抗可作为铂耐药卵巢癌的标准化疗方案。

(李贵玲 赵迎超)

参考文献

[1] PUJADE-LAURAINE E, Hilpert F, Weber B, et al. Bevacizumab combined with chemotherapy for platinum-resistant recurrent ovarian cancer: The AURELIA open-label randomized phase Ⅲ trial. J Clin Oncol, 2014, 32: 1302-1308.

铂耐药卵巢癌治疗方案 V

方案	药物	剂量	用法	时间	周期
培美曲塞方案	培美曲塞	900mg/m^2	IVGTT >10min	D1	Q21D

方案评价

	培美曲塞 （n=51）	风险比（可信区间）	ASCO 评分
有效性			
总缓解率	21%	95% CI 10.5%~35%	
无进展生存期（月）	2.9		
总生存期（月）	11.4		

安全性	不良事件分级		P 值
	1~2	≥ 3	
贫血	65%	15%	
血小板减少	42%	13%	
白细胞减少	50%	25%	
粒细胞减少	31%	42%	
恶心呕吐	46%	8%	
输血	2%	0	
血栓	2%	0	
胃肠道反应	58%	8%	
AST 升高	27%	0	
肝损害	8%	2%	
乏力	65%	15%	
皮肤改变	42%	6%	
脱发	25%	0	
神经症状	27%	10%	
碱性磷酸酶升高	12.5%	0	
眼改变	10%	2%	
出血	4%	2%	
呼吸改变	10%	0	
心脏损伤	6%	0	
代谢综合征	60%	8%	
疼痛	29%	4%	
感染	15%	10%	

续表

安全性	不良事件分级		P 值
	1~2	≥ 3	
听力损伤	4%	2%	
淋巴细胞减少	2%	0	
淋巴改变	10%	2%	
内分泌症状	4%	0	
过敏	2%	0	
额外获益			
曲线终点			
症状改善			
QOL			
无治疗缓解期			
净健康获益			

点评

　　本研究为Ⅱ期多中心随机对照试验,旨在研究铂类耐药的卵巢癌中培美曲塞的有效性与安全性,纳入 51 名 GOG 评分 0~2、器官功能良好、具有可测量病灶的卵巢癌患者。结果发现:培美曲塞在治疗卵巢癌患者具有良好的总缓解率和轻度的、不累积的毒性,加用叶酸和维生素 B_{12},可以有效减少不良事件的发生。该试验为培美曲塞与其他化疗药联用作为卵巢癌一线用药的后续研究提供了支持。

（李贵玲　赵迎超）

参考文献

[1] MILLER DS, BLESSING JA, KRASNER CN, et al. Phase Ⅱ evaluation of pemetrexed in the treatment of recurrent or persistent platinum-resistant ovarian or primary peritoneal carcinoma: a study of the Gynecologic Oncology Group. J Clin Oncol, 2009, 27: 2686-2691.

铂耐药卵巢癌治疗方案 VI

方案	药物	剂量	用法	时间	周期
对照组	紫杉醇	$80mg/m^2$	IVGTT >1h	D1,8,15	Q28D
试验组	紫杉醇	$80mg/m^2$	IVGTT >1h	D1,8,15	Q28D
	帕唑帕尼	800mg/d	IVGTT 空腹	QD	

方案评价

	对照组(*n*=37)		试验组(*n*=37)		风险比(可信区间)	ASCO 评分
有效性						40/100
总缓解率	25%		56%			40
无进展生存期(月)	3.49		6.35		HR 0.42(95% CI 0.25~0.69)	
总生存期(月)	13.7		19.1		HR 0.60(95% CI 0.32~1.13)	
安全性	不良事件分级				*P* 值	−9.13/20
	1~2	≥ 3	1~2	≥ 3	≥ 3	
贫血	47%	14%	63%	5%	0.58	
血小板减少	8%	0	13%	0	0.54	
白细胞减少	25%	3%	54%	11%	0.000 5	
粒细胞减少	28%	3%	46%	30%	<0.000 1	
发热粒细胞减少	0	0	0	5%	0.5	
感染	6%	3%	14%	0	0.63	
鼻出血	3%	0	19%	0	0.045	
过敏反应	3%	0	3%	0	1	
高血压	0	0	35%	8%	<0.000 1	
心率	3%	0	5%	0	1	
心脏损害	3%	0	11%	3%	0.18	
血栓形成	3%	3%	0	3%	0.74	
脱发	20%	0	19%	0	1	
皮疹	3%	0	8%	0	0.55	
其他皮肤影响	0	0	5%	0	0.49	
腹泻	20%	0	52%	5%	0.000 3	
淋巴水肿	3%	0	3%	0	0.75	
便秘	30%	3%	24%	6%	0.81	
呕吐	14%	3%	27%	3%	0.23	
恶心	36%	0	38%	0	0.89	
回肠穿孔	0	0	0	3%	1	
体重减轻	3%	0	5%	0	1	
黏膜炎	8%	0	43%	0	0.000 7	
乏力	42%	6%	62%	11%	0.012	
食欲减退	14%	0	24%	0	0.34	
甲亢	12%	0	8%	0	0.87	
甲减	0	0	5%	0	0.49	
感觉异常	45%	0	67%	0	0.02	

续表

安全性	不良事件分级				P 值	−9.13/20
	1~2	≥ 3	1~2	≥ 3	≥ 3	
神经症状	6%	0	24%	0	0.05	
骨痛	8%	0	6%	0	0.87	
疼痛	17%	0	28%	0	0.31	
高血糖	12%	0	8%	0	0.87	
高尿酸血症	6%	0	3%	0	0.61	
高胆红素	3%	0	17%	0	0.099	
碱性磷酸酶升高	8%	0	11%	3%	0.48	
GGT 升高	6%	0	8%	3%	0.62	
AST 升高	14%	0	30%	8%	0.011	
淀粉酶升高	0	0	11%	3%	0.05	
脂肪酶升高	3%	0	0	3%	1	
额外获益						20/60
曲线终点	20					
症状改善						
QOL						
无治疗缓解期						
净健康获益			50.87			

点评

本研究为Ⅱ期多中心随机对照试验,旨在比较晚期卵巢癌中紫杉醇＋帕唑帕尼与单用紫杉醇方案的有效性和安全性,纳入意大利 11 家医院总共 74 名 18~75 岁 ECOG PS 评分 0~1、器官功能良好、Ⅰ C~Ⅳ期卵巢癌患者。结果发现:与单用紫杉醇方案相比,帕唑帕尼明显延长了患者生存期,提高了缓解率。但帕唑帕尼的不良事件较单用紫杉醇明显。综合考虑多方面研究结果,紫杉醇和帕唑帕尼联用化疗方案可作为铂耐药患者的一线化疗方案。

(李贵玲　赵迎超)

参考文献

[1] PIGNATA S, LORUSSO D, SCAMBIA G, et al. Pazopanib plus weekly paclitaxel versus weekly paclitaxel alone for platinum-resistant or platinum-refractory advanced ovarian cancer (MITO 11): a randomised, open-label, phase 2 trial. Lancet Oncol, 2015, 16: 561-568.

卵巢癌 PARP 抑制剂的治疗方案 I

方案	药物	剂量	用法	时间	周期
奥拉帕尼	奥拉帕尼胶囊	400mg	PO	BID	

治疗方案评价

	奥拉帕尼胶囊(*n*=193)	风险比(可信区间)	ASCO 评分
有效性			
总缓解率	34%	95% CI 26~42	
疾病进展时间(月)	未给出		
总生存期(月)	未给出		

安全性	不良事件分级		P 值
	1~2	≥ 3	
贫血	16%	18%	
恶心	61%	3%	
腹痛	35%	8%	
呕吐	39%	4%	
腹泻	30%	1%	
消化不良	25%	0	
食欲下降	21%	1%	
乏力	58%	8%	
鼻咽炎	26%	0	
肌痛	22%	0	
关节痛	21%	0	
额外获益			
曲线终点			
症状改善			
QOL			
无治疗缓解期			
净健康获益			

点评

　　本研究为非随机对照试验,纳入 193 名有 BRCA 基因突变的卵巢癌患者,研究奥拉帕尼胶囊的有效性与安全性。结果发现:奥拉帕尼胶囊治疗有较为有效的缓解率,同时会增加不良事件的发生率。但进一步证明需要随机对照试验研究。

(李贵玲　赵迎超)

参考文献

[1] KIM G, ISON G, MCKEE AE, et al. FDA approval summary: olaparibmono therapy in patients with deleterious germline BRCA-mutated advanced ovarian cancer treated with three or more lines of chemotherapy. Clin Cancer Res, 2015, 21: 4257-4261.

卵巢癌 PARP 抑制剂的治疗方案 Ⅱ

方案	药物	剂量	用法	时间	周期
奥拉帕尼（试验组）	奥拉帕尼（片剂）	300mg	PO	BID	
安慰剂组（对照组）	安慰剂	300mg	PO	BID	

方案评价

	奥拉帕尼方案 (n=195)		安慰剂组 (n=99)		风险比（可信区间）	ASCO 评分
有效性						70/100
中位无进展生存期（月）	19.1		5.5		HR 0.30（95% CI 0.22~0.41）	70

安全性	不良事件分级				P 值	−8.51/20
	1~2	≥ 3	1~2	≥ 3	≥ 3	
恶心	73%	3%	33%	0		
疲劳	62%	4%	37%	2%		
呕吐	35%	3%	18%	1%		
腹泻	32%	1%	20%	0		
味觉障碍	27%	0	7%	0		
头痛	25%	1%	13%	0		
腹痛	22%	3%	28%	3%		
食欲减退	22%	0	11%	0		
便秘	21%	0	20%	3%		
咳嗽	16%	1%	5%	0		
关节痛	15%	0	15%	0		
发热	13%	0	6%	0		
眩晕	13%	1%	5%	0		
呼吸困难	11%	1%	1%	0		
背痛	11%	0	11%	2%		
消化不良	11%	0	8%	0		

续表

安全性	不良事件分级				P 值	−8.51/20
	1~2	≥ 3	1~2	≥ 3	≥ 3	
上腹痛	11%	0	12%	0		
咽喉炎	11%	0	11%	0		
尿路感染	9%	1%	10%	0		
贫血	24%	19%	6%	2%		
中性粒细胞减少	14%	5%	2%	4%		
血小板减少	13%	1%	2%	1%		
低镁血症	14%	0	10%	0		
血氨升高	11%	0	1%	0		
白细胞减少	9%	2%	1%	0		
额外获益						20/60
曲线终点	20					
症状改善						
QOL						
无治疗缓解期						
净健康获益			81.49			

点评

　　SOLO2 研究为Ⅲ期随机对照试验,旨在比较有 BRCA 基因突变的铂敏感性卵巢癌(既往使用过两线或者两线以上的含铂方案化疗)复发后的使用奥拉帕尼维持治疗的有效性和安全性。纳入总共 295 名卵巢癌患者。结果发现:与安慰剂组相比,口服奥拉帕尼的治疗方案对延长患者无进展生存期有显著作用,并且不良事件较轻且可控。该研究认为口服奥拉帕尼的治疗方案可被作为卵巢癌(铂敏感)复发后的患者的维持治疗。

(李贵玲　赵迎超)

参考文献

[1] PUJADE-LAURAINE E, LEDERMANN JA, SELLE F, et al. Olaparib tablets as maintenance therapy in patients with platinum-sensitive, relapsed ovarian cancer and a BRCA1/2 mutation (SOLO2/ENGOT-Ov21): a double-blind, randomised, placebo-controlled, phase 3 trial. Lancet Oncol, 2017, 18 (9): 1274-1284.

卵巢癌 PARP 抑制剂的治疗方案 Ⅲ

方案	药物	剂量	用法	时间	周期
BRCA 突变型（试验组）	瑞卡帕尼	600mg	PO	BID	Q28D
BRCA 野生型 & LOH 低（对照组）	瑞卡帕尼	600mg	PO	BID	Q28D

方案评价

	BRCA 突变型 （n=40）	BRCA 野生型 & LOH 低 （n=70）	风险比（可信区间）	ASCO 评分
有效性				
中位无进展生存期（月）	12.8	5.2	HR 0.27（95% CI 0.16~0.44）	

安全性	不良事件分级（不分组别）		P 值
	1~2	≥ 3	≥ 3
恶心	75%	4%	
虚弱疲劳	69%	9%	
便秘	45%	1%	
呕吐	42%	2%	
味觉障碍	43%	0	
丙氨酸（或天冬氨酸）转氨酶升高	30%	13%	
食欲减退	39%	2%	
贫血	14%	22%	
腹泻	30%	3%	
腹痛	27%	2%	
呼吸困难	23%	<1%	
腹胀	21%	0	
眩晕	18%	<1%	
尿路感染	16%	2%	
血氨升高	17%	0	
头痛	17%	0	
咳嗽	16%	0	
背痛	15%	1%	
血小板减少	12%	2%	
光敏感	13%	0	
中性粒细胞减少	5%	7%	
失眠	12%	0	
发热	12%	<1%	

续表

安全性	不良事件分级(不分组别)		P 值
	1~2	≥ 3	≥ 3
上腹痛	11%	0	
水肿	11%	0	
脱发	10%	0	
口腔炎	10%	<1%	
上消化道感染	10%	0	
血清碱性磷酸酶升高	8%	1%	
消化不良	9%	0	
极度疼痛	8%	1%	
体重减低	8%	1%	
脱水	5%	3%	
肌肉痛	7%	<1%	
腹水	3%	3%	
血胆固醇升高	5%	1%	
低钾血症	3%	2%	
白细胞减少	5%	<1%	
小肠梗阻	<1%	5%	
肿瘤恶性进展	0	4%	
血胆红素升高	3%	<1%	
黏膜感染	3%	<1%	
低血压	2%	1%	
急性肾损伤	<1%	2%	
支气管感染	2%	<1%	
γ - 谷氨酰转移酶升高	<1%	2%	
高胆固醇血症	2%	<1%	
高糖血症	2%	1%	
低磷血症	<1%	2%	
直肠出血	2%	<1%	
摔倒	2%	<1%	
低钠血症	<1%	2%	
转氨酶升高	1%	1%	
不适	1%	<1%	
败血症	0	1%	
白细胞减少	1%	<1%	
先兆晕厥	1%	<1%	
肺栓塞	<1%	1%	

续表

| 安全性 | 不良事件分级（不分组别） | | *P* 值 |
	1~2	≥ 3	≥ 3
晕厥	0	1%	
食物中毒	<1%	<1%	
高胆红素血症	<1%	<1%	
淋巴细胞减少	<1%	1%	
淋巴水肿	<1%	<1%	
心动过速	<1%	<1%	
肺炎	0	1%	
情绪激动	0	<1%	
胆管阻塞	0	<1%	
白内障	0	<1%	
交媾困难	0	<1%	
脓胸	0	<1%	
粒细胞减少	0	<1%	
高镁血症	0	<1%	
小肠梗阻	0	<1%	
肝功能不全	0	<1%	
淋巴炎	0	<1%	
心理状态异常	0	<1%	
腹膜炎	0	<1%	
中性粒细胞减少伴发热	0	<1%	
粒细胞减少	0	<1%	
肠穿孔	0	<1%	
大肠梗阻	0	<1%	
长 QT 综合征	0	<1%	
急性骨髓性白血病	0	<1%	
	0	0	
额外获益			
曲线终点			
症状改善			
QOL			
无治疗缓解期			
净健康获益	~		

点评

本研究为Ⅱ期随机对照试验，旨在比较卵巢癌（*BRCA* 突变型）复发后的使用瑞卡帕尼与野生型患者使用瑞卡帕尼的治疗效果。纳入总共 206 名卵巢癌患者。结果发现：与卵巢癌（*BRCA* 野生型）的患者相比，瑞卡帕尼的治疗方案对延长卵巢癌（*BRCA* 突变型）患者的 PFS 有明显作用。该研究认为瑞卡帕尼的治疗方案可被作为卵巢癌 *BRCA* 突变型复发患者的新型治疗方案。

（李贵玲　赵迎超）

参考文献

［1］SWISHER EM, LIN KK, OZA AM, et al. Rucaparib in relapsed, platinum-sensitive high-grade ovarian carcinoma (ARIEL2 Part 1): an international, multicentre, open-label, phase 2 trial. Lancet Oncol, 2017, 18: 75-87.

卵巢癌 PARP 抑制剂治疗方案Ⅳ

方案	药物	剂量	用法	时间	周期
尼拉帕尼（试验组）	尼拉帕尼	300mg	PO		QD
安慰剂（对照组）	安慰剂	300mg	PO		QD

方案评价

	尼拉帕尼（*n*=367）	安慰剂（*n*=179）	风险比（可信区间）	ASCO 评分
有效性				73/100（有 gBRCA 突变）55/100（无 gBRCA 突变）
无进展生存期（有 gBRCA 突变）	21	5.5	HR 0.27（95% CI 0.17~0.41）	
无进展生存期（无 gBRCA 突变）	9.3	3.9	HR 0.45（95% CI 0.34~0.61）	
总生存期（月）	Not reached	Not reached		

安全性	不良事件分级				*P* 值	−6.7/20
	1~2	≥ 3	1~2	≥ 3	≥ 3	
恶心	70%	3%	34%	1.1%	未给出	
血小板减少	28%	34%	5%	0.6%		
疲劳	51%	8%	40%	0.6%		
贫血	25%	25%	6.7%	0		
便秘	39%	0.5%	19%	0.6%		

续表

| 安全性 | 不良事件分级 | | | | P 值 | −6.7/20 |
	1~2	≥ 3	1~2	≥ 3	≥ 3	
呕吐	33%	2%	16%	0.6%		
粒细胞减少	10%	20%	6%	2%		
头痛	26%	0.3%	9.5%	0		
食欲减退	25%	0.3%	14%	0.6%		
失眠	24%	0.3%	7%	0		
腹痛	21%	1%	28%	2%		
呼吸困难	18%	1%	7%	1%		
高血压	11%	8%	2%	2%		
腹泻	19%	0.3%	20%	1%		
眩晕	17%	0	7%	0		
咳嗽	15%	0	4.5%	0		
背痛	13%	0.5%	12%	0		
关节痛	11%	0.3%	12%	0		
消化不良	11%	0	9.5%	0		
鼻咽炎	11%	0	7%	0		
尿路感染	9.6%	0.8%	5%	1.1%		
心悸	10%	0	2%	0		
味觉障碍	10%	0	4%	0		
肌痛	8%	0.3%	10%	0		
腹胀	8%	0	12%	0.6%		
额外获益						40/60
曲线终点	20					
症状改善						
QOL						
无治疗缓解期	20					
净健康获益		106.3(有 gBRCA 突变） 88.3（无 gBRCA 突变）				

点评

本研究为Ⅲ期多中心随机对照试验,旨在评估复发卵巢癌治疗中使用尼拉帕尼的有效性和安全性,纳入多个国家共 553 名原卵巢癌铂治疗有效,目前有复发迹象的成年女性卵巢癌患者,并按是否有 *BRCA* 基因突变分为两个队列比较。结果发现:与安慰剂相比,不论患者是否有 *BRCA* 基因突变,尼拉帕尼均可以显著提高患者生存期和无治疗缓解期。奠定帕拉帕尼作为卵巢癌靶向治疗药物的地位。

(李贵玲　赵迎超)

参考文献

[1] MIRZA MR, MONK BJ, HERRSTEDT J, et al. Niraparib maintenance therapy in platinum-sensitive, recurrent ovarian cancer. N Engl J Med, 2016, 375: 2154-2164.

第三节　子宫内膜癌

晚期子宫内膜癌一线化疗

方案 |

方案	药物	剂量	用法	时间	周期
TC 方案（试验组）	紫杉醇	175mg/m²	IVGTT	D1	Q21D
	卡铂	AUC 6	IVGTT	D1	
TAP 方案（对照组）	阿霉素	45mg/m²	IVGTT	D1	Q21D
	顺铂	50mg/m²	IVGTT,水化	D1	
	紫杉醇	160mg/m²	IVGTT	D2	

方案评价

	TC 方案 无具体病例数	TAP 方案	风险比（可信区间）	ASCO 评分
有效性 无总缓解率				−1/100
无进展生存期（月）	14	14	HR 1.03（90% CI 1.16~1.2）	
总生存期（月）	32	38	HR 1.01 无可信区间	

安全性	不良事件分级				P 值	2/20
	>1	≥ 3	>1	≥ 3	≥ 3	
神经毒性	19%		26%		<0.01	
血小板减少		12%		23%	<0.01	
白细胞减少		22%		30%	<0.01	
粒细胞减少		79%		59%	<0.01	
粒细胞减少性发热		6%		7%		
腹泻		2%		6%	<0.01	
呕吐		4%		7%	<0.01	

续表

安全性	不良事件分级				P 值	2/20
	>1	≥ 3	>1	≥ 3	≥ 3	
代谢异常		8%		14%	<0.01	
额外获益						0
曲线终点						
症状改善						
QOL						
无治疗缓解期						
净健康获益			1			

点评

本研究（GOG 209）为Ⅲ期多中心随机对照试验,旨在比较晚期子宫内膜癌中 TC 方案与 TAP 方案的有效性和安全性,纳入总共 1 350 名 ECOG PS 评分 0~2、器官功能良好、具有可测量病灶的复发或转移性子宫内膜癌患者。中期分析结果发现:与 TAP 方案相比,TC 方案的 PFS、OS 与 TAP 方案相似,但是 TC 方案的不良事件与耐受性均优于 TAP 方案。该研究推荐 TC 方案为晚期子宫内膜癌化疗首选方案的地位。

（李贵玲　宋颖秋）

参考文献

［1］MILLER D, FILIACI V, FLEMING G, et al. Randomized Phase Ⅲ noninferiority trial of first line chemotherapy for metastatic or recurrent endometrial carcinoma: a Gynecologic Oncology Group Study [absract]. Gynecologic Oncology, 2012, 125: 771

晚期子宫内膜癌化疗

方案 Ⅱ

方案	药物	剂量	用法	时间	周期
AP 方案（试验组）	阿霉素	60mg/m²	IVGTT,	D1,8	Q21D
	顺铂	50mg/m²	IVGTT,水化	D1	
TAP 方案（对照组）	阿霉素	45mg/m²	IVGTT,	D1	Q21D
	顺铂	50mg/m²	IVGTT,水化	D1	
	紫杉醇	160mg/m²	IVGTT,	D2	

方案评价

	TAP 方案 (*n*=129)	AP 方案 (*n*=131)	风险比(可信区间)	ASCO 评分
有效性				25/100
总缓解率	34%	57%	RR 2.7(95% CI 1.5~4.6)	25
无进展生存期(月)	5.3	8.3	HR 0.60(95% CI 0.46~0.78)	
总生存期(月)	12.3	15.3	HR 0.75(95% CI 0.57~0.98)	

安全性	不良事件分级				*P* 值	−3.33/20
	2	≥3	2	≥3		
中性粒细胞减少	4%	69%	10%	45%		
血小板减少	6%	2%	16%	17%		
腹泻	5%	3%	6%	1%		
呕吐	19%	6%	18%	9%		
听力下降	4%	0	5%	0		
LVEF	9%	0	8%	2%		
体力下降	20%	9%	24%	9%		
黏膜炎、胃炎	4%	1%	5%	1%		
肺炎	1%	2%	4%	2%		
肾功能损伤	8%	2%	2%	3%		
代谢异常	12%	7%	6%	14%		
外周神经毒性	3%	1%	21%	9%		
额外获益						20/60
曲线终点	20					
症状改善						
QOL						
无治疗缓解期						
净健康获益		41.67				

点评

　　本研究为Ⅲ期多中心随机对照试验,旨在比较子宫内膜癌中 TAP 方案与 AP 方案的有效性和安全性,纳入患者 273 名 ECOG PS 评分 0~2、器官功能良好、具有可测量病灶的复发或转移性子宫内膜癌患者。结果发现:与 AP 方案相比,TAP 方案改善了患者的 RR,延长了患者 PFS 和 OS。但是 TAP 方案不良事件较重,尤其是要注意外周神经毒性。

（李贵玲　宋颖秋）

参考文献

[1] GINI F. FLEMING, VIRGINIA L. BRUNETTO, et al. Phase Ⅲ trial of doxorubicin plus cisplatin with or without paclitaxel plus filgrastim in advanced endometrial carcinoma: A Gynecologic Oncology Group Study. J Clin Oncol, 2004 Jun 1, 22 (11): 2159-2166.

晚期子宫内膜癌术后放疗后辅助化疗方案

方案	药物	剂量	用法	时间	周期
AP 方案（试验组）	顺铂	50mg/m²	IVGTT，水化	D1,8	Q21D
	阿霉素	45mg/m²	IVGTT，	D1	
TAP 方案（对照组）顺序与前面不一致	顺铂	50mg/m²	IVGTT，水化	D1	Q21D
	阿霉素	45mg/m²	IVGTT，	D1	
	紫杉醇	160mg/m²	IVGTT	D2	

方案评价

	AP 方案（n=261）		TAP 方案（n=278）		风险比（可信区间）	ASCO 评分
有效性						10/100
无复发生存率（36 个月）	62%		64%		HR 0.90（95% CI 0.26~0.92）	10
总生存期（月）	NR		NR			

安全性	不良事件分级				P 值	−5.8/20
	1~2	≥ 3	1~2	≥ 3		
贫血	74%	12%	79%	15%	<0.000 1	
血小板减少	46%	10%	63%	24%	<0.000 1	
白细胞减少	39%	50%	21%	77%	<0.000 1	
粒细胞减少	26%	47%	24%	68%	<0.000 1	
恶心	65%	9%	66%	10%		
呕吐	41%	9%	43%	9%		
肾功能损伤	24%	1.5%	21%	1%		
感染性发热	4%	1.5%	6%	8%	<0.000 1	
粒细胞减少性发热	0.8%	0	1%	5%	<0.000 1	
口腔黏膜炎	12%	0.4%	14%	0.7%		
感觉神经毒性	28%	2%	58%	9%	<0.000 1	
疼痛	45%	7%	51%	10%	<0.000 1	

续表

安全性	不良事件分级				P 值	−5.8/20
	1~2	≥ 3	1~2	≥ 3		
肌肉疼痛	7%	0	26%	3%	<0.000 1	
额外获益						0/60
曲线终点						
症状改善						
QOL						
无治疗缓解期						
净健康获益			4.2			

点评

　　本研究为妇科肿瘤组开展的Ⅲ期多中心随机对照试验,旨在比较晚期子宫内膜癌减瘤术后及腹主动脉旁放疗后给予辅助化疗,比较 AP 方案与 TAP 方案的有效性及安全性。纳入 552 名 ECOG PS 评分 0~2、器官功能良好、晚期子宫内膜癌术后放疗后患者。结果发现:晚期子宫内膜癌术后辅助化疗,TAP 与 TP 方案相比,不良事件增加而 RFS(无复发生存期)无明显改善。

（李贵玲　宋颖秋）

参考文献

[1] HOWARD D. HOMESLEY, VIRGINIA FILIACI, SUSAN K. GIBBONS, et al. A randomized phase Ⅲ trial in advanced endometrial carcinoma of surgery and volume directed radiation followed by cisplatin and doxorubicin with or without paclitaxel: A Gynecologic Oncology Group Study. Gynecol Oncol, 2009, 112 (3): 543-552.

晚期子宫内膜癌 / 肉瘤化疗方案

方案	药物	剂量	用法	时间	周期
TI 方案(试验组)	异环磷酰胺	1.6g/m²	IV	D1~3	Q21D
	紫杉醇	135mg/m²	IVGTT 3h	D1	
	美司纳	2g	IV Q12H IFO 前 15min 开始	D1~3	
I 方案(对照组)	异环磷酰胺	2.0g/m²	IV	D1~3	Q21D
	美司纳	2g	IV Q12H IFO 前 15min 开始	D1~3	

方案评价

	TI 方案(*n*=86)	单药 I 方案(*n*=88)	风险比(可信区间)	ASCO 评分
有效性				31/100
总缓解率	45%	29%	RR 2.21	31
无进展生存期(月)	5.8	3.6	HR 0.71(95% CI 0.51~0.97)	
总生存期(月)	13.5	8.4	HR 0.69(95% CI 0.49~0.97)	

安全性	不良事件分级				*P* 值	−2.31/20
	1~2	≥ 3	1~2	≥ 3		
贫血	51%	15%	49%	9%		
血小板减少	51%	3%	14%	3%		
白细胞减少	33%	36%	34%	42%		
粒细胞减少	43%	23%	52%	13%		
恶心呕吐	23%	3%	20%	1%		
其他胃肠反应	45%	5%	41%	6%		
发热	10%	3%	6%	2%		
肝功能损伤	12%	0	5%	3%		
脱发	58%	0	40%	0		
心脏损伤	8%	3%	7%	3%		
乏力	31%	3%	30%	1%		
外周神经毒性	27%	3%	8%	0		
血尿	13%	3%	8%	0		
额外获益						0
曲线终点						
症状改善						
QOL						
无治疗缓解期						
净健康获益			28.69			

点评

本研究(GOG)为Ⅲ期多中心随机对照试验,旨在比较晚期子宫内膜癌中 TI 方案单药 I(异环磷酰胺)方案的有效性和安全性,纳入 179 名 ECOG PS 评分 0~1、器官功能良好、具有可测量病灶的复发或转移性子宫内膜癌患者。结果发现:与单药异环磷酰胺方案相比,TI 方案延长了患者生存期,并且不良事件可以耐受,可作为晚期子宫内膜癌或者癌肉瘤的首选化疗方案。

(李贵玲　宋颖秋)

参考文献

[1] HOMESLEY HD, FILIACI V, MARKMAN M, et al. Phase Ⅲ trial of ifosfamide with or without paclitaxel in advanced uterine carcinosarcoma: a Gynecologic Oncology Group Study. J Clin Oncol, 2007. 10, 25 (5): 526-531.

第四节　滋养细胞肿瘤

高危滋养细胞肿瘤一线及低危挽救化疗方案

方案	药物	剂量	用法	时间	周期
低剂量 EP 诱导 +EMA/CO 方案(试验组)	VP-16	100mg/m^2	IVGTT	D1D2	Q7D 连续 1~2 次再进行 EMA/CO 化疗
	DDP	20mg/m^2	IVGTT	D1D2	
EMA/CO 方案(对照组)	VP-16	100mg/m^2	IVGTT 30min	D1	Q14D（即 EMA 方案与 CO 方案每周交替使用）
	ACTD	0.5mg	IV	D1	
	MTX	300mg/m^2	CIV 12h	D1	
	VP-16	100mg/m^2	IVGTT 30min	D2	
	ACTD	0.5mg	IV	D2	
	亚叶酸	15mg	IV 或 PO	MTX 开始后 24h, Q12H×4 次	
	VCR	1mg/m^2	IV	D8	
	CTX	600mg/m^2	IVGTT 30min	D8	

方案评价

	EP+EMA/CO 方案(n=33)	EMA/CO 方案 (n=107)	风险比(可信区间)	ASCO 评分
有效性				
总缓解率	97%	99%		
总生存率	87.9%	96.3%		

点评

　　本研究为临床分析,旨在说明低剂量 EP 诱导方案和基因分析在 EMA/CO 方案治疗高危妊娠滋养细胞肿瘤的积极作用。总共分析了 1995—2010 年 438 例妊娠滋养细胞肿瘤患者,中位随访 4.2 年,通过基因分析排除了 6 例非妊娠滋养细胞肿瘤,剩余可用来分析的患者中包括高危妊娠滋养细胞肿瘤(FIGO 评分 >7 分)一线 EMA/CO(107 例)化疗及一线低剂量 EP 诱导 +EMA/CO 化疗患者(33 例)共 140 例,低危 EMA/CO 挽救化疗 250 例。结果发现:高危妊娠滋养细胞肿瘤组患者的总生存率为 94.3%(8/140),低危挽救化疗组 99.6%(1/250)。进一步分析,低剂量 EP 诱导组患者转移灶数量(P<0.01)、脑转移(P<0.01)、FIGO 预后评分(P<0.01)、组织学为绒毛膜癌(P<0.01)方面均与单独 EMA/CO 组有差别;而且中位血清 hCG 水平(EP 组 707 000IU/L vs 非 EP 组 336 000IU/L),先兆妊娠(P =0.008 3,EP 组更多)也有差别。因此作者强烈推荐低剂量 EP 方案诱导后 EMA/CO 化疗用于妊娠滋养细胞肿瘤伴随下列特点者:肿瘤负荷高、FIGO 预后评分 >12 分、血清 hCG>1 000 000IU/L。

(樊继全　李贵玲)

参考文献

[1] CONSTANTINE ALIFRANGIS, ROSHAN AGARWAL, DELIA SHORT, et al. EMA/CO for high-risk gestational trophoblastic neoplasia: good outcomes with induction low-dose etoposide-cisplatin and genetic analysis. J Clin Oncol, 2013, 31 (2): 280-286.

低危滋养细胞肿瘤初始化疗方案

方案	药物	剂量	用法	时间	周期
双周 ACTD 方案（试验组）	放线菌素 D	1.25mg/m² (最大单次剂量 2mg)	IV	Q14D	有效者 β-HCG 正常后 3 周停药,失败者 β-HCG 达平台期或升高即停药

续表

方案	药物	剂量	用法	时间	周期
每周 MTX 方案（对照组）	甲氨蝶呤	30mg/m²	IM	Q7D	有效者 β-HCG 正常 3 周停药，失败者 β-HCG 达平台期或升高即停药

方案评价

安全性	双周 ACTD 方案（n=109）		每周 MTX 方案（n=107）		风险比（可信区间）	ASCO 评分
有效性						
总缓解率	69.7%		53.3%			
无进展生存期（月）						
总生存期（月）						

安全性	不良事件分级				P 值
	1~2	≥ 3	1~2	≥ 3	≥ 3 级
贫血	38%	2.8%	31%	4%	
血小板减少	11%	0	3%	1%	
白细胞减少	21%	0	19%	0	
粒细胞减少	20%	4%	15%	0	
其他血液	3%	1%	2%	0	
过敏	1%	0	4%	0	
耳毒性	1%	0	1%	0	
心血管	3%	0	1%	0	
凝血	0	0	1%	0	
运动	53%	1%	52%	2%	
皮炎	25%	0	13%	0	
内分泌	2%	0	2%	0	
恶心	56%	2%	47%	0	
呕吐	31%	2%	13%	0	
肝功能损伤	6%	1%	8%	1%	
腹泻	7%	0	15%	0	
胃炎	9%	0	8%	0	
其他胃肠	48%	2%	31%	0	
泌尿生殖 / 肾	7%	%	8%	0	
出血	24	0	21%	0	
感染 / 发热	5%	1%	10%	0	
淋巴系统	1%	0	1%	0	

续表

安全性	不良事件分级				P 值
	1~2	≥ 3	1~2	≥ 3	≥ 3 级
代谢	10%	1%	7%	0	
肌肉骨骼	4%	0	5%	0	
视力	5%	0	13%	1%	
疼痛	31%	4%	39%	5%	
性功能	3%	0	5%	0	
神经毒性	18%	1%	27%	1%	
肺毒性	9%	2%	7%	0	
第二原发癌	0	0	0	0	
额外获益					
曲线终点					
症状改善					
QOL					
无治疗缓解期					
净健康获益					

点评

本研究为Ⅲ期随机对照临床研究,旨在比较低危妊娠期滋养细胞肿瘤治疗方案双周放线菌素 D(ACTD)与每周甲氨蝶呤(MTX)的有效性和安全性,纳入了 2002 年 WHO 风险评分 0~4 的患者共 240 例,其中可评价 216 例。结果发现:与每周甲氨蝶呤(M)方案相比,双周放线菌素 D 方案明显提高了患者的完全缓解率(CR),而且两个方案的不良事件类似。该研究奠定了双周放线菌素 D 作为治疗低危妊娠滋养细胞肿瘤首选方案的地位。

(樊继全 李贵玲)

参考文献

[1] RAYMOND J,OSBORNE VIRGINIA FILIACI,JULIAN C,et al.Phase Ⅲ trial of weekly methotrexate or pulsed dactinomycin for low-risk gestational trophoblastic neoplasia:A Gynecologic Oncology Group Study. J Clin Oncol,2010,29 :825-831.DOI:10.1200/JCO.2010.30.4386.

低危滋养细胞肿瘤 MTX 治疗失败后的挽救化疗方案

方案	药物	剂量	用法	时间	周期
单药 ACTD 方案（试验组）	放线菌素 D	1.25mg/m² (最大单次剂量 2mg)	IV	Q14D	有效者达 CR 停药或 CR 后继续 2 周期停药;治疗失败即停药

方案评价

	ACTD 方案 (n=38)	风险比 (可信区间)	ASCO 评分
有效性			
总缓解率	74%	90% CI 60%~85%	
无进展生存期(月)			
总生存期(月)			

安全性	不良事件分级		P 值
	1~2	≥ 3	
中性粒细胞减少	10%		
恶心	5%		
呕吐	5%		
腹泻	2.5%		
疼痛	2.5%		
药物外渗	2.5%		
额外获益			
曲线终点			
症状改善			
QOL			
无治疗缓解期			
净健康获益			

点评

本研究为 II 期单中心临床研究,旨在探索双周放线菌素 D 方案在 MTX 治疗失败的低危滋养细胞肿瘤挽救治疗的有效性和安全性。纳入 44 例 WHO 评分 2~6 分、ECOG PS 评分 0~1、既往仅接受 MTX 治疗后失败的患者,其中疗效可评价的有 38 例,毒性可评价的有 39 例。结果发现:双周 ACTD 方案的有效率达 74%,毒性可接受。本研究为 MTX 治疗失败的低危滋养细胞肿瘤提供了一个可选的治疗方案。

（李贵玲　樊继全）

参考文献

［1］ALLANCOVENS, VIRGINIA L. FILIACI, ROBERT A. BURGER, et al. A phase Ⅱ Trial of pulse dactinomycin as salvage therapy for failed low-risk gestational trophoblastic neoplasia. Cancer, 2006, 107: 1280-1286.

第十九章　泌尿系统肿瘤

第一节　肾　癌

非透明细胞癌肾癌推荐化疗方案

方案I　舒尼替尼 vs 依维莫司

方案	药物	剂量	用法	时间	周期
舒尼替尼（试验组）	舒尼替尼	50mg	PO, QD	D1~28	Q42D
依维莫司（对照组）	依维莫司	10mg	PO, QD	QD	QD

ASPEN	舒尼替尼方案（n=51）	依维莫司方案（n=57）	风险比（可信区间）	ASCO 评分
有效性				12/100
总缓解率	18%	9%		
中位 PFS（月）	8.3	5.6	HR 1.41（95% CI 1.03~1.92）	
中位 OS（月）	31.5	13.2	HR 1.12（95% CI 0.70~2.10）	

安全性	不良事件分级				P 值	−2.48/20
	1~2	≥ 3	1~2	≥ 3	≥ 3	
恶心	65%	6%	44%	2%		
食欲减退	57%	2%	26%	0		
腹泻	57%	10%	28%	2%		
疲劳	57%	4%	51%	7%		
味觉障碍	49%	0	32%	0		
感染	49%	12%	42%	7%		
手足综合征	33%	8%	14%	0		

续表

安全性	不良事件分级				P 值	−2.48/20
	1~2	≥ 3	1~2	≥ 3	≥ 3	
便秘	29%	0	18%	0		
口腔炎	27%	0	39%	9%		
呕吐	27%	6%	23%	0		
贫血	25%	2%	18%	11%		
背痛	24%	4%	11%	0		
黏膜炎	24%	0	23%	2%		
关节痛	22%	2%	12%	0		
消化不良	22%	0	0	0		
高血压	22%	24%	0	2%		
AST 增高	20%	0	11%	2%		
皮疹	20%	2%	30%	2%		
血肌酐增高	18%	0	11%	0		
焦虑	16%	0	0	0		
咳嗽	16%	0	42%	2%		
发音困难	16%	2%	35%	4%		
昏睡	16%	4%	14%	2%		
血小板减少	16%	8%	11%	2%		
腹痛	14%	2%	14%	2%		
皮肤干燥	14%	0	19%	0		
胃食管反流	14%	0	0	0		
周围性水肿	14%	2%	25%	2%		
瘙痒症	14%	0	12%	2%		
体重减轻	14%	0	18%	0		
红细胞计数减少	14%	2%	0	0		
头晕	12%	0	0	0		
鼻出血	12%	4%	19%	0		
胀气	12%	0	0	0		
肢端疼痛	12%	2%	0	2%		
血小板计数减少	12%	4%	0	0		
ALT 增高	10%	0	0	0		
口干	10%	0	0	0		

续表

安全性	不良事件分级				P 值	−2.48/20
	1~2	≥ 3	1~2	≥ 3	≥ 3	
头痛	10%	0	0	4%		
低镁血症	10%	0	0	0		
中性粒细胞计数减少	10%	6%	0	0		
疼痛	10%	0	0	2%		
高糖血症	8%	0	12%	0		
发热	8%	0	14%	0		
失眠	6%	0	11%	0		
胸骨肌肉疼痛	4%	0	11%	0		
斑丘疹	4%	0	11%	0		
血胆固醇升高	2%	0	12%	0		
高甘油三酯血症	0	0	9%	5%		
肺炎	0	0	5%	9%		
额外获益						0/60
曲线终点						
症状改善						
QOL						
无治疗缓解期						
净健康获益			9.52			

点评

舒尼替尼为非透明细胞肾癌供选化疗方案之一。证据来源于Ⅱ期临床试验 ASPEN（NCT01108445），适用于 MSKCC 评估为低危亚组以及病理亚型为乳头状非透明细胞癌或未分类癌患者。而在高危组或嫌色细胞癌、含肉瘤样特征的非透明细胞癌中推荐选用依维莫司。药物选择需结合不良事件和患者基础状况综合考虑。

（尧　凯　谭星亮）

参考文献

［1］ ARMSTRONG AJ, HALABI S, EISEN T, et al. Everolimus versus sunitinib for patients with metastatic non-clear cell renal cell carcinoma (ASPEN): a multicentre, open-label, randomised phase 2 trial. Lancet Oncol, 2016, 17: 378-388.

方案Ⅱ　替西罗莫司

方案	药物	剂量*	用法	时间	周期
替西罗莫司(试验组)	替西罗莫司	25mg	IVGTT 30min	D1	Q7D
IFN-α (对照组)	IFN-α	第1周3MU 第2周9MU **第3周及以后18MU	IH	D1~3	Q7D

*. 每周每次输注替西罗莫司之前需静脉滴注30min的25~50mg苯海拉明或H₁受体阻断剂,以预防替西罗莫司的过敏反应

**. 若患者不能耐受每周三次9MU或18MU的剂量,可以给予可耐受范围内的最高剂量如3MU、4.5MU、6MU

ARCC trial	替西罗莫司方案(n =51)	IFN-α 方案(n =57)	风险比(可信区间)	ASCO 评分
有效性				—
总缓解率	40.5%	8.3%	P =0.002	
中位 PFS(月)	7.0	1.8	HR 0.38(80% CI 0.23~0.62)	
中位 OS(月)	11.6	4.3	HR 0.49(95% CI 0.29~0.85)	

点评

替西罗莫司推荐用于乳头状肾癌和未分类癌,尤其适用于伴有乳头状改变的非透明细胞患者,该证据来源于一项全球随机Ⅲ期临床试验(ARCC trial)。在伴有乳头状改变的非透明细胞癌中,替西罗莫司疗效显著优于无乳头状改变者。在另一项病例报告中,替西罗莫司也推荐用于非透明细胞癌中嫌色细胞癌亚型的患者。

(尧　凯　谭星亮)

参考文献

[1] DUTCHER JP, DE SOUZA P, MCDERMOTT D, et al. Effect of temsirolimus versus interferon-alpha on outcome of patients with advanced renal cell carcinoma of different tumor histologies. Med Oncol, 2009, 26: 202-209.

[2] VENUGOPAL B, ANSARI J, AITCHISON M, et al. Efficacy of temsirolimus in metastatic chromophobe renal cell carcinoma. BMC Urol, 2013, 13: 26.

方案Ⅲ　贝伐单抗联合厄洛替尼化疗方案或贝伐单抗联合依维莫司化疗方案

方案1	药物	剂量*	用法	时间	周期
贝伐单抗 + 依维莫司	贝伐单抗	10mg/kg	IVGTT	D1	Q14D
	依维莫司	10mg	PO	QD	Q14D

方案2	药物	剂量	用法	时间	周期
贝伐单抗 + 厄洛替尼	贝伐单抗	10mg/kg	IVGTT	D1	Q14D
	厄洛替尼	150mg	PO	QD	Q14D

	贝伐单抗 + 依维莫司 (n=34)	贝伐单抗 + 厄洛替尼 (n=41)	ASCO 评分
有效性		HLRCC 患者(n=20):乳头状肾癌(n=21)	–
总缓解率	29%	60%:29%	
中位 PFS(月)	11.0	24.2 : 7.4	
中位 OS(月)	18.5	–	
贝伐单抗 + 厄洛替尼 不良事件(n=34)	所有等级发生例数(发生率 %)	≥ 3 级例数(发生率 %)	
便秘	17(49)	1(3)	
咳嗽	15(43)	0(0)	
腹泻	20(57)	0(0)	
呼吸困难	20(57)	2(6)	
四肢水肿	13(37)	1(3)	
鼻出血	24(69)	0(0)	
疲劳	29(83)	2(6)	
高血压	25(74)	10(29)	
口腔黏膜炎	28(80)	1(3)	
恶心 / 呕吐	21(60)	0(0)	
疼痛	25(71)	4(11)	
外周感觉神经病变	13(37)	0(0)	
胸腔积液	11(31)	0(0)	
蛋白尿	26(77)	6(18)	
皮疹	22(63)	0(0)	
喉咙痛	7(20)	0(0)	
ALP 升高	20(57)	0(0)	
AST/ALT 升高	26(74)	3(9)	
血肌酐升高	19(54)	0(0)	
高糖血症	30(86)	4(11)	
高钾血症	11(31)	1(3)	
高钠血症	10(29)	0(0)	
高甘油三酯血症	24(69)	5(14)	
淋巴细胞计数减少	7(20)	7(20)	
血小板计数减少	20(57)	0(0)	
白细胞计数减少	17(49)	0(0)	

点评

2018 年 NCCN 指南推荐贝伐单抗＋依维莫司或贝伐单抗＋厄洛替尼作为有乳头状改变的非透明细胞癌的推荐方案,该证据来源于两项 Ⅱ 期临床试验。其中,贝伐单抗＋依维莫司在嫌色细胞癌也有较好疗效,而贝伐单抗＋厄洛替尼在表现为皮肤和子宫的平滑肌瘤伴侵袭性乳头状肾癌(遗传性平滑肌瘤伴肾细胞癌,HLRCC)的患者疗效佳。

(尧 凯　谭星亮)

参考文献

[1] SRINIVASAN R, SU D, STAMATAKIS L, et al. Mechanism based targeted therapy for hereditary leiomyomatosis and renal cell cancer (HLRCC) and sporadic papillary renal cell carcinoma: interim results from a phase 2 study of bevacizumab and erlotinib[abstract]. European journal of cancer: official journal for European Organization for Research and Treatment of Cancer (EORTC)[and] European Association for Cancer Research (EACR)(2014).

[2] VOSS MH, MOLINA AM, CHEN YB, et al. Phase Ⅱ trial and correlative genomic analysis of everolimus plus bevacizumab in advanced non-clear cell renal cell carcinoma. J Clin Oncol, 2016, 34: 3846-3853.

[3] KOH Y, LIM H Y, AHN J H et al. Phase II trial of everolimus for the treatment of nonclear-cell renal cell carcinoma.[J]. Ann. Oncol., 2013, 24: 1026-31.

晚期肾癌一线治疗方案

方案 Ⅰ　干扰素 ~α 联合贝伐单抗(较早的一线治疗方案)

方案	药物	剂量	用法	时间	周期
贝伐单抗＋干扰素 - α (试验组)	贝伐单抗 IFN~α	10mg/kg *9MU	IVGTT Q14D IH,每周 3 次	D1,D15 **D1,3,5	Q28D Q7D
安慰剂＋干扰素 - α (对照组)	IFN~α 安慰剂	*9MU	IH,每周 3 次	**D1,3,5	Q7D

*. 当 IFN-α 相关的 ≥ 3 级的不良事件发生结合患者耐受可适当降低 IFN-α 剂量至 6MU、3MU(降低剂量可同样获益)。贝伐单抗的剂量不变。

**.1 周内 3 次 IFN-α 给药时间不连续。例如 D1,3,5 ;D1,4,6

CALGB 90206 试验	贝伐单抗 +IFN- α (试验组)	安慰剂 +IFN- α (n=304)	风险比(可信区间)	ASCO 评分
有效性				14/100
总缓解率	25.5%	13.1%		
中位 PFS(月)	8.5	5.2	P<0.000 1	
中位 OS(月)	18.3	17.4	HR 0.86(95% CI 0.73~1.01)	

续表

安全性	不良事件分级				P 值	−0.65/20
	1~2	≥ 3	1~2	≥ 3	≥ 3	
疲劳	21%	12%	19%	8%		
乏力	22%	10%	21%	7%		
蛋白尿	11%	7%	3%	0		
中性粒细胞减少	3%	4%	5%	2%		
高血压	23%	3%	9%	<1%		
出血	30%	3%	9%	<1%		
流感样症状	21%	3%	23%	2%		
厌食症	33%	3%	27%	3%		
情绪低落	9%	3%	9%	1%		
贫血	7%	3%	7%	6%		
发热	43%	2%	43%	<1%		
血小板减少	4%	2%	4%	<1%		
头痛	21%	2%	15%	1%		
腹泻	18%	2%	15%	<1%		
静脉血栓栓塞事件	1%	2%	<1%	<1%		
呼吸困难	13%	<1%	11%	2%		
额外获益						16/60
曲线终点	16					
症状改善						
QOL						
无治疗缓解期						
净健康获益			29.35			

点评

　　干扰素 α 联合贝伐单抗可作为低中危肾透明细胞癌的治疗方案,但并非首选。研究证据来源于一项多中心的随机双盲Ⅲ期临床试验 AVOREN(BO17705E)。联合治疗较干扰素 α 单药治疗的疗效更显著,但蛋白尿、出血、高血压等不良事件发生率更高。另有一项Ⅲ期临床试验(CALGB)认为联合治疗组出现≥ 2 级高血压不良事件时,疗效更佳。

(尧 凯 谭星亮)

参考文献

[1] ESCUDIER B, PLUZANSKA A, KORALEWSKI P, et al. Bevacizumab plus interferon alfa-2a for treatment of metastatic renal cell carcinoma: a randomised, double-blind phase Ⅲ trial. Lancet, 2007, 370 (9605): 2103-2111.

[2] RINI B I, HALABI S, ROSENBERG J E, et al. Phase Ⅲ trial of bevacizumab plus interferon alfa versus interferon alfa monotherapy in patients with metastatic renal cell carcinoma: final results of CALGB 90206. J Clin Oncol, 2010, 28 (13): 2137-2143.

方案Ⅱ　舒尼替尼

方案	药物	剂量*	用法	时间	周期
舒尼替尼（试验组）	舒尼替尼	50mg	口服 4 周,后停药 2 周	QD	Q42D
干扰素 α（对照组）	INF-α	第 1 周 3MU	IH	TIW	
		第 2 周 6MU			
		第 3 周及以后 9MU			

* 根据不良事件的程度可以下调剂量:舒尼替尼组剂量可减少到 37.5mg、25mg。INF-α 下调到 6MU、3MU。用法、周期、频次不变(2009 年公布的数据中 50% 舒尼替尼组患者剂量,27%INF-α 组患者下调剂量)

	舒尼替尼（n=375）	INF-α（n=360）	风险比（可信区间）	ASCO 评分
有效性				17.9/100
总缓解率	47%	12%		
中位 PFS（月）	11.0	5.0	HR 0.539（95% CI 0.45~0.64）	
中位 OS（月）	26.4	21.8	HR 0.821（95% CI 0.67~1.00）	

安全性	不良事件分级				P 值	−10.97/20
	1~2	≥ 3	1~2	≥ 3	≥ 3	
腹泻	52%	9%	14%	1%	<0.05	
疲乏	43%	11%	39%	13%		
恶心	47%	5%	34%	1%	<0.05	
味觉障碍	46%	<1%	15%	0		
厌食	32%	2%	26%	2%		
消化不良	29%	2%	5%	<1%		
呕吐	27%	4%	11%	1%	<0.05	
高血压	18%	12%	3%	1%	<0.05	
口腔炎	29%	1%	4%	<1%		
手足综合征	20%	9%	2%	1%	<0.05	
皮肤颜色改变	27%	<1%	1%	0		

续表

安全性	不良事件分级				P 值	−10.97/20
	1~2	≥ 3	1~2	≥ 3	≥ 3	
黏膜炎症	24%	2%	2%	1%		
皮疹	23%	1%	8%	<1%		
皮肤干燥	21%	<1%	6%	0		
衰弱	13%	7%	15%	4%	<0.05	
发色改变	20%	0	1%	0		
鼻出血	17%	1%	2%	0		
肢端疼痛	17%	1%	3%	0		
头痛	13%	1%	16%	0		
甲状腺功能减退	12%	2%	2%	<1%		
射血分数下降	10%	3%	2%	1%		
口腔疼痛	12%	1%	1%	0		
周围性水肿	12%	1%	1%	0		
脱发	12%	0	9%	0		
口腔干燥	12%	0	6%	<1%		
体重减轻	12%	<1%	14%	<1%		
便秘	12%	<1%	4%	0		
胃肠胀气	11%	0	2%	0		
腹痛	9%	2%	3%	0	<0.05	
关节痛	11%	<1%	14%	<1%		
呼吸困难	8%	2%	7%	1%		
红斑	9%	1%	1%	0		
胃食管反流	10%	<1%	1%	0		
食欲下降	10%	<1%	11%	0		
舌痛	10%	0	1%	0		
发热	7%	1%	35%	<1%		
肌痛	8%	<1%	16%	1%		
寒战	6%	1%	29%	0		
白细胞减少	70%	8%	55%	2%	<0.05	
中性粒细胞减少	59%	18%	41%	9%	<0.05	
贫血	71%	8%	64%	6%		
肌酐升高	70%	<1%	50%	<1%		
血小板减少	59%	9%	25%	1%	<0.05	

续表

安全性	不良事件分级				P 值	−10.97/20
	1~2	≥ 3	1~2	≥ 3	≥ 3	
淋巴细胞减少	50%	18%	43%	26%	<0.05	
脂肪酶升高	38%	18%	38%	8%	<0.05	
AST 升高	54%	2%	36%	2%		
AST 升高	49%	2%	38%	2%		
肌酸激酶升高	46%	3%	11%	1%		
碱性磷酸酶升高	44%	2%	35%	2%		
尿酸升高	32%	14%	25%	8%	<0.05	
低磷血症	25%	6%	18%	6%		
淀粉酶升高	29%	6%	29%	3%		
总胆红素升高	19%	1%	2%	0		
额外获益						16/60
曲线终点	16					
症状改善						
QOL						
无治疗缓解期						
净健康获益			22.93			

点评

　　舒尼替尼单药是低危透明细胞肾癌的一线治疗方案。证据来源于一项舒尼替尼对比 IFN-α 的临床Ⅲ期多中心随机对照试验。舒尼替尼的整体不良事件较 IFN-α 多见,但在接受范围之内。后续研究指出,舒尼替尼对于高危组的非透明细胞癌伴脑转移的亚组患者中也有积极的作用和较好的用药安全性。

(尧 凯　谭星亮)

参考文献

[1] MOTZER RJ, HUTSON TE, TOMCZAK P, et al. Sunitinib versus interferon alfa in metastatic renal-cell carcinoma. N Engl J Med, 2007, 356: 115-124.

[2] MOTZER RJ, HUTSON TE, TOMCZAK P, et al. Overall survival and updated results for sunitinib compared with interferon alfa in patients with metastatic renal cell carcinoma. J Clin Oncol, 2009, 27: 3584-3590.

[3] GORE ME, SZCZYLIK C, PORTA C, et al. Final results from the large sunitinib global expanded-access trial in metastatic renal cell carcinoma. Br J Cancer, 2015, 113: 12-9.

方案Ⅲ　替西罗莫司

方案	药物	剂量	用法	时间	周期
替西罗莫司（试验组）	替西罗莫司	25mg	*IVGTT，30min	D1	Q7D
干扰素-α（对照组）	IFN-α	第1周3MU 第2周9MU **第3周及以后18MU	IH	TIW	Q7D

* 每周每次输注替西罗莫司之前需静脉滴注的25~50mg苯海拉明30min或H₁受体阻断剂，以预防替西罗莫司过敏

** 若患者不能耐受每周3次9MU或18MU的剂量，可以给予可耐受范围内的最高剂量如3MU、4.5MU、6MU

NCT00065468	替西罗莫司方案（n=209）	IFN-α方案（n=207）	风险比（可信区间）	ASCO评分
有效性				27/100
总缓解率	8.6%	4.8%		27
无进展生存期（月）	5.5	3.1		
总生存期（月）	10.9	7.3	HR 0.73（95% CI 0.58~0.92）	

安全性	不良事件分级				P 值	-3.17/20
	1~2	≥ 3	1~2	≥ 3	≥ 3	
乏力	40%	11%	38%	26%	<0.001	
皮疹	43%	4%	6%	0	<0.05（1~2 级）	
贫血	25%	20%	20%	22%		
恶心	35%	2%	37%	4%		
厌食	29%	3%	40%	4%		
疼痛	23%	5%	14%	2%		
呼吸困难	19%	9%	18%	6%		
高脂血症	24%	3%	13%	1%	<0.05	
感染	22%	5%	10%	4%		
腹泻	26%	1%	18%	2%		
周围性水肿	25%	2%	8%	0	<0.05（1~2 级）	
高糖血症	15%	11%	9%	2%	<0.05	
咳嗽	25%	1%	14%	0		
高胆固醇血症	23%	1%	4%	0	<0.05	
发热	23%	1%	46%	4%		
腹痛	17%	4%	15%	2%		
口腔炎	19%	1%	4%	0		
便秘	20%	0	17%	1%		

续表

安全性	不良事件分级				P 值	−3.17/20
	1~2	≥ 3	1~2	≥ 3	≥ 3	
背痛	17%	3%	10%	4%		
呕吐	17%	2%	26%	2%		
体重减轻	18%	1%	23%	2%		
头痛	14%	1%	15%	0		
肌酐升高	11%	3%	9%	1%		
血小板减少	13%	1%	8%	0		
寒战	7%	1%	28%	2%		
中性粒细胞减少	4%	3%	5%	7%		
白细胞减少	5%	1%	12%	5%		
额外获益						0/60
曲线终点						
症状改善						
QOL						
无治疗缓解期						
净健康获益			23.83			

点评

　　替西罗莫司单药是转移性透明细胞肾癌供选方案之一,但非首选推荐方案。该研究证据来源于一项多中心开放的随机对照Ⅲ期临床试验(NCT00065468)。替西罗莫司较常见的不良事件为虚弱、皮疹、贫血、恶心、呼吸困难、腹泻、外周水肿。但都可以通过积极的对症治疗或减小药物剂量控制。

（尧　凯　谭星亮）

参考文献

[1] HUDES G, CARDUCCI M, TOMCZAK P, et al. Temsirolimus, interferon alfa, or both for advanced renal-cell carcinoma. Yearbook of Urology, 2008, 2008 (22): 109-111.

方案Ⅳ　帕唑帕尼

方案	药物	剂量	用法	时间	周期
帕唑帕尼(试验组)	帕唑帕尼	800mg	PO	QD	
舒尼替尼(对照组)	舒尼替尼	50mg	PO 4 周,后停药 2 周	QD	Q42D

点评

　　帕唑帕尼为 IMDC 评估为低、中危晚期透明细胞肾癌患者的一线治疗方案。证据来源于一项帕唑帕尼与舒尼替尼的Ⅲ期临床试验（COMPARZ）。帕唑帕尼疗效不劣于舒尼替尼，且患者生活显著改善。前者更少出现疲劳、手足综合征、味觉改变、血小板减少等不良事件，但肝功能异常发生率更高。临床上可根据患者治疗意愿与不良事件选择合适方案。

（尧　凯　谭星亮）

参考文献

［1］MOTZER RJ, HUTSON TE, CELLA D, et al. Pazopanib versus sunitinib in metastatic renal-cell carcinoma. N Engl J Med, 2013, 369: 722-731.

［2］MOTZER RJ, HUTSON TE, MCCANN L, et al. Overall survival in renal-cell carcinoma with pazopanib versus sunitinib. New England Journal of Medicine, 2014, 370: 1769-1770.

［3］ESCUDIER B, PORTA C, BONO P, et al. Randomized, controlled, double-blind, cross-over trial assessing treatment preference for pazopanib versus sunitinib in patients with metastatic renal cell carcinoma: PISCES Study. J Clin Oncol, 2014, 32: 1412-1418.

COMPARZ 试验	帕唑帕尼（n=557）		舒尼替尼（n=553）		风险比（可信区间）	ASCO 评分
有效性						9/100
总缓解率	31%		24%			OS,PFS 无差异
中位 PFS（月）	8.4		9.5		HR 1.05（95% CI 0.90~1.22）	
中位 OS（月）	28.4		29.3		HR 0.91（95% CI 0.76~1.08）	9/100
安全性	不良事件分级				P 值	1.98/20
	1~2	≥ 3	1~2	≥ 3	≥ 3	
乏力	44%	11%	46%	17%	$P<0.05$	
手足症状	23%	6%	39%	12%	$P<0.05$（所有等级）	
味觉障碍	26%	<1%	36%	0	<0.05（1~2 级）	
皮疹	17%	1%	22%	1%	<0.05（1~2 级）	
便秘	16%	1%	23%	1%	<0.05（1~2 级）	
消化不良	14%	0	24%	1%	<0.05（1~2 级）	
口腔炎	13%	1%	26%	1%	<0.05（1~2 级）	
甲状腺功能减退症	12%	0	24%	<1%	<0.05（1~2 级）	

续表

安全性	不良事件分级				P 值	1.98/20
	1~2	≥ 3	1~2	≥ 3	≥ 3	
四肢疼痛	12%	<1%	16%	1%	<0.05(1~2 级)	
黏膜炎	10%	1%	23%	3%	P<0.05(所有等级)	
周围性水肿	11%	<1%	17%	<1%	<0.05(1~2 级)	
鼻出血	9%	<1%	17%	1%	<0.05(1~2 级)	
发热	9%	<1%	15%	1%	<0.05(1~2 级)	
血 LDH 升高	7%	<1%	10%	1%	<0.05(1~2 级)	
促甲状腺激素升高	6%	0	12%	0	<0.05(1~2 级)	
胃食管反流病	3%	<1%	10%	<1%	<0.05(1~2 级)	
皮肤变黄	1%	0	15%	0	<0.05(1~2 级)	
发色改变	30%	0	10%	<1%	<0.05(1~2 级)	
体重减轻	14%	1%	6%	<1%	<0.05(1~2 级)	
脱发	14%	0	8%	0	<0.05(1~2 级)	
白细胞减少	42%	1%	72%	6%	P<0.05(所有等级)	
血小板减少	37%	4%	56%	22%	P<0.05(所有等级)	
淋巴细胞减少	33%	5%	41%	14%	P<0.05(所有等级)	
中性粒细胞减少	32%	5%	48%	20%	P<0.05(所有等级)	
贫血	29%	2%	53%	7%	P<0.05(所有等级)	
低磷血症	32%	4%	43%	9%	P<0.05(所有等级)	
低蛋白血症	32%	1%	40%	2%	<0.05(1~2 级)	
肌酐升高	31%	1%	44%	2%	<0.05(1~2 级)	
低镁血症	23%	<1%	23%	1%	P<0.05(所有等级)	
高镁血症	9%	2%	13%	5%	P<0.05(所有等级)	
AST 升高	49%	12%	57%	3%	<0.05(1~2 级)	
ALT 升高	43%	17%	39%	4%	P<0.05(所有等级)	
总胆红素升高	33%	3%	25%	2%	<0.05(1~2 级)	
低血糖症	15%	<1%	10%	1%	<0.05(1~2 级)	
额外获益						10/60
曲线终点						
症状改善						
QOL	10					
无治疗缓解期						
净健康获益		20.98				

方案 V 伊匹单抗联合纳武单抗

方案	药物	剂量	用法	时间	周期
纳武单抗＋伊匹单抗(试验组)	纳武单抗	3mg/kg	IVGTT 60min 每周 2 次	D1~14	Q42D
	纳武单抗＋伊匹单抗	3mg/kg ＋ 1mg/kg	IVGTT 每 3 周 4 次	D15~35	
舒尼替尼(对照组)	舒尼替尼	50mg	PO 4 周,后停药 2 周,QD	D1~28 QD	Q42D

	纳武单抗＋伊匹单抗 (试验组 *n*=550)	舒尼替尼 (对照组 *n*=546)	风险比(可信区间)	*P* 值
有效性				
ORR	39%	32%		0.02
中位 PFS(月)	12.4	12.3	HR 0.98 (99.1% CI 0.78~1.23)	
中位 OR(月)	未达到	32.9	HR 0.68 (99.8% CI 0.49~0.95)	

根据 IDMC 评估为 中、高危患者	纳武单抗＋伊匹单抗 (试验组 *n*=425)	舒尼替尼 (对照组 *n*=422)	风险比(可信区间)	*P* 值
有效性				
ORR	42%(9.4%CR)	27%(1.2%CR)		<0.000 1
中位 PFS(月)	11.6	8.4	HR 0.82 (99.1% CI 0.64~1.05)	
中位 OR(月)	未达到	26.0	HR 0.63 (99.8% CI 0.44~0.89)	

点评

　　伊匹单抗联合纳武单抗可作为转移性肾透明细胞癌中高危患者的一线治疗方案,但尚处于研究阶段。研究证据来源于Ⅲ期临床试验 CheckMate 214(NCT 02231749)。结果提示:伊匹单抗联合纳武单抗较舒尼替尼在中高危晚期初治肾癌患者中疗效更佳。亚组分析提示:伊匹单抗联合纳武单抗在 PD-L1 表达≥1%(高表达)的患者中获益更明显。同时应该密切关注联合免疫治疗的严重致死性的免疫不良事件。

(尧 凯 谭星亮)

参考文献

[1] POWLES T, STAEHLER M, LJUNGBERG B, et al. Updated EAU guidelines for clear cell renal cancer patients who fail VEGF targeted therapy. European Urology, 2016, 69 (1): 4-6.

晚期肾癌二线治疗方案

方案 I 卡博替尼

方案	药物	剂量*	用法	时间	周期
卡博替尼(试验组)	卡博替尼	60mg	PO	D1	QD
依维莫司(对照组)	依维莫司	10mg	PO	D1	QD

*. 若出现不良事件,卡博替尼的剂量可以减少至 40mg、20mg;依维莫司的剂量可减至 5mg、2.5mg

METEOR 试验 (NCT01865747)	卡博替尼 方案(*n*=330)	依维莫司 方案(*n*=328)	风险比(可信区间)	ASCO 评分
有效性				34/100
总缓解率	21%	5%		
中位 PFS(月)	7.4	3.8	HR 0.58(95% CI 0.45~0.75)	
中位 OS(月)	21.4	16.5	HR 0.66(95% CI 0.53~0.83)	

安全性	不良事件分级				P 值	−5.93/20
	1~2	≥ 3	1~2	≥ 3	≥ 3	
腹泻	49%	13%	24%	2%	<0.05	
疲劳	37%	11%	33%	7%	<0.05	
恶心	43%	5%	29%	<1%		
食欲减退	41%	3%	34%	1%		
掌跖红肿综合征	27%	8%	4%	1%	<0.05	
呕吐	30%	2%	13%	1%		
体重减轻	29%	3%	13%	0		
便秘	27%	<1%	20%	<1%		
消化不良	24%	0	9%	0		
甲状腺功能减退	23%	0	<1%	<1%		
高血压	7%	15%	1%	4%	<0.05	
发音困难	20%	1%	5%	0		
咳嗽	20%	<1%	32%	1%		
口腔炎	18%	2%	20%	2%		
黏膜炎	16%	2%	17%	3%		
呼吸困难	14%	3%	22%	4%		
AST 增高	15%	2%	6%	<1%		

续表

安全性	不良事件分级				P 值	−5.93/20
	1~2	≥ 3	1~2	≥ 3	≥ 3	
背痛	14%	2%	11%	2%		
皮疹	15%	1%	28%	1%		
乏力	10%	5%	12%	2%		
腹痛	11%	4%	6%	2%		
ALT 增高	12%	2%	6%	<1%		
肢端疼痛	12%	2%	10%	<1%		
肌肉痉挛	14%	0	5%	0		
关节痛	13%	<1%	13%	1%		
头痛	13%	<1%	13%	<1%		
贫血	7%	6%	5%	17%	<0.05	
头晕	12%	<1%	7%	0		
消化不良	12%	<1%	5%	0		
周围性水肿	12%	0	20%	2%		
低镁血症	7%	6%	2%	0	<0.05	
皮肤干燥	11%	0	11%	0		
蛋白尿	9%	2%	8%	1%		
胃肠胀气	10%	0	2%	0		
失眠	10%	0	10%	<1%		
发热	8%	1%	17%	1%		
瘙痒症	8%	0	15%	<1%		
血肌酐升高	5%	<1%	12%	0		
高甘油三酯血症	4%	1%	7%	3%		
高糖血症	4%	1%	9%	5%	<0.05	
鼻出血	4%	0	14%	0		
额外获益						0
曲线终点						
症状改善						
QOL						
无治疗缓解期						
净健康获益			28.07			

点评

　　本研究证据源于一项Ⅲ期随机对照临床研究（METEOR）（NCT01865747），旨在比较卡博替尼与依维莫司在 VEGF 靶向治疗失败的肾透明细胞癌患者的疗效和安全性。研究共纳入 658 例一种或多种 VEGFR 抑制剂治疗后进展的肾透明细胞癌成年患者。结果发现：卡博替尼组疗效显著优于依维莫司，且在伴骨转移患者中更有效（mPFS 7.4 : 2.7个月；mOS 20.1 : 12.1 个月；ORR 17%：0）。为此，卡博替尼被推荐用于 MSKCC 危险分层为中、高风险患者的一线治疗和所有 VEGFR 治疗失败的肾透明细胞癌患者二线治疗。

（尧　凯　谭星亮）

参考文献

［1］ CHOUEIRI T K, ESCUDIER B, POWLES T, et al. Cabozantinib versus everolimus in advanced renal cell carcinoma (METEOR): final results from a randomised, open-label, phase 3 trial. Lancet Oncol, 2016: S147 0204516301073.

［2］ ESCUDIER B, POWLES T, MOTZER R J, et al. Cabozantinib, a new standard of care for patients with advanced renal cell carcinoma and bone metastases？ Subgroup Analysis of the METEOR Trial. J Clin Oncol, 2018, 36 (8): JCO2017747352.

方案Ⅱ　纳武单抗

方案	药物	剂量*	用法	时间	周期
纳武单抗（试验组）	纳武单抗	3mg/kg	IVGTT 60min 每周 2 次	BIW	Q7D
依维莫司（对照组）	依维莫司	10mg	PO	D1	QD

*.当患者不耐受或出现不良事件时，纳武单抗的剂量不能变。依维莫司剂量可适当减少

CheckMate025*	纳武单抗方案（n=410）		依维莫司方案（n=411）		风险比（可信区间）	ASCO 评分
有效性						27/100
总缓解率	25%		5%			27
中位 PFS（月）	4.6		4.4		HR 0.88（95% CI 0.75~1.03）	
中位 OS（月）	25.0		19.6		HR 0.73（95% CI 0.57~0.93）	
安全性	不良事件分级				P 值	6.21/20
	1~2	≥ 3	1~2	≥ 3	≥ 3	
疲劳	30%	3%	31%	3%		
恶心	14%	<1%	16%	1%		
瘙痒症	14%	0	10%	0		
腹泻	11%	1%	20%	1%		
食欲减退	11%	1%	20%	1%		

续表

| 安全性 | 不良事件分级 | | | | P 值 | 6.21/20 |
	1~2	≥ 3	1~2	≥ 3	≥ 3	
皮疹	9%	1%	19%	1%		
咳嗽	9%	0	19%	0		
贫血	6%	2%	16%	8%		
呼吸困难	6%	1%	12%	1%		
周围性水肿	4%	0	13%	1%		
肺炎	2%	2%	12%	3%		
黏膜炎	3%	0	16%	3%		
味觉障碍	3%	0	13%	0		
高血糖症	1%	1%	8%	4%		
口腔炎	2%	0	26%	4%		
高甘油三酯血症	1%	0	11%	5%		
鼻出血	1%	0	10%	0		
额外获益						20/60
曲线终点						
症状改善	10					
QOL	10					
无治疗缓解期						
净健康获益			53.21			

*（CheckMate025）试验仅报道了对照组依维莫司不良事件发生率≥ 10% 的内容

点评

2018 年 EAU 指南推荐纳武单抗单药方案（nivolumab）用于所有危险分层的晚期肾癌二线治疗或作为 PD-L1 高表达者的一线方案。其证据来源于一项Ⅲ期随机对照临床研究（CheckMate 025）。研究共入组了 821 例成年 VEGF 靶向治疗进展的肾透明细胞癌患者，1∶1 随机接受纳武单抗或依维莫司治疗。结果显示：纳武单抗方案能有显著的生存获益与更好的生活质量。该研究与卡博替尼（METEOR）的Ⅲ期研究相比，中位 OS、客观缓解率、不良事件发生率均较优。

（尧　凯　谭星亮）

参考文献

［1］ MOTZER RJ, ESCUDIER B, MCDERMOTT DF, et al. Nivolumab versus everolimus in advanced renal-cell carcinoma. N Engl J Med, 2015, 373: 1803-1813.

［2］ESCUDIER B, MOTZER RJ, SHARMA P, et al. Treatment beyond progression in patients with advanced renal cell carcinoma treated with nivolumab in CheckMate 025.

方案Ⅲ　阿西替尼

方案	药物	剂量*	用法	时间	周期
阿西替尼（试验组）	阿西替尼	5mg	PO	D1BID	BID
索拉非尼（对照组）	索拉非尼	400mg	PO	D1BID	BID

*.出现≥3级相关不良事件时，阿西替尼剂量可减至 3mg、2mg BID。当无高血压或其他≥3级不良事件时，阿西替尼的剂量可逐渐提高至 7mg、10mg

AXIS	阿西替尼方案（n=359）	索拉非尼方案（n=355）	风险比（可信区间）	ASCO 评分
有效性				3/100
总缓解率	23%	12%		
中位 PFS（月）	8.3	5.7	HR 0.66（95% CI 0.55~0.78）	
中位 OS（月）	20.1	19.2	HR 0.97（95% CI 0.80~1.17）	

安全性	不良事件分级				P 值	−1.57/20
	1~2	≥3	1~2	≥3	≥3	
腹泻	43%	11%	44%	8%		
高血压	25%	17%	18%	12%		
疲劳	27%	10%	24%	4%		
食欲减退	27%	4%	24%	2%		
恶心	28%	2%	18%	1%		
发音困难	28%	0	12%	0		
手足综合征	22%	6%	34%	17%		
甲状腺功能减退	20%	<1%	8%	0		
体重减轻	16%	3%	15%	3%		
乏力	14%	4%	11%	2%		
呕吐	17%	1%	13%	0		
黏膜炎症	15%	1%	11%	1%		
口腔炎	14%	1%	12%	<1%		
皮疹	13%	<1%	27%	4%		
便秘	13%	<1%	13%	<1%		
蛋白尿	10%	3%	7%	1%		
味觉障碍	11%	0	8%	0		

续表

安全性	不良事件分级				P 值	−1.57/20
	1~2	≥ 3	1~2	≥ 3	≥ 3	
头痛	10%	1%	7%	0		
关节疼	9%	1%	5%	<1%		
皮肤干燥	10%	0	10%	0		
脱发	4%	0	33%	0		
瘙痒症	6%	0	13%	0		
肢端疼痛	9%	<1%	9%	1%		
红斑	3%	0	10%	<1%		
额外获益						16/60
曲线终点	16					
症状改善						
QOL						
无治疗缓解期						
净健康获益			17.43			

点评

阿西替尼为继纳武单抗和卡博替尼后,治疗晚期肾癌的最佳次选二线治疗方案(Ⅰ类推荐),用于 IMDC 评估为中高危,特别是一线未接受过针对 VEGF 靶向治疗的晚期肾癌患者。其证据来源于一项与索拉非尼相比较的随机开放的多中心Ⅲ期临床试验(AXIS)(NCT00678392)。结果表明:阿西替尼客观缓解率和 PFS 更优。阿西替尼组中更多的患者出现甲状腺功能减退、发音困难的不良事件。若一线接受 VEGFR-TKI 如舒尼替尼后进展的患者,使用阿西替尼做二线治疗时应密切留意 VEGFR-TKI 类不良事件的毒性累积效应。

(尧　凯　谭星亮)

参考文献

[1] MOTZER RJ, ESCUDIER B, TOMCZAK P, et al. Axitinib versus sorafenib as second-line treatment for advanced renal cell carcinoma: overall survival analysis and updated results from a randomised phase 3 trial. Lancet Oncol, 2013, 14: 552-562.

[2] RINI BI, ESCUDIER B, TOMCZAK P, et al. Comparative effectiveness of axitinib versus sorafenib in advanced renal cell carcinoma (AXIS): a randomised phase 3 trial. Lancet, 2011, 378: 1931-9.

方案Ⅳ　依维莫司

方案	药物	剂量*	用法	时间	周期
依维莫司＋最佳支持治疗（试验组）	依维莫司	10mg	PO	QD	Q28D
安慰剂＋最佳支持治疗（对照组）	安慰剂	10mg	PO	QD	Q28D

*. 当患者有药物相关不良事件或者明显的血液学异常,药物减至 5mg

RECORD-1	依维莫司组（n=277）		安慰组（n=139）		风险比（可信区间）	ASCO 评分
有效性						13/100
总缓解率	1.8%		0			
中位 PFS（月）	4.9		1.9		HR 0.33(95% CI 0.25~0.43)	
中位 OS（月）	14.8		14.4		HR 0.87(95% CI 0.65~1.15)	
安全性	不良事件分级				P 值	−20/20
	1~2	≥ 3	1~2	≥ 3	≥ 3	
口腔炎	40%	4%	8%	0		
感染	27%	10%	17%	1%		
乏力	30%	3%	19%	4%		
疲劳	26%	5%	24%	3%		
腹泻	29%	1%	7%	0		
咳嗽	30%	<1%	16%	0		
皮疹	28%	1%	7%	0		
恶心	25%	1%	19%	0		
厌食	24%	1%	14%	<1%		
周围性水肿	25%	<1%	8%	<1%		
呼吸困难	18%	6%	12%	3%		
呕吐	18%	2%	12%	0		
发热	20%	<1%	9%	0		
黏膜炎症	18%	1%	1%	0		
头痛	19%	<1%	9%	<1%		
鼻出血	18%	0	0	0		
瘙痒症	14%	<1%	7%	0		
肺炎	10%	4%	0	0		
皮肤干燥	13%	<1%	5%	0		
味觉障碍	10%	0	2%	0		
肢端疼痛	9%	1%	7%	0		

续表

| 安全性 | 不良事件分级 | | | | P值 | −20/20 |
	1~2	≥ 3	1~2	≥ 3	≥ 3	
血红蛋白减少	79%	13%	72%	5%		
淋巴细胞减少	33%	18%	23%	5%		
血小板减少	22%	1%	2%	<1%		
中性粒细胞减少	14%	<1%	4%	0		
胆固醇升高	73%	4%	35%	0		
甘油三酯升高	73%	<1%	34%	0		
血糖升高	42%	15%	24%	1%		
肌酐升高	49%	1%	34%	0		
磷酸盐降低	31%	6%	8%	0		
AST 升高	24%	1%	7%	0		
ALT 升高	20%	1%	4%	0		
额外获益						16/60
曲线终点	PFS:16					
症状改善						
QOL						
无治疗缓解期						
净健康获益			9			

*.(RECORD-1)试验仅报道了试验组不良事件发生率 ≥ 10% 的项目

点评

依维莫司可作为 *VEGF* 靶向治疗耐药的 mRCC 患者二线治疗方案。证据来源于一项双盲的随机临床Ⅲ期随机安慰剂对照试验 RECORD-1（NCT00410124）。与安慰剂相比,OS 无明显改善可能与患者较差的临床状态（low performance status）、高钙、低血红蛋白、一线舒尼替尼治疗有关（*P*<0.01）。与依维莫司相比,CheckMate 025 试验中纳武单抗 OS,METEOR 试验中卡博替尼 PFS、OS 均无优势。为此,符合条件的患者应优先接受纳武单抗或卡博替尼而不是依维莫司。

依维莫司作为二线治疗在舒尼替尼或索拉非尼治疗进展后的 PFS 有显著获益,与安慰剂相比,能减少 67% 肿瘤进展风险。同时可以避免舒尼替尼或索拉非尼治疗后相关毒性的累积。

（尧 凯 谭星亮）

参考文献

[1] MOTZER RJ, ESCUDIER B, OUDARD S, et al. Efficacy of everolimus in advanced renal cell carcinoma: a double-blind, randomised, placebo-controlled phase Ⅲ trial. Lancet, 2008, 372: 449-456.

［2］MOTZER RJ, ESCUDIER B, OUDARD S, et al. Phase 3 trial of everolimus for metastatic renal cell carcinoma: final results and analysis of prognostic factors. Cancer, 2010, 116: 4256-4265.

方案 V 索拉非尼

方案	药物	剂量*	用法	时间	周期
索拉非尼（试验组）	索拉非尼	400mg	PO	BID	BID
安慰剂（对照组）	安慰剂	400mg	PO	BID	BID

*. 当患者有药物相关的严重不良事件时，药物减至每天 400mg、每 2 天 400mg

	索拉非尼组（n=451）		安慰剂组（n=452）		风险比（可信区间）	ASCO 评分
有效性						22/100
总缓解率	–		–			
中位 PFS（月）	5.5		2.8		HR 0.44（95% CI 0.35~0.55）	
OS*（月）	17.8		14.3		HR 0.78（95% CI 0.62~0.79）	

安全性	不良事件分级				P 值	−8.94/20
	1~2	≥ 3	1~2	≥ 3	≥ 3	
腹泻	45%	3%	10%	1%		
疲劳	26%	3%	15%	1%		
恶心	19%	<1%	12%	<1%		
高血压	13%	4%	1%	0		
恶心	14%	<1%	6%	1%		
皮肤干燥	13%	0	3%	0		
呕吐	11%	1%	6%	<1%		
体重减轻	7%	1%	1%	0		
便秘	7%	0	4%	0		
头痛	6%	0	4%	0		
关节痛	6%	<1%	2%	0		
口腔黏膜炎	5%	0	2%	0		
腹痛	5%	<1%	3%	<1%		
肌肉疼痛	5%	0	2%	0		
手足综合征	27%	6%	8%	<1%		
皮疹 / 脱屑	40%	1%	13%	<1%		
脱发	31%	0	4%	0		

续表

| 安全性 | 不良事件分级 | | | | P 值 | −8.94/20 |
	1~2	≥ 3	1~2	≥ 3	≥ 3	
瘙痒症	17%	<1%	4%	0		
其他皮肤疾病	12%	0	2%	0		
额外获益						16/60
曲线终点	16					
症状改善						
QOL						
无治疗缓解期						
净健康获益			29.06			

*.OS 值为该临床试验行交叉试验后的最终数据分析所得

点评

2018 年 NCCN 专家组推荐索拉非尼作为晚期肾癌的二线治疗用药（ⅡA 类推荐），证据来源于一项双盲随机临床Ⅲ期试验（TARGET）。与安慰剂组相比，索拉非尼 PFS 显著延长，但总 OS 无明显差异。索拉非尼对于高 VEGF 表达的患者获益更大，但对于一线治疗同样使用 VEGFR-TKI 药物患者，需要关注心脑血管不良事件。另外，索拉非尼也可作为舒尼替尼或贝伐单抗治疗进展后的二线方案。

（尧　凯　谭星亮）

参考文献

［1］ESCUDIER B, EISEN T, STADLER WM, et al. Sorafenib in advanced clear-cell renal-cell carcinoma. N Engl J Med, 2007, 356: 125-134.

［2］ESCUDIER B, EISEN T, STADLER WM, et al. Sorafenib for treatment of renal cell carcinoma: Final efficacy and safety results of the phase Ⅲ treatment approaches in renal cancer global evaluation trial. J Clin Oncol, 2009, 27: 3312-3318.

方案Ⅵ　依维莫司联合乐伐替尼 vs 乐伐替尼

方案	药物	剂量*	用法	时间	周期
依维莫司＋乐伐替尼	依维莫司	5mg	PO	QD	Q28D
（试验组）	乐伐替尼	18mg	PO		
依维莫司（对照组）	依维莫司	10mg	PO	QD	Q28D

*.联合治疗组不耐受者乐伐替尼剂量可逐渐降至 14mg/d、10mg/d、8mg/d，依维莫司组不耐受者剂量可降至 5mg/d。药物剂量一旦下调，则不再增加

NCT01136733	依维莫司 + 乐伐替尼（n=51）	依维莫司（n=50）	风险比（可信区间）	ASCO 评分
有效性				49/100
总缓解率	43%	6%		均显著
中位 PFS（月）	14.6	5.5	HR 0.40（95% CI 0.24~0.68）	
中位 OS（月）	25.5	15.4	HR 0.51（95% CI 0.30~0.88）	

安全性	不良事件分级				P 值	−6.24/20
	1~2	≥ 3	1~2	≥ 3	≥ 3	
腹泻	45%	20%	30%	2%		
食欲减退	39%	6%	18%	0		
疲劳 / 乏力	31%	14%	34%	2%		
呕吐	29%	8%	10%	0		
恶心	29%	6%	16%	0		
咳嗽	37%	0	30%	0		
高脂血症	29%	2%	16%	0		
体重减轻	27%	2%	8%	0		
口腔炎	29%	0	38%	2%		
高甘油三酯血症	19%	8%	8%	8%		
高血压	13%	14%	6%	2%		
四肢水肿	27%	0	18%	0		
上腹部 / 腹部疼痛	22%	4%	10%	0		
甲状腺功能减退	24%	0	2%	0		
关节痛	24%	0	14%	0		
呼吸困难	20%	2%	6%	8%		
发音困难	20%	0	4%	0		
发热	18%	2%	6%	2%		
鼻出血	18%	0	22%	0		
蛋白尿	14%	4%	10%	2%		
皮疹	18%	0	22%	0		
高糖血症	16%	0	2%	10%		

续表

安全性	不良事件分级				P 值	−6.24/20
	1~2	≥ 3	1~2	≥ 3	≥ 3	
背疼	12%	4%	14%	0		
头痛	14%	2%	6%	2%		
失眠	14%	2%	2%	0		
TSH 升高	14%	0	2%	0		
胸骨肌肉疼痛	12%	2%	4%	0		
便秘	12%	0	18%	0		
消化不良	12%	0	10%	0		
鼻咽炎	12%	0	12%	0		
口腔疼痛	12%	0	2%	0		
瘙痒症	12%	0	14%	0		
皮肤干燥	10%	0	6%	0		
口腔溃疡	10%	0	6%	2%		
骨骼肌肉疼痛	10%	0	2%	0		
肢端疼痛	10%	0	6%	0		
牙疼	10%	0	2%	0		
贫血	0	8%	2%	12%		
掌跖红肿感觉异常综合征	8%	0	4%	0		
昏睡	6%	0	4%	0		
肌痛	6%	0	2%	0		
上呼吸道感染	6%	0	10%	0		
口干	4%	0	6%	0		
劳力性呼吸困难	4%	0	10%	0		
下呼吸道感染	2%	0	8%	2%		
额外获益						16/60
曲线终点	16					
症状改善						
QOL						
无治疗缓解期						
净健康获益			58.76			

点评

2018 年 NCCN 将依维莫司 + 乐伐替尼推荐为晚期 RCC 二线治疗的首选药物（Ⅰ类推荐）。但是该研究阶段尚为一项小规模的临床随机Ⅱ期试验（NCT01136733）。该试验比较了依维莫司 + 乐伐替尼、单药依维莫司、单药乐伐替尼在晚期肾癌患者中的疗效。其中依维莫司加乐伐替尼的联合方案与依维莫司相比，中位 PFS、OS、ORR 均有显著的提高，但不良事件发生率高。主要表现为乐伐替尼的 *VEGF*-TKI 类不良事件，如腹泻、高血压、蛋白尿、乏力，临床上可对症积极治疗，根据药物获益和不良事件风险的情况决定药物剂量。

（尧　凯　谭星亮）

参考文献

［1］MOTZER RJ, HUTSON TE, GLEN H, et al. Lenvatinib, everolimus, and the combination in patients with metastatic renal cell carcinoma: a randomised, phase 2, open-label, multicentre trial. Lancet Oncol, 2015, 16: 1473-1482.

第二节　膀　胱　癌

低危非肌层浸润性膀胱癌单次辅助灌注化疗

SI 供选方案	药物	剂量	用法	时间	周期
丝裂霉素 C（MMC）	丝裂霉素 C	30~40mg	溶于 30~50ml 生理盐水膀胱内灌注 1~2h	术后立即（24h 内）	单次
表柔比星（EPI）	表柔比星	100mg	溶于 100ml 生理盐水膀胱内灌注 1~2h	术后立即（24h 内）	单次
吡柔比星（THP）	吡柔比星	30mg	溶于 30ml 生理盐水膀胱内灌注 1~2h	术后立即（24h 内）	单次

不同单次膀胱内灌注化疗亚组的疗效比较

	TURB+SI 的首次复发率	仅 TURB 的首次复发率	HR（95% CI）
丝裂霉素 C 亚组	34.9%（113/324）	53.4%（186/348）	0.58（0.46~0.72）
表柔比星亚组	46.2%（271/586）	61.1%（369/604）	0.63（0.54~0.74）
吡柔比星亚组	25.9%（21/81）	43%（34/79）	0.44（0.26~0.75）
塞替派亚组	55.6%（70/126）	49.2%（64/130）	1.17（0.83~1.64）
总体	42.5%（475/1117）	56.2%（653/1161）	0.66（0.59~0.75）

点评

非肌层浸润性膀胱癌(NMIBC)仅行经尿道膀胱肿瘤电切术(transurethral resection of the bladder,TURB)后 3 个月内有较高的复发率和进展率。研究表明,TURB 术后行膀胱内灌注辅助化疗能显著降低膀胱肿瘤的复发率和肿瘤进展化疗方案包括术后立即行单次膀胱内灌注化疗(single instillation,SI)和持续灌疗两种方法。主要应用于低、中危 NMIBC 患者,尤其是满足原发、单发、Ta/G1、直径 <3cm 不伴 CIS 的低危患者。化疗药物主要有丝裂霉素 C(MMC)、表柔比星(EPI)、吡柔比星(THP)。

一项最新的 meta 分析纳入了 13 项临床研究共 2 278 例 NMIBC 患者。结果表明:TURB 术后接受 SI 治疗的 5 年复发率从 58.8% 下降至 44.8%,肿瘤总体复发风险下降了 35%(HR 0.65,95% CI 0.58~0.74,$P<0.001$),中位复发时间从 3 年延长至 12 年。值得注意的是,仅先前复发 ≤ 1 次 / 年或欧洲癌症研究与治疗组织(EORTC)复发评分 <5 的低、中危患者获益,高危患者接受 SI 既不能降低复发风险,也不能延长疾病进展。甚至增加了死亡的风险(HR 1.26,95% CI 1.05~1.51,$P=0.015$,5 年病死率 12.0%:11.2%)。该研究还证实 MMC,EPI 和 THP 均能有效降低肿瘤的首次复发率,三者疗效无明显差异,但塞替派(thiotepa)劣于单纯 TURB 治疗,不应用于 SI 治疗。研究同时强调 SI 应在术后 24h 内进行,有条件者在术后 1~2h 内疗效可能更佳。

膀胱内灌注化疗推荐灌注时间为 1~2h,还可以通过调整 pH,药物浓度,加热,电动给药(electromotive drug administration,EMDA)等方式提高疗效。

持续膀胱内灌注化疗主要适用于中危患者,这可以有效降低肿瘤复发率,但不作为首选方案。但是无论哪种化疗药物,其疗效均不及卡介苗(BCG)持续灌注化疗。目前,持续灌注化疗的频次和周次存在争议,但循证证据不支持持续灌注超过 1 年。对于不适合 BCG 治疗的中、高危 NMIBC 患者,可考虑行持续膀胱灌注化疗。

膀胱内灌注化疗总体安全性好,主要不良事件为局部膀胱、下尿路刺激症状,少数患者出现尿潴留,严重并发症罕见。有研究报道用 MMC 行灌注治疗时大多数患者即时有较重的盆腔疼痛,少数患者发展为慢性盆腔疼痛。一名患者形成冷冻骨盆。另外术后灌注化疗有可能导致膀胱穿孔,可出现严重的腹痛、腹膜炎、肠梗阻,一名患者因此死于多器官功能衰竭。尽管严重并发症少见,但只要出现明显或可疑的膀胱出血或穿孔,应马上停止灌注化疗并进行膀胱冲洗。

目前指南强烈建议低复发率(≤ 1 次 / 年)的低危 NMIBC 患者,在 TURB 术后应立即行 SI。有条件者可在手术室或麻醉恢复室进行。化疗药物可以选择 MMC,EPI,THP。对于中危患者,持续的灌注化疗可以降低复发率。灌疗化疗不应超过 1 年,可以作为不宜 BCG 灌注治疗的替补方案。

(尧 凯 谭星亮)

参考文献

［1］SYLVESTER, R.J.Systematic review and individual patient data meta-analysis of randomized trials comparing a single immediate instillation of chemotherapy after transurethral resection with transurethral resection alone in patients with stage pTa-pT1 urothelial carcinoma of the bladder：which patients benefit from the instillation？Eur Urol, 2016, 69：231.

［2］ELMAMOUN, M.H.Destruction of the bladder by single dose Mitomycin C for low-stage transitional cell carcinoma（TCC）—avoidance, recognition, management and consent.BJU Int, 2014, 113：E34.

［3］ODDENS, J.R.One immediate postoperative instillation of chemotherapy in low risk Ta, T1 bladder cancer patients.Is it always safe？Eur Urol, 2004, 46：336.

［4］EAU Guidelines on Non-muscle-invasive Bladder Cancer（Ta, T1 and CIS）.European Association of Urology 2017.

中、高危非肌层浸润性膀胱癌辅助灌注化疗

30911 随机临床试验	药物	剂量	用法	时间 *	周期
卡介苗（试验组）	卡介苗 *	5×10^8 U	溶于 30~50ml 生理盐水膀胱内灌注 1~2h	6 周诱导灌疗 + 第 3,6,12,18,24,30,36 个月各 3 周,每周 1 次的巩固灌疗（共 27 次）	3 年
表柔比星（对照组）	表柔比星 **	50mg	溶于 50ml 生理盐水膀胱内灌注 1~2h	6 周诱导灌疗 + 第 3,6,12,18,24,30,36 个月各 3 周,每周 1 次的巩固灌疗（共 27 次）	3 年

*. 卡介苗的首次诱导灌疗在 TRUB 术后 15 天后开始（可有效避免结核杆菌败血症）,随后每周 1 次,共 6 次。

**. 表柔比星的首次诱导化疗在 TRUB 术后 24 小时内开始,随后每周 1 次,共 6 次

	卡介苗组（n=558）	表柔比星组（n=279）	HR（95% CI）	P 值
复发率	38.2%（213/558）	52.7%（147/279）	0.62（0.50~0.76）	<0.001
进展 / 远处转移	9.1%（51/558）	14.0%（39/279）	0.63（0.41~0.95）	0.031
全因死亡率	30.8%（172/558）	38.0%（106/279）	0.76（0.59~0.96）	0.023
膀胱癌特异性死亡率	3.4%（19/558）	6.8%（19/279）	0.47（0.25~0.89）	0.026

点评

　　一项随机Ⅲ期临床试验（30911）比较了表柔比星和 BCG 在中、高危的 Ta、T1 浅表性膀胱癌的疗效,结果显示：BCG 组在首次复发时间、进展 / 远处转移、总生存率、疾病生存率上均有显著优势。在中危亚组和高危亚组中,BCG 组均在上述指标中有类似获益,明确了 BCG 在中、高危 NMIBC 显著的远期生存优势。指南推荐中危的 NMIBC 术后行全剂量 BCG 灌注治疗 1 年（术后 15 天起,每周 1 次的诱导灌注化

疗共6周＋术后第3,6,12个月时每周1次,共3周的持续灌注化疗)。经济条件良好、依从性良好的高危NMIBC患者推荐全剂量BCG灌注治疗3年(术后15天起,每周1次的诱导灌注化疗共6周＋术后第3,6,12,18,24,30,36个月时每周1次,共3周的持续灌注化疗)。对于极高危亚组,有意愿且可耐受手术者应及早行膀胱癌根治术。

(尧 凯　谭星亮)

参考文献

[1] SYLVESTER, R.J. Long-term efficacy results of EORTC genito-urinary group randomized phase 3 study 30911 comparing intravesical instillations of epirubicin, bacillus Calmette-Guerin, and bacillus Calmette-Guerin plus isoniazid in patients with intermediate- and high-risk stage Ta T1 urothelialcarcinoma of the bladder. Eur Urol, 2010, 57 : 766.

[2] VAN DER MEIJDEN, A.P. Maintenance bacillus Calmette-Guerin for Ta T1 bladder tumors is not associated with increased toxicity: results from a European Organisation for Research and Treatment of Cancer Genito-Urinary Group Phase III Trial. Eur Urol, 2003, 44 : 429.

非尿路上皮膀胱癌化疗方案

供选方案	药物	剂量	用法	时间	周期
ITP 方案	异环磷酰胺*	1 500mg/m²	IV	D1~3	Q21D~Q28D, ≤ 6 个周期
	紫杉醇	200mg/m²	IV	D1	
	顺铂	70mg/m²	IV	D1	

*.异环磷酰胺静脉注射时加入美司钠避免膀胱炎的发生,同时每个治疗周期给予粒细胞集落刺激因子改善骨髓抑制

点评

异环磷酰胺、紫杉醇和顺铂的联合化疗 ITP 方案在治疗晚期非尿路上皮膀胱癌中有一定疗效。一项临床研究纳入无法切除/转移性非尿路上皮膀胱癌20例,总客观缓解率为35%,其中完全缓解率为20%。腺癌亚组的中位生存期为24.8个月,鳞癌为8.9个月。对于无法手术的转移性鳞状细胞膀胱癌,ITP 联合化疗可作为供选方案之一。

(尧 凯　谭星亮)

参考文献

[1] GALSKY M, IASONOS A, MIRONOV S, et al. Prospective trial of ifosfamide, paclitaxel, and cisplatin in patients with advanced non-transitional cell carcinoma of the urothelial tract. Urology, 2007, 69: 255-259.

[2] SIEFKER-RADTKE A, GEE J, SHEN Y, et al. Multimodality management of urachal carcinoma: The M. D. Anderson Cancer Center experience. J Urol, 2003, 169: 1295-1298.

浸润性晚期膀胱癌（T$_{4b}$，任何 N，M）化疗方案

顺铂耐受者一线 GC 方案

方案	药物	剂量	用法	时间	周期
GC （试验组）	吉西他滨	1 000mg/m^2	IVGTT 30~60min	D1,8,15	Q28D
	顺铂	80mg/m^2	IVGTT	D2	
MVAC （对照组）	甲氨蝶呤	30mg/m^2	IV D2 水化,利尿	D1,15,22	Q28D
	长春碱	3mg/m^2		D2,15,22	
	阿霉素	30mg/m^2		D2	
	顺铂	70mg/m^2		D2	

方案评价

	GC 方案 （n=203）	MVAC 方案 （n=202）	风险比（可信区间）	ASCO 评分
有效性				−9/100
总缓解率	49.4%	45.7%	P=0.51	
CR	12.2%	11.9%		
PR	37.2%	33.8%		
中位 OS（月）	14.0	15.2	HR 1.09（95% CI 0.88~1.34）	
中位 PFS（月）	7.7	8.3	HR 1.09（95% CI 0.89~1.34）	

安全性	不良事件分级[*]				P 值	2.75/20
	1~2	≥ 3	1~2	≥ 3	≥ 3	
贫血	–	27.0%	–	17.6%		
血小板减少	–	57.0%	–	20.6%		
中性粒细胞减少	–	71.1%	–	82.3%		
黏膜炎	–	1.0%	–	21.9%		
恶心 / 呕吐	–	22.0%	–	20.8%		
脱发	–	10.5%	–	55.2%		
感染	–	2.5%	–	15.1%		
腹泻	–	3.0%	–	8.3%		
肺炎	–	3.0%	–	5.7%		
血尿	–	4.5%	–	2.3%		
便秘	–	1.5%	–	3.1%		

续表

安全性	不良事件分级*				P 值	2.75/20
	1~2	≥ 3	1~2	≥ 3	≥ 3	
出血	–	2.0%	–	2.1%		
意识障碍	–	0.5%	–	3.6%		
发热	–	0	–	3.1%		
额外获益						0/60
曲线终点						
症状改善						
QOL						
无治疗缓解期						
净健康获益				–6.25		

*. 该研究仅报道了发生 ≥ 2% 的 3 级和 4 级不良事件数据

点评

　　本研究为Ⅲ期国际化的多中心临床随机对照试验,旨在比较晚期膀胱癌中 GC 方案与传统 MVAC 方案的有效性和安全性。最新结果显示:GC 组生存获益数值上略低于 MVAC 组,但无统计学差异,但 GC 方案在血液系统不良事件上显著优于 MVAC 方案。

　　目前认为,在化疗前明确患者无顺铂相关禁忌证后,强烈推荐 ddMVAC 方案和 GC 方案作为晚期膀胱癌的一线化疗方案。在给药方式上,随后的研究证明了周期 21 天的给药模式(D1,8 吉西他滨 1 000mg/m² IVGTT,D2 顺铂 70mg/m² IVGTT)与 28 天的疗效相当,但可以减少剂量的延迟以达到更好的剂量依从性,而且在经济效益和患者接受度上均有优势。为此,GC 方案推荐行 4 个疗程各 21 天的给药模式。

(尧　凯　谭星亮)

参考文献

[1] VON DER MAASE H, HANSEN SW, ROBERTS JT, et al. Gemcitabine and cisplatin versus methotrexate, vinblastine, doxorubicin, and cisplatin in advanced or metastatic bladder cancer: results of a large, randomized, multinational, multicenter, phase Ⅲ study. J Clin Oncol, 2000, 18: 3068-3077.

[2] VON DER MAASE H, SENGELOV L, ROBERTS JT, et al. Long-term survival results of a randomized trial comparing gemcitabine plus cisplatin, with methotrexate, vinblastine, doxorubicin, plus cisplatin in patients with bladder cancer. J Clin Oncol, 2005, 23: 4602-4608.

[3] SOTO PARRA H, CAVINA R, LATTERI F, et al. Three-week versus four-week schedule of cisplatin and gemcitabine: results of a randomized phase Ⅱ study. Ann Oncol, 2002, 13: 1080-1086.

浸润性晚期膀胱癌（T₄ᵦ，任何 N，M）化疗方案

顺铂耐受者一线 ddMVAC 方案

方案	药物	剂量	用法	时间	周期
ddMVAC+生长因子支持治疗（试验组）	甲氨蝶呤	30mg/m²	IVGTT 30~60min	D1	Q14D
	长春碱	3mg/m²	IVGTT D2 水化,利尿	D2	
	阿霉素	30mg/m²		D2	
	顺铂	70mg/m²		D2	
	粒细胞集落刺激因子			D3~7	Q14D
MVAC（对照组）	甲氨蝶呤	30mg/m²	IV D2 水化,利尿	D1,15,22	Q28D
	长春碱	3mg/m²		D2,15,22	
	阿霉素	30mg/m²		D2	
	顺铂	70mg/m²		D2	

方案评价

	ddMVAC 方案（n=134）	MVAC 方案（n=129）	风险比（可信区间）	ASCO 评分
有效性				24/100
总缓解率	64%	50%	P=0.06	
CR	21%	9%	P=0.009	
中位 OS（月）	15.1	14.9	HR 0.76（95% CI 0.58~0.99）	
中位 PFS（月）	9.5	8.1	HR 0.73（95% CI 0.56~0.95）	

| 安全性 | 不良事件分级 | | | | P 值 | |
	1~2	≥3	1~2	≥3	≥3	0/20
白细胞减少	21%	20%	22%	62%	<0.001	
血小板减少	16%	22%	12%	17%	0.033	
中性粒细胞减少性发热	–	10%	–	26%	<0.001	
黏膜炎	18%	10%	20%	17%	0.034	
血肌酐升高	2%	4%	2%	3%	0.815	
额外获益						0/60
曲线终点						
症状改善						
QOL						
无治疗缓解期						
净健康获益		24				

点评

　　本研究为Ⅲ期多国多中心临床随机对照试验（EORTC 协议 30924），旨在比较晚期膀胱癌中剂量密集 MVAC 方案 + 生长因子支持治疗（ddMVAC+G-CSF）与传统 MVAC 方案的疗效和安全性。改良的 ddMVAC 方案能显著降低疾病进展和死亡风险，并在完全缓解率（CR）、PFS、mOS 方面有显著获益。该方案改良了传统 MVAC 方案中严重的血液系统的不良事件，通过加入 G-CSF 刺激骨髓分化降低药物毒性，增加顺铂和阿霉素的密度剂量增强疗效，同时治疗时间可缩短至一半。改良的 ddMVAC 方案已取代传统的 MVAC 方案并作为晚期转移性膀胱癌且顺铂耐受患者的首选治疗方案。但在使用顺铂为基础的联合化疗前，应严格评估患者肾功能和有无相关器官毒性禁忌证。

（尧　凯　谭星亮）

参考文献

［1］STERNBERG CN, DE MULDER PH, SCHORNAGEL JH, et al. Randomized phase Ⅲ trial of high-dose-intensity methotrexate, vinblastine, doxorubicin, and cisplatin (MVAC) chemotherapy and recombinant human granulocyte colony-stimulating factor versus classic MVAC in advanced urothelial tract tumors: European Organization for Research and Treatment of Cancer Protocol no. 30924. J Clin Oncol, 2001, 19: 2638-2646.

［2］STERNBERG CN, DE MULDER P, SCHORNAGEL JH, et al. Seven year update of an EORTC phase Ⅲ trial of high-dose intensity M-VAC chemotherapy and G-CSF versus classic M-VAC in advanced urothelial tract tumours. Eur J Cancer, 2006, 42: 50-54.

浸润性晚期膀胱癌（T_{4b}，任何 N，M）的系统化疗方案

顺铂不耐受者一线吉西他滨 + 卡铂方案

方案	药物	剂量	用法	时间	周期
GC（试验组）	吉西他滨	1 000mg/m²	IV >30min	D1,8	Q21D×4
	卡铂	4.5×（GFR+25）mg	IV >1h	D1	
M-CAVI（对照组）	甲氨蝶呤	30mg/m²	IV	D1,15,22	Q28D×4
	长春碱	3mg/m²	IV	D2,15,22	
	卡铂	4.5×（GFR+25）mg	IV >1h	D1	

方案评价

	GC 方案（n=118）	M-CAVI 方案（n=118）	风险比（可信区间）	ASCO 评分
有效性				6/100
总缓解率	41.2%	30.3%	P=0.08	
中位 OS（月）	9.3	8.1	HR 0.94（95% CI 0.72~1.22）	
中位 PFS（月）	5.8	4.2	HR 1.04（95% CI 0.80~1.35）	

续表

安全性	不良事件分级				P 值	0.59/20
	1~2	≥ 3	1~2	≥ 3	≥ 3	
严重血液毒性 *	–	9.3	–	21.2		
白细胞减少	55.1	44.9	53.4	46.6		
中性粒细胞减少	45.8	52.5	32.2	63.5		
血小板减少	51.7	48.3	80.5	19.4		
中性粒细胞减少性发热	94.9	4.2	83.9	14.4		
感染	87.3	11.8	85.6	12.7		
额外获益						0/60
曲线终点						
症状改善						
QOL						
无治疗缓解期						
净健康获益				6.59		

*. 严重血液毒性包括了 4 级血小板减少合并出血、3~4 级肾毒性、中性粒细胞减少性发热、3~4 级黏膜炎

点评

吉西他滨＋卡铂方案（GC）推荐用于顺铂不耐受的晚期局部进展或转移性膀胱癌的一线治疗。证据来源于Ⅱ/Ⅲ期多国多中心的临床随机对照试验，旨在比较顺铂不耐受的晚期膀胱癌患者吉西他滨＋卡铂方案（GC）与甲氨蝶呤＋长春碱＋卡铂方案（M-CAVI）的有效性和安全性。GC 组在完全缓解率和 mPFS 上有显著优势，且严重血液系统不良事件更少见。

但无论何种以卡铂为基础的联合化疗方案，其疗效均差于顺铂方案。因此，对临床上不适合顺铂化疗的晚期膀胱癌患者，如肾功能不全（30ml/min<GFR<60ml/min）、PS 评分 ≥ 2 或其他禁忌证，可选用肾毒性较低的卡铂作为有效的替代化疗药物。

（尧 凯 谭星亮）

参考文献

［1］ DE SANTIS M, BELLMUNT J, MEAD G, et al. Randomized phase Ⅱ/Ⅲ trial assessing gemcitabine/carboplatin and methotrexate/carboplatin/vinblastine in patients with advanced urothelial cancer who are unfit for cisplatin~based chemotherapy: EORTC study 30986. J Clinl Oncol, 2012, 30: 191-199.

浸润性晚期膀胱癌（T$_{4b}$，任何 N，M）化疗方案

一线顺铂失败后二线首选帕博利珠单抗

方案	药物	剂量	用法	时间	周期
帕博利珠单抗（健愈得）（试验组）	帕博利珠单抗	200mg	IV	D1	Q21D
化疗组（根据研究者选择接受任一药物）（对照组）	紫杉醇	175mg/m^2	IVGTT	D1	Q21D
	多西他赛	75mg/m^2	IVGTT	D1	Q21D
	长春氟宁	320mg/m^2	IVGTT	D1	Q21D

方案评价

KEYNOTE-045	帕博利珠单抗（n=266）		化疗组（n=255）		风险比（可信区间）	ASCO 评分
有效性						27/100
总缓解率	21.1%		11.4%		P=0.001	
中位 PFS（月）	2.1		3.3		HR 0.98（95% CI 0.81~1.19）	
中位 OS（月）	10.3		7.4		HR 0.73（95% CI 0.59~0.91）	
安全性	不良事件分级				P 值	5.59/20
	1~2	≥ 3	1~2	≥ 3	≥ 3	
瘙痒症	19.5%	0	2.3%	0.4%		
疲劳	12.8%	1.1%	23.5%	4.3%		
恶心	10.5%	0.4%	22.7%	1.6%		
腹泻	7.9%	1.1%	12.1%	0.8%		
食欲减退	8.6%	0	14.9%	1.2%		
乏力	5.2%	0.4%	11.4%	2.7%		
贫血	2.6%	0.8%	16.9%	7.8%		
便秘	2.3%	0	17.3%	3.1%		
周围感觉神经病变	0.8%	0	9.0%	2.0%		
中性粒细胞计数下降	0	0.4%	1.9%	12.2%		
周围神经病变	0.4%	0	9.8%	0.8%		
中性粒细胞减少	0	0	2.0%	13.3%		
脱发	0	0	36.8%	0.8%		
甲状腺功能减退	6.4%	0	1.2%	0		
甲状腺功能亢进	3.8%	0	0.4%	0		
肺炎	1.8%	2.3%	0.4%	0		

续表

| 安全性 | 不良事件分级 | | | | P 值 | 5.59/20 |
	1~2	≥ 3	1~2	≥ 3	≥ 3	
结肠炎	1.2%	1.1%	0.4%	0		
输液反应	0.8%	0	3.9%	0		
肾炎	0	0.8%	0	0		
严重皮肤反应	0.4%	0.4%	0	1.2%		
甲状腺炎	0.8%	0	0	0		
肾上腺功能不全	0	0.4%	0	0		
肌炎	0	0	0	0.4%		
额外获益						0/60
曲线终点						
症状改善						
QOL						
无治疗缓解期						
净健康获益			32.59			

点评

无论 PD-L1 表达高低,帕博利珠单抗(pembrolizumab)推荐用于一线顺铂治疗失败的晚期膀胱癌患者的二线治疗(Ⅰ类推荐)。证据来源于一项开放的多国多中心的临床随机Ⅲ期试验(KEYNOTE-045,NCT02256436)。帕博利珠单抗组疗效显著优于化疗组且不良事件更少,且尤其适合 PD-L1 联合阳性评分 ≥ 10% 的患者。

(尧　凯　谭星亮)

参考文献

[1] BELLMUNT J, DE WIT R, VAUGHN DJ, et al. Pembrolizumab as second-line therapy for advanced urothelial carcinoma. N Engl J Med, 2017, 376: 1015-1026

浸润性晚期膀胱癌(T$_{4b}$,任何 N,M)化疗方案

一线顺铂失败后二线治疗其他方案

推荐方案	药物	剂量	用法	时间	周期
阿特朱单抗	阿特朱单抗	1 200mg	IV	D1	Q21D
纳武单抗	纳武单抗	3mg/kg	IV 60min	D1	Q14D

方案评价

	IMvigor210 阿特朱单抗 （n=310）	CheckMate275 纳武单抗 （n=265）	风险比 （可信区间）	ASCO 评分
有效性				
总缓解率	15%	52%		
PD-L1/PD-1 表达 ≥ 5%	26%	28.4%		
PD-L1/PD-1 表达 ≥ 1%	18%	1%~5%：23.8%		
中位 PFS（月）	2.7	2.0		
PD-L1/PD-1 表达 ≥ 5%	4.0	–		
PD-L1/PD-1 表达 ≥ 1%	2.9	–		
中位 OS（月）	11.7	8.74		
PD-L1/PD-1 表达 ≥ 5%	11.4	≥ 1%：11.3		
PD-L1/PD-1 表达 1~5%	6.7			
PD-L1/PD-1 表达 <1%	6.5	5.95		

安全性	不良事件分级				P 值
	1~2	≥ 3	1~2	≥ 3	≥ 3
不良事件总发生率	69%	16%	46%	17%	
疲劳	30%	2%	15%	2%	
恶心	14%	0	7%	<1%	
食欲减退	12%	1%	8%	0	
瘙痒	10%	<1%	9%	0	
发热	9%	<1%	6%	0	
腹泻	8%	<1%	7%	2%	
皮疹	8%	<1%	5%	1%	
甲状腺功能减退	–	–	8%	0	
虚弱	–	–	4%	1%	
关节痛	7%	<1%	–	–	
呕吐	6%	<1%	–	–	
呼吸困难	3%	1%	–	–	
贫血	3%	1%	–	–	

续表

安全性	不良事件分级				P 值
	1~2	≥ 3	1~2	≥ 3	≥ 3
AST 升高	3%	1%	–	–	
肺炎	2%	1%	–	–	
低血压	2%	1%	–	–	
高血压	2%	1%	–	–	
结肠炎	1%	1%	–	–	
额外获益					
曲线终点					
症状改善					
QOL					
无治疗缓解期					
净健康获益		–			

点评

纳武单抗(nivolumab)和阿特朱单抗(atezolizumab)在顺铂一线治疗失败后的晚期尿路上皮癌患者中有较出色的疗效和安全性。证据分别来源于两项全球多中心单臂的临床Ⅱ期研究(IMvigor210,NCT02108652)与(CheckMate275,NCT02387996)。其中 PD-L1/PD-1 表达更高的患者临床获益更佳。因这些药物尚在临床Ⅱ期研究阶段,故继帕博利珠单抗(pembrolizumab)后作为治疗一线顺铂进展的二线晚期膀胱癌方案(ⅡA 推荐)。

(尧 凯 谭星亮)

参考文献

[1] ROSENBERG JE, HOFFMAN-CENSITS J, POWLES T, et al. Atezolizumab in patients with locally advanced and metastatic urothelial carcinoma who have progressed following treatment with platinum-based chemotherapy: A single-arm, multicentre, phase 2 trial. Lancet, 2018, 387: 1909-1920.

[2] SHARMA P, RETZ M, SIEFKER-RADTKE A, et al. Nivolumab in metastatic urothelial carcinoma after platinum therapy (CheckMate 275): a multicentre, single-arm, phase 2 trial. Lancet Oncol, 2017, 18: 312-322.

第三节　上尿路上皮癌

方案 I　膀胱内灌注化疗

供选方案	药物	剂量	用法	时间	周期
吡柔比星（THP）	吡柔比星	30mg	溶于 30ml 生理盐水经导尿管在膀胱内灌注 30min	术后 48h 内	单次
丝裂霉素 C（MMC）	丝裂霉素 C	40mg	溶于 40ml 生理盐水经导尿管在膀胱内灌注 30min	术后	单次

点评

上尿路上皮癌在肾输尿管根治术后肿瘤膀胱复发率高达 22%~47%，且多数患者在 1 年内复发。两项独立的临床随机Ⅱ期试验表明：术后 72 小时内接受单次膀胱内灌注化疗（丝裂霉素 C 或吡柔比星）能够显著降低 1 年内肿瘤膀胱复发的风险。

在吡柔比星的随机临床Ⅱ期试验中，77 例患者按 1:1 随机分配到吡柔比星组或空白对照组，单次吡柔比星灌注治疗均在术后 48 小时内进行。结果显示吡柔比星组 1 年内和 2 年内肿瘤膀胱复发率均显著低于空白对照组，分别为 16.9%、31.8%、16.9% 和 42.2%（$P=0.025$）。同时，肾输尿管根治术后行单次吡柔比星治疗是独立的减少膀胱复发的预测因子（HR 0.28；95% CI 0.09~0.84，$P=0.024$）。灌注治疗后未见严重的不良事件，部分患者可有无需干预的轻度膀胱刺激征。

另一项 284 例关于术后单次丝裂霉素 C 的膀胱内灌注化疗的临床试验也有类似结果。在术后 1 年内，接受丝裂霉素 C 灌注化疗的患者膀胱复发率显著低于空白对照组，分别为 17%（21/120）和 27%（32/119）。试验组无严重不良事件报道。

由于以上研究均为小量的随机临床Ⅱ期研究，还需要多中心的大样本量的 RCT 试验来验证。基于目前疗效，2018 年 EAU 指南强烈推荐上尿路上皮癌的患者行肾输尿管根治术后进行膀胱内灌注化疗以降低肿瘤膀胱复发率。

（尧　凯　谭星亮）

参考文献

［1］O'BRIEN, T. Prevention of bladder tumours after nephroureterectomy for primary upper urinary tracturothelial carcinoma: a prospective, multicentre, randomised clinical trial of a single postoperative intravesical dose of mitomycinC (theODMIT-CTrial). Eur Urol, 2011, 60: 703.

［2］Ito, A. Prospective randomized phase Ⅱ trial of a single early intravesical instillation of pirarubicin (THP) in the prevention of bladder recurrence after nephroureterectomy for upper urinary tract urothelial carcinoma: the THPMono therapy Study Group Trial. J Clin Oncol, 2013, 31: 1422.

方案Ⅱ 含顺铂化疗

供选方案	药物	剂量	用法	时间	周期
M-VAC*	甲氨蝶呤	30mg/m²	IVGTT	D1,15,22	Q28D
	长春碱	3mg/m²		D2,15,22	
	阿霉素	30mg/m²		D2	
	顺铂	70mg/m²		D2	
GC	吉西他滨	1 000mg/m²	IVGTT	D1,8,15	Q21D
	顺铂	70mg/m²		D2	Q28D

*.为避免严重的不良事件,M-VAC 方案不适用于≥ 80 岁或肌酐清除率 <60ml/min 的患者

点评

在高危的上尿路上皮癌患者中,术后予以顺铂为基础的辅助化疗有一定疗效。主要的辅助化疗方案为 M-VAC 方案(甲氨蝶呤、长春碱、阿霉素、顺铂)和 GC 方案(吉西他滨、顺铂)。但目前尚无 M-VAC 方案和 GC 方案间的疗效比较或高质量的临床Ⅲ期试验。

一项 meta 分析综合比较了 9 项铂类辅助化疗对比观察的疗效,与观察组相比,以顺铂为基础的化疗总生存率 HR 0.43,95% CI 0.21~0.89,$P=0.023$,无病生存期也显著提高(HR 0.49,95% CI 0.24~0.99,$P=0.048$)。而非顺铂为基础的辅助化疗无生存获益。

在最近的一项大样本的回顾性研究中,再次证实了肾输尿管根治术后行辅助化疗在总生存率上明显获益。接受顺铂化疗与术后观察组中位 OS 分别为 47.41 个月、35.78 个月(HR 0.77,95% CI 0.68~0.88,$P<0.001$)。该研究明确了特别是高危的上尿路上皮癌,术后辅以顺铂为基础的化疗有显著的生存优势。

但是,并非所有上尿路上皮癌患者均适用于含铂类药物的辅助化疗,主要原因是铂类药物显著的肾毒性。肾输尿管根治术后患者肾功能减低,可能导致术后严重的肾衰竭致死。为此,患者辅助化疗前需要严格监测 eGFR 等肾功能指标,尤其是高龄和高危患者。

(尧 凯 谭星亮)

参考文献

[1] KAAG, M. G. Changes in renal function following nephroureterectomy may affect the use of perioperative chemotherapy. Eur Urol, 2010, 58: 581.

[2] LANE B. R. Chronic kidney disease after nephroureterectomy for upper tract urothelial carcinoma and implications for the administration of perioperative chemotherapy. Cancer, 2010, 116: 2967.

[3] LEOW J. J. A systematic review and meta-analysis of adjuvant and neoadjuvant chemotherapy for upper tract urothelial carcinoma. Eur Urol, 2014, 66: 529.

[4] SEISEN, T. Effectiveness of adjuvant chemotherapy after radical nephroureterectomy for locally advanced and/or positive regional lymph node upper tract urothelial carcinoma. J Clin Oncol, 2017, 35: 852.

[5] KIM TS, OH JH, RHEW HY. The efficacy of adjuvant chemotherapy for locally advanced upper tract urothelial cell carcinoma. J Cancer, 2013, 4: 686-690.

第四节 结节性硬化症相关肾血管平滑肌脂肪瘤

方案	药物	剂量*	用法	时间	周期
依维莫司 + 最佳支持治疗(试验组)	依维莫司	10mg	PO	QD	
安慰剂 + 最佳支持治疗(对照组)	安慰剂	10mg	PO	QD	

*. 当患者有药物相关不良事件或者明显的血液学异常,药物减至每日 5mg 或每 2 日 5mg

方案评价

	依维莫司组 (*n*=79)	安慰剂组 (*n*=39)	风险比(可信区间)	ASCO 评分
有效性				
总缓解率	58%	0		
无进展生存期(月)				
总生存期(月)				

安全性	不良事件分级				*P* 值
	1~2	≥ 3	1~2	≥ 3	≥ 3
口腔炎	47%	1%	8%	0	
鼻咽炎	24%	0	31%	0	
痤疮样皮肤改变	22%	0	5%	0	
头痛	22%	0	15%	3%	
咳嗽	20%	0	13%	0	
高胆固醇血症	20%	0	3%	0	
口疮性口炎	16%	3%	10%	0	
疲劳	17%	1%	18%	0	
口腔溃疡	13%	3%	5%	0	
恶心	16%	0	13%	0	

续表

安全性	不良事件分级				P 值
	1~2	≥ 3	1~2	≥ 3	≥ 3
尿路感染	15%	0	15%	0	
呕吐	15%	0	5%	0	
贫血	13%	0	3%	0	
关节痛	13%	0	5%	0	
腹泻	13%	0	5%	0	
腹痛	11%	0	5%	3%	
LDH 升高	11%	0	5%	0	
低磷血症	11%	0	0	0	
湿疹	10%	0	8%	0	
白细胞减少症	10%	0	8%	0	
咽痛	10%	0	10%	0	
上呼吸道感染	10%	0	5%	0	
额外获益					
曲线终点					
症状改善					
QOL					
无治疗缓解期					
净健康获益			−		

点评

　　结节性硬化症（tubemus sclerosis complex，TSC）是一种以全身多器官血管平滑肌脂肪瘤（angiomyolipomas，AML）病变为特征的常染色体显性遗传性疾病。目前，依维莫司是批准用于治疗 TSC-RAML 的唯一药物。其证据来源于一项随机、双盲、安慰剂对照的国际多中心Ⅲ期临床试验（EXIST-2）。该试验表明：依维莫司在治疗散发性或遗传性肾血管平滑肌脂肪瘤中显著优于安慰剂组。目前专家一致推荐口服依维莫司10mg/d，同时应定期监测患者的血药浓度，每3~6 个月进行 MRI 或 CT 检查，以评估靶病灶大小变化情况，最大限度地保留肾脏功能，延长患者生存期。对于不宜选择依维莫司治疗或疾病进展者，可选择肾部分切除术或选择性血管栓塞等二线治疗。

（尧　凯　谭星亮）

参考文献

［1］BISSLER JJ, KINGSWOOD JC, RADZIKOWSKA E, et al. Everolimus for angiomyolipoma associated with tuberous sclerosis complex or sporadic lymphangioleiomyomatosis (EXIST-2): a multicentre, randomised, double-blind, placebo-controlled trial. Lancet, 2013 Mar 9, 381 (9869): 817-824.

［2］BISSLER JJ, KINGSWOOD JC, RADZIKOWSKA E, et al. Everolimus for renal angiomyolipoma in patients with tuberous sclerosis complex or sporadic lymphangioleiomyomatosis: extension of a randomized controlled trial. Nephrol Dial Transplant, 2016 Jan, 31 (1): 111-119.

第二十章　男性生殖系统肿瘤

第一节　睾　丸　癌

Ⅰ期非精原细胞瘤 BEP 化疗方案

方案	药物	剂量	用法	时间	周期
BEP 方案 （试验组）	博来霉素	30mg （30 000 IU）	IV	D1,8,15 或 D2,9,16	Q21D×1~2
	依托泊苷	100mg/m²	IV 60min	D1~5	
	顺铂	20mg/m²	IV 60min	D1~5	
腹膜后淋巴结清 扫术（RPLND） （对照组）					

方案评价

	BEP 方案 （*n*=191）	RPLND 方案 （*n*=191）	风险比（可信区间）	ASCO 评分
有效性				
总缓解率	–	–		
2 年无复发生存率	99.46%	91.87%	HR 7.94（95% CI 1.81~34.48）	
总生存期（月）	–	–		

安全性	不良事件分级				*P* 值
	1~2	≥ 3	1~2	≥ 3	≥ 3
白细胞减少	47.1%	22.4%	11.0%	7.6%	
中性粒细胞减少 性发热	–	2.3%	–	0	
血小板减少	46.0%	4.0%	13.3%	0	
贫血	64.4%	0	18.5%	0	
皮炎	4.6%	0.6%	1.7%	0	

续表

安全性	不良事件分级				P 值
	1~2	≥ 3	1~2	≥ 3	≥ 3
脱发	56.3%	0	13.9%	0	
肠梗阻	0.6%	0	1.7%	0	
恶心	71.3%	0	15.0%	0	
呕吐	38.5%	8.6%	9.2%	1.2%	
腹泻	7.5%	0	1.2%	0	
深静脉血栓 / 肺栓塞	–	1.7%	–	0.6%	
感觉性神经病	5.2%	0	1.7%	0	
创口感染	–	–	4.0%	1.2%	
出血(无需输血)	–	–	1.2%	0	
无症状的淋巴结囊肿	–	–	2.3%	0	
有症状的淋巴结囊肿	–	–	1.2%	0	
肾动脉狭窄	–	–	–	0.6%	
其他手术并发症	–	–	1.7%	0	
额外获益					
曲线终点					
症状改善					
QOL					
无治疗缓解期					
净健康获益			–		

点评

　　BEP 方案治疗 I 期非精原细胞瘤(NSGCT)的证据来源于德国的多中心随机Ⅲ期临床研究,该研究比较了睾丸切除后的 I 期非精原细胞瘤患者行单次 BEP 化疗或单纯 RPLND 术的疗效和安全性。研究表明:接受 BEP 方案化疗后能显著降低伴肿瘤血管侵犯(vascular tumor invasion,VASC)的风险。I B 期或伴有 VASC 的高危患者,1 个周期的 BEP 化疗是标准治疗方案。对于 T 分级较晚的 I B 患者,2 周期的BEP 能够更好地降低复发率,但需要向患者强调远期心脏毒性、耳毒性、神经毒性和血脂体重升高的可能。用保留神经的 RPLND 术可以最大限度地保留男性的勃起功能,其控瘤效果受到术者和团队技术水平的影响,与 BEP 化疗相比全身不良事件少,但存在淋巴结清扫不彻底、出血、感染的风险。术后病理证实为 pN2 的患者,推荐再行 2 周期的 BEP 或 EP 方案辅助化疗。

（尧　凯　谭星亮）

参考文献

［1］ALBERS P, SIENER R, KREGE S, et al. Randomized phase Ⅲ trial comparing retroperitoneal lymph node dissection with one course of bleomycin and etoposide plus cisplatin chemotherapy in the adjuvant treatment of clinical stage Ⅰ non seminomatous testicular germ cell tumors: AUO trial AH 01/94 by the German Testicular Cancer Study Group. J Clin Oncol, 2008, 26: 2966-2972.

［2］TANDSTAD T, DAHL O, COHN-CEDERMARK G, et al. Risk-adapted treatment in clinical stage Ⅰ non seminomatous germ cell testicular cancer: the SWENOTECA management program. J Clin Oncol, 2009, 27: 2122-2128.

［3］STRUMBERG D, BRUGGE S, KORN MW, et al. Evaluation of long-term toxicity in patients after cisplatin-based chemotherapy for non-seminomatous testicular cancer. Ann Oncol, 2002, 13: 229-236.

晚期睾丸癌（预后良好组）一线方案

供选方案	药物	剂量	用法	时间	周期
3×BEP 方案	博来霉素	30 mg（3 0000 IU）	IV	D1,8,15 或 D2,9,16	Q21D×3
	依托泊苷	100mg/m²	IV 60min	D1~5	
	顺铂	20mg/m²	IV 60min	D1~5	
4×EP 方案	依托泊苷	100mg/m²	IV 60min	D1~5	Q21D×4
	顺铂	20mg/m²	IV 60min	D1~d5	

方案评价

	3BEP 方案（n=132）	4EP 方案（n=130）	风险比（可信区间）	ASCO 评分
有效性				4.30/100
总缓解率	95%	97%		
临床完全缓解率（cCRs）	37%	34%	P=0.34	
4 年无复发生存率（月）	93%	86%	P=0.052	
4 年总生存率（月）	97%	93%	P=0.082	

安全性	不良事件分级				P 值	−0.87/20
	1~2	≥ 3	1~2	≥ 3	≥ 3	
中性粒细胞减少	–	72%	–	90%	0.000 2	
中性粒细胞减少性发热	–	7%	–	5%	0.44	
贫血	–	2%	–	5%	0.25	
血小板减少	–	6%	–	8%	0.65	
呕吐（≥ 2 级）	46%	–	45%	–	0.80	
黏膜炎（≥ 2 级）	6%	–	6%	–	0.96	

续表

安全性	不良事件分级				P 值	−0.87/20
	1~2	≥ 3	1~2	≥ 3	≥ 3	
神经毒性（≥ 1 级）	16%	–	5%	–	0.006	
皮炎、雷诺现象（≥ 1 级）	29%	–	8%	–	<0.000 1	
肾毒性（≥ 1 级）	3%	–	1.5%	–	0.42	
肺毒性（≥ 1 级）	9%	–	6%	–	0.38	
额外获益						0/60
曲线终点						
症状改善						
QOL						
无治疗缓解期						
净健康获益			3.43			

点评

　　一项法国的多中心随机临床试验（GETUG T93BP）旨在比较 BEP 方案和 EP 方案在预后良好组（IGCCCG 分组）转移性睾丸肿瘤（metastatic germ cell tumor, mGCT）的疗效和安全性。研究入组了 262 例低危的非精原细胞癌（NSGCT）患者，按 1∶1 随机接受 3 周期 BEP 化疗（n=132）或 4 周期 EP 化疗（n=130），两方案在低危组患者中均有显著的疗效，但 BEP 方案和 EP 方案对骨髓的抑制均十分明显，≥3 级不良事件的发生率超过 70%，尤其是 4 周期的 EP 方案。但 BEP 方案存在博来霉素常见急性不良事件如肺毒性和雷诺现象。两方案均能显著降低睾丸癌患者的术后的复发率，不良事件相当，均推荐为预后良好组的首选化疗方案（包括 NSGCT 的 I S 期）。

（尧　凯　谭星亮）

参考文献

［1］ MEAD, G. M. The International Germ Cell Consensus Classification: a new prognostic factor-based staging classification for metastatic germ cell tumours. Clin Oncol (R Coll Radiol), 1997, 9: 207.

［2］ CULINE S, KERBRAT P, KRAMAR A, et al. Refining the optimal chemotherapy regimen for good-risk metastatic nonseminomatous germ-cell tumors: a randomized trial of the Genito-Urinary Group of the French Federation of Cancer Centers (GETUG T93BP). Ann Oncol, 2007, 18 (5): 917-924.

［3］ FELDMAN DR, BOSL GJ, SHEINFELD J, et al. Medical treatment of advanced testicular cancer. JAMA, 2008, 299: 672-684.

晚期睾丸癌（预后中等、不良组）一线方案

供选方案	药物	剂量	用法	时间	周期
4×BEP 方案	博来霉素	30mg（30 000 IU）	IV	D1,8,15 或 D2,9,16	Q21D×4
	依托泊苷	100mg/m²	IV	D1~5	
	顺铂	20mg/m²	IV	D1~5	
4×VIP 方案	异环磷酰胺*	1 200mg/m²	IV	D1~5	Q21D×4
	依托泊苷	75mg/m²	IV	D1~5	
	顺铂	20mg/m²	IV	D1~5	

*.异环磷酰胺注射前至少 15min,以及注射后 4h、8h 各静脉注射 240mg/m² 巯乙磺酸钠（Mesna）作为泌尿系统保护剂

方案评价

	4BEP 方案 (n=41)		4VIP 方案 (n=46)		风险比（可信区间）	ASCO 评分
有效性						
完全缓解率（CR）	79%		74%		P=0.62	
5 年无进展生存率	83%		85%			
复发率	20%		15%		P=0.72	
安全性*	不良事件分级				P 值	1.17/20
	1~2	≥3	1~2	≥3	≥3	
白细胞减少症	63%	37%	9%	89%	<0.001	
白细胞减少（1 级）	8%	–	2%	–		
白细胞减少（2 级）	55%	–	7%	–		
白细胞减少（3 级）	–	29%	–	63%		
白细胞减少（4 级）	–	8%	–	26%		
中性粒细胞减少性发热	–	8%	–	11%		
脓毒血症	0	–	2%	–		
血小板减少症	24%	16%	41%	28%	0.20	
血小板减少（1 级）	13%	–	13%	–		
血小板减少（2 级）	11%	–	28%	–		
血小板减少（3 级）	–	13%	–	15%		
血小板减少（4 级）	–	3%	–	13%		
额外获益						0
曲线终点						
症状改善						
QOL						
无治疗缓解期						
净健康获益						

*.EORTC 仅报道了血液系统不良事件,非血液系统毒性数据未报道,难以计算方案评分

点评

　　EORTC 的研究旨在比较预后中等组的转移性睾丸癌在 4BEP 与 4VIP 的疗效差异和安全性。中位随访时间为 7.7 年,结果显示:两种方案在疗效上无显著差异,但 4VIP 方案具有较严重的骨髓毒性和肾毒性,适合不宜博来霉素治疗的患者,并注意升白和肾脏支持治疗。

　　当中危组中仅 LDH 升高至正常值 1.5~3 倍时,推荐行 3 周期的 BEP 方案,在保证控瘤效果的同时减少不良事件发生。晚期睾丸癌患者相比其他恶性肿瘤预后良好,为此,尽可能地避免化疗药物带来的急性近期毒性是治疗的关键环节。

(尧 凯 谭星亮)

参考文献

[1] DE WIT R,STOTER G,SLEIJFER DT,et al.Four cycles of BEP vs four cycles of VIP in patients with intermediate-prognosis metastatic testicular non-seminoma:a randomized study of the EORTC Genitourinary Tract Cancer Cooperative Group.European Organization for Research and Treatment of Cancer.Br J Cancer,1998,78:828-832.

[2] NICHOLS C R,CATALANO P J,CRAWFORD E D,et al.Randomized comparison of cisplatin and etoposide and either bleomycin or ifosfamide in treatment of advanced disseminated germ cell tumors:an Eastern Cooperative Oncology Group,Southwest Oncology Group,and Cancer and Leukemia Group B Study.J Clin Oncol,1998,16(4):1287-1293.

晚期睾丸癌二线化疗方案

供选方案	药物	剂量	用法	时间	周期
VelP 方案	异环磷酰胺*	1 200mg/m²	IV	D1~5	Q21D×4
	长春碱	0.11mg/kg	IV	D1~2	
	顺铂	20mg/m²	IV 水化	D1~5	
TIP 方案	异环磷酰胺*	1 500mg/m²	IV	D2~5	Q21D×4
	紫杉醇	250mg/m²	IV	D1	
	顺铂	25mg/m²	IV 水化	D2~5	

　　*异环磷酰胺注射前至少 15min,以及注射后 4h、8h 各静脉注射 20% 异环磷酰胺剂量的巯乙磺酸钠(Mesna)作为泌尿系统保护剂(VelP 方案为 240mg/m²,TIP 方案为 300mg/m²)

点评

　　一项早期的小规模的前瞻性临床Ⅱ期试验研究了 VelP 方案或 TIP 方案在复发的生殖细胞肿瘤中的疗效和安全性。但该研究并未对两种方案进行仔细的比较和分析。

　　研究结果显示:21% 仅接受任一化疗方案的患者(12/56)获得完全缓解,另有 15%(8/56)化疗联合手术的患者获得缓解。7 例患者有超过 2 年的无病生存期。入组的 56 例患者中位生存期为 12.7 个月。对化疗无明显效果(未达到 CR)的患者预后差,2 年生存率仅为 7%。两方案对骨髓的抑制非常明显,39% 的患者出现中性粒细胞减少性发热,25% 的患者表现出肾毒性(血肌酐 ≥ 2mg/dl)。目前常规剂量的 VeIP 方案和 TIP 方案均可考虑作为二线化疗方案,治疗敏感的患者可以达到完全缓解并有较长的无病生存期,而不敏感者预后极差。两方案不良事件尤其明显,VIP、VeIP、TIP 方案均推荐注射 G-CSF 以对抗骨髓抑制,同时还需要保护重要脏器功能。为此,治疗前必须严格评估患者整体状况,充分沟通,选择合适的治疗方案,并建议患者加入临床试验。对于高危组,可尝试高剂量的化疗方案,以达到更好的控瘤效果。

(尧 凯 谭星亮)

参考文献

[1] LOEHRER PJ SR, LAUER R, ROTH BJ, et al. Salvage therapy in recurrent germ cell cancer: ifosfamide and cisplatin plus either vinblastine or etoposide. Annals of Internal Medicine, 1988, 109 (7): 540-546.

晚期睾丸癌二线 TI-CE 高剂量化疗方案

供选方案	药物	剂量	用法	时间	周期
TI-CE 高剂量化疗方案(TI×2 随后 CE×3)	紫杉醇	$200mg/m^2$	IV>24h	D1	Q14D × 2
	异环磷酰胺 *	$2000mg/m^2$	IV>4h	D2~4	
		↓			
	卡铂	卡铂 AUC7-8	IV >60min 水化	D1~3	Q2~3W × 3
	依托泊苷	$400mg/m^2$	IV >4h	D1~3	
	自体造血干细胞回输	$\geq 2 \times 10^6$ CD34$^+$细胞 /kg	IV	D5	

* 异环磷酰胺注射前至少 15min,以及注射后 4h、8h 各静脉注射 $400mg/m^2$ 巯乙磺酸钠(Mesna)作为泌尿系统保护剂

点评

　　TI-CE 高剂量化疗方案用于晚期睾丸癌可能有更好的疗效,但伴随更严重的不良事件。该研究证据来源于一项前瞻性临床 II 期试验,旨在了解高剂量 TI-CE 方案在预后不良的亚组中的疗效和安全性。研究共入组 108 例患者,其中 50% 的患者达到完全缓解(单独化疗 42%,化疗联合手术 8%)。中位随访时间为 61 个月时,中位 OS 尚未达到,总生存率为 52%。中位 DFS 为 22.0 个月,5 年无病生存率为 47%。高剂量的 CE 方案(HD-CE)前先进行 TI 诱导化疗比直接行 HD-CE 化疗能够减轻药物毒性,但 TI-CE 高剂量化疗方案骨髓毒性仍然很强,为此建议在有临床试验或有经验的医疗中心使用。

(尧 凯 谭星亮)

参考文献

［1］FELDMAN DR, SHEINFELD J, BAJORIN DF, et al. TI-CE high-dose chemotherapy for patients with previously treated germ cell tumors: results and prognostic factor analysis. J Clin Oncol, 2010, 28: 1706-1713.

［2］LORCH, A. Sequential versus single high-dose chemotherapy in patients with relapsed or refractory germ cell tumors: long-term results of a prospective randomized trial. J Clin Oncol, 2012, 30: 800.

第二节　前列腺癌

前列腺癌去势治疗联合放疗方案

方案	药物	剂量	用法	时间	周期
LTAD+EBRT（试验组）	戈舍瑞林	3.6mg	缓释植入剂,iH	放疗（RT）前2个月 RT间2个月 RT后2年	Q28D×28
	氟他胺	250mg	PO	tid	
STAD+EBRT（对照组）	戈舍瑞林	3.6mg	缓释植入剂,iH	RT前2个月 RT间2个月	Q28D×4
	氟他胺	250mg	PO	tid	

RTOG92-02	LTAD+EBRT（n=758）	STAD+EBRT（n=763）	风险比（可信区间）	ASCO评分
有效性				8/100
总缓解率	–	–		
10年无进展生存率	22.5%	13.2%	HR 0.65（95% CI 0.58~0.73）	
10年生存率	53.9%	51.6%	HR 0.92（95% CI 0.80~1.06）	

去势治疗相关安全性	不良事件分级				P值	−2.22/20
	1~2	≥3	1~2	≥3	≥3	
恶心	0	<1%	<1%	0		
呕吐	<1%	<1%	<1%	0		
腹泻	2.8%	1%	5.8%	1%		
头痛	0	0	0	<1%		
体液潴留	0	0	<1%	0		
男性乳房发育	<1%	0	0	0		

续表

去势治疗相关安全性	不良事件分级				P 值	−2.22/20
	1~2	≥ 3	1~2	≥ 3	≥ 3	
皮疹	<1%	<1%	<1%	0		
感染	<1%	0	<1%	0		
AST 增高	15.4%	1.7%	9.3%	1.2%		
血栓形成	0	0	<1%	0		
心功能不全	0	<1%	0	<1%		
潮热	<1%	0	0	0		
性无能	0	0	0	<1%		
其他	3.6%	<1%	7.3%	2.2%		
额外获益						0/60
曲线终点						
症状改善						
QOL						
无治疗缓解期						
净健康获益			5.78			

点评

高危组或极高危组的前列腺癌患者接受前列腺外放射治疗（EBRT）长程去势治疗（long-term ADT, LTAD）的疗效优于联合短程内分泌去势治疗（short-term ADT, STAD）。该证据来源于Ⅲ期临床随机试验（RTOG92-02）。放疗联合长程去势治疗（LTAD）无病生存率、疾病生存率、肿瘤局部进展率、远处转移率、PSA 复发率均显著优于 STAD，但总生存率无显著差异。在高危组和极高危组的亚组分析中（Gleason 评分 ≥ 8 分），总生存率有显著优势。对于激素敏感的 T2b-T4、N0M0 前列腺癌患者，放疗联合 ADT 治疗能够显著改善预后，对于中危患者组（T2b-T2c, Gleason 评分 =7, PSA 10~20ng/ml）的患者，可以选用 STAD+RT 的治疗方案，而对于高危或极高危组（T_{3a}~T_4, Gleason 评分 ≥ 8, PSA ≥ 20ng/ml）的患者，推荐选用 LTAD+RT 方案。

（尧　凯　谭星亮）

参考文献

［1］HORWITZ EM, BAE K, HANKS GE, et al. Ten-year follow-up of radiation therapy oncology group protocol 92-02: a phase Ⅲ trial of the duration of elective androgen deprivation in locally advanced prostate cancer. J Clin Oncol, 2008, 26: 2497-2504.

［2］JONES CU, HUNT D, MCGOWAN DG, et al. Radiotherapy and short-term androgen deprivation for localized prostate cancer. N Engl J Med, 2011, 365: 107-118.

去势抵抗性前列腺癌化疗方案（无症状、M$_0$、高风险）

方案Ⅰ　阿帕鲁胺

方案	药物	剂量	用法	时间	周期
阿帕鲁胺（试验组）	阿帕鲁胺	240mg	PO	QD	
	ADT 治疗				
安慰剂（对照组）	安慰剂	240mg	PO	QD	
	ADT 治疗				

方案评价

	阿帕鲁胺组（n=806）	安慰剂组（n=401）	风险比（可信区间）	ASCO 评分
有效性				71/100
总缓解率	–	–		
中位 PFS（月）	40.5	14.7	HR 0.29（95% CI 0.24~0.36）	
中位 OS（月）	未达到	39.0	HR 0.70（95% CI 0.47~1.04）	
中位 MFS（月）	40.5	16.2	HR 0.28（95% CI 0.23~0.35）	

去势治疗相关安全性	不良事件分级				P 值	
	1~2	≥ 3	1~2	≥ 3	≥ 3	−2.89/20
潮热	20.8%	0.6%	18.5%	1.1%		
高血压	9.5%	1.5%	10.2%	2.5%		
尿路感染	4.5%	0.3%	4.2%	0.3%		
鼻咽炎	2.4%	0	3.4%	0		
支气管炎	2.1%	0.3%	2.5%	0		
膀胱炎	3.9%	0.3%	0.9%	0		
便秘	6.2%	0.6%	5.9%	0		
腹泻	2.7%	0	3.7%	0		
背痛	5.4%	0.3%	5.1%	0		
关节痛	4.2%	0.6%	4.2%	0		
骨性关节炎	0.9%	1.2%	2.5%	0.3%		
血尿	3.3%	0.9%	2.3%	0		
尿频	4.5%	0.6%	1.6%	0.3%		
尿失禁	2.1%	0.6%	1.9%	0.3%		
疲劳	4.2%	0.3%	3.9%	0.8%		
周围性水肿	3.0%	0.3%	4.0%	0.3%		
乏力	1.8%	0	3.7%	0		

续表

去势治疗相关安全性	不良事件分级				P 值	−2.89/20
	1~2	≥ 3	1~2	≥ 3	≥ 3	
糖尿病	2.7%	0.3%	3.7%	0.3%		
高胆固醇血症	2.1%	0	3.9%	0		
头晕	2.4%	0	2.0%	0		
失眠	3.9%	0	4.5%	0.3%		
性欲减退	2.1%	0	2.5%	0		
心功能不全	5.9%	6.6%	8.8%	6.3%		
男性乳房发育	3.9%	0	3.4%	0.3%		
勃起功能障碍	2.4%	0.6%	2.5%	0.6%		
咳嗽	1.5%	0	2.5%	0		
贫血	3.0%	0.9%	4.5%	0.6%		
白内障	0.9%	0.6%	1.7%	0.6%		
额外获益						16/60
曲线终点	16					
症状改善						
QOL						
无治疗缓解期						
净健康获益			84.11			

点评

去势抵抗性前列腺癌(CRPC)根据有无临床症状、远处转移、是否初治可以将患者划分为 6 大类。对于无转移、无临床症状的高风险(PSA double time <10 个月)CRPC 患者,阿帕鲁胺(apalutamide)(240mg/d)是各大指南推荐(Ⅰ类)的一线方案。该研究证据来源于一项双盲、安慰剂对照的随机Ⅲ期临床试验(SPARTAN)。结果显示:在维持去势水平的基础上,阿帕鲁胺较安慰剂能降低 72% 远处转移或死亡的风险,显著提高疗效,且不良事件可控。对于骨折风险高的患者,建议联合骨支持治疗。治疗期间应维持原 ADT 治疗,并保持去势状态。值得注意的是,阿帕鲁胺仅适用于 M_0 CRPC 患者,对于已发生转移的 CRPC,可以改用恩杂鲁胺(enzalutamide)方案。

(尧 凯 谭星亮)

参考文献

[1] SMITH MR, SAAD F, CHOWDHURY S, et al. Apalutamide treatment and metastasis-free survival in prostate cancer. N Engl J Med, 2018, 378: 1408.

去势抵抗性前列腺癌化疗方案（无症状、M_0、高风险）

方案Ⅱ　恩杂鲁胺

方案	药物	剂量	用法	时间	周期
恩杂鲁胺（试验组）	恩杂鲁胺	160mg	PO	QD	
	原 ADT 方案				
比卡鲁胺（对照组）	比卡鲁胺	50mg	PO	QD	
	原 ADT 方案				

方案评价

	恩杂鲁胺（n=197）	比卡鲁胺（n=198）	风险比（可信区间）	ASCO 评分
有效性				76/100
总缓解率	−	−		
mPFS（月）	未达到	8.6	HR 0.24（95% CI 0.14~0.42）	
中位 PSA 进展（月）	未达到	11.1	HR 0.18（95% CI 0.10~0.34）	

安全性*	不良事件分级				P 值	2.4/20
	1~2	≥ 3	1~2	≥ 3	≥ 3	
疲劳	33%	5%	25%	3%		
背痛	16%	2%	15%	1%		
潮热	16%	0	10%	<1%		
摔倒	12%	2%	6%	2%		
高血压	7%	5%	3%	2%		
头晕	12%	<1%	7%	<1%		
食欲减退	12%	0	7%	2%		
便秘	10%	0	17%	<1%		
腹泻	7%	2%	13%	1%		
贫血	4%	3%	6%	5%		
尿路感染	4%	1%	8%	3%		
额外获益						16/60
曲线终点	16					
症状改善						
QOL						
无治疗缓解期						
净健康获益		94.4				

*. 仅报道了任意组不良事件发生率 ≥ 1，且两组间差异 ≥ 2% 的内容

点评

该研究为多中心的随机临床Ⅲ期研究（STRIVE），旨在比较恩杂鲁胺（160mg/d）与比卡鲁胺（50mg/d）的疗效和安全性，同时联合 ADT 治疗以维持去势水平。结果显示：恩杂鲁胺在 M_0 和 M_1 患者中均有效，恩杂鲁胺较比卡鲁胺能显著降低72%肿瘤进展和死亡的风险。在 M_0 患者的亚组分析中，恩杂鲁胺生存获益显著优于比卡鲁胺。与阿帕鲁胺相比，恩杂鲁胺的适用范围更广，但目前尚缺乏两者间的头对头临床试验。

（尧　凯　谭星亮）

参考文献

[1] PENSON DF, ARMSTRONG AJ, CONCEPCION R, et al. Enzalutamide versus bicalutamide in castration-resistant prostate cancer: the STRIVE trial. J Clin Oncol, 2016, 34: 2098-2106.

去势抵抗性前列腺癌免疫治疗方案（无症状、M_1、初治）

Sipuleucel-T

方案	药物	剂量	用法	时间	周期
Sipuleucel-T（试验组）	Sipuleucel-T	–	IV，60min	D1	Q14D×3
安慰剂（对照组）	安慰剂	–	IV，60min	D1	Q14D×3

方案评价

	Sipuleucel-T（n=338）	安慰剂（n=168）	风险比（可信区间）	ASCO 评分
有效性				22/100
总缓解率	–	–		
中位 rPFS（月）	3.7	3.6	HR 0.95（95% CI 0.77~1.17）	
中位 OS（月）	25.8	21.7	HR 0.78（95% CI 0.61~0.98）	

安全性	不良事件分级				P 值	−4.29/20
	1~2	≥ 3	1~2	≥ 3	所有等级	
畏寒	52.9%	1.2%	12.5%	0	<0.05	
疲劳	37.9%	1.2%	36.3%	1.8%		
背痛	30.7%	3.6%	31.5%	4.8%		
发热	29.0%	0.3%	11.9%	1.8%	<0.05	

续表

安全性	不良事件分级				*P* 值	−4.29/20
	1~2	≥ 3	1~2	≥ 3	所有等级	
恶心	27.5%	0.6%	20.8%	0		
关节痛	18.6%	2.1%	20.8%	3.0%		
柠檬酸盐毒性	20.1%	0	20.2%	0		
呕吐	17.8%	0	11.9%	0		
头痛	15.7%	0.3%	4.8%	0	<0.05	
贫血	13.3%	1.5%	8.3%	4.2%		
四肢疼痛	13.3%	1.2%	14.3%	0.6%		
头晕	14.5%	0	9.5%	0		
便秘	13.3%	0	13.1%	1.2%		
肌肉骨骼疼痛	12.1%	0.9%	10.1%	1.8%		
疼痛	11.2%	1.8%	5.9%	1.2%		
乏力	9.1%	1.8%	6.5%	1.2%		
腹泻	10.4%	0.3%	8.3%	1.8%		
肌痛	9.2%	0.6%	4.8%	0	<0.05	
流感样症状	9.8%	0	3.6%	0	<0.05	
骨痛	8.6%	0.9%	9.5%	1.2%		
高血压	6.8%	0.6%	3.0%	0	<0.05	
厌食症	6.8%	0.3%	14.3%	1.8%		
体重减轻	5.3%	0.6%	10.1%	0.6%		
多汗症	5.3%	0	0.6%	0	<0.05	
腹股沟疼痛	5.0%	0	2.4%	0	<0.05	
焦虑	3.8%	0	8.3%	0		
腰腹痛	2.7%	0	6.0%	0		
挫伤	2.7%	0	5.4%	0		
心情沮丧	2.1%	0.3%	6.5%	0		
额外获益						0/60
曲线终点						
症状改善						
QOL						
无治疗缓解期						
净健康获益		17.71				

点评

　　Sipuleucel-T 是一种自体细胞免疫疗法,也是首个被 FDA 批准的治疗性癌症疫苗。研究证据来源于一项多中心、双盲、安慰剂对照的Ⅲ期随机临床试验(D9902B,NCT00065442),旨在明确 Sipuleucel-T 在无症状或轻微症状且一般状况良好的初治 mCRPC 患者的疗效和安全性。与安慰剂相比,Sipuleucel-T 有显著生存获益,不良事件少见。但 Sipuleucel-T 受限于成本和技术上的困难。在肿瘤客观进展时间上也未观察到优势,很少(<10%)患者能够观察到 PSA 水平的显著下降或肿瘤体积的缩小,故治疗前应充分告知患者。目前,Sipuleucel-T 推荐用于无或轻微临床症状且一般状况良好的 mCRPC 患者,推荐等级在恩杂鲁胺或阿比特龙 + 泼尼松方案后。

(尧 凯　谭星亮)

参考文献

[1] KANTOFF PW, HIGANO CS, SHORE ND, et al. Sipuleucel-T immunotherapy for castration-resistant prostate cancer. N Engl J Med, 2010, 363: 411-422.

去势抵抗性前列腺癌化疗(有无症状、M₁、初治)

方案Ⅰ　阿比特龙 + 泼尼松

方案	药物	剂量*	用法	时间	周期
阿比特龙 + 泼尼松(试验组)	阿比特龙	1 000mg	PO	QD	
	泼尼松	5mg	PO	BID	
安慰剂 + 泼尼松(对照组)	安慰剂	1 000mg	PO	QD	
	泼尼松	5mg	PO	BID	

* 当患者出现相关不良事件时,阿比特龙 / 安慰剂的剂量可逐渐减至 750mg、500mg

方案评价

COU-AA-302	阿比特龙 + 泼尼松(n=546)	安慰剂 + 泼尼松(n=542)	风险比(可信区间)	ASCO 评分
有效性				19/100
总缓解率	–	–		
中位 rPFS(月)	16.5	8.3	HR 0.53(95% CI 0.45~0.62)	
中位 OS(月)	34.7	30.3	HR 0.81(95% CI 0.70~0.93)	
中位 PSA 进展(月)	11.1	5.6	HR 0.49(95% CI 0.42~0.57)	

安全性	不良事件分级				P 值	−1.15/20
	1~2	≥ 3	1~2	≥ 3	≥ 3	
疲劳	37%	2%	32%	2%		

续表

| 安全性 | 不良事件分级 | | | | P 值 | −1.15/20 |
	1~2	≥ 3	1~2	≥ 3	≥ 3	
背痛	29%	3%	28%	4%		
关节痛	26%	2%	22%	2%		
水肿	30%	1%	23%	1%		
低钾血症	16%	2%	11%	2%		
高血压	19%	5%	11%	3%		
心脏事件	15%	7%	14%	4%		
心房颤动	4%	2%	4%	<1%		
骨痛	19%	1%	17%	2%		
ALT 升高	7%	5%	4%	1%		
AST 升高	9%	3%	4%	<1%		
额外获益						16/60
曲线终点	16					
症状改善						
QOL						
无治疗缓解期						
净健康获益			33.85			

点评

阿比特龙＋泼尼松是 M_1、未经过化疗的 CRPC 患者的标准一线方案。该证据来源于一项多国家、多中心、安慰剂对照的双盲临床Ⅲ期研究(COU-AA-302),旨在比较阿比特龙(abiraterone)联合泼尼松(prednisone)和泼尼松单药在无症状或轻微症状的 M_1 CRPC 患者的疗效和安全性。结果显示:接受阿比特龙治疗的患者总生存率显著提高,两组中位 OS、中位 rPFS、中位 PSA 进展时间、姑息性癌痛药物中位使用时间均有明显优势。阿比特龙/泼尼松方案的肝毒性和心脏毒性较大,有相关既往病史的患者治疗期间应密切监测肝功能和心功能,同时注意血压、血钾、血磷的变化。

(尧　凯　谭星亮)

参考文献

[1] RYAN CJ, SMITH MR, DE BONO JS, et al. Abiraterone in metastatic prostate cancer without previous chemotherapy. N Engl J Med, 2013, 368: 138-148.

[2] RYAN CJ, SMITH MR, FIZAZI K, et al. Abiraterone acetate plus prednisone versus placebo plus prednisone in chemotherapy-naive men with metastatic castration-resistant prostate cancer (COU-AA-302): final overall survival analysis of a randomised, double-blind, placebo-controlled phase 3 study. Lancet Oncol, 2015, 16: 152-160.

去势抵抗性前列腺癌化疗（有无症状、M₁、初治）

方案 Ⅱ　多西他赛

方案	药物	剂量	用法	时间	周期
多西他赛 + 泼尼松（D3P 方案）	多西他赛	75mg/m²	IVGTT	D1	Q21D
	泼尼松	5mg	PO	BID	
米托蒽醌 + 泼尼松（MP 方案）	米托蒽醌	12mg/m²	IV	D1	Q21D
	泼尼松	5mg	PO	BID	

TAX-327	D3P 方案（n=332）		MP 方案（n=335）		风险比（可信区间）	ASCO 评分
有效性						21/100
总缓解率	35%		22%		P=0.01	
中位 rPFS（月）	–		–		–	
中位 OS（月）	19.2		16.3		HR 0.79（95% CI 0.67~0.93）	
安全性	不良事件分级				P 值	−3.26/20
	1~2	≥ 3	1~2	≥ 3	≥ 3	
贫血	–	5%	–	2%		
血小板减少	–	1%	–	1%		
中性粒细胞减少	–	32%	–	22%	≤ 0.05	
发热性中性粒细胞减少症	–	3%	–	2%		
左室射血分数降低	10%	1%	22%	7%	≤ 0.001	
疲劳	48%	5%	30%	5%		
脱发	65%	–	13%	–	≤ 0.001	
恶心 / 呕吐	42%		38%			
腹泻	32%		10%		≤ 0.001	
指甲改变	30%		7%		≤ 0.001	
感觉神经病变	30%		7%		≤ 0.001	
厌食症	17%		14%			
味觉改变	18%		7%		≤ 0.001	
口腔炎	20%		8%		≤ 0.001	
肌痛	14%		13%			
呼吸困难	15%		9%		≤ 0.05	
撕裂（tearing）	10%		1%		≤ 0.001	
周围性水肿	19%		1%		≤ 0.001	

续表

安全性	不良事件分级				P 值	−3.26/20
	1~2	≥ 3	1~2	≥ 3	≥ 3	
鼻出血	6%	−	2%	−		
额外获益						10/60
曲线终点						
症状改善	10					
QOL						
无治疗缓解期						
净健康获益			27.74			

点评

　　TAX-327 试验是一项多国家多中心的双盲随机临床Ⅲ期试验,旨在比较多西他赛＋泼尼松方案与米托蒽醌＋泼尼松方案在 mCRPC 患者中的疗效和安全性。其中多西他赛分 75mg/m² 每 3 周 1 次(D3P 组,多西他赛＋泼尼松 3 周方案)和 30mg/m² 每周 1 次(D1P 组,多西他赛＋泼尼松每周方案)两种给药模式。最新的研究结果显示,仅有 D3P 组在疗效上有显著优势。但基于 D3P 方案不良事件较大,继阿比特龙＋泼尼松方案或恩杂鲁胺方案后,推荐为 mCRPC 患者次选的标准治疗方案。治疗过程中应维持去势水平。临床医生也可以根据经验、患者意愿、经济状况和临床可行性进行个性化选择。

（尧　凯　谭星亮）

参考文献

［1］TANNOCK IF, DE WIT R, BERRY WR, et al. Docetaxel plus prednisone or mitoxantrone plus prednisone for advanced prostate cancer. N Engl J Med, 2004, 351: 1502-1512.

［2］BERTHOLD DR, POND GR, SOBAN F, et al. Docetaxel plus prednisone or mitoxantrone plus prednisone for advanced prostate cancer: updated survival in the TAX 327 study. J Clin Oncol, 2008, 26: 242-245.

去势抵抗性前列腺癌一线化疗（有无症状、M₁、初治）

　　方案Ⅲ　恩杂鲁胺

方案	药物	剂量	用法	时间	周期
恩杂鲁胺（试验组）	恩杂鲁胺	160mg	PO	QD	
	原 ADT 方案				
安慰剂（对照组）	安慰剂	160mg	PO	QD	
	原 ADT 方案				

方案评价

PREVAIL	恩杂鲁胺 (*n*=871)		安慰剂 (*n*=884)		风险比（可信区间）	ASCO 评分
有效性						23/100
总缓解率	–		–			
中位 rPFS（月）	20.0		5.4		HR 0.32（95% CI 0.28~0.36）	
中位 OS（月）	35.3		32.2		HR 0.77（95% CI 0.67~0.88）	
中位 PSA 进展（月）	11.2		2.8		HR 0.17（95% CI 0.15~0.20）	

安全性	不良事件分级				*P* 值	−2.28/20
	1~2	≥ 3	1~2	≥ 3	≥ 3	
疲劳	34%	2%	24%	2%		
背痛	24%	3%	19%	3%		
便秘	22%	<1%	17%	<1%		
关节痛	19%	1%	15%	1%		
食欲减退	18%	<1%	15%	1%		
潮热	18%	<1%	8%	0		
腹泻	16%	<1%	14%	<1%		
高血压	6%	7%	2%	2%		
乏力	12%	1%	7%	1%		
跌倒	11%	1%	4%	1%		
体重减轻	10%	1%	8%	<1%		
周围性水肿	11%	<1%	8%	<1%		
头痛	10%	<1%	7%	<1%		
房颤	2%	<1%	1%	1%		
急性冠脉综合征	0	1%	<1%	<1%		
其他心脏事件	7%	2%	7%	1%		
急性肾衰竭	3%	1%	4%	1%		
缺血性或出血性脑血管事件	1%	1%	1%	<1%		
ALA 升高	1%	<1%	1%	<1%		
额外获益						16/60
曲线终点	16					
症状改善						
QOL						
无治疗缓解期						
净健康获益		36.72				

点评

　　恩杂鲁胺与阿比特龙＋泼尼松方案共同推荐为 M_1、有或无症状的 CRPC 患者的标准一线治疗方案。前者的证据来源于一项多国家、多中心的双盲Ⅲ临床随机安慰剂对照试验（PREVAIL，NCT01212991）。研究结果表明：恩杂鲁胺较安慰剂能显著降低68%影像学进展或死亡的风险，其中死亡风险下降了23%，在 mPFS、mOS、PSA 进展时间、骨骼不良事件发生率上恩杂鲁胺均有显著优势。恩杂鲁胺组中有4%患者出现不同程度的肾衰竭，对于有基础肾脏疾病的患者应密切监测肾功能。

（尧　凯　谭星亮）

参考文献

［1］ BEER TM, ARMSTRONG AJ, RATHKOPF DE, et al. Enzalutamide in metastatic prostate cancer before chemotherapy. N Engl J Med, 2014, 371: 424-433.

［2］ BEER TM, ARMSTRONG AJ, RATHKOPF D, et al. Enzalutamide in men with chemotherapy-naive metastatic castration-resistant prostate cancer: extended analysis of the phase 3 PREVAIL study. Eur Urol, 2017, 71: 151-154.

去势抵抗性前列腺癌二线方案（M_1、既往多西他赛化疗）

方案 | 恩杂鲁胺

方案	药物	剂量	用法	时间	周期
恩杂鲁胺（试验组）	恩杂鲁胺	160mg	PO	QD	
安慰剂（对照组）	安慰剂	160mg	PO	QD	

方案评价

PREVAIL	恩杂鲁胺（n=800）	安慰剂（n=399）	风险比（可信区间）	ASCO 评分
有效性				37/100
总缓解率	29%	4%	$P<0.001$	
中位 rPFS（月）	8.3	2.9	HR 0.40（95% CI 0.35~0.47）	
中位 OS（月）	18.4	13.6	HR 0.63（95% CI 0.53~0.75）	
中位 PSA 进展（月）	8.3	3.0	HR 0.25（95% CI 0.20~0.30）	

续表

安全性	不良事件分级				P 值	−5.33/20
	1~2	≥ 3	1~2	≥ 3	≥ 3	
疲劳	28%	6%	22%	7%		
腹泻	20%	1%	18%	<1%		
潮热	20%	0	10%	0		
骨骼肌肉疼痛	13%	1%	10%	<1%		
头痛	12%	<1%	6%	0		
心脏不良事件	5%	1%	6%	2%		
心肌梗死	0	<1%	0	<1%		
肝功能异常	<1%	<1%	1%	<1%		
癫痫	<1%	<1%	0	0		
额外获益						26/60
曲线终点	16					
症状改善						
QOL	10					
无治疗缓解期						
净健康获益			57.67			

点评

该研究为多国家、多中心的双盲Ⅲ期临床随机安慰剂对照试验（AFFIRM，NCT00974311），旨在比较 mCRPC 患者恩杂鲁胺（enzalutamide）在接受过含多西他赛方案一线治疗进展后的疗效和安全性。结果显示：恩杂鲁胺组中位 OS、中位 PSA 进展时间、中位 rPFS、生存质量均有显著优势。与其他方案相比，恩杂鲁胺能够显著改善患者的生活质量，这对于晚期患者来说至关重要。恩杂鲁胺在中位 OS 上与阿比特龙＋泼尼松方案相当，但 rPFS 更长，总缓解率更高。恩杂鲁胺可能在疗效上更优，但尚缺乏头对头的临床试验证据。两者的不良事件发生率相近且均显著优于卡巴他赛。为此，各大指南首先推荐恩杂鲁胺和阿比特龙＋泼尼松方案作为多西他赛化疗进展的 mCPRC 患者的标准二线治疗方案，卡巴他赛作为次选方案。

（尧 凯 谭星亮）

参考文献

[1] SCHER HI, FIZAZI K, SAAD F, et al. Increased survival with enzalutamide in prostate cancer after chemotherapy. N Engl J Med, 2012, 367: 1187-1197.

[2] FIZAZI K, SCHER HI, MILLER K, et al. Effect of enzalutamide on time to first skeletal-related event, pain, and quality of life in men with castration-resistant prostate cancer: results from the randomised, phase 3 AFFIRM trial. Lancet Oncol, 2014, 15: 1147-1156.

去势抵抗性前列腺癌二线方案（M₁、既往多西他赛化疗）

方案Ⅱ　阿比特龙＋泼尼松

方案	药物	剂量*	用法	时间	周期
阿比特龙＋泼尼松 （试验组）	阿比特龙	1 000mg	PO	QD	
	泼尼松	5mg	PO	BID	
安慰剂＋泼尼松 （对照组）	安慰剂	1 000mg	PO	QD	
	泼尼松	5mg	PO	BID	

*当患者出现相关不良事件时，阿比特龙/安慰剂的剂量可逐渐减至 750mg、500mg

方案评价

COU-AA-301	阿比特龙＋ 泼尼松（n=791）	安慰剂＋ 泼尼松（n=394）	风险比（可信区间）	ASCO 评分
有效性				26/100
总缓解率	14.8%	3.3%	$P<0.000\ 1$	
中位 rPFS（月）	5.6	3.6	HR 0.66（95% CI 0.58~0.76）	
中位 OS（月）	15.8	11.2	HR 0.74（95% CI 0.64~0.86）	
中位 PSA 进展（月）	8.4	6.6	HR 0.63（95% CI 0.52~0.78）	

安全性	不良事件分级				P 值	
	1~2	≥ 3	1~2	≥ 3	≥ 3	−0.98/20
腹泻	19%	1%	14%	1%		
疲劳	38%	9%	34%	10%		
乏力	12%	3%	12%	2%		
背痛	26%	7%	26%	10%		
恶心	31%	2%	30%	3%		
呕吐	21%	3%	23%	3%		
血尿	7%	2%	7%	2%		
腹痛	11%	2%	10%	2%		
肢端疼痛	17%	3%	16%	5%		
呼吸困难	13%	2%	10%	2%		
便秘	27%	1%	31%	1%		

续表

| 安全性 | 不良事件分级 | | | | P 值 | −0.98/20 |
	1~2	≥ 3	1~2	≥ 3	≥ 3	
发热	10%	<1%	8%	1%		
关节痛	25%	5%	20%	4%		
尿路感染	11%	2%	7%	<1%		
疼痛	5%	<1%	3%	2%		
骨痛	21%	6%	22%	8%		
水肿	31%	2%	23%	1%		
低钾血症	14%	4%	9%	<1%		
心脏事件	11%	5%	10%	2%		
肝功能指标异常	7%	4%	6%	3%		
高血压	10%	1%	8%	<1%		
额外获益						0/60
曲线终点						
症状改善						
QOL						
无治疗缓解期						
净健康获益				25.02		

点评

　　该研究为多国家、多中心、安慰剂对照的双盲临床Ⅲ期研究（COU-AA-301，NCT00638690），旨在比较阿比特龙（abiraterone）联合泼尼松（prednisone）和泼尼松单药在接受过含多西他赛方案一线治疗进展后 mCRPC 患者的疗效和安全性。结果显示：阿比特龙组中位 OS、中位 PSA 进展时间、中位 rPFS 有显著优势。在药物安全性上与同期的 COU-AA-302 试验报道的不良事件相近。阿比特龙＋泼尼松方案有报道肝脏和心脏不良事件，高危患者需要密切监测。目前该方案推荐为多西他赛一线化疗失败后的 mCRPC 患者的标准二线方案，对于造血功能低下或肾功能不全患者，应优先于卡巴他赛作为首选方案。

（尧　凯　谭星亮）

参考文献

［1］DE BONO JS, LOGOTHETIS CJ, MOLINA A, et al. Abiraterone and increased survival in metastatic prostate cancer. N Engl J Med, 2011, 364: 1995-2005.

[2] FIZAZI K, SCHER HI, MOLINA A, et al. Abiraterone acetate for treatment of metastatic castration-resistant prostate cancer: final overall survival analysis of the COU-AA-301 randomised, double-blind, placebo-controlled phase 3 study. Lancet Oncol, 2012, 13: 983-992.

去势抵抗性前列腺癌二线方案（M₁、既往多西他赛化疗）

方案Ⅲ 卡巴他赛

方案	药物	剂量	用法	时间	周期
卡巴他赛 + 泼尼松（试验组）	卡巴他赛	$25mg/m^2$	IV >1h	D1	Q21D
	泼尼松	10mg	PO	QD	
米托蒽醌 + 泼尼松（对照组）	米托蒽醌	$12mg/m^2$	IV 15~30min	D1	Q21D
	泼尼松	10mg	PO	QD	

TROPIC	卡巴他赛 + 泼尼松（n=378）	米托蒽醌 + 泼尼松（n=377）	风险比（可信区间）	ASCO 评分
有效性				30/100
总缓解率	14.4%	4.4%	P=0.0005	
中位 PFS（月）	2.8	1.4	HR 0.74（95% CI 0.64~0.86）	
中位 OS（月）	15.1	12.7	HR 0.70（95% CI 0.70~0.83）	
中位 PSA 进展（月）	6.4	3.1	HR 0.75（95% CI 0.63~0.90）	

安全性	不良事件分级				P 值	
	1~2	≥ 3	1~2	≥ 3	≥ 3	−4/20
中性粒细胞减少	12%	82%	30%	58%		
中性粒细胞减少性发热	0	8%	0	1%		
贫血	86%	11%	76%	5%		
血小板减少	43%	4%	41%	2%		
腹泻	41%	6%	11%	<1%		
疲劳	32%	5%	24%	3%		
乏力	15%	5%	10%	2%		
背痛	12%	4%	9%	3%		
恶心	32%	2%	23%	<1%		
呕吐	21%	2%	10%	0		
血尿	15%	2%	3%	1%		
腹痛	10%	2%	4%	0		

续表

安全性	不良事件分级				P值	−4/20
	1~2	≥ 3	1~2	≥ 3	≥ 3	
肢端疼痛	6%	2%	6%	1%		
呼吸困难	11%	1%	4%	1%		
便秘	19%	1%	14%	1%		
发热	11%	1%	6%	<1%		
关节痛	10%	1%	7%	1%		
尿路感染	6%	1%	2%	1%		
骨痛	4%	1%	3%	2%		
额外获益						0/60
曲线终点						
症状改善						
QOL						
无治疗缓解期						
净健康获益			26			

点评

　　该研究为一项多国家、多中心的随机Ⅲ期临床试验（TROPIC，NCT00417079），旨在比较卡巴他赛＋泼尼松与米托蒽醌（mitoxantrone）＋泼尼松的疗效和安全性。研究结果显示：接受卡巴他赛治疗的患者能显著降低30%死亡的风险；卡巴他赛组在生存数据上均优于米托蒽醌。安全性上，卡巴他赛对骨髓的抑制较米托蒽醌更常见。另一项多中心的随机Ⅲ期临床试验[3]（PROSELICA）证明了$20mg/m^2$卡巴他赛的中位 OS 不劣于$25mg/m^2$，但能明显改善对骨髓的抑制。卡巴他赛的总体不良事件发生率高，一般仅推荐用于多西他赛一线治疗进展后的 mCRPC 患者。推荐使用$20mg/m^2$每3周1次的剂量，可配合促粒细胞生长因子以保证造血功能。对于有心功能、肾功能不全的患者，应向患者强调卡巴他赛的心、肾毒性，并密切监测相关指标。

（尧　凯　谭星亮）

参考文献

［1］ DE BONO JS, OUDARD S, OZGUROGLU M, et al. Prednisone plus cabazitaxel or mitoxantrone for metastatic castration-resistant prostate cancer progressing after docetaxel treatment: a randomised open-label trial. Lancet, 2010, 376: 1147-1154.

［2］ BAHL A, OUDARD S, TOMBAL B, et al. Impact of cabazitaxel on 2-year survival and palliation of tumour-related pain in men with metastatic castration-resistant prostate cancer treated in the TROPIC trial. Ann Oncol, 2013, 24: 2402-2408.

［3］DE BONO JS, HARDY-BESSARD A-C, KIM C-S, et al. Phase Ⅲ non-inferiority study of cabazitaxel (C) 20mg/m² (C20) versus 25mg/m² (C25) in patients (pts) with metastatic castration-resistant prostate cancer (mCRPC) previously treated with docetaxel (D)[abstract]. ASCO Meeting Abstracts, 2016, 34: 5008.

［4］SARTOR AO, OUDARD S, SENGELOV L, et al. Cabazitaxel vs docetaxel in chemotherapy-naive (CN) patients with metastatic castration-resistant prostate cancer (mCRPC): A three-arm phase Ⅲ study (FIRSTANA)[abstract]. ASCO Meeting Abstracts, 2016, 34: 5006.

第三节　阴　茎　癌

晚期阴茎癌化疗方案

方案	药物*	剂量	用法	时间	周期
TIP 方案	异环磷酰胺	1 200mg/m²	IV>2h	D1~3	Q21~28D×4**
	紫杉醇	175mg/m²	IV>3h	D1	
	顺铂	25mg/m²	IV>2h	D1~3	
5-FU 联合顺铂方案	5-氟尿嘧啶	800~1 000mg/(m²·d)	IV 连续注射	D1~4	Q21D×3~4
	顺铂	70~80mg/m²	IV	D1	

*. 常规应用巯乙磺酸钠作为异环磷酰胺的泌尿系统保护用药,地塞米松(8mg IV.)、苯海拉明(50mg IV.)、西咪替丁(300mg IV.)作为紫杉醇的抗过敏用药,顺铂注意水化。

**. D22 评估中性粒细胞计数 >1.4×10⁹/L,血小板计数 >100×10⁹/L 时,可进行下一周期治疗

方案评价

	TIP 新辅助化疗方案 (*n*=30)	5-FU+ 顺铂辅助化疗方案 (*n*=25)		风险比 (可信区间)	ASCO 评分
有效性					
总缓解率	50%(10%CR)	72%(32%CR)			
中位 PFS(月)	8.1	4.7			
中位 OS(月)	17.1	8.0			

| 安全性 | 不良事件分级 | | | | *P* 值 |
	1~2	≥3	1~2	≥3	≥3
中性粒细胞减少	–	3.3%	44%	20%	
中性粒细胞减少性发热	–	3.3%	–	–	
感染	–	16.7%	–	–	
贫血	–	3.3%	24%	12%	

续表

安全性	不良事件分级				P 值
	1~2	≥ 3	1~2	≥ 3	≥ 3
血小板减少	–	3.3%	20%	8%	
口腔黏膜炎	–	–	32%	4%	
恶心 / 呕吐	–	–	32%	4%	
周围神经病变	–	3.3%	24%	4%	
便秘	–	–	24%	4%	
脱发	–	–	20%	4%	
血肌酸升高	–	–	20%	0	
腹泻	–	–	4%	4%	
过敏	–	3.3%	–	–	
中心静脉导管栓塞	–	3.3%	–	–	
深静脉血栓	–	3.3%	–	–	
高血糖症	–	3.3%	–	–	
心肌缺血	–	6.7%	–	–	
额外获益					
曲线终点					
症状改善					
QOL					
无治疗缓解期					
净健康获益			–		

点评

TIP 方案是晚期阴茎癌最常用的新辅助或辅助化疗方案,证据来源于一项单臂临床Ⅱ期新辅助化疗试验。所有新辅助化疗患者 4~6 周后均接受腹股沟和或盆腔淋巴结清扫。结果显示,对 TIP 新辅助化疗有效的患者 mPFS($P=0.002$)和 mOS($P=0.017$)均显著长于无效者。

对于病理证实的单侧(最大直径 ≥ 3cm 或淋巴结固定)、双侧淋巴结转移或影像学发现盆腔淋巴结肿大的晚期患者,均推荐 4 周期 TIP 新辅助化疗,随后 4~6 周内行淋巴结清扫术以最大限度降低肿瘤进展风险。针对未行新辅助化疗者(尤其是术后病理有高危表现或盆腔淋巴结转移),可辅以 4 周 TIP 辅助化疗降低进展风险,但目前尚无足够的证据支持术后辅助化疗的获益大于化疗的不良事件。

5- 氟尿嘧啶(5-FU)联合顺铂的辅助化疗方案可作为 TIP 的备选方案,其在部分患者中有显著的生存获益，但往往受限于不良事件。该方案不能代替 TIP 方案用于新辅助化疗。

目前尚缺乏 TIP 方案与 5-FU+ 顺铂方案的辅助化疗头对头Ⅲ期临床试验，为此无法肯定两者在辅助化疗中的优先次序。但较多的患者难以难受全剂量的 5-FU 联合顺铂方案，剂量下调后可能直接导致疗效降低。对于晚期患者，术后化疗、放疗或放化疗的最佳选择均有争议，为此具体方案需要结合各药物的不同毒性特点和患者的基础情况决定。

（尧　凯　谭星亮）

参考文献

［1］PAGLIARO L C, WILLIAMS D L, DALIANI D, et al. Neoadjuvant paclitaxel, ifosfamide, and cisplatin chemotherapy for metastatic penile cancer: A phase Ⅱ study. J Clin Oncol, 2010, 28 (24): 3851-3857.

［2］DI L G, BUONERBA C, FEDERICO P, et al. Cisplatin and 5-fluorouracil in inoperable, stage IV squamous cell carcinoma of the penis. Bju International, 2013, 110 (11b): E661-E666.

晚期阴茎癌二线化疗方案

供选方案	药物	剂量	用法		时间	周期
紫杉醇单药	紫杉醇	$175mg/m^2$	IV	3h	D1	Q21D
	地塞米松	8mg	PO		化疗前 12h、开始前、结束后 12h 给药以抗过敏	
西妥昔单抗	西妥昔单抗	$400mg/m^2$（首剂）	IV		D1	
		$250mg/m^2$			D8, Q7D	Q7D

方案评价

安全性	紫杉醇 (n=25)		西妥昔单抗* (n=24)		风险比（可信区间）	ASCO 评分
有效性						
总缓解率	20%		23.5%			
mPFS（周）	11.0		11.3			
mOS（周）	23.0		29.6			
安全性	不良事件分级				P 值	
	1~2	≥3	1~2	≥3	≥3	
中性粒细胞减少	52%	28%	−	−		
贫血	24%	16%	−	−		
血小板减少	16%	12%	−	4.2%		
脱发	28%	4%	−	−		

续表

安全性	不良事件分级				P 值	
	1~2	≥ 3	1~2	≥ 3	≥ 3	—
口腔黏膜炎	32%	20%	—	—		
恶心／呕吐	36%	8%	—	—		
周围神经病变	28%	8%	—	—		
便秘	24%	8%	—	—		
腹泻	12%	4%	—	—		
皮疹	—	—	70.8%	0		
支气管痉挛	—	—	—	4.2%		
额外获益						
曲线终点						
症状改善						
QOL						
无治疗缓解期						
净健康获益	~					

*.西妥昔单抗方案并未系统报道不良事件

点评

针对已发生远处转移或复发的阴茎癌,尚无标准的二线系统治疗方案。目前可考虑使用单药紫杉醇(paclitaxel)方案或西妥昔单抗(cetuximab)作为既往新辅助／辅助化疗或放化疗无效的 SCCP 的二线方案。

一项多中心的单臂前瞻性临床Ⅱ期试验探讨了二线紫杉醇方案在晚期阴茎癌中的疗效和安全性。结果显示:20% 的患者达到部分缓解,但64% 患者化疗后仍进展。48% 的患者在疼痛上有所缓解。对于首次治疗无效或复发的晚期阴茎癌患者,整体预后差。仅少数患者接受紫杉醇方案化疗能有显著获益,疾病进展率高达64%,骨髓抑制等不良事件严重。对于已接受过紫杉醇化疗的患者(如新辅助 TIP 方案化疗),该方案不适用。为此,治疗前必须与患者充分沟通,权衡生存的时间与质量,明确该方案低有效率、高不良事件、高生存获益等特点。对于接受过一线 TIP 化疗后肿瘤复发者,可尝试使用表皮生长因子受体(EGFR)的二线靶向方案,推荐西妥昔单抗。其生存获益(mOS、mPFS、PR)与紫杉醇方案相当,但在安全性上与传统化疗相比有巨大优势。目前 EGFR 靶向药物,如西妥昔单抗、厄洛替尼(erlotinib)、吉非替尼(gefitinib)的最佳选择仍有争议。由于较多患者接受西妥昔单抗治疗,且证实了其疗效和安全性,故推荐西妥昔单抗为首选的二线 EGFR 靶向治疗方案。

(尧　凯　谭星亮)

参考文献

［1］DI L G, FEDERICO P, BUONERBA C, et al. Paclitaxel in pretreated metastatic penile cancer: final results of a phase 2 study. European Urology Supplements, 2011, 12 (6): 1280-1284.

［2］CARTHON B C, NG C S, PETTAWAY C A, et al. Epidermal growth factor receptor-targeted therapy in locally advanced or metastatic squamous cell carcinoma of the penis. Bju International, 2014, 113 (6): 871-877.

帕博利珠单抗辅助治疗可切除的 III 期皮肤黑色素瘤（Keynote046）

方案	药物	剂量	用法及周期	时间
帕博利珠单抗（试验组）	帕博利珠单抗	200mg	IVGTT，Q3W	1 年（18 次），或至疾病复发或出现不能耐受的不良事件
安慰剂（对照组）	安慰剂	200mg	IVGTT，Q3W	1 年（18 次），或至疾病复发或出现不能耐受的不良事件

方案评价

	帕博利珠单抗（$n=514$）		安慰剂（$n=505$）		风险比（可信区间）	ASCO 评分
有效性						43/100
复发或病死率	26.3%		42.8%		HR 0.57（98.4% CI 0.43~0.74）	43
12 个月无复发生存率	75.4%（95% CI 71.3~78.9）		61%（95% CI 56.5~65.1）			
18 个月无复发生存率	71.4%（95% CI 66.8~75.4）		53.2%（95% CI 47.9~58.2）		HR 0.71（95% CI 0.55~0.92）	
安全性	不良事件分级				P 值	−23.2/20
	1~2	≥ 3	1~2	≥ 3	≥ 3	
疲乏或乏力	36.3%	0.8%	32.9%	0.4%		
皮疹	15.9%	0.2%	10.8%	0		
瘙痒	17.7%	0	10.2%	0		
腹泻	18.3%	0.8%	16.1%	0.6%		
关节痛	11.4%	0.6%	11.0%	0		
恶心	11.4%	0	8.6%	0		
呼吸困难	5.7%	0.2%	3.0%	0		

续表

安全性	不良事件分级				P 值	−23.2/20
	1~2	≥ 3	1~2	≥ 3	≥ 3	
甲状腺功能减退	14.3%	0	2.8%	0		
甲状腺功能亢进	10%	0.2%	1.2%	0		
甲状腺炎	3.1%	0	0.2%	0		
垂体炎,包括垂体功能减退	1.6%	0.6%	0.2%	0		
1 型糖尿病	0	1%	0	0		
肾上腺功能减退	0.8%	0.2%	0.8%	0		
呼吸系统,胸腔及纵隔疾病	3.9%	0.8%	0.6%	0		
肺炎或间质性肺炎	2.5%	0.8%	0.6%	0		
结节病	1.4%	0	0	0		
白癜风	4.7%	0	1.6%	0		
严重皮肤反应	0	0.6%	0	0		
结肠炎	1.7%	2.0%	0.4%	0.2%		
胰腺炎	0.2%	0.2%	0	0.2%		
肝炎	0.4%	1.4%	0	0.2%		
肾炎	0	0.4%	0.2%	0		
葡萄膜炎	0.4%	0	0	0		
肌炎	0	0.2%	0.2%	0		
心肌炎	0	0.2%	0	0		
额外获益						20/60
曲线终点		20				
症状改善						
QOL						
无治疗缓解期						
净健康获益		39.8				

点评

帕博利珠单抗为可切除的Ⅲ期皮肤黑色素瘤辅助治疗的首选方案之一,证据来源于Ⅲ期多中心随机对照研究 Keynote054(NCT02362594),适用于可手术切除的、存在高危因素的Ⅲ期皮肤黑色素瘤患者。

(张晓实　李丹丹)

参考文献

［1］EGGERMONT AMM, BLANK CU, MANDALA M, et al. Adjuvant pembrolizumab versus placebo in resected stage Ⅲ melanoma. N Engl J Med, 2018 May 10, 378 (19): 1789-1801.

纳武单抗辅助治疗可切除的 Ⅲ 期或Ⅳ期皮肤黑色素瘤

方案	药物	剂量	用法及周期	时间
纳武单抗（试验组）	纳武单抗	3mg/kg	IVGTT,Q2W	1年,或至疾病复发或出现不能耐受的副反应
伊匹单抗（对照组）	伊匹单抗	10mg/kg	IVGTT,Q3W×4→Q12W	1年,或至疾病复发或出现不能耐受的副反应

方案评价

	纳武单抗 (n=453)		伊匹单抗 (n =453)		风险比（可信区间）	ASCO 评分
有效性						35/100
复发或死亡率	34%		45.5%		HR=0.65（97.56% CI, 0.51-0.83）	35
12个月无复发生存率	70.5%（95% CI 66.1-74.5）		60.8%（95% CI 56.0-65.2）			
18个月无复发生存率	66.4%（95% CI 61.8-70.6）		52.7%（95% CI 47.8-57.4）		HR= 0.71（95% CI 0.55-0.92）	
安全性	不良事件分级				*P* 值	4.23/20
	1~2	≥ 3	1~2	≥ 3	≥ 3 级	
疲乏	34.1%	0.4%	32.0%	0.9%		
腹泻	22.8%	1.5%	36.4%	9.5%		
瘙痒	23.2%	0	32.5%	1.1%		
皮疹	18.8%	1.1%	26.3%	3.1%		
恶心	14.8%	0.2%	20.1%	0		
关节痛	12.4%	0.2%	10.4	0.4%		
乏力	12.4%	0.2%	10.8%	0.9%		
甲状腺功能减退	10.6%	0.2%	6.4%	0.4%		
头痛	9.5%	0.2%	15.9%	1.5%		
腹痛	6.4%	0	10.0%	0.2%		
ALT 升高	5.1%	1.1%	8.9%	5.7%		
AST 升高	5.1%	0.4%	9.0%	4.2%		
斑状丘疹	5.3%	0	9.0%	2.0%		
垂体炎	1.1%	0.4%	8.2%	2.4%		
发热	1.5%	0	11.5%	0.4%		

续表

| 安全性 | 不良事件分级 | | | | P 值 | 4.23/20 |
	1~2	≥ 3	1~2	≥ 3	≥ 3 级	
额外获益						0/60
曲线终点						
症状改善						
QoL	0					
无治疗缓解期						
净健康获益			39.23/180			

点评

纳武单抗为可完全切除的ⅢB,ⅢC,或Ⅳ期的皮肤黑色素瘤患者辅助治疗的首选方案之一,证据来源于Ⅲ期多中心随机对照临床研究Checkmate238(NCT02388906),适用于可手术切除的ⅢB,ⅢC,或Ⅳ期的皮肤黑色素瘤患者。由于Checkmate238研究没有入组ⅢA期患者,目前不清楚纳武单抗辅助治疗ⅢA期患者的价值。

(张晓实　李丹丹)

参考文献

JEFFREY WEBER,MARIO MANDALA,MICHELE DEL VECCHIO,et al.Adjuvant Nivolumab versus Ipilimumab in Resected Stage III or IV Melanoma.N Engl J Med.2017;377(19):1824-1835.

达拉非尼联合曲美替尼辅助治疗 *BRAFV600* 突变的Ⅲ期黑色素瘤(COMBI-AD)

方案	药物	剂量	用法	时间及周期
达拉非尼联合曲美替尼	达拉非尼	150mg/次	PO,BID	12个月,或至疾病复发或出现
(试验组)	曲美替尼	2mg/次	PO,QD	不能耐受的不良事件
安慰剂	安慰剂	150mg/次	PO,BID	12个月,或至疾病复发或出现
(对照组)	安慰剂	2mg/次	PO,QD	不能耐受的不良事件

方案评价

	达拉非尼联合曲美替尼 (*n*=438)	安慰剂 (*n*=432)	风险比 (可信区间)	ASCO 评分
有效性				43/100
3年无复发生存率	58%	39%	HR 0.47(95% CI 0.39~ 0.58)	43
3年总生存率	86%	77%	HR 0.57(95% CI 0.42~ 0.79)	

续表

安全性	不良事件分级				P 值	~16.73/20
	1~2	≥ 3	1~2	≥ 3	≥ 3	
发热	58%	5%	10%	<1%		
疲劳	43%	4%	28%	<1%		
恶心	39%	1%	20%	0		
头痛	38%	1%	24%	0		
寒战	36%	1%	4%	0		
腹泻	32%	1%	15%	<1%		
呕吐	27%	1%	10%	0		
关节痛	27%	1%	14%	0		
皮疹	24%	0	11%	<1%		
咳嗽	17%	0	8%	0		
肌痛	16%	<1%	9%	0		
ALT 升高	11%	4%	1%	<1%		
流感样反应	15%	<1%	7%	0		
AST 升高	10%	4%	1%	<1%		
肢体疼痛	14%	<1%	9%	0		
乏力	13%	<1%	9%	<1%		
外周性水肿	13%	<1%	4%	0		
皮肤干燥	13%	0	7%	0		
痤疮样皮炎	12%	<1%	2%	0		
便秘	12%	0	6%	0		
高血压	5%	6%	6%	2%		
食欲减退	11%	<1%	6	0		
红斑	11%	0	3%	0		
额外获益						0/60
曲线终点						
症状改善						
QOL						
无治疗缓解期						
净健康获益			26.27			

点评

　　达拉非尼＋曲美替尼联合方案为 *BRAF V600* 突变阳性的Ⅲ期黑色素瘤辅助治疗的首选方案之一，证据来源于Ⅲ期多中心随机对照研究 COMBI-AD（NCT01682083），适用于可手术切除的、存在 *BRAF V600E* 或 *V600K* 突变的Ⅲ期黑色素瘤患者。

（张晓实　李丹丹）

参考文献

[1] LONG GV, HAUSCHILD A, SANTINAMI M, et al. Adjuvant dabrafenib plus trametinib in stage Ⅲ BRAF-Mutated Melanoma. N Engl J Med, 2017, 377 (19): 1813-1823.

干扰素辅助治疗皮肤黑色素瘤（E1684）

方案	药物	剂量与用法	时间及周期
大剂量干扰素（试验组）	IFNα-2b	20MU/(m²·d) IV 每周 5d×4W → 10MU/(m²·d) SC TIW×48W	1年，或至疾病进展或第3次出现需要中断治疗的不良事件
低剂量干扰素（试验组）	IFNα-2b	10MU/(m²·d) SC TIW	2年，或至疾病进展或第3次出现需要中断治疗的不良事件
观察（对照组）			

方案评价

	HDI	LDI	Obs	IFN	ASCO评分
有效性					7/100
OS	HR 0.93 (95% CI 0.80~1.08);	HR 0.86 (95% CI 0.77~0.96)		HR 0.90 (95% CI 0.85~0.97) *P*=0.003	
EFS	HR 0.83 (95% CI 0.72~0.96)	HR 0.85 (95% CI 0.77~0.94)		HR 0.86 (95% CI 0.81~0.91) *P*<0.000 01	

安全性	不良事件分级						*P* 值	
	1~2	≥3	1~2	≥3	1~2	≥3	≥3	−35/20
粒细胞减少	44%		6%		0			
肝毒性	29%		4%		3%			
疲劳	24%		3%		0			
神经症状	20%		6%		1%			
肌痛	17%		8%		0			

续表

安全性	不良事件分级						P 值	−35/20
	1~2	≥ 3	1~2	≥ 3	1~2	≥ 3	≥ 3	
白细胞减少	14%		1%		0			
恶心	9%		2%		1%			
神经精神系统	9%		2%		0			
神经肌肉	6%		1%		0			
呕吐	5%		1%		1%			
额外获益								0/60
曲线终点								
症状改善								
QOL								
无治疗缓解期								
净健康获益			−28					

点评

大剂量干扰素为ⅡB到Ⅲ期皮肤黑色素瘤辅助治疗的可选方案之一,证据来源于Ⅲ期多中心随机对照临床研究 E1684,适用于按当时 AJCC 分期为ⅡB到Ⅲ期的高危复发风险的皮肤黑色素瘤患者。

(张晓实　李丹丹)

参考文献

[1] KIRKWOOD JM, STRAWDERMAN MH, ERNSTOFF MS, et al. Interferon alfa-2b adjuvant therapy of high-risk resected cutaneous melanoma: the Eastern Cooperative Oncology Group Trial EST 1684. J Clin Oncol, 1996, 14 (1): 7-17.

生物化疗辅助治疗Ⅲ期黑色素瘤

方案	药物	剂量及用法	时间和周期
生物化疗 (试验组)	DDP	20mg/m² D1~4 IVGTT 30min	Q21D × 3
	VCR	1.2mg/m² D1~4 IV	
	DTIC	800mg/m² D1 IVGTT >1h	
	IL-2	9MU/m² D1~4 CIV 96h	
	IFNα-2b	5MU/m² D1~5 IVGTT	
	G-CSF	5μg/kg D7~16(或至 NE ≥ 10 000/dl SC	
大剂量干扰素 (对照组)	IFNα-2b	20MU/(m²·d) IV 每周 5d × 4W → 10MU/(m²·d) SC 每周 3d × 48W	1 年,或至疾病复发或出现不能耐受的不良事件

方案评价

	生物化疗 （n=203）	大剂量干扰素 （n=199）	风险比（可信区间）	ASCO 评分
有效性				25/100
中位无复发生存期(年)	4.0	1.9	HR 0.75（95% CI 0.58~0.97；）	25
5 年无复发生存率	48%	39%		
中位总生存期(年)	9.9	6.7	HR 0.98（95% CI 0.74~1.31；）	
5 年总生存率	56%	56%		

安全性	不良事件分级				P 值	−5/20
	1~2	≥ 3	1~2	≥ 3	≥ 3	
白细胞减少		13%		1%	<0.01	
中性粒细胞减少		26%		4%	<0.01	
血小板减少		14%		0	<0.01	
厌食		5%		1%	0.01	
恶心		28%		5%	<0.01	
呕吐		20%		5%	0.01	
抑郁		2%		7%	0.03	
头痛		3%		5%	0.42	
疲乏 / 嗜睡		11%		20%	0.05	
低钙血症		8%		0	<0.01	
皮疹		5%		2%	0.11	
AST 升高		4%		9%	0.02	
额外获益						0/60
曲线终点						
症状改善						
QOL						
无治疗缓解期						
净健康获益			20			

点评

　　生物化疗为Ⅲ期皮肤黑色素瘤辅助治疗的可选方案之一，证据来源于Ⅲ期多中心随机对照临床研究 NCT00006237，适用于可手术切除的Ⅲ A~Ⅲ C 期高危复发风险的皮肤或原发灶不明(黏膜和脉络膜除外)的黑色素瘤患者，但没有推荐使用生物化疗辅助治疗卫星转移和过路转移患者。

（张晓实　李丹丹）

参考文献

[1] FLAHERTY LE, OTHUS M, ATKINS MB, et al. Southwest Oncology Group S0008: a phase Ⅲ trial of high-dose interferon Alfa-2b versus cisplatin, vinblastine, and dacarbazine, plus interleukin-2 and interferon in patients with high-risk melanoma--an intergroup study of cancer and leukemia Group B, Children's Oncology Group, Eastern Cooperative Oncology Group, and Southwest Oncology Group. J Clin Oncol, 2014, 32 (33): 3771-3778.

帕博利珠单抗一线治疗晚期黑色素瘤

方案	药物	剂量	用法及周期	时间
帕博利珠单抗（试验组）	帕博利珠单抗	10mg/kg	IVGTT 30min 内 Q14D	24 个月，或至疾病进展或出现不能耐受的不良事件
帕博利珠单抗（试验组）	帕博利珠单抗	10mg/kg	IVGTT 30min 内 Q21D	24 个月，或至疾病进展或出现不能耐受的不良事件
伊匹单抗（对照组）	伊匹单抗	3mg/kg	IVGTT 90min 内 Q21D	4 次，或至疾病进展或出现不能耐受的不良事件

方案评价

	帕博利珠单抗 Every 2Wk[1] (n=278)	帕博利珠单抗 Every 3Wk[2] (n=277)	伊匹单抗 (n=256)	风险比（可信区间）	ASCO 评分
有效性					37/100[1] 31/100[2]
6 个月无进展生存率	47.3%	46.4%	26.5%	HR 0.58（95% CI 分别为 0.46~0.72 和 0.47~0.72）	37
12 个月总生存率	74.1%[1]	68.4%[2]	58.2%	HR[1]= 0.63（95% CI 0.47~0.83） HR[2]= 0.69（95% CI 0.52~0.90）	31

安全性	不良事件分级						P 值	6.20/20[1] 2.41/20[2]
	1~2	≥ 3	1~2	≥ 3	1~2	≥ 3	≥ 3	
疲劳	20.9%	0	18.7%	0.4%	14%	1.2%		
腹泻	14.4%	2.5%	13.3%	1.1%	19.6%	3.1%		
皮疹	14.7%	0	13.4%	0	13.7%	0.8%		
瘙痒	14.4%	0	14.1%	0	25%	0.4%		
乏力	11.1%	0.4%	11.2%	0	5.5%	0.8%		

续表

| 安全性 | 不良事件分级 | | | | | | P 值 | 6.20/20[1] |
	1~2	≥ 3	1~2	≥ 3	1~2	≥ 3	≥ 3	2.41/20[2]
恶心	10.1%	0	10.8%	0.4%	8.2%	0.4%		
关节痛	9.4%	0	11.2%	0.4%	4.3%	0.8%		
白癜风	9%	0	11.2%	0	1.6%	0		
甲状腺功能减退	9.7%	0.4%	8.7%	0	2%	0		
甲状腺功能亢进	6.5%	0	3.2%	0	1.9%	0.4%		
结肠炎	0.4%	1.4%	1.1%	2.5%	1.2%	7%		
肝炎	0	1.1%	0	1.8%	0.8%	0.4%		
垂体炎	0	0.4%	0.3%	0.4%	0.7%	1.6%		
肺炎	0.4%	0	1.4%	0.4%	0	0.4%		
1 型糖尿病	0	0.4%	0	0.4%	0	0		
葡萄膜炎	0.4%	0	1.1%	0	0	0		
肌炎	0	0	0.7%	0	0.4%	0		
肾炎	0	0	0.4%	0	0	0.4%		
额外获益								0/60
曲线终点								
症状改善								
QOL								
无治疗缓解期								
净健康获益	43.2[1]				33.41[2]			

点评

帕博利珠单抗为晚期皮肤黑色素瘤一线治疗的首选方案之一,证据来源于Ⅲ期多中心随机对照临床研究 Keynote006(NCT01866319),适用于晚期皮肤黑色素瘤患者的一线治疗。

(张晓实 李丹丹)

参考文献

[1] ROBERT C, SCHACHTER J, LONG GV, et al. Pembrolizumab versus ipilimumab in advanced melanoma. N Engl J Med, 2015 Jun 25, 372 (26): 2521-2532.

纳武单抗一线治疗 BRAF 野生型晚期黑色素瘤

方案	药物	剂量和用法	时间
纳武单抗 （试验组）	纳武单抗 达卡巴嗪 -matched placebo	Nivo 3mg/kg，Q14D Q21D	至疾病进展或出现不能 耐受的不良事件
达卡巴嗪 （对照组）	达卡巴嗪 纳武单抗 -matched placebo	DTIC 1 000mg/m^2，Q21D Q14D	至疾病进展或出现不能 耐受的不良事件

方案评价

	纳武单抗 （n=206）	达卡巴嗪 （n=205）	风险比（可信区间）	ASCO 评分
有效性				58/100
客观缓解率	40.0%（95% CI 33.3~47.0）	13.9%（95% CI 9.5~19.4）	OR=4.06，P<0.001	
中位无进展生存 期（月）	5.1	2.2	HR 0.43（95% CI 0.34~0.56） P<0.001	58
1年总生存率	72.9%（95% CI 65.5~78.9）	42.1%（95% CI 33.0~50.9）	HR 0.42（99.79% CI 0.25~0.73）P<0.001	

安全性	不良事件分级				P 值	3.43/20
	1~2	≥ 3	1~2	≥ 3	≥ 3	
疲劳	19.9%	0	13.6%	1%		
瘙痒	16.5%	0.5%	5.4%	0		
恶心	16.5%	0	41.5%	0		
腹泻	15%	1%	15.1%	0.5%		
皮疹	14.5%	0.5%	2.9%	0		
白癜风	10.7%	0	0.5%	0		
便秘	10.7%	0	12.2%	0		
乏力	10.2%	0	11.7%	0.5%		
呕吐	5.8%	0.5%	20.5%	0.5%		
中性粒细胞减少	0	0	6.8%	4.4%		
血小板减少	0	0	5.3%	4.9%		
额外获益						20/60
曲线终点	20					
症状改善						
QOL						
无治疗缓解期						
净健康获益		81.43				

点评

　　纳武单抗为晚期皮肤黑色素瘤一线治疗的首选方案之一,证据来源于Ⅲ期多中心随机对照临床研究 CheckMate066(NCT01721772),适用于 *BRAF V600* 野生型晚期黑色素瘤患者的一线治疗。

(张晓实　李丹丹)

参考文献

[1] ROBERT C, LONG GV, BRADY B, et al. Nivolumab in previously untreated melanoma without BRAF mutation. N Engl J Med, 2015, 372: 320-330.

纳武单抗联合伊匹单抗一线治疗晚期黑色素瘤

方案	药物	剂量和用法	时间
纳武单抗联合伊匹单抗(试验组)	纳武单抗 伊匹单抗	Nivo 1mg/kg + Ipi 3mg/kg Q21D×4 → Nivo 3mg/kg Q14D	至疾病进展或出现不能耐受的不良事件
纳武单抗(对照组)	纳武单抗 伊匹单抗 -matched placebo	Nivo 3mg/kg, Q14D	至疾病进展或出现不能耐受的不良事件
伊匹单抗(对照组)	伊匹单抗 纳武单抗 -matched placebo	Ipi 3mg/kg, Q21D×4	至疾病进展或出现不能耐受的不良事件

方案评价

	纳武单抗 plus 伊匹单抗 (*n*=313)	纳武单抗 (*n*=313)	伊匹单抗 (*n*=311)	风险比(可信区间)	ASCO 评分
有效性					15/100
3年无进展生存率	39%	32%	10%		
中位无进展生存期(月)	11.5	6.9	2.9		
3年总生存率	58%	52%	34%		15
中位总生存期(月)	NR	37.6	19.9	HR 0.85(95% CI 0.68~1.07)	

安全性	不良事件分级						*P* 值	
	1~2	≥ 3	1~2	≥ 3	1~2	≥ 3	≥ 3	−7.53/20
皮疹	27%	3%	23%	<1%	20%	2%		
瘙痒	33%	2%	21%	<1%	36%	<1%		

续表

安全性	不良事件分级						P 值	−7.53/20
	1~2	≥ 3	1~2	≥ 3	1~2	≥ 3	≥ 3	
白癜风	9%	0	9%	<1%	5%	0		
斑丘疹	10%	2%	4%	1%	12%	<1%		
疲劳	34%	4%	35%	1%	28%	1%		
乏力	10%	<1%	8%	<1%	4%	1%		
发热	18%	1%	7%	0	7%	<1%		
腹泻	36%	9%	18%	3%	28%	6%		
恶心	26%	2%	13%	0	15%	1%		
呕吐	13%	2%	7%	<1%	8%	<1%		
腹痛	8%	<1%	6%	0	8%	1%		
结肠炎	5%	8%	1%	1%	3%	8%		
头痛	10%	1%	8%	0	8%	<1%		
关节痛	13%	1%	10%	<1%	7%	0		
脂肪酶升高	3%	11%	5%	4%	2%	4%		
淀粉酶升高	5%	3%	4%	2%	4%	1%		
AST 升高	10%	6%	3%	1%	3%	1%		
ALT 升高	10%	9%	3%	1%	2%	2%		
体重减轻	6%	0	3%	0	1%	<1%		
甲状腺功能减退	17%	<1%	11%	0	5%	0		
甲状腺功能亢进	10%	1%	4%	0	1%	0		
垂体炎	5%	2%	1%	<1%	2%	2%		
食欲减退	18%	1%	12%	0	13%	<1%		
咳嗽	8%	0	5%	1%	5%	0		
呼吸困难	11%	1%	6%	<1%	4%	0		
肺炎	6%	1%	2%	<1%	2%	<1%		
额外获益								0/60
曲线终点								
症状改善								
QOL								
无治疗缓解期								
净健康获益				7.47				

点评

　　纳武单抗联合 CTLA-4 抗体伊匹单抗(I-O 联合)为晚期皮肤黑色素瘤一线治疗的首选方案之一,证据来源于Ⅲ期多中心随机对照临床研究 CheckMate 067 (NCT01844505),适用于 BRAF 野生型晚期皮肤黑色素瘤患者的一线治疗。

（张晓实　李丹丹）

参考文献

[1] WOLCHOK JD, CHIARION-SILENI V, GONZALEZ R, et al. Overall survival with combined nivolumaband ipilimumab in advanced melanoma. N Engl J Med, 2017, 377: 1345-1356.

维莫非尼联合考比替尼治疗 *BRAFV600* 突变的晚期黑色素瘤

方案	药物	剂量	用法	时间
维莫非尼联合考比替尼（试验组）	维莫非尼	960mg/ 次	PO BID	至疾病进展或出现不能耐受的不良事件
	考比替尼	60mg/ 次	PO QD，D1~21，停 7d	
维莫非尼联合安慰剂（对照组）	维莫非尼	960mg/ 次	PO BID	至疾病进展或出现不能耐受的不良事件
	安慰剂	60mg/ 次	PO QD D1~21，停 7d	

方案评价

	维莫非尼联合安慰剂（*n*=248）	维莫非尼联合考比替尼（*n*=247）	风险比（可信区间）	ASCO评分
有效性				35/100
死亡 HR			0.65（95% CI 0.42~1.00）	35
总缓解率	45%（95% CI 38~51）	68%（95% CI 61~73）		
无进展生存期（月）	6.2（95% CI 5.6~7.4）	9.9（95% CI 9.0~NR）	HR 0.51（95% CI 0.39~0.68）	

安全性	不良事件分级				*P* 值	−4.93/20
	1~2	≥ 3	1~2	≥ 3	≥ 3	
腹泻	28%	0	50%	6%		
恶心	23%	1%	39%	1%		
呕吐	12%	1%	20%	1%		
皮疹	30%	5%	33%	6%		
光敏反应	15%	0	26%	2%		
角化过度	27%	2%	10%	0		
疲乏	28%	3%	28%	4%		
发热	22%	0	24%	2%		
关节痛	35%	5%	30%	2%		
脱发	29%	<1%	13%	<1%		
ALT 升高	12%	6%	12%	11%		
AST 升高	10%	2%	14%	8%		

续表

安全性	不良事件分级				P 值	−4.93/20
	1~2	≥ 3	1~2	≥ 3	≥ 3	
肌酸激酶升高	3%	0	20%	11%		
皮肤鳞癌	0	11%	<1%	2%		
角化棘皮瘤	1%	8%	0	1%		
脉络膜视网膜病变	<1%	0	12%	<1%		
视网膜脱落	0	0	6%	2%		
射血分数降低	2%	1%	7%	1%		
QT 间期延长	4%	1%	3%	<1%		
额外获益						20/60
曲线终点		20				
症状改善						
QOL						
无治疗缓解期						
净健康获益			50.07			

点评

维莫非尼联合考比替尼为转移性 *BRAFV600* 型突变皮肤黑色素瘤一线治疗的首选方案之一,证据来源于Ⅲ期多中心随机对照临床研究 NCT01689519,适用于转移性 *BRAFV600* 型突变皮肤黑色素瘤患者的一线治疗。

(张晓实　李丹丹)

参考文献

[1] LARKIN J, ASCIERTO PA, DRÉNO B, ATKINSON V, et al. Combined vemurafenib and cobimetinib in BRAF-mutated melanoma. N Engl J Med, 2014, 371 (20): 1867-1876.

达拉非尼联合曲美替尼治疗 *BRAFV600* 突变的晚期黑色素瘤

方案	药物	剂量	用法	时间
达拉非尼联合曲美替尼（试验组）	达拉非尼 曲美替尼	150mg/ 次 2mg/ 次	PO BID PO QD	至疾病进展或出现不能耐受的不良事件
达拉非尼联合安慰剂（对照组）	达拉非尼 安慰剂	150mg/ 次 2mg/ 次	PO BID PO QD	至疾病进展或出现不能耐受的不良事件

方案评价

	达拉非尼联合曲美替尼 (n=211)	达拉非尼联合安慰剂 (n=212)	风险比（可信区间）	ASCO评分
有效性				34.2/100
总缓解率	69%（95% CI 62~75）	53%（95% CI 46~60）	15%（95% CI 6%~25%）	
无进展生存期(月)	11.0	8.8	HR 0.67（95% CI 0.53~0.84）	34.2
总生存期(月)	25.1	18.7	HR 0.71（95% CI 0.55~0.92）	

安全性	不良事件分级				P 值	
	1~2	≥ 3	1~2	≥ 3	≥ 3	0.25/20
发热	45%	7%	23%	2%		
寒战	28%	0	14%	<1%		
疲乏	25%	2%	28%	<1%		
皮疹	24%	0	20%	<1%		
恶心	20%	0	15%	<1%		
头痛	19%	0	17%	0		
腹泻	18%	<1%	8%	1%		
关节痛	16%	<1%	23%	0		
呕吐	14%	<1%	9%	<1%		
AST 升高	8%	3%	3%	<1%		
周围性水肿	10%	1%	2%	0		
ALT 升高	8%	2%	3%	0		
皮肤干燥	9%	0	14%	0		
瘙痒	7%	0	11%	0		
角化过度	6%	0	33%	<1%		
手足综合征	13%	<1%	27%	<1%		
脱发	5%	0	26%	0		
皮肤乳头状瘤	1%	0	18%	0		
痤疮样皮炎	8%	0	3%	0		
出血事件	6%	<1%	4%	<1%		
射血分数降低	3%	1%	1%	2%		
皮肤鳞状细胞癌	0	3%	0	9%		
视力模糊	2%	0	2%	0		
非皮肤恶性肿瘤	1%	<1%	2%	0		

续表

安全性	不良事件分级				P 值	0.25/20
	1~2	≥ 3	1~2	≥ 3	≥ 3	
脉络膜视网膜病变	<1%	0	<1%	0		
新原发性黑色素瘤	0	<1%	2%	<1%		
额外获益						20/60
曲线终点	20					
症状改善						
QOL						
无治疗缓解期						
净健康获益			54.45			

点评

达拉非尼联合曲美替尼为转移性 *BRAFV600* 型突变皮肤黑色素瘤一线治疗的首选方案之一,证据来源于Ⅲ期多中心随机对照临床研究 NCT01584648,适用于转移性 *BRAFV600* 型突变皮肤黑色素瘤患者的一线治疗。

(张晓实 李丹丹)

参考文献

[1] LONG GV, STROYAKOVSKIY D, GOGAS H, et al. Dabrafenib and trametinib versus dabrafenib and placebo for Val600 BRAF-mutant melanoma: a multicentre, double-blind, phase 3 randomised controlled trial. Lancet, 2015, 386 (9992): 444-451.

DTIC 治疗晚期黑色素瘤

方案	药物	剂量	用法及周期	时间
替莫唑胺(试验组)	替莫唑胺(TMZ)	200mg/(m²·d)	空腹 PO QD D1~5 Q28D	最多 12 周期,或至疾病进展或出现不能耐受的不良事件
达卡巴嗪(对照组)	达卡巴嗪(DTIC)安慰剂	250mg/(m²·d)	IVGTT 30min D1~5 Q21D	最多 12 周期,或至疾病进展或出现不能耐受的不良事件

方案评价

	替莫唑胺(n=156)	DTIC Treatment Group (n=149)	风险比(可信区间)	ASCO 评分
有效性				−18/100
总缓解率	13.5%	12.1%		
中位无进展生存期(月)	1.9	1.5	HR 1.37(95% CI 1.07~1.75),P=0.012	
中位总生存期(月)	7.7	6.4	HR 1.18(95% CI 0.92~1.52),P=0.20	−18

安全性	不良事件分级				P 值	2.35/20
	1~2	≥ 3	1~2	≥ 3	≥ 3	
乏力	9%	3%	13%	1%		
疲劳	17%	3%	16%	2%		
发热	9%	2%	16%	2%		
头痛	16%	6%	11%	1%		
疼痛	27%	7%	26%	13%		
厌食	15%	0	18%	2%		
便秘	27%	3%	26%	3%		
恶心	48%	4%	34%	4%		
呕吐	30%	5%	20%	4%		
嗜睡	12%	0	12%	1%		
额外获益						10/60
曲线终点						
症状改善						
QOL	10					
无治疗缓解期						
净健康获益		−5.65				

点评

　　1975 年获美国 FDA 批准的烷化剂达卡巴嗪(dacarbazine,DTIC)是首个用于治疗转移性黑色素瘤的细胞毒药物,长期以来一直是晚期黑色素瘤化疗的"金标准"药物。然而,达卡巴嗪单药治疗的客观有效率仅 10%~15%,中位疾病控制时间 4~6 个月,患者 6 年存活率≤2%。虽然一直致力于将达卡巴嗪与其他药物联合使用以期改善达卡巴嗪单药的有效率,但多项研究结果显示联合用药与单药相比并无明显优势。与达卡巴嗪相比,替莫唑胺使患者无进展生存期略有延长,但客观缓解率及中位总生存期均无显著差异。

（张晓实　李丹丹）

参考文献

［1］ MIDDLETON MR, GROB JJ, AARONSON N, et al. Randomized phase Ⅲ study of temozolomide versus dacarbazine in the treatment of patients with advanced metastatic malignant melanoma. J Clin Oncol, 2000, 18 (1): 158-166.

白蛋白结合型紫杉醇一代治疗晚期皮肤黑色素瘤

方案	药物	剂量	用法	时间	周期
白蛋白结合型紫杉醇(试验组)	nab-paclitaxel	$150mg/m^2$	IVGTT	D1,8,15	Q28D
达卡巴嗪(对照组)	达卡巴嗪	$1\ 000mg/m^2$	IVGTT	D1	Q21D

方案评价

	白蛋白结合型紫杉醇 (n=264)		达卡巴嗪 (n=265)		风险比(可信区间)	ASCO 评分
有效性						10/100
总缓解率	15%		11%		HR 1.305(95% CI 0.837~2.035)	10
无进展生存期(月)	4.8		2.5		HR 0.792(95% CI 0.631~0.992)	
总生存期(月)	12.6		10.5		HR 0.897(95% CI 0.738~1.089)	

安全性	不良事件分级				P 值	−5.9/20
	1~2	≥ 3	1~2	≥ 3	≥ 3	
中性粒细胞减少	26%	20%	14%	10%		
白细胞减少	37%	12%	20%	7%		
淋巴细胞减少	25%	7%	29%	11%		
血小板减少	0	0	6%	6%		
贫血	21%	2%	13%	5%		
脱发	39%	5%	0	0		
周围神经病变	16%	25%	<1%	0		
疲乏	18%	8%	13%	2%		
腹泻	9%	1%	4%	<1%		
恶心	9%	<1%	8%	1%		
皮疹	9%	<1%	<1%	0		
指甲异常	8%	1%	0	0		
额外获益						16/60
曲线终点	16					
症状改善						
QOL						
无治疗缓解期						
净健康获益		20.1				

点评

　　白蛋白结合型紫杉醇为转移性皮肤黑色素瘤一线治疗的可选方案之一,证据来源于Ⅲ期多中心随机对照临床研究,适用于晚期皮肤黑色素瘤的一线化疗。

（张晓实　李丹丹）

参考文献

[1] HERSH EM, DEL VECCHIO M, BROWN MP, et al. A randomized, controlled phase Ⅲ trial of nab-Paclitaxel versus dacarbazine in chemotherapy-naïve patients with metastatic melanoma. Ann Oncol, 2015, 26 (11): 2267-2274.

TalimogeneLaherparepvec(T-Vec)治疗不可切除的ⅢB~Ⅳ期转移性黑色素瘤

方案	药物	剂量及用法	时间
T-Vec (试验组)	T-Vec	瘤体内注射(内脏病灶除外),10^6pfu/ml,第一剂→10^8pfu/ml(第一剂后3周),Q14D,每个治疗疗程总量小于4ml(病灶直径<0.5cm或>5cm,注射量0.1~4ml	至少治疗24周(不论是否发生疾病进展)或达到CR;24周后,受试者继续治疗,直至达到方案定义的临床相关疾病进展(irPD)或不能耐受或达CR或注射点肿瘤消失。受试者最长治疗可持续至12个月;如第12个月仍为稳定或有效,则继续治疗直至第18个月或PD
GM-CSF (对照组)	GM-CSF	皮下注射,125μg/m² QD D1~14 Q28D	

方案评价

	T-Vec (n=295)		GM-CSF (n=141)		风险比(可信区间)	ASCO 评分
有效性						21/100
客观缓解率	26.4%(95% CI 21.4%~31.5%)		5.7%(95% CI 1.9%~9.5%)		P<0.001	
中位总生存期(月)	23.3(95% CI 19.5~29.6)		18.9(95% CI 16.0~23.7)		HR 0.79(95% CI 0.62~1.00) P=0.051	21
安全性	不良事件分级				P值	−11.76/20
	1~2	≥3	1~2	≥3	≥3	
疲劳	48.6%	1.7%	35.4%	0.8%		
寒战	48.6%	0	8.7%	0		
发热	42.8%	0	8.7%	0		

续表

安全性	不良事件分级				P值	−11.76/20
	1~2	≥ 3	1~2	≥ 3	≥ 3	
恶心	35.3%	0.3%	19.7%	0		
流感样症状	29.8%	0.7%	15%	0		
注射部位疼痛	26.7%	1%	6.3%	0		
呕吐	19.5%	1.7%	9.4%	0		
腹泻	18.5%	0.3%	11%	0		
头痛	18.1%	0.7%	9.4%	0		
肌痛	17.2%	0.3%	5.5%	0		
关节痛	16.4%	0.7%	8.7%	0		
肢体疼痛	15%	1.4%	8.6%	0.8%		
疼痛	15.4%	0.7%	9.4%	0.8%		
周围性水肿	11.3%	0.7%	7.8%	1.6%		
便秘	11.6%	0	5.5%	0.8%		
咳嗽	10.6%	0	7.9%	0		
食欲减退	10.3%	0	11%	0		
瘙痒	9.6%	0	15%	0		
蜂窝织炎	3.7%	2.1%	0.8%	0.8%		
注射部位红斑	5.1%	0	26%	0		
呼吸困难	3.5%	1%	8.6%	1.6%		
注射部位瘙痒	1.7%	0	16.5%	0		
额外获益						0/60
曲线终点						
症状改善						
QOL						
无治疗缓解期						
净健康获益			9.24			

点评

TalimogeneLaherparepvec（T-Vec，Imlygic，安进公司）为晚期黑色素瘤患者局部治疗的可选方案之一，证据来源于Ⅲ期多中心随机对照临床研究 NCT00769704，适用于晚期黑色素瘤患者不可切除的皮肤、皮下和淋巴结病灶的局部治疗。

（张晓实　李丹丹）

参考文献

［1］ANDTBACKA RH, KAUFMAN HL, COLLICHIO F, et al. Talimogene Laherparepvec improves durable response rate in patients with advanced melanoma. J Clin Oncol, 2015, 33 (25): 2780-2788.

第二十二章 骨肉瘤

骨肉瘤的一线化疗方案

方案 | AP 方案

方案	药物	剂量	用法及时间	周期
AP（3 周方案）（试验组）	多柔比星	25mg/(m^2·d)	IVGTT 4h, D1~3	Q21D
	顺铂	100mg/m^2	IVGTT 24h, D1	
AP（2 周方案）（对照组）	多柔比星	25mg/(m^2·d)	IVGTT 4h, D1~3	Q14D
	顺铂	100mg/m^2	IVGTT 24h, D1	
	GM-CSF	5ug/kg.d	IH D4~13	

方案评价

	AP（3 周方案）（n=241）	AP（2 周方案）（n=249）	风险比（可信区间）
有效性			
组织学缓解	199 例接受评价	204 例接受评价	
肿瘤坏死率 >90%	36%	50%	
肿瘤坏死率 ≤ 90%	64%	50%	
5 年生存率	55%	58%	0.94（0.71~1.24）

安全性	不良事件分级				P 值
	1~2	≥ 3	1~2	≥ 3	≥ 3 级
白细胞减少	~	81%	~	69%	<0.001
血小板减少	~	58%	~	77%	<0.001
中性粒细胞减少	~	92%	~	76%	<0.001
恶心	~	48%	~	53%	0.22
黏膜炎	~	27%	~	35%	0.06
感染	~	27%	~	25%	0.53

续表

安全性	不良事件分级				P值
	1~2	≥ 3	1~2	≥ 3	≥ 3 级
神经毒性	~	0	~	1%	0.16
耳毒性	~	0	~	3%	0.04
心脏毒性	~	3%	~	1%	0.14
任何毒性	~	97%	~	96%	0.34

点评

AP 方案推荐用于骨肉瘤一线治疗首选方案。其证据主要来源于 EORTC 80831、EORTC 80861 及 EORTC 80931 三个 Ⅲ 期临床研究,适应于初治、新辅助、辅助或远处转移的患者。常规剂量的 AP 方案(3 周)可使 36% 的骨肉瘤患者达到组织学良好缓解(坏死 >90%)。剂量密集型 AP(2 周)方案与常规剂量方案相比虽然能使组织学缓解率提高至 50%,但不能延长患者的无复发生存及总生存。该方案的主要不良事件为骨髓抑制及黏膜炎,常需粒细胞刺激因子支持。

(张 星 文习之)

参考文献

[1] LEWIS IJ, NOOIJ MA, WHELAN J, et al. Improvement in histologic response but not survival in osteosarcoma patients treated with intensified chemotherapy: a randomized phase Ⅲ trial of the European Osteosarcoma Intergroup. J Natl Cancer Inst, 2007, 99 (2): 112-128.

[2] SOUHAMIRL, CRAFT AW, VAN DER EIJKEN JW, et al. Randomised trial of two regimens of chemotherapy in operable osteosarcoma: a study of the European Osteosarcoma Intergroup. Lancet, 1997, 350 (9082): 911-917

[3] BRAMWELL VH, BURGERS M, SNEATH R, et al. A comparison of two short intensive adjuvant chemotherapy regimens in operable osteosarcoma of limbs in children and young adults: the first study of the European Osteosarcoma Intergroup. J Clin Oncol, 1992, 10: 1579-1591

方案Ⅱ MAP 多药联合方案

方案	药物	剂量	用法	时间(详见下图)
MAPIE 方案(试验组)	顺铂(P)	120mg/(m²·d)	IVGTT	D1
	多柔比星(A)	37.5mg/(m²·d)	IVGTT	D1,2
	甲氨蝶呤(M)	12g/m²	IVGTT>4h,CF 解救	D1
	异环磷酰胺(I)	2.8g/(m²·d)	IVGTT	D1~5
	美司钠	2.8g/(m²·d)	IV	D1~5
	依托泊苷(E)	100mg/(m²·d)	IVGTT	D1~5

续表

方案	药物	剂量	用法	时间(详见下图)
MAP 方案（对照组）	顺铂（P）	120mg/(m²·d)	IVGTT	D1
	多柔比星（A）	37.5mg/(m²·d)	IVGTT	D1,2
	甲氨蝶呤（M）	12g/m²	IVGTT>4h,CF 解救	D1

术前新辅助化疗示意图：

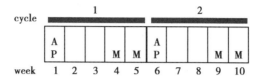

术后辅助化疗示意图（i= 异环磷酰胺 9g/m² 每周期）：

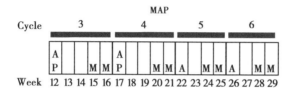

方案评价

	MAP (n=301)		MAPIE (n=298)		风险比(可信区间)
有效性					
3 年无事件生存率	55%		53%		HR 0.98（95% CI 0.78~1.23）

安全性	不良事件分级				P 值
	1~2	≥ 3	1~2	≥ 3	≥ 3
任何毒性	4%	95%	4%	94%	0.56
非血液学毒性	19%	77%	8%	87%	0.002 4
非粒细胞减少伴感染	17%	24%	13%	29%	
左室收缩功能减低	14%	1%	20%	1%	
中性粒细胞减少	5%	89%	4%	90%	
血小板减少	15%	78%	9%	83%	
粒细胞缺少性发热	0	50%	0	73%	
贫血	–	10%	–	12%	

续表

安全性	不良事件分级				P 值
	1~2	≥ 3	1~2	≥ 3	≥ 3
粒细胞减少伴感染	6%	36%	3%	53%	
白细胞减少	–	4%	–	7%	
低磷血症	24%	15%	26%	24%	
黏膜炎或胃炎	44%	33%	49%	30%	
低钾血症	–	<1%	–	3%	
情绪改变	24%	2%	25%	4%	
低镁血	–	1%	–	<1%	
血肌酐异常	14%	1%	18%	3%	
感染(中性粒细胞未知)	–	1%	–	2%	
电解质异常	–	1%	–	2%	
感染伴3~4度粒细胞减少	–	1%	–	1%	
血栓或栓塞	–	1%	–	<1%	
疼痛	–	4%	–	4%	
胆红素异常	36%	5%	43%	6%	
脑病	–	1%	–	1%	
血糖升高	–	1%	–	1%	
其他实验室检查异常	–	1%	–	1%	
癫痫	1%	<1%	3%	3%	
运动神经病变	1%	4%	3%	7%	
听力异常	22%	3%	27%	28%	
感觉神经病变	13%	2%	10%	12%	
嗜睡	1%	<1%	6%	8%	
意识模糊	2%	0	6%	8%	
盲肠炎	2%	1%	3%	4%	
过敏反应	–	1%	–	1%	
尿电解质消耗	7%	0	8%	10%	
肾小球滤过率下降	9%	0	14%	14%	
出血	4%	0	7%	7%	

点评

　　MAP 方案适用于初治、新辅助、辅助或远处转移的骨肉瘤患者,证据主要来源于Ⅲ期多中心随机对照临床研究 NCT00134030。适应于一般情况良好,器官功能正常的年轻患者。该方案主要限制性毒性包括骨髓抑制、肝肾功能损伤及心脏毒性,常需粒细胞刺激因子支持,大剂量甲氨蝶呤需监测血药浓度。

(张 星　文习之)

参考文献

[1] MARINA, N. M., S. SMELAND, S. S. BIELACK, M. BERNSTEIN, et al. Comparison of MAPIE versus MAP in patients with a poor response to preoperative chemotherapy for newly diagnosed high-grade osteosarcoma (EURAMOS-1): an open-label, international, randomised controlled trial. Lancet Oncol, 2016, 17 (10): 1396-1408.

方案Ⅲ 大剂量 MTX+AP+IFO 交替方案

药物	剂量	用法	时间
MTX	$12g/m^2$	IVDRIP 4h, CF 解救	第 0 周
顺铂	$60mg/(m^2 \cdot d)$	CIV 48h	第 1 周
多柔比星	$75(或 90)mg/m^2$	CIV 24h	第 1 周
异环磷酰胺	$3g/(m^2 \cdot d)$	CIV 120h	第 4 周
美司钠	$3g/(m^2 \cdot d)$	CIV 120h	第 4 周

点评

　　MTX/AP/IFO 四药交替方案是骨肉瘤的一线化疗推荐方案之一。目前该方案的证据主要来自于单中心的经验报道,适用于术前新辅助及术后辅助化疗,也可用于转移性患者的一线治疗。该方案的主要毒性为骨髓抑制,其中 4 级血液学毒性发生率为 21%。

（张 星 文习之）

参考文献

[1] BACCI G, BRICCOLI A, ROCCA M, et al. Neoadjuvant chemotherapy for osteosarcoma of the extremities with metastases at presentation：recent experience at the Rizzoli Institute in 57 patients treated with cisplatin, doxorubicin, and a high dose of methotrexate and ifosfamide. Ann Oncol, 2003, 14 ：1126-1134.

骨肉瘤的二线治疗方案

方案Ⅰ GD 方案

药物	剂量	用法	时间	周期
吉西他滨	$900mg/(m^2 \cdot d)$	IVDRIP	D1, 8	Q21D
多西他赛	$75mg/m^2$	IVDRIP	D1	

3~4级不良治疗相关反应发生率

不良事件	3级	4级
骨髓抑制		
贫血	32%	9%
中性粒细胞减少	50%	36%
血小板减少	41%	41%
胃肠道反应		
腹泻	9%	–
恶心	5%	–
呕吐	5%	–
肠炎	5%	–
肝毒性		
ALT/AST 升高	14%	–
代谢异常		
低钾血症	18%	5%
低磷血症	23%	–
血糖升高	5%	–
感染		
感染不伴中性粒细胞减少	14%	–
感染合并中性粒细胞减少	5%	–
粒细胞减少性发热	9%	–
神经系统		
感觉神经异常	5%	–
其他		
体液潴留	9%	–

点评

  GD 方案在骨肉瘤中的应用尚缺少大型临床试验数据,证据来源于小样本的回顾性研究报道。GD 方案治疗复发及转移性骨肉瘤的客观缓解率为 17%~30%,中位 PFS 为 6~7 个月,中位 OS 约 12 个月。GD 方案联合贝伐单抗可以增加疗效;客观缓解率为 57%,疾病控制率达到 79%,中位 PFS 7 个月,中位 OS 19 个月。GD 方案适用于复发难治或远处转移骨肉瘤的二线治疗。

(张 星 文习之)

参考文献

[1] NAVID F, WILLERT JR, MCCARVILLE MB, et al. Combination of gemcitabine and docetaxel in the treatment of children and young adults with refractory bone sarcoma. Cancer, 2008, 113 (2): 419-425.

[2] PALMERINI E, JONES RL, MARCHESI E, et al. Gemcitabine and docetaxel in relapsed and unresectable high-grade osteosarcoma and spindle cell sarcoma of bone. BMC Cancer, 2016, 16: 280.

[3] KUO C, KENT PM, LOGAN AD, et al. Docetaxel, bevacizumab, and gemcitabine for very high risk sarcomas in adolescents and young adults: A single-center experience. Pediatr Blood Cancer, 2017, 64 (4): e26265.

方案Ⅱ　IE 方案

药物	剂量	用法	时间	周期
依托泊苷	$75mg/(m^2 \cdot d)$	IVDRIP	D1~4	Q21D
异环磷酰胺	$3g/(m^2 \cdot d)$	IVDRIP	D1~4	
美司钠	20% 异环磷酰胺剂量	于异环磷酰胺 0,4,8h IV	D1~4	

点评

　　法国儿童肿瘤学会(French Society of Pediatric Oncology)的一项Ⅱ期临床试验纳入27例复发难治性骨肉瘤患者,使用异环磷酰胺联合依托泊苷取得了48%的应答率,并且在22例既往曾经接受过异环磷酰胺治疗的患者中仍有4例获得CR,6例获得PR。在另一项Ⅱ期临床试验中,环磷酰胺联合依托泊苷在复发性高危型骨肉瘤患者中获得了19%应答率、35%疾病稳定率,4个月后无进展生存率为42%。另外一项Ⅱ/Ⅲ期研究采用加大剂量的IE(依托泊苷总量500mg/m² 分5天,异环磷酰胺总量17.5g/m² 分5天)方案治疗初治的转移性骨肉瘤,共纳入43例患者,在39例可评价疗效的患者中,4例获得完全缓解,19例获得部分缓解,总体有效率为59%±8%。在肺转移患者中的2年无进展生存率39%±11%,而骨转移患者2年无进展生存率为58%±17%。目前IE方案是复发、难治或转移性骨肉瘤二线治疗中较为有效的方案。

(张 星　文习之)

参考文献

[1] GENTAT JC, BRUNAT-MENTIGNY M, DEMAILLE MC, et al. Ifosfamide and etoposide in childhood osteosarcoma. A phase II study of the French Society of Paediatric Oncology. Eur J Cancer, 1997, 33 (2): 232-237.

[2] BERGER M, MASSIMO B, GRIGNANI G, et al. Phase 2 trial of two courses of cyclophosphamide and etoposide for relapsed high-risk osteosarcoma patients. Cancer, 2009, 115 (13): 2980-2987.

[3] GOORIN AM, HARRIS MB, BERNSTEIN M, et al. Phase Ⅱ/Ⅲ trial of etoposide and high-dose ifosfamide in newly diagnosed metastatic osteosarcoma: a pediatric oncology group trial. J Clin Oncol, 2002, 20 (2): 426-433.

方案Ⅲ　索拉非尼

药物	用法	时间
索拉非尼	400mg PO BID	至疾病进展或出现不能耐受的不良事件

治疗相关不良事件

不良事件	分级		
	1~2	3	4
贫血	46%	6%	0
白细胞减少	49%	3%	0
手足综合征	29%	9%	0
皮疹	31%	3%	0
黏膜炎/胃炎	26%	3%	0
腹泻	26%	0	0
血小板减少	17%	6%	0
恶心	14%	3%	0
疲倦	14%	3%	0
瘙痒	14%	0	0
体重下降	11%	0	0
高血压	9%	0	0
脂肪酶升高	3%	3%	3%
腹部绞痛	9%	0	0
CK 升高	0	0	6%
脱发	3%	0	0
气胸	0	0	3%
出血	0	3%	0

点评

在一项Ⅱ期临床试验中,入组 35 例标准治疗失败的高级别骨肉瘤患者,经索拉非尼治疗后,4 个月无进展生存率为 46%,中位 PFS 及 OS 分别为 4 个月及 7 个月。临床受益率(定义为 6 个月无疾病进展)为 29%,客观有效率及疾病控制率分别为 8% 及 49%。46% 的患者因毒性进行剂量调整或中断治疗。另一项Ⅱ期临床试验探索了索拉非尼联合依维莫司在高级别骨肉瘤二线治疗中的价值,入组 38 例患者,结果显示 6 个月无进展生存率为 45%。但是索拉非尼联合依维莫司副反应较大,有 66% 患者因治疗毒性需减量或中断治疗。索拉非尼在骨肉瘤的二线及三线治疗中显示出较好的疗效,NCCN 指南推荐其用于骨肉瘤的二线及以上治疗。

(张　星　文习之)

参考文献

［1］GRIGNANI G, PALMERINI E, DILEO P, et al. A phase Ⅱ trial of sorafenib in relapsed and unresectable high-grade osteosarcoma after failure of standard multimodal therapy: an Italian Sarcoma Group study. Ann Oncol, 2012, 23 (2): 508-516.

［2］GRIGNANI G, PALMERINI E, FRRRARESI V, et al. Sorafenib and everolimus for patients with unresectable high-grade osteosarcoma progressing after standard treatment: a non-randomised phase 2 clinical trial. Lancet Oncol, 2015, 16 (1): 98-107.

第二十三章　软组织肉瘤

软组织肉瘤的辅助化疗

方案 |　AI 方案

药物	剂量	用法	周期
多柔比星	75mg/m^2	IV D1	Q21D
异环磷酰胺	5g/m^2	CIV 24h D1	Q21D
美司钠	60% 异环磷酰胺剂量	与异环磷酰胺同时使用	Q21D

粒细胞刺激因子支持:G-CSF 3μg/(kg·d),D3~16

治疗相关不良事件

不良事件	分级			
	1	2	3	4
白细胞减少	12%	14%	19%	28%
中性粒细胞减少	4%	10%	9%	30%
血小板减少	12%	8%	13%	8%
贫血	33%	29%	8%	1%
肌酐升高	2%	<1%	0	<1%
胆红素升高	3%	0	<1%	0
AST 升高	15%	0	0	0
ALT 升高	30%	5%	1%	0
恶心	28%	42%	7%	0
呕吐	17%	53%	5%	0
腹泻	14%	2%	0	0
黏膜炎	29%	16%	3%	0
脱发	6%	59%	17%	0
发热	4%	7%	<1%	0
感染	13%	11%	7%	2%
神经毒性	17%	4%	1%	0
心脏毒性	7%	1%	<1%	0

点评

虽然有多项临床试验探索了含阿霉素方案辅助化疗在软组织肉瘤中的地位,但是目前辅助化疗是否能带来生存获益仍存在争论。一项意大利的研究中,采用表柔比星联合异环磷酰胺方案(EI 方案)辅助治疗高危复发风险的肢体软组织肉瘤患者,结果显示:与安慰剂相比,EI 方案能延长患者 DFS 及 OS,二组 DFS 为 48 个月 vs 16 个月,OS 分别为 75 个月 vs 46 个月。另一项多中心随机对照研究(EORTC 62931)纳入 351 例 Trojani 评分为 II ~ III 级的术后软组织肉瘤患者,随机分组接受 AI 方案辅助化疗或观察,结果显示:与观察相比,AI 方案辅助化疗并不能延长患者 RFS 及 OS。一项纳入了 18 个研究,包含 1 953 例患者的 meta 分析显示,含阿霉素方案的术后辅助化疗可降低局部复发风险(OR 0.73,95% CI 0.56~0.94)及远处转移风险(OR 0.67,95% CI 0.56~0.82)。多柔比星单药方案未能显示生存获益,而 AI 方案的辅助化疗能带来生存获益(OR 0.56,95% CI 0.36~0.85)。在另一项纳入 1 513 例患者的 meta 分析中,对患者按 FNCLCC 分级分层发现,术后辅助治疗能显著增加 G3 患者的术后无转移生存率(5 年无转移生存率:58% vs 49%,HR 0.7)及总生存率(5 年生存率:58% vs 45%,HR 0.6),但未能延长 G2 患者的生存。目前,对存在高危因素的高级别(G3)软组织肉瘤患者,推荐术后予 AI 方案辅助化疗 6 个周期。该方案骨髓毒性重,常需要粒细胞刺激因子支持,在我国的临床实践中,通常需要降低阿霉素的剂量,异环磷酰胺可增加至 7.5g/m^2 分 3 天静脉滴注给药。

(张 星 文习之)

参考文献

[1] FRUSTACI S, GHERLINZONI F, DE PAOLI A, et al. Adjuvant chemotherapy for adult soft tissue sarcomas of the extremities and girdles: results of the Italian randomized cooperative trial. J Clin Oncol, 2001, 19 (5): 1238-1247.

[2] WOLL PJ, REICHARDT P, LE CA, et al. Adjuvant chemotherapy with doxorubicin, ifosfamide, and lenograstim for resected soft-tissue sarcoma (EORTC 62931): a multicentre randomised controlled trial. Lancet Oncol, 2012, 13 (10): 1045-1054.

[3] PERVAIZ N, COLTERJOHN N, FARROKHYAR F, et al. A systematic meta-analysis of randomized controlled trials of adjuvant chemotherapy for localized resectable soft-tissue sarcoma. Cancer, 2008, 113 (3): 573-581.

[4] ITALIANO A, DELVA F, MATHOULIN-PELISSIER S, et al. Effect of adjuvant chemotherapy on survival in FNCLCC grade 3 soft tissue sarcomas: a multivariate analysis of the French Sarcoma Group Database. Ann Oncol, 2010, 21 (12): 2436-2441.

软组织肉瘤的一线化疗方案

方案 I　多柔比星

方案	药物	剂量	用法	时间	周期
AI（试验组）	多柔比星	25mg/(m²·d)	IV	D1~3	Q21D
	异环磷酰胺	2.5g/(m²·d)	IVDRIP	D1~4	
	美司钠	0.5g/m² IV 于异环磷酰胺前，之后 1.5g/m² IVDRIP 与异环磷酰胺同时使用			
多柔比星单药（对照组）	多柔比星	75mg/m²	IVDRIP	D1	Q21D

方案评价

	AI 方案（n=227）	多柔比星（n=228）	风险比（可信区间）	ASCO 评分
有效性				17/100
总缓解率	26.4%	13.6%	P<0.000 6	
无进展生存期（月）	7.4	4.6	HR 0.74（95% CI 0.60~0.9）	
总生存期（月）	14.3	12.8	HR 0.83（95% CI 0.67~1.03）	17

安全性	不良事件分级（%）				P 值	
	1~2	≥ 3	1~2	≥ 3	≥ 3	0/20
粒细胞减少	~	42	~	37		
白细胞减少	~	43	~	18		
粒细胞缺少性发热	~	46	~	13		
贫血	~	35	~	4		
血小板减少	~	<1	~	33		
额外获益						0/60
曲线终点						
症状改善						
QOL						
无治疗缓解期						
净健康获益		17				

点评

多柔比星是软组织肉瘤一线治疗的标准药物,疗效与剂量相关,证据来源于EORTC 62012 研究。多柔比星联合异环磷酰胺(AI 方案)与多柔比星单药相比能增加近期有效率,但 3~4 级血液学毒性明显增加,且未显示出生存优势,仅推荐于希望通过化疗尽快缩小肿瘤、缓解症状或者争取获得手术机会且一般情况较好的年轻患者。本研究中纳入的人群均为西方人,多柔比星的用药剂量较大,在我国临床实践中通常需要调整药物剂量并严密监测不良事件。

(张 星 文习之)

参考文献

[1] JUDSON I, VERWEIJ J, GELDERBLOM H, et al. Doxorubicin alone versus intensified doxorubicin plus ifosfamide for first-line treatment of advanced or metastatic soft-tissue sarcoma: a randomised controlled phase 3 trial. Lancet Oncol, 2014, 15 (4): 415-423.

方案 Ⅱ　Olaratumab 联合多柔比星

方案	药物	剂量	用法	时间	周期
Olaratumab 联合多柔比星 (试验组)	奥拉木单抗	15mg/(kg·d)	IVDRIP	D1, 8	Q21D
	多柔比星	75mg/m²	IVDRIP	D1	
多柔比星(对照组)	多柔比星	75mg/m²	IVDRIP	D1	Q21D

方案评价

	联合方案 (n=64)		多柔比星 (n=65)		风险比(可信区间)	ASCO 评分
有效性						54/100
总缓解率	18.2%		7.5%		P=0.342 1	
无进展生存期(月)	8.2		4.4		HR 0.67(95% CI 0.40~1.12)	54
总生存期(月)	26.5		14.7		HR 0.46(95% CI 0.30~0.71)	
安全性	不良事件分级(%)				P 值	-6.2/20
	1~2	≥ 3	1~2	≥ 3	≥ 3	
恶心	71.8	1.6	49.2	3.1		
疲倦	59.4	9.4	66.1	3.1		
粒细胞减少	4.6	53.2	3.3	32.1		
黏膜炎	50	3.1	30.8	4.6		
脱发	51.6	0	40	0		

续表

| 安全性 | 不良事件分级（%） | | | | P 值 | -6.2/20 |
	1~2	≥ 3	1~2	≥ 3	≥ 3	
呕吐	45.3	0	18.5	0		
贫血	28.1	12.5	27.7	9.2		
白细胞减少	4.6	36	1.6	16.9		
便秘	34.4	0	30.8	1.5		
腹泻	31.3	3.1	23.1	0		
食欲减退	29.7	1.6	23.1	0		
腹痛	20.3	3.1	13.8	0		
发热	23.4	0	18.5	0		
肌肉酸痛	64.1	–	24.6	–		
粒细胞缺少性发热	–	12.5	–	13.8		
感染	34.4	7.8	30.7	10.8		
输液反应	9.6	3.1	0	0		
心功能损伤	21.8	1.6	16.9	0		
额外获益						20/60
曲线终点	20					
症状改善						
QOL						
无治疗缓解期						
净健康获益			67.8			

点评

奥拉木单抗联合多柔比星适用于晚期软组织肉瘤的一线治疗,证据来源于一项Ⅱ期开放标签的随机临床研究(NCT01185964)。美国 FDA 及欧盟曾批准奥拉木单抗联合阿霉素用于组织学亚型适合含蒽环类方案的不能手术根治的软组织肉瘤成人患者的一线治疗,但由于Ⅲ期 ANNOUNCE 研究结果为阴性,该药于 2019 年全球撤市。约 14% 的患者输注奥拉木单抗时发生输液反应,其中 3 级以上输液反应发生率为 2.3%,使用前建议予苯海拉明及地塞米松等预处理。

（张　星　文习之）

参考文献

[1] TAP WD, JONES RL, VAN TINE BA, et al. Olaratumab and doxorubicin versus doxorubicin alone for treatment of soft-tissue sarcoma: an open-label phase 1b and randomised phase 2 trial. Lancet, 2016, 388 (10043): 488-497.

方案Ⅲ MAID 方案

方案	药物	剂量	用法	时间	周期
MAID-I（试验组）	多柔比星	25mg/（m²·d）	IV	D1~3	Q21D
	异环磷酰胺	3.0g/（m²·d）	IVDRIP	D1~3	
	美司钠	3.0g/（m²·d）	CIV	D1~4	
	达卡巴嗪	400mg/（m²·d）	IVDRIP	D1~3	
MAID（对照组）	多柔比星	20mg/（m²·d）	IV	D1~3	Q21D
	异环磷酰胺	2.5g/（m²·d）	IVDRIP	D1~3	
	美司钠	2.5g/（m²·d）	CIV	D1~4	
	达卡巴嗪	300mg/（m²·d）	IVDRIP	D1~3	

方案评价

	MAID-I 方案（n=71）		MAID 方案（n=74）		风险比（可信区间）	ASCO评分
有效性						−2.6/100
总缓解率	38%		35%			
无进展生存期（周）	39		42			
总生存期（周）	74		76			−2.6
安全性	不良事件分级				P 值	−1.3
	1~2	≥ 3	1~2	≥ 3	≥ 3	
中性粒细胞减少	–	94%	–	85%	P=0.06	
血小板减少	–	79%	–	34%	P<0.000 1	
贫血	–	77%	–	60%	P=0.02	
感染	–	16%	–	9%	P=0.17	
出血	–	5%	–	1%	P=0.4	
乏力	–	15%	–	9%	P=0.24	
胃炎	–	15%	–	6%	P=0.08	
恶心呕吐	–	26%	–	20%	P=0.4	
额外获益						0/60
曲线终点						
症状改善						
QOL						
无治疗缓解期						
净健康获益			<0			

点评

美国哈佛医学院 Dana-Farber 癌症中心于 20 世纪 80 年代后期将阿霉素、异环磷酰胺及达卡巴嗪三药组合成 MAID 方案，以期获得最佳疗效。MAID 方案一线治疗晚期软组织肉瘤有多个Ⅱ期及Ⅲ期临床研究支持，适用于一般情况好，组织学分级高，希望通过化疗尽快缩小肿瘤、缓解症状的年轻患者。该方案骨髓抑制严重，需粒细胞刺激因子支持。大剂量的 MAID 方案增加毒性但不能提高疗效，不推荐使用。

（张　星　文习之）

参考文献

[1] FAYETTE J, PENEL N, CHEVREAU C, et al. Phase Ⅲ trial of standard versus dose-intensified doxorubicin, ifosfamide and dacarbazine (MAID) in the first-line treatment of metastatic and locally advanced soft tissue sarcoma. Invest New Drugs, 2009, 27 (5): 482-489.

[2] ANTMAN K, CROWLEY J, BALCERZAK SP, et al. An intergroup phase Ⅲ randomized study of doxorubicin and dacarbazine with or without ifosfamide and mesna in advanced soft tissue and bone sarcomas. J Clin Oncol, 1993, 11 (7): 1276-1285.

[3] ELIAS A, RYAN L, SULKES A, et al. Response to mesna, doxorubicin, ifosfamide, and dacarbazine in 108 patients with metastatic or unresectable sarcoma and no prior chemotherapy. J Clin Oncol, 1989, 7 (9): 1208-1216.

方案Ⅳ　CAV/IE 方案

方案	药物	剂量	用法	时间	周期
CAV/IE* 方案（试验组）	环磷酰胺	1 200mg/m²	IVDRIP	D1	Q21D
	美司钠	720mg/m²	IV	D1	
	多柔比星**	75mg/m²	IV	D1	
	长春新碱	2mg/m²,总量不超过 2mg	IV	D1	
	依托泊苷	100mg/(m²·d)	IVDRIP	D1~5	Q21D
	异环磷酰胺	1 800mg/(m²·d)	IVDRIP	D1~5	
	美司钠	1 080mg/(m²·d)	IV	D1~5	
CAV 方案（对照组）	环磷酰胺	1 200mg/m²	IVDRIP	D1	Q21D
	美司钠	720mg/m²	IV	D1	
	多柔比星**	75mg/m²	IV	D1	
	长春新碱	2mg/m²,总量不超过 2mg	IV	D1	

*.CAV 与 IE 方案每三周交替进行；

**.当多柔比星累积剂量达到 375mg/m² 时，可用放线菌素 D 1.25mg/m² 代替

点评

　　该研究比较了 CAV-IE 方案与 CAV 方案在初诊尤因肉瘤患者中的疗效,研究共纳入 398 例无转移的局限期患者及 120 例转移性患者。结果显示:与 CAV 方案相比,CAV-IE 交替方案显著提高局限期尤因肉瘤患者的 5 年无瘤生存率(69%±3% vs 54%±4%,P=0.005)与总生存率(72%±3.4% vs 61%,P=0.01)。但是该方案并不能改善转移性患者的预后,二组的 5 年无事件生存率均为 22%。由于对尤因肉瘤的化疗缺乏更有效的新药,多年来,研究者们试图通过改变现有有效方案的剂量强度来提高化疗疗效。在 INT-0154 研究与 COG 研究中,增加了 CAV/IE 方案中环磷酰胺与异环磷酰胺的每周期剂量,与标准剂量方案相比,高剂量化疗并未能带来生存获益。相反,在另外一项儿童肿瘤学组的研究中发现,采用剂量密集型 CVA/IE 方案(每 2 周一次)治疗年龄小于 50 岁的初诊非转移性尤因肉瘤患者,与标准的每 3 周方案相比,2 周方案显著提高患者的 5 年无瘤存率(73% vs 65%),且毒性无明显增加。CAV/IE 方案在横纹肌肉瘤中也显示出较好的疗效,在一项探索性研究中,采用 CAV/IE 方案辅助治疗 46 例中危横纹肌肉瘤患者,5 年无事件生存率可达到 82%,与历史对照(长春新碱＋放线菌素 D＋环磷酰胺/异环磷酰胺方案化疗)相比,可降低失败率(RR 0.5,P=0.06)。CAV/IE 交替方案是尤因肉瘤及横纹肌肉瘤一线治疗的优选方案,有多个临床试验支持。剂量密集型 CVA/IE 方案(每 2 周一次)能进一步提高疗效,适用于年龄小于 50 岁的年轻患者。该方案的主要毒性为骨髓抑制,需粒细胞刺激因子支持。

（张　星　文习之）

参考文献

［1］ GRIER HE, KRAILO MD, TARBELL NJ, et al. Addition of ifosfamide and etoposide to standard chemotherapy for Ewing's sarcoma and primitive neuroectodermal tumor of bone. N Engl J Med, 2003, 348 (8): 694-701.

［2］ WOMER RB, WEST DC, KRAILO MD, et al. Randomized controlled trial of interval-compressed chemotherapy for the treatment of localized Ewing sarcoma: a report from the Children's Oncology Group. J Clin Oncol, 2012, 30 (33): 4148-4154.

［3］ GRANOWETTER L, WOMER R, DEVIDAS M, et al. Dose-intensified compared with standard chemotherapy for nonmetastatic Ewing sarcoma family of tumors: a Children's Oncology Group Study. J Clin Oncol, 2009, 27 (15): 2536-2541.

［4］ ARNDT CA, HAWKINS DS, MEYER WH, et al. Comparison of results of a pilot study of alternating vincristine/doxorubicin/cyclophosphamide and etoposide/ifosfamide with IRS-IV in intermediate risk rhabdomyosarcoma: a report from the Children's Oncology Group. Pediatr Blood Cancer, 2008, 50 (1): 33-36.

软组织肉瘤的二线治疗方案

方案 |　GD 方案

方案	药物	剂量	用法	时间	周期
GD 方案（试验组）	吉西他滨	900mg/(m^2·d)	IV 10mg/(m^2·min) 固定速率输注法	D1,8	Q21D
	多西他赛	100mg/m^2	IV　1h	D1	
G 方案（对照组）	吉西他滨	1 200mg/(m^2·d)	IV 10mg/(m^2·min) 固定速率输注法	D1,8	Q21D

用 G-CSF 支持

方案评价

	GD 方案（n=73）		G 方案（n=49）		风险比（可信区间）	ASCO 评分
有效性						55/100
总缓解率	16%		8%			
无进展生存期（月）	6.2		3			
总生存期（月）	17.9		11.5			55

安全性	不良事件分级				P 值	−0.83/20
	1~2	≥ 3	1~2	≥ 3	≥ 3	
中性粒细胞减少	–	16%	–	29%		
贫血	–	7%	–	13%		
血小板减少	–	40%	–	40%		
粒细胞缺少性发热	–	5%	–	7%		
肺毒性	–	7%	–	6%		
疲倦	–	16%	–	8%		
肌肉酸痛	–	8%	–	2%		
其他	–	23%	–	2%		

额外获益

曲线终点

症状改善

QOL

无治疗缓解期

净健康获益

点评

　　GD 方案二线治疗晚期软组织肉瘤的证据主要来自于一项多中心 Ⅱ 期临床（NCT00142571）。在 Ⅲ 期研究（GeDDiS 研究）中，GD 方案与多柔比星对比一线治疗晚期软组织肉瘤，疗效相当，但毒性更大，费用更高，目前主要推荐用于软组织肉瘤的二线及以上治疗。值得注意的是，GD 方案血液学毒性大，在中国患者中多西他赛需要减量，临床推荐剂量一般为 60mg/m^2。

（张　星　文习之）

参考文献

［1］ SEDDON B, STRAUSS SJ, WHELAN J, et al. Gemcitabine and docetaxel versus doxorubicin as first-line treatment in previously untreated advanced unresectable or metastatic soft-tissue sarcomas (GeDDiS): a randomised controlled phase 3 trial. Lancet Oncol, 2017, 18 (10): 1397-1410.

［2］ MAKI RG, WATHEN JK, PATEL SR, et al. Randomized phase Ⅱ study of gemcitabine and docetaxel compared with gemcitabine alone in patients with metastatic soft tissue sarcomas: results of sarcoma alliance for research through collaboration study 002 [corrected]. J Clin Oncol, 2007, 25 (19): 2755-2763.

方案 Ⅱ　培唑帕尼

方案	药物	剂量	用法	时间
培唑帕尼（试验组）	培唑帕尼	800mg/d	PO QD	至疾病进展或出现不能耐受的不良事件
安慰剂（对照组）	安慰剂	800mg/d	PO QD	至疾病进展或出现不能耐受的不良事件

方案评价

	培唑帕尼（n=246）		安慰剂（n=123）		风险比（可信区间）	ASCO 评分
有效性						14/100
总缓解率	6%		0		RR	
无进展生存期（月）	4.6		1.6		HR 0.31（95% CI 0.24~0.4）	
总生存期（月）	12.5		10.7		HR 0.86（95% CI 0.67~1.11）	14
安全性	不良事件分级				P 值	−7.37/20
	1~2	≥ 3	1~2	≥ 3	≥ 3	
疲倦	52%	13%	43%	6%		
腹泻	53%	5%	15%	1%		
恶心	51%	3%	26%	2%		
体重减轻	48%	0	20%	0		
高血压	34%	7%	4%	3%		
厌食	34%	6%	20%	0		
毛发色素减退	28%	0	2%	0		

续表

安全性	不良事件分级				P 值	−7.37/20
	1~2	≥ 3	1~2	≥ 3	≥ 3	
呕吐	30%	3%	10%	1%		
味觉障碍	27%	0	4%	0		
皮疹或脱屑	1%	0	11%	0		
黏膜炎	18%	<1%	3%	0		
γ-GT 升高	13%		11%			
ALT 升高	10%		3%			
AST 升高	8%		2%			
胆红素升高	2%		2%			
额外获益						16/60
曲线终点	16					
症状改善						
QOL						
无治疗缓解期						
净健康获益			22.63			

点评

2012 年 4 月 26 日美国 FDA 批准培唑帕尼用于化疗失败的除脂肪肉瘤及胃肠间质瘤以外的转移性软组织肉瘤的二线治疗。培唑帕尼获批肉瘤适应证的关键数据来自 PALETTE 研究（NCT01528618）。培唑帕尼在肉瘤患者中的常见不良事件类型与肾癌类似,但总体发生率比肾癌高,最常见不良事件为疲乏、腹泻、恶心、体重减轻和高血压。培唑帕尼的黑框警告提示它具有严重及致死性肝毒性的潜在风险,临床应用中应监测患者的肝功能,一旦出现肝功能异常,应及时处理。对基线存在中度肝损伤患者,可减量至 200mg/d;严重肝损伤患者不建议使用。

（张 星 文习之）

参考文献

[1] VAN DER GRAAF WT, BLAY JY, CHAWLA SP, et al. Pazopanib for metastatic soft-tissue sarcoma (PALETTE): a randomised, double-blind, placebo-controlled phase 3 trial. Lancet, 2012, 379 (9829): 1879-1886.

方案Ⅲ 盐酸安罗替尼

药物	剂量	用法	周期
盐酸安罗替尼胶囊	12mg	PO QD 服药 2 周停 1 周	Q21D，至疾病进展或出现不可耐受的不良事件

治疗相关不良事件

不良事件	分级		
	所有级别	1~2	3~4
甘油三酯升高	44%	40%	3.6%
手足综合征	43%	42%	0.6%
高血压	42%	37%	4.8%
疲倦	37%	37%	0
蛋白尿	37%	36%	0.6%
咽痛	32%	32%	0
腹泻	27%	27%	0.6%
TSH 升高	26%	25%	1.2%
胆固醇升高	19%	19%	0
甲减	19%	19%	0
声嘶	17%	17%	0
厌食	17%	17%	0
ALT 升高	16%	15%	0.6%
AST 升高	13%	13%	0
胃痛	12%	12%	0.6%
总胆红素升高	11%	11%	0
GGT 升高	10%	10%	0.6%
LDL 升高	10%	10%	0
血糖升高	10%	10%	0

点评

在盐酸安罗替尼二线治疗晚期软组织肉瘤的Ⅱ期研究中显示（NCT01878448），安罗替尼有效率为 12.6%，12 周无疾病进展生存率达 68.4%，中位无进展生存期为 5.63 个月，中位总生存期为 12.33 个月。在与安慰剂对照的Ⅱ B 期研究中（ALTER0203），安罗替尼显著延长患者无进展生存期，降低疾病进展风险（6.27 个月 vs 1.47 个月，HR 0.33）。按病理亚型进行亚组分析发现，安罗替尼能显著延长滑膜肉瘤（5.73 个月 vs 1.43 个月）、平滑肌肉瘤（5.83 个月 vs 1.43 个月）及腺泡状软组织肉瘤（18.23 个月 vs 3 个月）等多种亚型的 PFS，其中腺泡状软组织肉瘤可考虑一线使用。该药物的主要不良事件包括乏力、高血压、手足综合征等，通过对症治疗或降低药物剂量等方式能够得到有效控制。

（张 星 文习之）

参考文献

［1］CHI Y, FANG Z, HONG XN, et al. Safety and efficacy of anlotinib, a multikinase angiogenesis inhibitor, in patients with refractory metastatic soft tissue sarcoma. Clin Cancer Res, 2018, 24 (21): 5233-5238.

［2］CHI Y, et al. Anlotinib for metastasis soft tissue sarcoma: A randomized, double-controlledand multi-centered clinical trial. J Clin Oncol, 2018, 36 (suppl; abstr 11503)

方案Ⅳ 艾瑞布林方案

方案	药物	剂量	用法	时间	周期
艾瑞布林(试验组)	艾瑞布林	1.4mg/(m²·d)	IV 2~5min	D1,8	Q21D
DTIC(对照组)	DTIC	研究者选择	IVDRIP	D1	Q21D

方案评价

	艾瑞布林(n=226)	DTIC(n=224)	风险比(可信区间)	ASCO 评分
有效性				23/100
总缓解率	4%	5%		
无进展生存期(月)	2.6	2.6	HR 0.88(0.71~1.09)	
总生存期(月)	13.5	11.5	HR 0.77(95% CI 0.62~0.95)	23

安全性	不良事件分级				P 值	−1.01/20
	1~2	≥ 3	1~2	≥ 3		
疲倦	41%	73%	37%	1%		
恶心	39%	1%	47%	<1%		
脱发	35%	0	3%	0		
便秘	31%	1%	25%	<1%		
发热	27%	1%	13%	<1%		
贫血	23%	7%	19%	12%		
乏力	19%	2%	20%	3%		
周围神经病	19%	2%	4%	0		
食欲减退	19%	1%	18%	1%		
腹痛	18%	1%	11%	4%		
呕吐	18%	1%	22%	<1%		
头痛	18%	0	9%	0		
咳嗽	17%	0	13%	0		
腹泻	16%	<1%	15%	1%		

续表

安全性	不良事件分级				P 值	−1.01/20
	1~2	≥ 3	1~2	≥ 3		
呼吸困难	14%	2%	14%	2%		
背痛	14%	2%	13%	1%		
胃炎	19%	1%	4%	<1%		
水肿	12%	0	7%	<1%		
肌痛	10%	0	8%	0		
尿路感染	9%	2%	5%	<1%		
粒细胞缺乏	8%	35%	8%	16%		
低钾血症	8%	3%	2%	1%		
白细胞减少	6%	10%	6%	5%		
血小板减少	5%	<1%	13%	15%		
额外获益						20/60
曲线终点	20					
症状改善						
QOL						
无治疗缓解期						
净健康获益			41.99			

点评

　　艾瑞布林适用于局部晚期或转移性脂肪肉瘤的二线及以上治疗,其证据来源于Ⅲ期多中心随机对照试验(Trial 309)。与达卡巴嗪相比,艾瑞布林显著延长脂肪肉瘤患者总生存及无进展生存期,但在平滑肌肉瘤中的疗效较达卡巴嗪并无优势。虽然该药有效率仅5%,但是基于其显著的生存优势,已被FDA批准上市用于晚期脂肪肉瘤的二线治疗。值得注意的是,在临床试验中,艾瑞布林组3~4级的不良事件发生率大于达卡巴嗪,其主要剂量限制性毒性为骨髓抑制,表现为贫血及中性粒细胞减少。

(张 星 文习之)

参考文献

[1] SCHÖFFSKI P, CHAWLA S, MAKI RG, et al. Eribulin versus dacarbazine in previously treated patients with advanced liposarcoma or leiomyosarcoma: a randomised, open-label, multicentre, phase 3 trial. Lancet, 2016, 387 (10028): 1629-1637.

方案 V　曲贝替定方案

方案	药物	剂量	用法	时间	周期
曲贝替定（试验组）	曲贝替定	1.5mg/m²	CIV，24h	D1	Q21D
	地塞米松	20mg	IV，曲贝替定前30min	D1	
DTIC（对照组）	DTIC	1g/m²	IVDRIP	D1	Q21D

方案评价

	曲贝替定（n=340）		DTIC（n=155）		风险比（可信区间）	ASCO评分
有效性						7/100
总缓解率	9.9%		6.9%		RR 1.47（95% CI 0.72~3.2）	
无进展生存期（月）	4.2		1.5		HR 0.55（95% CI 0.44~0.70）	
总生存期（月）	13.7		13.1		HR 0.93（95% CI 0.75，1.15）	7
安全性	不良事件分级				P值	−5.2/20
	1~2	≥3	1~2	≥3		
恶心	68%	5%	47%	2%		
疲倦	61%	6%	49%	2%		
粒细胞减少	12%	37%	8%	21%		
ALT升高	19%	26%	5%	1%		
呕吐	39%	5%	20%	1%		
贫血	25%	14%	17%	12%		
便秘	35%	1%	28%	0		
AST升高	22%	13%	5%	0		
食欲减退	32%	2%	19%	1%		
腹泻	32%	2%	23%	0		
血小板减少	13%	17%	18%	18%		
呼吸困难	21%	4%	18%	1%		
水肿	23%	1%	13%	1%		
头痛	23%	<1%	19%	0		
碱性磷酸酶升高	19%	1%	7%	0		
咳嗽	18%	<1%	21%	0		
额外获益						16/60
曲线终点	16					
症状改善						
QOL						
无治疗缓解期						
净健康获益			17.8			

点评

  曲贝替定用于不能手术切除或转移性脂肪肉瘤与平滑肌肉瘤的二线治疗,证据来源于Ⅲ期多中心随机对照试验 NCT01343277。目前曲贝替定已获得 FDA 批准上市,但在我国仍未上市。曲贝替定治疗前需地塞米松预处理,该药有导致重度中性粒细胞减少性败血症、横纹肌溶解、心肌病变及肝损伤等的风险,治疗期间应注意监测,对中度肝损伤患者,建议减量至 $0.9mg/m^2$。

(张　星　文习之)

参考文献

[1] DEMETRI GD, VON MM, JONES RL, et al. Efficacy and safety of trabectedin or dacarbazine for metastatic liposarcoma or leiomyosarcoma after failure of conventional chemotherapy: results of a phase Ⅲ randomized multicenter clinical trial. J Clin Oncol, 2016, 34 (8): 786-793.

方案Ⅵ　帕博利珠单抗

药物	剂量	用法	时间	周期
帕博利珠单抗	200mg	IVDRIP　30min	D1	Q21D,至疾病进展或出现不可耐受的不良事件

点评

  帕博利珠单抗治疗软组织肉瘤的证据主要来自Ⅱ期临床试验(SARC 028 研究),单药总体有效率为 18%,疾病控制为 56%,其中多形性未分化肉瘤及脂肪肉瘤显示出较好的反应率,分别为 40% 及 20%。在另一项 PD-1 抗体(JS001)治疗晚期实体瘤的Ⅰ期研究(NCT02836834)中纳入了 12 例腺泡状软组织肉瘤,有 1 例患者治疗后 CR,2 例 PR,总体有效率为 25%。肉瘤的病理亚型分类复杂,不同亚型肿瘤的生物学行为各异,在选择免疫治疗时可能需要区别对待,目前帕博利珠单抗被 NCNN 指南推荐用于转移性多形性未分化肉瘤及腺泡状软组织肉瘤。帕博利珠单抗骨与软组织肿瘤中的安全性与其他肿瘤类似。

(张　星　文习之)

参考文献

[1] TAWBI HA,BURGESS M,BOLEJACK V,et al.Pembrolizumab in advanced soft-tissue sarcoma and bone sarcoma(SARC028):a multicentre,two-cohort,single-arm,open-label,phase 2 trial.Lancet Oncol,2017,18(11):1493-1501.

[2] YANG S,YANG J,HAN X,et al.Effect of JS001,a monoclonal antibody targeting programed death-1(PD-1),on responses and disease control in patients with advanced or refractory alveolar soft part sarcoma:Results from a phase 1 trial.2018.

方案Ⅶ　纳武单抗联合伊匹单抗

方案	药物	剂量	用法	周期
OI 方案 （试验组）	纳武单抗	3mg/kg	IVDRIP D1	Q21D×4,Q14D 维持 2 年
	伊匹单抗	1mg/kg	IVDRIP D1	Q21D×4
O 方案　（对照组）	纳武单抗	3mg/kg	IVDRIP D1	Q21D×4,Q14D 维持 2 年

方案评价

	OI 方案（n=42）	O 方案（n=43）
有效性		
总缓解率	16%	5%
无进展生存期（月）	4.1	1.7
总生存期（月）	14.3	10.7

安全性	不良事件分级			
	1~2	≥ 3	1~2	≥ 3
肾上腺皮质功能不全	12%	2%	–	–
ALT 升高	–	7%	–	–
碱性磷酸酶	–	2%	–	–
贫血	14%	19%	19%	10%
厌食	33%	–	24%	2%
AST 升高	–	4%	–	–
心脏毒性	–	2%	–	–
肠穿孔	–	–	–	2%
便秘	14%	–	12%	2%
咳嗽	19%	–	31%	–
肌酐升高	–	2%	–	2%
脱水	–	2%	–	5%
腹泻	26%	–	10%	2%
呼吸困难	19%	7%	24%	–
肢体水肿	–	2%	–	–
疲倦	69%	5%	57%	2%
粒细胞减少性发热	–	–	–	2%
发热	–	–	10%	–
胃肠瘘	–	2%	–	–
肌肉无力	–	–	–	2%
生殖器水肿	–	2%	–	–
血糖升高	–	7%	–	–
高钾血症	–	5%	–	–

续表

安全性	不良事件分级			
	1~2	≥ 3	1~2	≥ 3
低蛋白血症	–	5%	–	–
低钙血症	–	–	–	2%
低钾血症	–	–	–	2%
低钠血症	–	–	–	2%
低磷血症	–	–	–	2%
低血压	–	10%	–	–
甲状腺功能减退	17%	–	14%	–
低氧血症	–	2%	–	–
术中尿路损伤	–	–	–	2%
空肠梗阻	–	–	–	2%
白细胞增多	–	2%	–	–
脂肪酶升高	–	5%	–	5%
局部水肿	–	2%	–	–
下消化道出血	–	–	–	2%
肺部感染	–	2%	–	2%
淋巴细胞减少	–	–	–	7%
恶心	24%	2%	29%	–
神经系统症状	–	2%	–	–
肿瘤	–	5%	–	5%
疼痛	52%	7%	55%	5%
血小板减少	–	–	–	2%
胸腔积液	–	–	–	5%
皮肤瘙痒	10%	–	–	–
肺水肿	–	2%	–	–
皮疹	19%	–	10%	–
呼吸衰竭	–	5%	–	5%
脓毒症	–	2%	–	–
皮肤感染	–	2%	–	–
小肠梗阻	–	2%	–	2%
脊柱骨折	–	–	–	2%
血栓栓塞事件	–	2%	–	2%
尿路感染	–	7%	–	2%
尿路梗阻	–	–	–	5%
尿少	–	–	–	2%
阴道瘘	–	2%	–	–
呕吐	–	–	–	2%

点评

　　该Ⅱ期研究旨在初步探索抗 PD-1 抗体纳武单抗联合或者不联合 CTLA-4 单抗伊匹单抗在晚期软组织肉瘤中的疗效。共入组 85 例常规治疗失败的晚期软组织肉瘤患者,其中有 76 例患者进行了疗效评价,纳武单抗单药治疗组的有效率仅 5%(2/38),中位 PFS 及 OS 分别为 1.7 个月及 10.7 个月,而纳武单抗联合伊匹单抗治疗组的有效率为 16%(6/38),中位 PFS 及 OS 分别为 4.1 月及 14.3 个月。联合治疗组 3~4 级不良事件发生率约 14%。值得注意的是,该研究入组的患者中超过 60% 的患者既往曾接受过 3 线以上的化疗,PD-1 抗体联合 CTLA-4 抗体在未经筛选的软组织肉瘤的三线以上治疗中能取得与一线化疗相当的有效率及生存,值得进一步扩大样本的临床研究探索。

(张　星　文习之)

参考文献

[1] D'ANGELO SP, MAHONEY MR, VAN TINE BA, et al. Nivolumab with or without ipilimumab treatment for metastatic sarcoma (Alliance A091401): two open-label, non-comparative, randomised, phase 2 trials. Lancet Oncol, 2018, 19 (3): 416-426.

第二十四章　恶性淋巴瘤

弥漫大 B 细胞淋巴瘤

年轻（<60 岁）低危（aaIPI=0~1）弥漫大 B 细胞淋巴瘤患者一线化疗方案

方案	药物	剂量	用法	时间	周期
R-CHOP-21 方案（试验组）	美罗华	$375mg/m^2$	IVDRIP	D1	Q21D×6
	环磷酰胺	$750mg/m^2$	IV/IVDRIP	D1	
	多柔比星	$50mg/m^2$	IV/IVDRIP	D1	
	长春新碱	2mg	IV	D1	
	泼尼松	100mg	PO	D1~5	
CHOP-21 方案（对照组）	环磷酰胺	$750mg/m^2$	IV/IVDRIP	D1	Q21D×6
	多柔比星	$50mg/m^2$	IV/IVDRIP	D1	
	长春新碱	2mg	IV	D1	
	泼尼松	100mg	PO	D1~5	

方案评价

	R-CHOP-21 方案（n=413）	CHOP-21 方案（n=410）	P 值	ASCO 评分
有效性				32
	93%（95% CI 90~95）	84%（95% CI 80~88）	0.000 1	32
3 年 EFS	79%（95% CI 75~83）	59%（95% CI 54~64）	<0.000 1	
安全性	所有不良事件			0
白细胞减少	7%	6%		
血小板减少	<1%	<1%		
贫血	<1%	<1%		
感染	7%	8%		
恶心	<1%	1%		

续表

安全性	所有不良事件	0
呕吐	2%	2%
心脏毒性	2%	1%
神经毒性	3%	3%
肾脏毒性作用	0	<1%
肺毒性作用	<1%	1%
净健康获益	32	

点评

为证实美罗华联合 CHOP 治疗 <60 岁的 DLBCL 同样有效,从 2000 年开始,德国 Pfreundschuh 教授开展了 MInT 多中心随机对照研究。将 824 例年轻低危的 DLBCL 患者随机纳入美罗华联合 CHOP 类化疗或单用 CHOP 类化疗,治疗前有大包块患者或结外侵犯者在化疗结束后给予放疗。亚组结果显示:R-CHOP-21 方案相比 CHOP-21 方案显著改善了 3 年 EFS。该研究结果证实,以 R-CHOP 方案为代表的美罗华联合化疗对于年龄 <60 岁的 DLBCL 患者应当作为一线标准方案。

(毕锡文 夏奕)

参考文献

[1] PFREUNDSCHUH M, TRÜMPER L, OSTERBORG A, et al. CHOP-like chemotherapy plus rituximab versus CHOP-like chemotherapy alone in young patients with good-prognosis diffuse large-B-cell lymphoma: a randomised controlled trial by the MabThera International Trial (MInT) Group. Lancet Oncol, 2006, 7 (5): 379-391.

老年(60~80 岁)弥漫大 B 细胞淋巴瘤患者一线化疗方案

方案	药物	剂量	用法	时间	周期
R-CHOP-21 方案 (试验组)	美罗华	375mg/m²	IVDRIP	D1	Q21D × 8
	环磷酰胺	750mg/m²	IV/IVDRIP	D1	
	多柔比星	50mg/m²	IV/IVDRIP	D1	
	长春新碱	1.4mg/m²(最大 2mg)	IV	D1	
	泼尼松	40mg/m²	PO	D1~5	
CHOP-21 方案 (对照组)	环磷酰胺	750mg/m²	IV/IVDRIP	D1	Q21D × 8
	多柔比星	50mg/m²	IV/IVDRIP	D1	
	长春新碱	1.4mg/m²(最大 2mg)	IV	D1	
	泼尼松	40mg/m²	PO	D1~5	

方案评价

	R-CHOP-2 方案 (n=202)		CHOP-21 方案 (n=197)		风险比 (可信区间)	ASCO 评分
有效性						15.9/100
CR/CRu	76%		63%			
10 年 PFS	36.5%		20.1%			
10 年 OS	43.5%		27.6%			15.9
安全性	不良事件分级					1.14/20
	1~2	≥ 3	1~2	≥ 3		
发热	62%	2%	54%	5%		
感染	53%	12%	45%	20%		
黏膜炎	24%	3%	29%	2%		
肝脏毒性	43%	3%	41%	5%		
心脏毒性	39%	8%	27%	8%		
神经毒性	46%	5%	45%	9%		
肾毒性	10%	1%	12%	2%		
肺毒性	25%	8%	19%	11%		
恶心呕吐	38%	4%	40%	8%		
便秘	36%	2%	36%	5%		
脱发	58%	39%	52%	45%		
其他	64%	20%	55%	25%		
额外获益						20/60
曲线终点	20					
症状改善						
QOL						
无治疗缓解期						
净健康获益			37.04			

点评

GELA 98.5 研究是首个美罗华联合 CHOP 一线治疗侵袭性 NHL 的多中心随机对照研究,共入组 399 例 60~80 岁老年侵袭性 NHL 患者(85% 以上为 DLBCL)。该研究长达 10 年的随访结果显示,R-CHOP 相比 CHOP 显著改善了总体预后,将OS 提高了近 60%,并未明显增加治疗相关毒性。该研究奠定了 R-CHOP 方案作为 DLBCL 一线治疗的地位。

(毕锡文 夏 奕)

参考文献

［1］COIFFIER B, LEPAGE E, BRIERE J, et al. CHOP chemotherapy plus rituximab compared with CHOP alone in elderly patients with diffuse large-B-cell lymphoma. N Engl J Med, 2002, 346 (4): 235-242.

［2］COIFFIER B, THIEBLEMONT C, VAN DEN NESTE E, et al. Long-term outcome of patients in the LNH-98. 5 trial, the first randomized study comparing rituximab-CHOP to standard CHOP chemotherapy in DLBCL patients: a study by the Groupe d'Etudes des Lymphomes de l'Adulte. Blood, 2010, 116 (12): 2040-2045.

复发 / 难治性弥漫大 B 细胞淋巴瘤的挽救化疗方案

方案 [a]	药物	剂量	用法	时间	周期
R-ICE 方案 （对照组）	美罗华 [b]	$375mg/m^2$	IVDRIP	D1	$Q21D \times 3$
	异环磷酰胺 [c]	$5\ 000mg/m^2$	CIV 24h	D2	
	卡铂	AUC=5（最大 800mg）	IV/IVDRIP	D2	
	依托泊苷	$100mg/m^2$	IVDRIP	D1~3	
R-DHAP 方案 （试验组）	美罗华	$375mg/m^2$	IV/IVDRIP	D1	$Q21D \times 3$
	地塞米松	40mg	IV/IVDRIP	D1~4	
	顺铂	$100mg/m^2$	CIV 24h	D1	
	阿糖胞苷	$2g/m^2$ Q12H	IVDRIP	D2	

[a]. 患者在 3 程挽救化疗后接受自体干细胞移植；

[b]. 在第 1 疗程 D-1 额外给予一次美罗华（mg/m^2）；

[c]. 美司钠解救

方案评价

	R-ICE 方案 （n=197）	R-DHAP 方案 （n=191）	P 值
有效性			
ORR	63.5%	62.8%	> 0.05
3 年 EFS	26%	35%	0.6
3 年 PFS	31%	42%	0.4
3 年 OS	47%	51%	0.4
安全性			
输血	35%	57%	
感染伴 3~4 级中性粒细胞减少	17%	16%	
感染不伴 3~4 级中性粒细胞减少	6%	8%	
3~4 级肾毒性	1%	6%	

点评

在国际多中心随机对照 CORAL 研究中,对比了 R-ICE 和 R-DHAP 两种方案作为复发/难治性 DLBCL 一线挽救治疗的有效性。结果显示:两种方案在近期缓解率以及 EFS、OS 等方面均没有显著性差异。但在亚组分析中,R-DHAP 方案对 GCB 亚型患者的疗效似乎优于 R-ICE 方案(3 年 PFS:52% vs 31%)。总体而言,对于复发/难治性 DLBCL,目前尚没有标准一线挽救治疗方案,R-DHAP、R-ICE、R-GDP、R-GeMox 等均为 NCCN 指南中可供选择的方案。

(毕锡文 夏 奕)

参考文献

[1] THIEBLEMONT C, BRIERE J, MOUNIER N, et al. The germinal center/activated B-cell subclassification has a prognostic impact for response to salvage therapy in relapsed/refractory diffuse large B-cell lymphoma: a bio-CORAL study. J Clin Oncol, 2011, 29: 4079-4087.

[2] GISSELBRECHT C, GLASS B, MOUNIER N, et al. Salvage regimens with autologous transplantation for relapsed large B-cell lymphoma in the rituximab era. J Clin Oncol, 2010, 28 (27): 4184-4190.

滤泡性淋巴瘤

滤泡性淋巴瘤患者一线化疗方案:含 CD20 单抗(利妥昔单抗)的免疫化疗方案

方案	药物	剂量	用法	时间	周期
R-B 方案 (试验组)	美罗华	375mg/m²	IVDRIP	D1	Q28D × 6
	苯达莫司汀	90mg/m²	IVDRIP	D1,2	
R-CHOP 方案 (对照组)	美罗华	375mg/m²	IVDRIP	D1	Q21D × 6
	环磷酰胺	750mg/m²	IV/IVDRIP	D1	
	多柔比星	50mg/m²	IV/IVDRIP	D1	
	长春新碱	1.4mg/m²(最大 2mg)	IV	D1	
	泼尼松	100mg	PO	D1~5	

方案评价

	R-B 方案(n=139)	R-CHOP 方案(n=140)	P 值
有效性			
中位 PFS(月)	未达到(22.1~ 未达到)	40.9(15.2~ 未达到)	0.007 2

续表

安全性	所有分级	≥3	所有分级	≥3	
白细胞减少		37%		72%	<0.000 1
中性粒细胞减少		29%		69%	<0.000 1
脱发	0		100%		<0.000 1
感觉异常	7%		29%		<0.000 1
口腔炎	6%		19%		<0.000 1
感染	37%		50%		0.002 5
败血症	<1%		3%		0.019

点评

Rummel 等进行的一项随机Ⅲ期 StiL 研究中,晚期惰性淋巴瘤(包括滤泡性淋巴瘤)随机接受一线利妥昔单抗加苯达莫司汀治疗,对照组为标准的 R-CHOP 方案治疗;RB 组有 55% 为滤泡性淋巴瘤,R-CHOP 组有 56% 为滤泡性淋巴瘤患者。经过 32 个月的中位随访,R-B 治疗组的 CR 率明显高于 R-CHOP 治疗组(40.1% vs 30.8%,$P=0.032\ 3$)。R-B 组的中位无进展生存期(PFS),无事件生存期(EFS)和治疗间隔时间都要明显长于 R-CHOP 组。并且,R-B 组比 R-CHOP 组的骨髓毒性、感染等不良事件的发生率和严重程度显著降低。因此,NCCN 指南对于有治疗指征的Ⅲ~Ⅳ期滤泡性淋巴瘤患者,推荐 R-B 方案作为一线治疗方案。但在无法获得苯达莫司汀的情况下,R-CHOP 方案依然可以作为一线方案。

(毕锡文　夏　奕)

参考文献

[1] RUMMEL M, NIEDERLE N, MASCHMEYER G, et al. Bendamustine plus rituximab versus CHOP plus rituximab as first-line treatment for patients with indolent and mantle-cell lymphomas: an open-label, multicentre, randomised, phase 3 non-inferiority trial. Lancet, 2013, 381 (9873): 1203-1210.

滤泡性淋巴瘤的维持治疗方案

方案	药物	剂量	用法	时间	周期
美罗华维持(试验组)	美罗华	$375mg/m^2$	IVDRIP	D1	Q8W × 12
观察(对照组)	无				

方案评价

	美罗华维持 （n=505）		观察 （n=513）		P 值
有效性					
2 年 CR 率	71.5%		52.2%		0.000 1
3 年 PFS 率	74.9%（70.9%~78.9%）		57.6%（53.2%~62.0%）		<0.000 1
安全性	3~4 级	导致治疗中止	3~4 级	导致治疗中止	
所有	24%	4%	17%	2%	
肿瘤	4%	1%	3%	1%	
中性粒细胞减少	4%	0	1%	0	
中性粒细胞减少性发热	<1%	<1%	<1%	0	
感染	1%	1%	1%	0	
中枢神经系统异常	0	0	3%	0	
心脏异常	<1%	<1%	1%	0	
妊娠	NA	1%	1%	<1%	

点评

在 PRIMA 研究中,研究者对比了一线诱导治疗获得缓解后的滤泡性淋巴瘤患者,随机接受美罗华维持(每 8 周一次,共 24 次)和观察的预后。中位随访 3 年,利妥昔单抗维持治疗组的无进展生存率为 74.9%,而观察组为 57.6%。随机分组 2 年之后,71.5% 接受利妥昔单抗维持治疗组的患者达到完全缓解或接近完全缓解,而观察组只有 2.2%。两组总生存率无明显区别,利妥昔单抗维持治疗组的 3~4 度副反应发生率为 24%,而观察组为 17%。此外,中位随访 36 个月时的生活质量评估结果间没有显著差异。基于 PRIMA 研究的结果,NCCN 指南推荐对于一线诱导治疗获得缓解后的滤泡性淋巴瘤患者,可以接受美罗华维持治疗。

（毕锡文　夏　奕）

参考文献

[1] SALLES G, SEYMOUR JF, OFFNER F, et al. Rituximab maintenance for 2 years in patients with high tumour burden follicular lymphoma responding to rituximab plus chemotherapy (PRIMA): a phase 3, randomised controlled trial. Lancet, 2011, 377 (9759): 42-51.

套细胞淋巴瘤的一线治疗方案

临床分期为早期（Ⅰ期及Ⅱ期）的患者：单纯局部放疗（30~36Gy）或免疫化疗 ± 放疗。临床分期为Ⅱ期但伴有大肿块（预后与晚期患者相似）及晚期（Ⅲ期及Ⅳ期）患者以全身免疫化疗为主。其诱导方案分为不适宜干细胞移植组及适宜干细胞移植组。

不适合移植 / 不耐受移植的患者

方案	药物	剂量	用法	时间	周期
VR-CAP 方案（试验组）	硼替佐米	1.3mg/m^2	IV	D1,4,8,11	Q21D × 8
	美罗华	375mg/m^2	IVDRIP	D1	
	环磷酰胺	750mg/m^2	IV/IVDRIP	D1	
	吡柔比星	50mg/m^2	IV/IVDRIP	D1	
	泼尼松	60mg/m^2	PO	D1~5	
R-CHOP 方案（对照组）	美罗华	375mg/m^2	IVDRIP	D1	Q21D × 8
	环磷酰胺	750mg/m^2	IV/IVDRIP	D1	
	吡柔比星	50mg/m^2	IV/IVDRIP	D1	
	长春新碱	1.4mg/m^2（≤ 2mg）	IV	D1	
	泼尼松	60mg/m^2	PO	D1~5	

方案评价

	VR-CAP 方案（n=229）		R-CHOP 方案（n=228）		风险比（可信区间）	ASCO 评分
有效性						20/100
完全缓解率	53%		42%		HR 1.29（95% CI 1.07~1.57）	
总缓解率	92%		89%		HR 1.03（95% CI 0.97~1.09）	
无进展生存期（月）	30.7		16.1		HR 0.58（95% CI 0.45~0.74）	
总生存期（月）	NR		56.3		HR 0.80（95% CI 0.59~1.10）	20
安全性	不良事件分级				P 值	−2.4/20
	1~2	≥ 3	1~2	≥ 3	≥ 3	
粒细胞减少	3%	85%	7%	67%		
血小板减少	15%	57%	13%	6%		
贫血	36%	15%	23%	14%		
白细胞减少	6%	44%	9%	29%		
淋巴细胞减少	3%	28%	4%	9%		
粒细胞缺少性发热	2%	15%	0	14%		

续表

安全性	不良事件分级				P 值	−2.4/20
	1~2	≥ 3	1~2	≥ 3	≥ 3	
腹泻	25%	5%	7%	2%		
便秘	24%	<1%	15%	1%		
恶心	24%	<1%	14%	0		
各种感染	39%	21%	32%	14%		
肺炎	5%	7%	1%	5%		
未分类的周围神经病变	22%	8%	25%	4%		
周围感觉神经病变	17%	5%	20%	2%		
发热	26%	3%	13%	2%		
疲乏	17%	6%	17%	2%		
咳嗽	19%	1%	8%	0		
食欲减退	18%	1%	9%	1%		
无力	13%	3%	10%	1%		
周围水肿	14%	<1%	9%	<1%		
额外获益						20/60
曲线终点	20					
症状改善						
QOL						
无治疗缓解期						
净健康获益			37.6			

点评

在此项Ⅲ期临床试验中,总共纳入 487 名初治的套细胞淋巴瘤患者,并且入组的患者均不具有骨髓移植指征。患者随机分配为 R-CHOP 治疗组和 VR-CAP 治疗组(用硼替佐米取代长春新碱)。该项临床试验主要研究终点为无进展生存期。研究结果显示:R-CHOP 治疗组和 VR-CAP 治疗组的平均无进展生存期分别为 14.4 个月和 24.7 个月,相对改善率达 59%。两组平均持续无进展生存期分别为 16.1 个月和 30.7 个月,相对改善率达 96%。另外,VR-CAP 组的完全缓解率、完全缓解平均持续时间、无化疗缓解期以及 4 年总生存期均优于对照组。然而在 VR-CAP 组中,中性粒细胞减少症和血小板减少症的发生率也有所增加。总之,对于套细胞淋巴瘤初治患者而言,VR-CAP 疗效优于 CHOP,但血液学毒性也相应增加。

(刘盼盼 夏 奕)

参考文献

［1］ROBAK T, HUANG H, JIN J, et al. Bortezomib-based therapy for newly diagnosed mantle-cell lymphoma. N Engl J Med, 2015, 372: 944-953.

不含传统化疗药物，仅有靶向药物联合治疗的一线方案

美罗华 + 来那度胺

方案	药物	剂量	用法	时间	周期
诱导					
来那度胺 + 美罗华	来那度胺	20mg（若第 1 疗程耐受性可，第 2 程后开始加量至 25mg）	PO	D1~21	Q28D × 12
	美罗华	375mg/m²（第 1 疗程 D1,8,15,22，然后每间隔 1 个疗程给药 1 次）	IVDRIP	D1	Q56D × 9，第 1,4,6,8,10,12 周期
维持					
来那度胺 + 美罗华	来那度胺	15mg	PO	D1~21	Q28D
	美罗华	375mg/m²（每间隔 1 个疗程给药 1 次）	IVDRIP	D1	Q56D

方案评价

美罗华 + 来那度胺（n=36）	
有效性	
总缓解率	92%
完全缓解率	64%
部分缓解率	28%
疾病稳定	3%
病情进展	6%
2 年无进展生存率	85%
2 年总生存率	97%
总生存期（月）	NR

安全性	不良事件分级	
	所有分级	≥ 3
粒细胞减少	74%	50%
血小板减少	39%	13%
贫血	60%	11%
粒细胞缺少性发热	5%	5%
上呼吸道感染	39%	0
尿路感染	18%	0
鼻窦炎	11%	0
蜂窝组织炎	8%	0
肺炎	8%	8%
乏力	74%	8%
皮疹	66%	29%
发热	58%	0
咳嗽	55%	0
腹泻	55%	0
便秘	45%	0
恶心	32%	0
高血糖	50%	5%
炎症综合征	34%	11%

点评

套细胞淋巴瘤一线治疗方法通常以细胞毒性化疗为主,对于年龄较大的患者,常规剂量或高强度剂量化疗可能会发生严重不良事件。高效低毒的靶靶联合方案能否为这类患者带来临床获益? Ruan 等人开展了一个 Ⅱ 期临床研究,以评价免疫调节剂来那度胺联合 CD20 单克隆抗体美罗华作为初诊套细胞淋巴瘤患者诱导和维持治疗的有效性及安全性。中位随访期 30 个月,客观缓解率为 92%(95% CI 78%~98%),完全缓解率为 64%(95% CI 46%~79%);中位无进展生存期尚未达到。2 年无进展生存期估计为 85%(95% CI 67%~94%),2 年总生存率为 97%(95% CI 79%~99%)。对治疗有反应者,生活质量显著改善。最常见的 3 级或 4 级不良事件为中性粒细胞减少症(50%)、皮疹(29%)、血小板减少症(13%)、炎症综合征(11%)、贫血(11%)、血清病(8%)和疲劳(8%)。在疗效与免疫化疗相当的情况下,患者的血液学毒性减少、生活质量得以更好地改善。在细胞毒化疗药物缺席情况下,靶靶联合治疗向常规免疫化疗发出了巨大的挑战,亦为年老体弱患者带来高效低毒的治疗手段。

(刘盼盼　夏奕)

参考文献

［1］RUAN J, MARTIN P, SHAH B, et al. Lenalidomide plus rituximab as initial treatment for mantle-cell lymphoma. N Engl J Med, 2015, 373: 1835-1844.

复发难治性套细胞淋巴瘤患者的治疗方案

美罗华 + 依鲁替尼（复发难治Ⅱ期研究）

方案	药物	剂量	用法	时间	周期
诱导					
伊布替尼+ 美罗华	伊布替尼 美罗华	560mg（直至疾病进展或毒性不能耐受）	PO	D1~28	Q28D
		375mg/m²（第 1 疗程 D1,8,15,22,第 3~8 个 疗程 D1,后面每 2 个月维持 1 次,直至 2 年）	IVDRIP	D1	Q28D

方案评价

美罗华 + 伊布替尼（n=50）	
有效性	
总缓解率	88%
完全缓解率	44%
部分缓解率	44%
疾病稳定	6%
病情进展	6%
中位无进展生存（月）	未达到
中位总生存期（月）	未达到
中位缓解时间（月）	未达到

安全性	不良事件分级		
	1~2	3	4
粒细胞减少	20%	2%	2%
血小板减少	48%	4%	0
贫血	48%	0	0
白细胞减少	10%	0	0
白细胞增多	4%	2%	0
乏力	94%	4%	0
腹泻	78%	2%	2%
恶心	54%	0	0
口腔黏膜炎	54%	0	0
周围神经感觉异常	50%	0	0

点评

　　一项 BTK 抑制剂伊布替尼治疗复发/难治性套细胞淋巴瘤的Ⅱ期临床试验数据显示,伊布替尼耐受性良好,客观缓解率 ORR 可达 68%,患者能够获得长时间缓解。基于这项结果,美国 FDA 于 2013 年 11 月加速批准了伊布替尼用于一线治疗失败的套细胞淋巴瘤患者。伊布替尼联合美罗华治疗复发性套细胞淋巴瘤的Ⅱ期临床试验数据显示,伊布替尼联合美罗华对复发难治性套细胞淋巴瘤高度有效,且在增殖指数 Ki-67<50% 的患者中获益更加明显,且耐受性良好。随着研究时间的延长,患者完全缓解率仍在逐步提升。两种不同作用机制的靶向药物联合方案用于治疗复发难治性/套细胞淋巴瘤,实现提高疗效和降低毒性的双重效果,为患者提供了更好的治疗选择。但需要长期随访,进一步观察双靶联合治疗对患者总生存的改善。

(刘盼盼　夏　奕)

参考文献

[1] WANG ML, LEE H, CHUANG H, et al. Ibrutinib in combination with rituximab in relapsed or refractory mantle cell lymphoma: a single-centre, open-label, phase 2 trial. Lancet Oncol, 2016, 17: 48-56.

一线适合移植的患者

方案		药物	剂量	用法	时间	周期	疗程
R-CHOP/ R-DHAP 方案 (试验组)	R-CHOP	美罗华	375mg/m²	IVDRIP	D1	Q21D	1,3,5 周期
		环磷酰胺	750mg/m²	IV/IVDRIP	D1		
		吡柔比星	50mg/m²	IV/IVDRIP	D1		
		长春新碱	1.4mg/m²(≤2mg)	IV	D1		
		泼尼松	100mg/d	PO	D1~5		
	R-DHAP	美罗华	375mg/m²	IVDRIP	D1	Q21D	2,4,6 周期
		地塞米松	40mg	PO	D1~4		
		阿糖胞苷	2g/m²(Q12H)	IVDRIP	D2		
		顺铂	100mg/m²(水化 3d,或 总量拆分 2~3d 执行)	IVDRIP	D1		

续表

方案	药物	剂量	用法	时间	周期	疗程
R-CHOP 方案（对照组）	美罗华	375mg/m^2	IVDRIP	D1	Q21D	6 周期
	环磷酰胺	750mg/m^2	IV/IVDRIP	D1		
	吡柔比星	50mg/m^2	IV/IVDRIP	D1		
	长春新碱	1.4mg/m^2（≤ 2mg）	IV	D1		
	泼尼松	100mg/d	PO	D1~5		

方案评价

	R-CHOP/R-DHAP 方案（n=248）	R-CHOP 方案（n=249）	风险比（可信区间）	ASCO 评分
有效性				20/100
治疗失败时间（年）	9.1	3.9	HR 0.56（NA）	
无进展生存期（年）	9.1	4.3	HR 0.55（95% CI 0.42~0.71）	
5 年生存率	76%	69%	HR 0.78（95% CI 0.57~1.07）	
总生存期（月）	NR	56.3	HR 0.80（95% CI 0.59~1.10）	20

安全性	不良事件分级				P 值	0/20
	1~2	≥ 3	1~2	≥ 3		
粒细胞减少	8%	74%	22%	57%	<0.000 1	
白细胞减少	17%	75%	35%	50%	<0.000 1	
粒细胞缺少性发热	<1%	17%	<1%	8%	0.007 5	
血小板减少	14%	73%	23%	9%	<0.000 1	
贫血	64%	29%	52%	8%	<0.000 1	
淋巴细胞减少	13%	73%	19%	63%	0.082	
血肌酐升高	43%	1%	10%	<1%	<0.000 1	
胆红素升高	10%	<1%	7%	<1%	0.70	
转氨酶升高	26%	1%	26%	2%	0.91	
腹泻	16%	2%	17%	1%	0.78	
便秘	16%	<1%	15%	<1%	0.90	
恶心	53%	4%	31%	2%	<0.000 1	
呕吐	31%	3%	13%	1%	<0.000 1	
各种感染	23%	9%	27%	6%	0.32	
神经病变	20%	1%	29%	3%	0.014	

续表

安全性	不良事件分级				P 值	0/20
	1~2	≥ 3	1~2	≥ 3		
乏力	49%	3%	37%	2%	0.033	
额外获益						20/60
曲线终点	20					
症状改善						
QOL						
无治疗缓解期						
净健康获益			40			

点评

对于 65 岁及以下没有重大并发疾病的患者，采用包含大剂量阿糖胞苷的强化化疗和自体干细胞移植作为后续巩固治疗可获得最佳疗效，从而获得治愈的可能。

（刘盼盼　夏　奕）

参考文献

［1］HERMINE O, HOSTER E, WALEWSKI J, et al. Addition of high-dose cytarabine to immunochemotherapy before autologous stem-cell transplantation in patients aged 65 years or younger with mantle cell lymphoma (MCL Younger): a randomised, open-label, phase 3 trial of the European Mantle Cell Lymphoma Network. Lancet, 2016, 388: 565-575.

Nordic（MCL2）

方案	药物	剂量	用法	时间	周期	疗程
Maxi-CHOP/HD-cytarabine	美罗华	375mg/m²	IVDRIP	D1	Q21D	4,5,6 周期
	环磷酰胺	1 200mg/m²	IV/IVDRIP	D1	Q21D	1,3,5 周期
	吡柔比星	75mg/m²	IV/IVDRIP	D1	Q21D	1,3,5 周期
	长春新碱	2mg	IV	D1	Q21D	1,3,5 周期
	泼尼松	100mg/d	PO	D1~5	Q21D	1,3,5 周期
	阿糖胞苷	3g/m²(Q12H, 输注 3h) 共 4 次,年龄 >60 岁的, 剂量调整为 2g/m²	IVDRIP	D1~2	Q21D	2,4,6 周期

方案评价

	Nordic（n=160）
有效性	
总缓解率	96%
完全缓解率	54%
6 年 PFS	66%
6 年 OS	70%

点评

北欧 MCL2 方案的特点为：高剂量 CHOP 与大剂量 Ara-C 交替联合。6 年 EFS 率为 56%，6 年 PFS 率为 66%，6 年 OS 可达 70%。但不良事件明显，耐受性差，对年龄较大患者应慎重选择，并需加强支持治疗。目前，常规剂量的 R-CHOP/R-DHAP 续贯 ASCT 的治疗方案仍是年轻套细胞淋巴瘤患者临床采用较多的方案。

（刘盼盼　夏　奕）

参考文献

[1] GEISLER CH, KOLSTAD A, LAURELL A, et al. Long-term progression-free survival of mantle cell lymphoma after intensive front-line immunochemotherapy with in vivo-purged stem cell rescue: a nonrandomized phase 2 multicenter study by the Nordic Lymphoma Group. Blood, 2008, 112: 2687-2693.

NK/T 细胞淋巴瘤的治疗方案

SMILE（Ⅱ期研究）

方案	药物	剂量	用法	时间	周期
SMILE	甲氨蝶呤	$2g/m^2$	IVDRIP（6h）	D1	Q28D × 2
	亚叶酸钙	15mg × 4	IV/PO	D2,3,4	
	异环磷酰胺	$1\ 500mg/m^2$	IVDRIP	D2,3,4	
	美司钠	$300mg/m^2 × 3$	IV	D2,3,4	
	地塞米松	40mg/d	IV/PO	D2,3,4	
	依托泊苷	$100mg/m^2$	IVDRIP	D2,3,4	
	门冬酰胺酶	$6\ 000U/m^2$	IV	D8,10,12,14,16,18,20	
G-CSF			SC/IV	D6 to 白细胞 >5 000/μl	

方案评价

	SMILE (n=38)	
有效性		
总缓解率	79%	
完全缓解率	45%	
部分缓解率	34%	
疾病稳定	3%	
病情进展	10%	
安全性	不良事件分级	
	3	4
白细胞减少	24%	76%
粒细胞减少	8%	92%
血小板减少	24%	40%
贫血	47%	3%
低纤维蛋白血症	11%	0
APTT 延长	11%	0
低白蛋白血症	16%	0
高胆红素血症	8%	3%
AST 升高	32%	0
ALT 升高	26%	6%
低钠血症	29%	3%
高血糖	18%	0
淀粉酶升高	16%	3%
食欲下降	21%	3%
腹泻	11%	0
黏膜炎	13%	0
恶心	13%	0
感染	45%	16%
嗜睡	3%	5%

点评

2012 年日本学者发表在 *Blood* 上的一项研究探索了 SMILE 方案的疗效,疗效虽好,但不良事件也不可忽视,100% 的患者出现 3/4 度中性粒细胞减少,61% 的患者出现严重感染。后来研究者对这一方案进行改良,将药物剂量都降低 10% 左右,并将改良版 SMILE 方案与 CHOP 方案的疗效进行比较,结果很令人兴奋,相较于 CHOP 36% 的总缓解率,改良 SMILE 方案的总缓解率达到 70%,且不良事件明显减轻。目前,改良 SMILE 方案作为 NCCN 中 NK/T 细胞淋巴瘤的一线治疗的推荐方案之一。

（刘盼盼　夏　奕）

参考文献

［1］KWONG YL, KIM WS, LIM ST, et al. SMILE for natural killer/T-cell lymphoma: analysis of safety and efficacy from the Asia Lymphoma Study Group. Blood, 2012, 120: 2973-2980.

［2］LUNNING M, PAMER E, MARAGULIA J, et al. Modified SMILE (mSMILE) is active in the treatment of extranodal natural killer/T-cell lymphoma: a single center US experience. Clinical Lymphoma Myeloma and Leukimia, 2014, 14: S143-S144.

AspaMetDex（Ⅱ期研究）

方案	药物	剂量	用法	时间	周期
AspaMetDex	甲氨蝶呤	3g/m²	IVDRIP（6h）	D1	Q21D×3
	地塞米松	40mg/d	PO	D1,2,3,4	
	门冬酰胺酶	6 000U/m²	IM	D2,4,6,8	

方案评价

	AapaMetDex（n=19）
有效性	
完全缓解率	61%
OS（月）	12.2
PFS（月）	12.2

安全性	不良事件分级	
	所有分级（n）	3/4（n）
肝毒性	11	3
过敏	4	1
感染	5	2
肾衰竭	5	0
血栓	2	0
粒细胞减少	11	8
低白蛋白血症	3	2
贫血	12	4
血小板减少	7	1
住院日延长	8	0

点评

　　法国的 AspaMetDex 方案入组了 19 例复发难治性 NK/T 细胞淋巴瘤患者,患者完全缓解率达到 61%(11 例),中位总生存期超过 1 年。

(刘盼盼　夏　奕)

参考文献

[1] JACCARD A, GACHARD N, MARIN B, et al. Efficacy of L-asparaginase with methotrexate and dexamethasone (AspaMetDex regimen) in patients with refractory or relapsing extranodal NK/T-cell lymphoma, a phase 2 study. Blood, 2011, 117: 1834-1839.

P-GemOx(Ⅱ期研究):Ⅰ/Ⅱ期患者——2 程化疗后行局部放疗,放疗后再行 2 程化疗

方案	药物	剂量	用法	时间	周期
P-GemOx	吉西他滨	$1g/m^2$	IVDRIP(30min)	D1	Q21D × 4
	奥沙利铂	$130mg/m^2$	IVDRIP	D1	
	培门冬酶	$2\,500U/m^2$	IH	D1	

方案评价

	P-GemOx+RT(n=35)	
有效性		
总缓解率	94.3%	
完全缓解率	80%	
部分缓解率	14.3%	
疾病稳定	0	
病情进展	5.7%	
安全性	不良事件分级(P-GemOx 化疗)	
	3	4
白细胞减少	31.4%	5.7%
血小板减少	14.3%	0
贫血	2.9%	0
高胆红素血症	0	0
AST 升高	0	0
ALT 升高	0	0
恶心呕吐	0	0
黏膜炎	0	0

点评

在我国学者开展的一项Ⅱ期前瞻性临床研究中,35例早期(Ⅰ/Ⅱ期)患者接受"三明治"式的治疗,即2程P-GemOx方案化疗后行局部放疗(<54Gy及≥54Gy),然后再接受2程P-GemOx方案化疗(化疗总共4程)。共有33例患者完成了包括化疗及放疗在内的所有治疗。总缓解率高达94.3%,完全缓解率为80%,2年总生存率82.9%,2年无进展生存率77.1%,中位生存尚未达到。与历史数据相比,P-GemOx方案联合化疗的缓解率、2年总生存及2年无进展生存都有明显提高。该化疗方案所致的3~4级不良事件少见,耐受性好。目前,P-GemOx方案已成为NCCN指南中NK/T细胞淋巴瘤患者一线治疗推荐方案之一。

(刘盼盼　夏　奕)

参考文献

[1] WEN WEI, PING WU, LI LI, et al. Effectiveness of pegaspargase, gemcitabine, andoxaliplatin (P-GEMOX) chemotherapy combined with radiotherapy in newly diagnosed, stage Ⅰ E to Ⅱ E, nasal-type, extranodal natural killer/T-cell lymphoma. Hematology, 2017, 22: 320-329.

第二十五章　多发性骨髓瘤

多发性骨髓瘤

初治患者治疗方案 I

方案	药物	剂量	用法	时间	周期	维持治疗
VRd 方案（试验组）	硼替佐米	$1.3mg/m^2$	IV	D1,4,8,11	Q21D×8	来那度胺 25mg PO QD D1~21+ 地塞米松 40mg PO D1,8,15,22 Q28D
	来那度胺	25mg/d	PO	D1~14		
	地塞米松	20mg/d	PO	D1,2,4,5,8,9,11,12		
Rd 方案（对照组）	来那度胺	25mg/d	PO	D1~21	Q28D×6	
	地塞米松	40mg/d	PO	D1,8,15,22		

方案评价

	VRd 方案（n=264）		Rd 方案（n=261）		风险比（可信区间）	ASCO 评分
有效性						29.1/100
总缓解率	82%		72%			
中位无进展生存期（月）	43		30		HR 0.712（96% CI 0.56~0.906）	29.1
中位总生存期（月）	75		64		HR 0.709（95% CI 0.524~0.959）	
安全性	不良事件分级				P 值（未报道）	−0.47/20
	1~2	≥3	1~2	≥3		
血液或骨髓毒性	31.5%	47.3%	33.2%	46.0%		
凝血系统毒性	0	2.1%	0	1.3%		
出血	4.1%	2.9%	6.2%	0		
感染	13.7%	14.5%	12.8%	13.7%		
淋巴系统毒性	37.3%	2.1%	32.7%	0.9%		

续表

安全性	不良事件分级				P 值（未报道）	−0.47/20
	1~2	≥ 3	1~2	≥ 3		
神经毒性	47.3%	33.2%	54.0%	11.1%		
头痛	41.1%	12.0%	31.4%	4.0%		
心律失常	3.7%	1.2%	3.5%	1.8%		
一般心脏毒性	13.7%	7.5%	10.6%	3.5%		
全身症状	61.8%	19.5%	63.3%	15.5%		
皮肤反应	38.2%	2.9%	36.3%	4.0%		
内分泌系统毒性	7.1%	0	8.4%	0		
胃肠道毒性	61.8%	22.0%	65.9%	7.5%		
肝胆或胰腺毒性	0	0.8%	0	0.9%		
代谢或实验室结果异常	45.6%	26.1%	48.2%	27.9%		
骨骼肌肉或软组织毒性	19.9%	9.5%	20.8%	6.2%		
肺毒性	29.5%	8.7%	29.6%	4.0%		
视觉异常	22.0%	2.5%	11.9%	5.3%		
泌尿系统毒性	4.6%	2.1%	2.2%	4.0%		
第二肿瘤	0	0.8%	0	1.8%		
性生殖系统毒性	1.2%	0	0.9%	0.4%		
血管毒性	3.7%	9.1%	1.8%	9.3%		
额外获益						20/60
曲线终点	20					
症状改善						
QOL						
无治疗缓解期						
净健康获益			48.63			

点评

　　硼替佐米加来那度胺联合地塞米松方案为初诊初治多发性骨髓瘤患者的 I 类推荐方案，来源于Ⅲ期开放式随机对照试验 NCT00644228，适用于符合 CRAB 标准及有可测量病灶（通过评估游离轻链测量）、18 周岁及以上且 ECOG PS 评分 0~3 的移植候选者和非移植候选者。

（杨　芳　任　涛）

参考文献

［1］DURIE BG, HOERING A, ABIDI MH, et al. Bortezomib with lenalidomide and dexamethasone versus lenalidomide and dexamethasone alone in patients with newly diagnosed myeloma without intent for immediate autologous stem-cell transplant (SWOG S0777) : a randomised, open-label, phase 3 trial. Lancet, 2017, 389 (10068) : 519-527.

初治患者治疗方案 Ⅱ

方案	药物	剂量	用法	时间	周期
IRd 方案 （试验组）	伊沙佐米	4.0mg/d	PO	D1,8,15	Q28D（用至疾病进展或出现不能耐受的不良事件）
	来那度胺	25mg/d	PO	D1~21	
	地塞米松	40mg/d	PO	D1,8,15,22	
Rd 方案 （对照组）	来那度胺	25mg/d	PO	D1~21	
	地塞米松	40mg/d	PO	D1,8,15,22	

方案评价

	IRd 方案 （*n*=57）	Rd 方案 （*n*=58）	风险比（可信区间）	ASCO 评分
有效性				58.1/100
总缓解率	56%	31%	OR 2.84（95% CI 1.33~6.10）	
中位无进展生存期（月）	6.7	4.0	HR 0.598（95% CI 0.367~0.972）	58.1
中位总生存期（月）	25.8	15.8	HR 0.419（95% CI 0.242~0.726）	

安全性	不良事件分级				*P* 值（未报道）	−0.75/20
	1~2	≥ 3	1~2	≥ 3		
血小板减少	43%	25%	43%	19%		
中性粒细胞减少	25%	24%	29%	21%		
贫血	23%	12%	25%	28%		
肺炎	15%	20%	9%	17%		
上呼吸道感染	28%	5%	22%	2%		
白细胞减少	21%	9%	15%	2%		
肝脏毒性	16%	5%	9%	0		
带状疱疹	14%	7%	3%	0		
体重减轻	19%	0	16%	0		
腹泻	16%	2%	7%	0		

续表

安全性	不良事件分级				P值（未报道）	−0.75/20
	1~2	≥3	1~2	≥3		
皮疹	18%	0	21%	0		
咳嗽	16%	0	5%	0		
发热	12%	0	14%	0		
低钾血症	5%	7%	3%	0		
骨痛	9%	2%	5%	2%		
失眠	11%	0	10%	0		
淋巴细胞减少	7%	4%	2%	0		
疲劳	7%	2%	12%	0		
感觉迟钝	7%	0	12%	0		
高血糖	4%	0	8%	2%		
恶心	9%	0	3%	0		
呕吐	9%	0	3%	0		
周围神经病变	7%	0	10%	0		
心律失常	3%	2%	3%	0		
心力衰竭	2%	0	1%	4%		
低血压	2%	0	0	0		
急性肾衰竭	4%	0	6%	3%		
第二肿瘤	0	0	0	2%		
额外获益						20/60
曲线终点	20					
症状改善						
QOL						
无治疗缓解期						
净健康获益		77.35				

点评

中国指南推荐 IRd 方案为复发或难治性多发性骨髓瘤的二线或多线治疗方案，证据来源于在中国进行的多中心Ⅲ期随机双盲对照研究 NCT01564537，适用于18周岁及以上、确诊为 MM、且曾接受过 1~3 线治疗的复发和（或）难治性的患者。NCCN 则ⅡB 推荐作为新诊断多发性骨髓瘤的治疗方案。

（杨芳　任涛）

参考文献

［1］HOU J, JIN J, XU Y, et al. Randomized, double-blind, placebo-controlled phase Ⅲ study of ixazomib plus lenalidomide-dexamethasone in patients with relapsed/refractory multiple myeloma: China Continuation study. J Hematol Oncol, 2017, 10 (1) : 137.

初治患者治疗方案 Ⅲ

方案	药物	剂量	用法	时间	周期
VTD 方案 (试验组)	硼替佐米	1.3mg/m^2	SC	D1,4,8,11	Q21D×4
	沙利度胺	100mg/d	PO	持续服用	
	地塞米松	40mg/d	PO	D1~4,9~12	
VCD 方案 (对照组)	硼替佐米	1.3mg/m^2	SC	D1,4,8,11	Q21D×4
	环磷酰胺	500mg/m^2	PO	D1,8,15	
	地塞米松	40mg/d	PO	D1~4,9~12	

方案评价

	VTD 方案 (n=169)		VCD 方案 (n=169)		风险比(可信区间)	ASCO 评分
有效性						–/100
总缓解率	92.3%		83.4%			
中位无进展生存期(月)	未报道		未报道		未报道	
中位总生存期(月)	未报道		未报道		未报道	
安全性	不良事件分级				P 值	–2.1/20
	1~2	≥3	1~2	≥3	≥3	
贫血		4.1%		9.5%	0.05	
中性粒细胞减少		18.9%		33.1%	0.003	
感染		7.7%		10.1%	0.45	
血小板减少		4.7%		10.6%	0.04	
血栓形成		1.8%		1.8%	0.99	
心脏异常		1.2%		0	0.16	
膀胱炎		0		0.6%	0.32	
胃肠道症状		5.3%		3.5%	0.42	
周围神经病变		7.7%		2.9%	0.05	
额外获益						0/60

续表

安全性	不良事件分级				P 值	−2.1/20
	1~2	≥ 3	1~2	≥ 3	≥ 3	
曲线终点						
症状改善						
QOL						
无治疗缓解期						
净健康获益						

点评

VTD 方案为初治多发性骨髓瘤患者的 I 类推荐方案,证据来源于Ⅲ期多中心随机对照研究 NCT01564537,适用于 ECOG PS 评分 ≤ 2 分、65 周岁及其以下并且为未经治疗的有症状的多发性骨髓瘤患者。

(杨 芳 任 涛)

参考文献

[1] MOREAU P, HULIN C, MACRO M, et al. VTD is superior to VCD prior to intensive therapy in multiple myeloma: results of the prospective IFM2013-04 trial. Blood, 2016, 127 (21) : 2569-2574.

初治患者治疗方案Ⅳ

方案	药物	剂量	用法	时间	周期
Rd 方案 (试验组)	来那度胺	25mg/d	PO	D1~21	Q28D(用至疾病进展)
	地塞米松	40mg/d	PO	D1,8,15,22	
MPT 方案 (对照组)	美法仑	0.25mg/(kg·d)	PO	D1~4	Q42D×12
	泼尼松	2mg/(kg·d)	PO	D1~4	
	沙利度胺	200mg/d	PO	持续服用	

方案评价

	Rd 方案 (n=535)	MPT 方案 (n=547)	风险比(可信区间)	ASCO 评分
有效性				28/100
总缓解率	75%	62%		
中位无进展生存期(月)	25.5	21.2	HR 0.72(95% CI 0.61~0.85)	28
中位总生存期(月)	未报道	未报道	未报道	

续表

安全性	不良事件分级				P 值(未报道)
	1~2	≥ 3	1~2	≥ 3	≥ 3
					0/20
中性粒细胞减少		28%		45%	
贫血		18%		19%	
血小板减少		8%		11%	
淋巴细胞减少		6%		7%	
白细胞减少		5%		10%	
感染		29%		17%	
心脏异常		12%		9%	
肺炎		8%		6%	
深静脉血栓形成和(或)肺栓塞		8%		5%	
无力		8%		6%	
疲劳		7%		6%	
背痛		7%		5%	
低钾血症		7%		2%	
高血糖		5%		2%	
皮疹		6%		5%	
白内障		6%		1%	
呼吸困难		6%		3%	
便秘		2%		5%	
外周感觉神经病变		1%		9%	
额外获益					26/60
曲线终点	16				
症状改善					
QOL	10				
无治疗缓解期					
净健康获益			54		

点评

来那度胺联合低剂量地塞米松持续用药方案为不适合行骨髓移植的 MM 患者（特别是虚弱或老年患者）的 I 类推荐方案，证据来源于开放式多中心 III 期随机对照研究 NCT00689936，适用于未经过治疗、有症状且有可测量病灶的、不适合行干细胞移植患者。

（杨芳　任涛）

参考文献

[1] BENBOUBKER L, DIMOPOULOS MA, DISPENZIERI A, et al. Lenalidomide and dexamethasone in transplant-ineligible patients with myeloma. N Engl J Med, 2014, 371 (10) : 906-917.

复发难治患者治疗方案 I

方案	药物	剂量	用法	时间	周期
卡非佐米 + 来那度胺 + 地塞米松（试验组）	卡非佐米	在第1周期的D1、D2 为20mg/m²，以后为27mg/m²	10min 内输注	D1,2,8,9,15,16(1~12 周期) D1,2,15,16(13~18 周期) 注：18 周期后停用该药	Q28D（用至疾病进展或出现不能耐受的不良事件）
	来那度胺	25mg/d	PO	D1~21	
	地塞米松	40mg/d	PO	D1,8,15,22	
来那度胺 + 地塞米松（对照组）	来那度胺	25mg/d	PO	D1~21	Q28D（用至疾病进展或出现不能耐受的不良事件）
	地塞米松	40mg/d	PO	D1,8,15,22	

方案评价

	卡非佐米 + 来那度胺 + 地塞米松（*n*=396）		来那度胺 + 地塞米松（*n*=396）		风险比（可信区间）	ASCO 评分
有效性						31/100
总缓解率	87.1%		66.7%			
中位无进展生存期（月）	26.3		17.6		HR 0.69（95% CI 0.57~0.83）	31
中位总生存期（月）	未报道		未报道		未报道	
安全性	不良事件分级				*P* 值（未报道）	−0.22/20
	1~2	≥ 3	1~2	≥ 3	≥ 3	
贫血	24.7%	17.9%	22.6%	17.2%		
中性粒细胞减少	8.2%	29.6%	7.2%	26.5%		

续表

安全性	不良事件分级				P 值（未报道）	−0.22/20
	1~2	≥ 3	1~2	≥ 3	≥ 3	
血小板减少	12.5%	16.6%	10.3%	12.3%		
腹泻	38.5%	3.8%	29.6%	4.1%		
疲劳	25.2%	7.7%	24.2%	6.4%		
咳嗽	28.5%	0.3%	17.2%	0		
发热	26.8%	1.8%	20.3%	0.5%		
上呼吸道感染	26.8%	1.8%	18.3%	1%		
低钾血症	18.2%	9.4%	8.5%	4.9%		
肌肉痉挛	25.5%	1%	20.3%	0.8%		
外周性水肿	20.4%	1.3%	18.8%	0.5%		
鼻咽炎	21.1%	0.3%	16.2%	0		
便秘	19.9%	0.3%	16.7%	0.5%		
背痛	15.8%	1.3%	18%	2.1%		
呼吸困难	16.6%	2.8%	13.1%	1.8%		
周围神经病变	14.5%	2.6%	13.9%	3.1%		
高血压	10%	4.3%	5.1%	1.8%		
急性肾衰竭	5.1%	3.3%	4.1%	3.1%		
肌酐升高	5.6%	1%	4.3%	0.3%		
心力衰竭	2.6%	3.8%	2.3%	1.8%		
深静脉血栓形成	4.8%	1.8%	2.9%	1%		
缺血性心脏病	2.6%	3.3%	2.5%	2.1%		
肺栓塞	0.5%	3.1%	0	2.3%		
第二原发肿瘤	0.5%	2.3%	0.5%	2.8%		
额外获益						30/60
曲线终点	20					
症状改善						
QOL	10					
无治疗缓解期						
净健康获益			60.78			

点评

　　卡非佐米联合来那度胺及每周一次地塞米松方案为复发或难治性 MM 患者的 Ⅰ 类推荐方案,证据来源于开放式多中心 Ⅲ 期随机对照研究 NCT01080391,适用于既往接受过 1~3 线治疗的复发性 MM 成人患者并且具有可测量病变的患者,既往使用过硼替佐米的患者则要求既往在使用硼替佐米治疗期间没有疾病进展。

(杨 芳 任 涛)

参考文献

［1］STEWART AK, RAJKUMAR SV, DIMOPOULOS MA, et al. Carfilzomib, lenalidomide, and dexamethasone for relapsed multiple myeloma. N Engl J Med, 2015, 372 (2) : 142-152.

复发难治患者治疗方案 Ⅱ

方案	药物	剂量	用法	时间	周期	维持
达雷木单抗 + 硼替佐米 + 地塞米松(试验组)	达雷木单抗	16mg/kg	IV	D1,8,15(1~3 周期) D1(4~8 周期)	Q21D×8	达雷木单抗:每 4 周 1 次,用至疾病进展或出现不能耐受的不良事件
	硼替佐米	1.3mg/m²	SC	D1,4,8,11		
	地塞米松	20mg/d	PO 或 IV	D1,2,4,5,8,9,11,12		
硼替佐米 + 地塞米松(对照组)	硼替佐米	1.3mg/m²	SC	D1,4,8,11	Q21D×8	无
	地塞米松	20mg/d	PO 或 IV	D1,2,4,5,8,9,11,12		

　　注:对于年龄大于 75 岁,体重指数小于 18.5 或既往出现过与糖皮质激素治疗相关的不能耐受的不良事件患者,地塞米松减量至每周 20mg

方案评价

	达雷木单抗 + 硼替佐米 + 地塞米松(n=251)	硼替佐米 + 地塞米松(n=247)	风险比(可信区间)	ASCO 评分
有效性				61/100
总缓解率	82.9%	63.2%		
中位无进展生存期(月)	未达到	7.2	HR 0.39(95% CI 0.28~0.53)	61
中位总生存期(月)	未报道	未报道	未报道	

续表

安全性	不良事件分级				P 值（未报道）	−0.31/20
	1~2	≥3	1~2	≥3	≥3	
血小板减少	13.5%	45.3%	11%	32.9%		
贫血	11.9%	14.4%	15.2%	16.0%		
中性粒细胞减少	4.9%	12.8%	5.1%	4.2%		
淋巴细胞减少	3.7%	9.5%	1.3%	2.5%		
外周感觉神经病变	42.8%	4.5%	30.8%	6.8%		
腹泻	28%	3.7%	21.1%	1.3%		
上呼吸道感染	23.1%	1.6%	17.3%	0.8%		
疲劳	16.9%	4.5%	21.1%	3.4%		
咳嗽	23.9%	0	12.7%	0		
便秘	19.8%	0	14.8%	0.8%		
呼吸困难	14.8%	3.7%	8.1%	0.8%		
失眠	16.9%	0	13.5%	1.3%		
外周性水肿	16.1%	0.4%	8.0%	0		
无力	7.8%	0.8%	13.5%	2.1%		
发热	14.4%	1.2%	10.1%	1.3%		
肺炎	3.7%	8.2%	2.1%	9.7%		
高血压	2%	6.6%	2.6%	0.8%		
第二原发肿瘤	2.5%		0.4%			
额外获益						16/60
曲线终点	16					
症状改善						
QOL						
无治疗缓解期						
净健康获益			76.69			

点评

　　达雷木单抗联合PD方案为复发或难治性多发性骨髓瘤患者的Ⅰ类推荐方案，证据来源于开放式多中心Ⅲ期随机对照研究NCT02136134，适用于既往至少接受过一种治疗方案、对以前的一种或多种治疗方案至少有部分反应、并且根据IMWG的标准在完成最后一次治疗期间或之后出现疾病进展的患者。

（杨　芳　任　涛）

参考文献

[1] Palumbo A, Chanan-Khan A, Weisel K, et al. Daratumumab, Bortezomib, and Dexamethasone for Multiple Myeloma. N Engl J Med, 2016, 375 (8) : 754-766.

复发难治患者治疗方案Ⅲ

方案	药物	剂量	用法	时间	周期
埃罗妥珠单抗 + 来那度胺 + 地塞米松(试验组)	埃罗妥珠单抗	10mg/kg	IV	$D_{1,8,15,22}$(1~2 周期) $D_{1,15}$(从第 3 周期开始)	Q28D(用至疾病进展或出现不能耐受的不良事件)
	来那度胺	25mg/d	PO	D1~21	
	地塞米松	8mg(IV)+ 28mg(PO)	PO 或 IV	埃罗单抗使用当天	
		40mg/w	PO	无埃罗单抗时	
来那度胺 + 地塞米松(对照组)	来那度胺	25mg/d	PO	D1~21	
	地塞米松	40mg/d	PO	$D_{1,8,15,22}$	

方案评价

安全性	埃罗妥珠单抗 + 来那度胺 + 地塞米松(n=321)		来那度胺 + 地塞米松(n=325)		风险比(可信区间)	ASCO 评分
有效性						30/100
总缓解率	79%		66%			
中位无进展生存期(月)	19.4		14.9		HR 0.70(95% CI 0.57~0.85)	30
中位总生存期(月)	未报道		未报道		未报道	

安全性	不良事件分级				P 值(未报道)	−0.78/20
	1~2	≥ 3	1~2	≥ 3	≥ 3	
淋巴细胞减少	22%	77%	49%	49%		
贫血	77%	19%	74%	21%		
血小板减少	65%	19%	58%	20%		
中性粒细胞减少	48%	34%	45%	44%		
疲劳	39%	8%	31%	8%		
发热	34%	3%	22%	3%		
外周性水肿	25%	1%	21.7%	0.3%		
鼻咽炎	25%	0	19%	0		

续表

安全性	不良事件分级				P 值（未报道）	−0.78/20
	1~2	≥ 3	1~2	≥ 3	≥ 3	
腹泻	42%	5%	32%	4%		
便秘	35%	1%	26.8%	0.3%		
肌肉痉挛	29.6%	0.3%	25%	1%		
背痛	23%	5%	24%	4%		
咳嗽	31%	0.3%	18%	0		
失眠	21%	2%	23%	3%		
额外获益						16/60
曲线终点	16					
症状改善						
QOL						
无治疗缓解期						
净健康获益			45.22			

点评

埃罗妥珠单抗联合 Rd 方案为复发或难治性多发性骨髓瘤患者的 I 类推荐方案，证据来源于开放式多中心 III 期随机对照研究 NCT01239797，适用于 18 周岁及其以上的、具有可测量病灶、所有患者均接受过 1~3 线治疗，并且在最近的治疗后出现疾病进展的多发性骨髓瘤患者。

（杨芳 任涛）

参考文献

［1］ Lonial S, DimoPOulos M, Palumbo A, et al. Elotuzumab Therapy for Relapsed or Refractory Multiple Myeloma. N Engl J Med, 2015, 373 (7) : 621-631.

复发难治患者治疗方案Ⅳ

方案	药物	剂量	用法	时间	周期
泊马度胺 + 低剂量地塞米松方案（试验组）	泊马度胺	4mg/d	PO	D1~21	Q28D（用至疾病进展或出现不能耐受的不良事件）
	地塞米松	40mg/d	PO	D$_{1,8,15,22}$	
高剂量地塞米松（对照组）	地塞米松	40mg/d	PO	D$_{1~4,9~12,17~20}$	

注：对所有患者，若年龄大于 75 岁，地塞米松减量为 20mg/d。

方案评价

	泊马度胺 + 低剂量地塞米松（n=302）	高剂量地塞米松（n=153）	风险比（可信区间）	ASCO 评分
有效性				26/100
总缓解率（随访 10 个月）	31%	10%	OR 4.22（95% CI 2.35~7.58）	
无进展生存期（月）（随访 10 个月）	4.0	1.9	HR 0.48（95% CI 0.39~0.60）	26
中位总生存期（月）	12.7	8.1	HR 0.74（95% CI 0.56~0.97）	

安全性	不良事件分级				P 值（未报道）	−1.35/20
	1~2	≥ 3	1~2	≥ 3	≥ 3	
感染	34%	34%	20%	33%		
贫血	19%	33%	14%	37%		
中性粒细胞减少	3%	48%	5%	16%		
疲劳	29%	5%	21%	6%		
血小板减少	8%	22%	3%	26%		
发热	24%	3%	19%	4%		
腹泻	21%	1%	18%	1%		
便秘	20%	2%	15%	0		
咳嗽	19.3%	0.7%	9.3%	0.7%		
背痛	15%	5%	12%	4%		
呼吸困难	15%	5%	9%	5%		
骨痛	10%	7%	8%	5%		
外周性水肿	16%	1%	9%	2%		
上呼吸道感染	14%	2%	7%	1%		
乏力	12.3%	3.7%	11%	6%		
肌肉痉挛	15.7%	0.3%	6.3%	0.7%		
肺炎	1%	14%	1%	10%		
恶心	14%	1%	10%	1%		
白细胞减少	4%	9%	2%	3%		
头晕	11%	1%	7%	1%		
食欲下降	11%	1%	7%	1%		
失眠	9%	1%	17%	3%		
支气管炎	9%	1%	5%	0		

续表

安全性	不良事件分级				P 值（未报道）	−1.35/20
	1~2	≥ 3	1~2	≥ 3	≥ 3	
发热性中性粒细胞减少症	0	10%	0.7%	0		
鼻出血	8%	1%	8%	2%		
高钙血症	3%	4%	6%	5%		
肌无力	3%	1%	10%	3%		
额外获益						16/60
曲线终点	16					
症状改善						
QOL						
无治疗缓解期						
净健康获益			40.65			

点评

泊马度胺联合低剂量地塞米松方案为既往接受过至少 2 种治疗方案（包括免疫调节药物和硼替佐米），且在最后一次治疗完成后的 60 天内出现病情进展的 MM 患者的 I 类推荐方案，证据来源于开放式多中心 III 期随机对照研究 NCT01311687，适用于 18 周岁以上、患者对之前的治疗方案耐药、判断为难治性或复发难治性疾病，必须单独或联合接受至少两个连续的含有硼替佐米、来那度胺的治疗周期且有足够的烷化剂治疗的 MM 患者。

（杨芳 任涛）

参考文献

[1] Miguel JS, Weisel K, Moreau P, et al. Pomalidomide plus low~dose dexamethasone versus high~dose dexamethasone alone for patients with relapsed and refractory multiple myeloma (MM-003): a randomised, open-label, phase 3 trial. Lancet Oncol, 2013, 14 (11): 1055-1066.

复发难治患者治疗方案 V

方案	药物	剂量	用法	时间	周期
卡非佐米 + 地塞米松（试验组）	卡非佐米	在第 1 周期的 D_1、D_2 为 20mg/m²，以后为 56mg/m²	静脉输注 30 分钟	$D_{1,2,8,9,15,16}$	Q28D（用至疾病进展或出现不能耐受的不良事件）
	地塞米松	20mg/d	PO 或 IV	$D_{1,2,8,9,15,16,22,23}$	

续表

方案	药物	剂量	用法	时间	周期
硼替佐米＋地塞米松（对照组）	硼替佐米	$1.3mg/m^2$	IV 或 SC	$D_{1,4,8,11}$	Q21D（用至疾病进展或出现不能耐受的不良事件）
	地塞米松	20mg/d	PO 或 IV	$D_{1,2,4,5,8,9,11,12}$	

方案评价

	卡非佐米＋地塞米松（$n=464$）	硼替佐米＋地塞米松（$n=465$）	风险比（可信区间）	ASCO 评分
有效性				20.9/100
总缓解率	77%	63%	OR 2.03（95% CI 1.52~2.72）	
中位无进展生存期（月）	18.7	9.4	HR 0.53（95% CI 0.44~0.65）	20.9
中位总生存期（月）	47.6	40	HR 0.791（95% CI 0.648~0.964）	

安全性	不良事件分级				P 值（未报道）	0/20
	1~2	≥3	1~2	≥3	≥3	
腹泻	32%	4%	32%	8.6%		
发热	29%	3%	14%	1%		
咳嗽	28%	0	16%	0.2%		
贫血	26%	16.4%	18%	10.1%		
呼吸困难	26%	6%	11%	2%		
疲劳	26%	7%	23%	8%		
失眠	24%	3%	24%	3%		
外周性水肿	24%	1%	18%	1%		
上呼吸道感染	24%	2%	17%	1%		
恶心	22%	2%	19%	1%		
背痛	21%	2.2%	15%	3%		
支气管炎	21%	3%	10%	1%		
头痛	20%	1%	10%	1%		
肌肉痉挛	20%	0.2%	5%	1%		
乏力	19%	5%	14%	3.1%		
高血压	18%	14%	7%	3%		
鼻咽炎	17%	0.2%	13%	0.2%		
便秘	16%	0.4%	26%	2%		
呕吐	15%	2%	8%	2%		
关节痛	12%	1%	11%	1%		

续表

安全性	不良事件分级				P 值（未报道）	0/20
	1~2	≥ 3	1~2	≥ 3	≥ 3	
疼痛	11%	1%	10%	1%		
血肌酐升高	11%	1%	6%	0.4%		
低钾血症	11%	2.4%	7%	3.7%		
食欲下降	10%	1%	12%	1%		
周围神经病变	9%	1%	22%	6.1%		
头晕	9%	0.2%	15%	1%		
感觉异常	9%	1%	16%	0.4%		
高血糖	7%	4.8%	5%	3.7%		
尿路感染	6%	2.4%	6%	1%		
白内障	5%	2%	2%	2%		
低磷血症	4%	3.2%	5%	1%		
肺炎	2%	9%	3%	8.6%		
心力衰竭	2%	2.8%	0.4%	0.7%		
神经痛	2%	1%	14%	2%		
晕厥	1%	0.4%	1%	2.6%		
低钠血症	1%	3%	1%	1%		
额外获益						20/60
曲线终点	20					
症状改善						
QOL						
无治疗缓解期						
净健康获益			40.9			

点评

　　卡非佐米联合地塞米松方案为复发或难治性 MM 患者的 Ⅰ 类推荐方案，证据来源于开放式多中心 Ⅲ 期随机对照研究 NCT01568866，适用于 18 周岁以上、诊断为复发或难治性多发性骨髓瘤、具有可测量病灶、ECOG PS 评分 0~2 分、接受过 1~3 线 MM 的既往治疗、以前的治疗方案可以包括卡非佐米或硼替佐米，但要求患者在复发或进展前达到至少 PR 并且没有因为不良事件而停止治疗、入组前至少有 6 个月的蛋白酶体抑制剂治疗间隔时间的患者。

（杨 芳 任 涛）

参考文献

[1] DIMOPOULOS MA, MOREAU P, PALUMBO A, et al. Carfilzomib and dexamethasone versus bortezomib and dexamethasone for patients with relapsed or refractory multiple myeloma (ENDEAVOR) : a randomised, phase 3, open-label, multicentre study. Lancet Oncol, 2016, 17 (1) : 27-38.

[2] DIMOPOULOS MA, GOLDSCHMIDT H, NIESVIZKY R, et al. Carfilzomib or bortezomib in relapsed or refractory multiple myeloma (ENDEAVOR) : an interim overall survival analysis of an open-label, randomised, phase 3 trial. Lancet Oncol, 2017, 18 (10) : 1327-1337.

第二十六章　原发灶不明的恶性肿瘤

原发性不明性癌的经验性治疗方案

方案	患者数	有效率（%）	中位生存期（月）
紫杉醇 /PDD	37	42	11
紫杉醇 /CBP/VP-16	71	46	11
紫杉醇 /CBP	72	41	12
多西他赛 /PDD	76	24	8
吉西他滨 /PDD	39	55	8
伊立替康 /CBP	45	42	12
伊立替康 / 吉西他滨	103	18	8.5
多西他赛 / 吉西他滨	35	40	10
紫杉醇 / 吉西他滨 /CBP	113	25	9
紫杉醇 /VP-16/PDD	33	42	14
PDD/5-FU	186	24	6

5-FU. 氟尿嘧啶；VP-16. 依托泊苷；PDD. 顺铂；CBP. 卡铂

根据病理类型和临床特征推荐的治疗

组织病理学	临床特征	治疗选择
腺癌	头部、颈部和锁骨上	可按头颈部肿瘤指南治疗
	男性纵隔或者腹膜后肿物	可按生殖系统肿瘤指南治疗
	女性孤立腋窝淋巴结肿大或者胸腔积液	可按乳腺癌指南治疗
	女性具腹膜播散性癌病	可按卵巢癌指南治疗
	男性具成骨性骨转移或 PSA 升高	可按转移性前列腺癌治疗
	单一性转移病灶	可局部切除和（或）放疗
鳞癌	头部、颈部和锁骨上	可按头颈部肿瘤指南治疗
	纵隔病灶	可按非小细胞肺癌指南治疗
	腹股沟淋巴结肿大	结节切除 ± 放疗
低分化癌	免疫过氧化物酶染色或电镜证实有神经内分泌特性	可用 PDD/VP-16 为主的方案治疗
	所有其他类型的患者	可用 PDD/VP-16 为主的方案治疗

原发灶不明的转移癌（cancers of unknown primary site，CUPs）是一类经详细检查后肿瘤原发部位仍不清楚的异质性肿瘤。随着影像学检查、免疫组化检测和分子检测工具的进步，促进我们对原发灶不明的转移癌的认识。首先，影像学技术的进步使我们对原发灶不明的转移癌的诊断更加明确；其次，组织病理结果、转移类型和血清标志物能够区分出一些预后明显良好的原发灶不明的转移癌亚群；再次，根据基因组学和遗传学检测的大数据，可以进一步寻找原发灶不明的转移癌的组织来源；最后，随着新的免疫组化标志物的出现和诊断性病理检查的进步，我们可以根据肿瘤的免疫组化的类型确定其组织来源，结合病变部位进而判断该转移癌的原发灶。在诊断时这类肿瘤约占所有肿瘤的 5%。患者死后尸检有 60%~80% 可找到原发病灶，仍有相当一部分找不到原发灶。原发灶不明癌症的诊断需要借助病理学评估。根据病理学特征，可以将原发灶不明癌症分类为：①高度和中度分化腺癌；②低度分化癌（包括低度分化腺癌）；③鳞状细胞癌；④未分化肿瘤；⑤神经内分泌分化性癌。

　　原发灶不明癌症患者主要治疗目标是延长生存期并缓解症状、改善生活质量。对于行为状态评分较好的患者，可以选择化疗和放疗，而对于一般状况较差的患者，常对症处理和营养辅助治疗。目前针对原发灶不明癌症患者的治疗是基于铂类的双药或者三药方案，鉴于病例数较少以及疾病本身的不明确性，目前缺乏通过平行随机对照研究奠定的一线化疗方案。近期一项随机前瞻性 III 期研究比较了吉西他滨 / 伊立替康与紫杉醇 / 卡铂 / 口服依托泊苷对低风险原发灶不明癌症患者的治疗效果。结果显示：两种治疗方案的毒性均很低、生存率无明显差异。最新一项荟萃分析研究表明，铂类、紫杉烷类或新型细胞毒性化合物（吉西他滨、长春花生物碱或伊立替康）在原发灶不明癌症患者治疗时并无明显优势。此外，另一项随机 II 期研究还发现顺铂 / 吉西他滨方案的功效 / 毒性比优于顺铂 / 伊立替康方案。因此，低毒化疗方案应是该类型低风险患者的首选方案。回顾性数据显示：免疫组化或分子定性实验确诊的「结直肠癌」肿瘤对结直肠位点特异性药物（奥沙利铂或伊立替康）有治疗反应。原发灶不明癌症患者是否适用靶向药物，目前尚不得知。近来研究发现：贝伐单抗加厄罗替尼的分子靶向治疗在一组 47 名原发灶不明的肿瘤中取得了 10% 的 RR 和 61% 的 SD，中位 OS 为 7.4 个月，提示靶向治疗具有一定的应用前景。这些实验数据的样本量很低，仍需验证。在临床试验中，通过免疫组织化学或测序研究确定疑似原发性肿瘤位点的患者，建议采取化疗与靶向药物或位点特异性治疗结合的治疗方案。虽然针对原发灶不明癌症患者的治疗药物越来越多，但是其预后情况仍不乐观。因此需要进一步探寻有效安全的治疗方法。

原发灶不明肿瘤化疗方案 I

方案	药物	剂量	用法	时间	周期
CP 方案（试验组）	紫杉醇	175mg/m^2	IVGTT 3h	D1	Q21D
	顺铂	75mg/m^2	IVGTT 水化 3d D0~2	D1	
CF 方案（对照组）	氟尿嘧啶	1 000mg/m^2	CIV 24h	D1~4	Q21D
	顺铂	100mg/m^2	IVGTT 水化 3d D0~2	D1	

方案评价

	CP 方案 (*n*=100)	CF 方案 (*n*=104)	风险比 (可信区间)	ASCO 评分
有效性				
总缓解率	26%	27%		
无进展生存期(月)				−6.9/100
总生存期(月)	8.1	8.7		
安全性	不良事件分级			0.56/20
	≥ 3	≥ 3		
贫血	13%	33%		
血小板减少	4%	23%		
白细胞减少	35%	63%		
粒细胞减少	55%	67%		
感染	13%	21%		
泌尿生殖系异常	1%	3%		
恶心	18%	19%		
呕吐	10%	18%		
腹泻	1%	6%		
口腔炎	0	31%		
出血	1%	2%		
黏膜炎	0	1%		
肝功能	3%	1%		
心功能	4%	3%		
高血压	5%	2%		
感觉神经异常	5%	4%		
运动神经异常	4%	3%		
代谢异常	10%	15%		
乏力	7%	9%		
脱水	4%	5%		
额外获益				0/60
曲线终点				
症状改善				
QOL				
无治疗缓解期				
净健康获益	−6.34			

点评

CP 方案为晚期头颈部肿瘤患者治疗方案之一,证据来源于Ⅲ期多中心随机对照试验 E1359,适用于 PS 评分 0~1、器官功能良好的晚期头颈部肿瘤患者。

（赵智刚　张　乐）

参考文献

［1］GIBSON MK, LI Y, MURPHY B, et al. Randomized phase Ⅲ evaluation of cisplatin plus fluorouracil versus cisplatin plus paclitaxel in advanced head and neck cancer (E1395): an intergroup trial of the Eastern Cooperative Oncology Group. J Clin Oncol, 2005, 23: 3562-3567.

原发灶不明肿瘤化疗方案 Ⅱ

方案	药物	剂量	用法	时间	周期
PCE 方案	紫杉醇	200mg/m²	IVGTT 1h	D1	Q21D
（试验组）	卡铂	AUC6.0	IVGTT	D1	
	依托泊苷	50mg/m²	IVGTT	D1,3,5,7,9	
		100mg/m²	IVGTT	D2,4,6,8,10	
GI 方案	吉西他滨	1 000mg/m²	IVGTT	D1,8	Q21D
（对照组）	伊立替康	100mg/m²	IVGTT	D1,8	

方案评价

	GI 方案 （n=105）	PCE 方案 （n=93）	风险比（可信区间）	ASCO 评分
有效性				13/100
总缓解率	18%	18%		
无进展生存期（月）	5.3	3.3		
总生存期（月）	8.5	7.4		
安全性	不良事件分级			-3.64/20
	≥3	≥3		
贫血	3%	9%		
血小板减少	3%	8%		
粒细胞减少	11%	35%		

续表

安全性	不良事件分级		−3.64/20
	≥ 3	≥ 3	
粒细胞减少发热	0	9%	
出血	1%	1%	
红细胞输注	10%	24%	
乏力	4%	9%	
恶心 / 呕吐	4%	6%	
过敏反应	0	2%	
腹泻	6%	1%	
便秘	3%	0	
关节痛 / 肌肉痛	2%	1%	
厌食	1%	2%	
呼吸困难	0	3%	
口腔炎 / 黏膜炎	0	2%	
额外获益			0/60
曲线终点			
症状改善			
QOL			
无治疗缓解期			
净健康获益	9.36		

点评

　　PCE 方案为原发灶不明癌患者化疗方案,证据来源于Ⅲ期多中心随机对照试验,适用于 PS 评分 0~2、器官功能良好的原发灶不明癌患者。

（赵智刚　张　乐）

参考文献

［1］HAINSWORTH JD, SPIGEL DR, CLARK BL, et al. Paclitaxel/carboplatin/etoposide versus gemcitabine/irinotecan in the first-line treatment of patients with carcinoma of unknown primary site: a randomized, phase Ⅲ Sarah Cannon Oncology Research Consortium Trial. Cancer J, 2010, 16 (1) : 70-75.

原发灶不明肿瘤化疗方案 Ⅲ

方案	药物	剂量	用法	时间	周期
GC 方案 （试验组）	吉西他滨	1 250mg/m²	IVGTT	D1,8	Q21D
	顺铂	100mg/m²	IVGTT	D1	
IC 方案 （对照组）	伊立替康	150mg/m²	IVGTT	D1	Q21D
	顺铂	80mg/m²	IVGTT	D1	

方案评价

	GC 方案 （n=39）	IC 方案 （n=40）	风险比（可信区间）	ASCO 评分
有效性				
总缓解率	55%	38%		
无进展生存期（月）	–	–		33/100
总生存期（月）	8	6		
安全性	不良事件分级			−5/20
	≥ 3	≥ 3		
贫血	37%	15%		
血小板减少	47%	5%		
粒细胞减少	61%	55%		
呕吐	26%	35%		
黏膜炎	3%	0		
腹泻	5%	15%		
外周神经病变	0	0		
耳毒性	3%	0		
肾毒性	0	0		
脱发	5%	20%		
乏力	29%	37.5%		
额外获益				0/60
曲线终点				
症状改善				
QOL				
无治疗缓解期				
净健康获益	20			

点评

　　本方案为原发灶不明癌患者备选方案,证据源于法国的Ⅱ期多中心随机对照试验(GEFCAPI 01),适用于ECOG PS评分0~1、器官功能良好的原发灶不明癌患者。

(赵智刚　张乐)

参考文献

[1] CULINE S, LORTHOLARY A, VOIGT JJ, et al. Cisplatin in combination with either gemcitabine or irinotecan in carcinomas of unknown primary site: results of a randomized phase Ⅱ study-trial for the French Study Group on Carcinomas of Unknown Primary (GEFCAPI 01). J Clin Oncol, 2003, 21: 3479-3482.

原发灶不明恶性肿瘤化疗方案

鳞癌

方案Ⅰ

方案	药物	剂量	用法	时间	周期
TC方案	卡铂	AUC:6	IVGTT 30min	D1	Q21D
	紫杉醇	200mg/m^2	IVGTT ≥ 3h	D1	
	G-CSF	300μg	IH	D5~12	

方案评价

TC方案(n=77)	
有效性	
总缓解率	38.7%
无进展生存期(月)	NA
总生存期(月)	13.0

安全性	不良事件分级	
	1~2	≥ 3
贫血	1.3%	2.7%
血小板减少	1.3%	2.7%
粒细胞减少	6.8%	6.8%
神经毒性	42.8%	4.1%
肌肉酸痛	12.3%	0
腹泻	4.1%	1.3%
心脏毒性	0	2.7%
脱发	95%	0

点评

TC 方案为晚期原发灶不明恶性肿瘤化疗方案,安全,有效。证据源于希腊单臂多中心 II 期临床研究,适用于 ECOG 评分 0~2、腺癌、未分化癌和鳞癌患者。

（赵智刚　张　乐）

参考文献

[1] BRIASOULIS E, KALOFONOS H, BAFALOUKOS D, et al. Carboplatin plus paclitaxel in unknown primary carcinoma: a phase II Hellenic Cooperative Oncology Group Study. J Clin Oncol, 2000, 18: 3101-3107.

方案 II

方案	药物	剂量	用法	时间	周期
CG 方案 (试验组)	吉西他滨	1 250mg/m²	IVGTT >30min	D1,8	Q21D
	顺铂	100mg/m²	IVGTT 水化 3d D0~2	D1	
C 方案 (对照组)				D1	Q21D
	顺铂	100mg/m²	IVGTT 水化 3d D0~2	D1	

方案评价

	CG方案(n=27)	C方案(n=25)	风险比(可信区间)	ASCO 评分
有效性				10/100
总缓解率	19%	16%	NA	
无进展生存期(月)	5.0	3.0	HR 0.7(95% CI 0.4~1.3)	10
总生存期(月)	11.0	8.0	HR 0.9(95% CI 0.5~1.7)	

安全性	不良事件分级				P 值	−11.1/20
	1~2	≥ 3	1~2	≥ 3	≥ 3	
粒细胞减少		63%		12%		
发热性粒细胞减少		11%		0		
血小板减少		37%		4%		
贫血		22%		4%		
感染		0		0		
恶心~呕吐		26%		25%		
肾毒性		7%		0		
乏力		19%		25%		

续表

安全性	不良事件分级				P 值	−11.1/20
	1~2	≥ 3	1~2	≥ 3	≥ 3	
额外获益						0/60
曲线终点						
症状改善						
QOL						
无治疗缓解期						
净健康获益				~1.1/180		

点评

CG 方案为原发灶不明癌患者备选方案,证据源于法国 CUP 研究协作组(GEFCAPI)的 Ⅱ 期多中心随机对照试验(GEFCAPI 02)。适用于 ECOG PS 评分 0~1、器官功能良好的原发灶不明癌患者。

（赵智刚　张　乐）

参考文献

［1］GROSS-GOUPIL M, FOURCADE A, BLOT E, et al. Cisplatin alone or combined with gemcitabine in carcinomas of unknown primary: results of the randomised GEFCAPI 02 trial. Eur J Cancer, 2012, 48 (5): 721-727.

方案 Ⅲ

方案	药物	剂量	用法	时间	周期
DP	多西紫杉醇	$60mg/m^2$	IVGTT 1h	D1	Q21D × 6
	顺铂	$80mg/m^2$	IVGTT ≥ 2h 水化 3d D0~2	D1	

方案评价

DP 方案（n=43）	
有效性	
总缓解率	65.1%
无进展生存期（月）	5.0
总生存期（月）	11.8

续表

安全性	不良事件分级	
	1~2	≥ 3
贫血	46.5%	23.3%
白细胞减少	44.2%	23.3%
粒细胞减少	25.6%	37.2%
血小板减少	0	4.7%
恶心	39.5%	30.2%
呕吐	44.2%	7.0%
腹泻	25.6%	4.7%
发热性粒细胞减少	0	14.0%
口腔炎	55.8%	0
神经炎	20.9%	0
外周水肿	41.9%	0
指甲改变	27.9%	0
肾毒性	14.0%	0

点评

　　DP 方案为原发灶不明恶性肿瘤备选方案,证据源于单中心前瞻性 II 期单臂临床研究。适用于 ECOG PS 评分 0~1、器官功能良好的原发灶不明癌患者。

（赵智刚　张　乐）

参考文献

[1] MUKAI H, KATSUMATA N, ANDO M, et al. Safety and efficacy of a combination of docetaxel and cisplatin in patients with unknown primary cancer. Am J clin Oncol, 2010, 33 (1) : 32-35.

方案IV

方案	药物	剂量	用法	时间	周期
TPF 方案 （试验组）	多西他赛	75mg/m^2	IVGTT 60min	D1	Q21D
	顺铂	75mg/m^2	IVGTT 2h 水化 3d D0~d	D1	
	氟尿嘧啶	750mg/m^2	CIV 24h	D1~5	
PF 方案 （对照组）	氟尿嘧啶	1 000mg/m^2	CIV 24h	D1~5	Q21D
	顺铂	100mg/m^2	IVGTT 水化 3d D0~2	D1	

方案评价

	TPF 方案(n=110)		PF 方案(n=103)		风险比(可信区间)	ASCO 评分
有效性						56/100
总缓解率	80%		59.2%		NA	
无进展生存期(月)	NA		NA		NA	56
总生存期(月)	NA		NA		NA	

安全性	不良事件分级				P 值	1.57/20
	1~2	≥ 3	1~2	≥ 3	≥ 3	
恶心呕吐	40.7%	3.7%	40.2%	3.9%		
贫血	31.5%	3.7%	44.5%	2%		
胆红素升高	2.1%	0	1.1%	0		
转氨酶升高	10.1%	0	4.5%	0		
ALP 升高	1%	0	1.1%	0		
GGT 升高	16.5%	1%	19.3%	2.3%		
粒细胞减少	NA	31.5%	NA	17.6%		
发热性粒细胞减少	NA	10.9%	NA	5.8%		
口腔炎	NA	4.6%	NA	7.8%		
脱发	19.4%	0	2.0%	0		
血小板减少	NA	1.8%	NA	7.8%		
肌酐升高	NA	0	NA	2.0%		
额外获益						0/60
曲线终点						
症状改善						
QOL						
无治疗缓解期						
净健康获益			57.57			

点评

　　TPF 方案为晚期喉咽部鳞癌患者的化疗方案,证据源于Ⅲ期前瞻性多中心随机对照试研究。适用于 ECOG PS 评分 0~1、器官功能良好喉咽部鳞癌患者。

(赵智刚　张乐)

参考文献

[1] POINTREAU Y, GARAUD P, CHAPET S, et al. Randomized trial of induction chemotherapy with cisplatin and 5-fluorouracil with or without docetaxel for larynx preservation. J Natl Cancer Inst, 2009, 101 (7) : 498-506.

方案 V

方案	药物	剂量	用法	时间	周期
TP 方案	紫杉醇	175mg/m²	IVGTT 3h	D1	Q21D
	顺铂	60mg/m²	IVGTT 15min 水化 3d D0~2	D1	

方案评价

TP 方案（n=37）		
有效性		
总缓解率	42%	
至进展时间（月）	4.0	
总生存期（月）	11.0	
安全性	**不良事件分级**	
	1~2	≥ 3
贫血	40.5%	0
白细胞减少	59.5%	5.4%
粒细胞减少	32.4%	40.5%
血小板减少	8.1%	0
恶心	59.5%	2.7%
呕吐	56.8%	2.7%
腹泻	13.5%	0
脱发	67.6	0
过敏反应	0	0
肌肉酸痛	29.7%	0
关节痛	37.8%	0
神经病变	59.5%	0

点评

　　TP 方案为原发灶不明癌患者备选方案,证据源于单中心回顾性临床研究,适用于 ECOG PS 评分 0~1、器官功能良好、具有可测量病灶的原发灶不明恶性肿瘤,包括腺癌、未分化癌和鳞状细胞癌。

(赵智刚　张　乐)

参考文献

[1] PARK YH, RYOO BY, CHOI SJ, et al. A phase Ⅱ study of paclitaxel plus cisplatin chemotherapy in an unfavourable group of patients with cancer of unknown primary site. Jpn J clin Oncol, 2004, 34 (11) : 681-685.

方案Ⅵ

方案	药物	剂量	用法	时间	周期
DC	多西他赛	75mg/m²	IVGTT 30min	D1	Q21
	卡铂	AUC=5	IVGTT 30min	D1	

方案评价

	低风险组 (n=24)	高风险组 (n=23)	风险比(可信区间)	ASCO 评分
有效性				
总缓解率	32%			
	46%	17%		
至进展时间(月)	5.5			
	11.5	3.1		
总生存期(月)	16.2			
	22.6	5.3		

安全性	不良事件分级				总体 AE
	1~2	≥ 3	1~2	≥ 3	≥ 3
贫血		8%		5%	6%
粒细胞减少		34%		19%	26%
发热性粒细胞减少		8%		5%	7%
血小板减少		4%		5%	4%
腹泻		4%		0	2%
乏力		4%		5%	4%

续表

安全性	不良事件分级				总体 AE
	1~2	≥ 3	1~2	≥ 3	≥ 3
肝脏毒性		0		5%	2%
肌肉酸痛	4%		0		2%
额外获益					
曲线终点					
症状改善					
QOL					
无治疗缓解期					
净健康获益					

点评

DC 方案为原发灶不明恶性肿瘤备选方案,证据源于Ⅱ期多中心单臂试验。适用于非黏液性腹膜转移、淋巴结转移、多脏器转移或骨转移的原发灶不明恶性肿瘤。

（赵智刚　张　乐）

参考文献

[1] PENTHEROUDAKIS G, BRIASOULIS E, KALOFONOS HP, et al. Docetaxel and carboplatin combination chemotherapy as outpatient palliative therapy in carcinoma of unknown primary: a multicentre Hellenic Cooperative Oncology Group phase Ⅱ study. Acta Oncol, 2008, 47 (6) : 1148-1155.

方案Ⅶ

方案	药物	剂量	用法	时间	周期
PF 方案	氟尿嘧啶	700mg/m^2	IVGTT 24h	D1~5	Q28D
	顺铂	20mg/m^2	IVGTT 2h	D1~5	

方案评价

PF 方案（n=11）	
有效性	
总缓解率	54.5%
无进展生存期（月）	3.0
总生存期（月）	10.0

续表

安全性	不良事件分级	
	1~2	≥ 3
粒细胞减少		18.2%
发热性粒细胞减少		9.1%
血小板减少		9.1%
贫血		9.1%
恶心~呕吐		9.1%
口腔炎		18.2%

点评

　　PF 方案为晚期原发灶不明恶性肿瘤备选方案,证据源于单中心回顾性临床研究,适用于 ECOG PS 评分 0~1、器官功能良好的原发灶不明恶性肿瘤。

（赵智刚　张　乐）

参考文献

［1］KUSABA H, SHIBATA Y, ARITA S, et al. Infusional 5-fluorouracil and cisplatin as first-line chemotherapy in patients with carcinoma of unknown primary site. Med Oncol, 2007, 24 (2) : 259-264.

附　录

附录 A　ASCO 改进版评价量表：辅助治疗

价值评分：辅助治疗

第 1 步：确定方案的临床获益

1. A. 是否报道了死亡风险比（HR）？	是。赋值死亡 HR 评分：(1- 死亡 HR 值) 乘以 100。将数值填写在"HR 评分(死亡)"栏中。至 1. E. 否。至 1. B.	HR 评分(死亡)
1. B. 若死亡 HR 值未报道，中位总生存期(OS)是否报道？	是。赋值 OS 评分：计算两个方案中位 OS 的百分比差值，乘以 100。将数值填写在"OS 评分"栏中。至 1. E. 否。至 1. C.	OS 评分
1. C. 若 OS 未报道，是否报道无病生存期(DFS)的 HR 值？	是。赋值 DFS 的 HR 评分：(1-DFS 的 HR 值) 乘以100。将数值填写在"HR 评分(DFS)"栏中。至 1. E. 否。至 1. D.	HR 评分(DFS)
1. D. 若 DFS 的 HR 值未报道，是否报道了中位 DFS？	是。赋值 DFS 评分：计算两个方案中位 DFS 的百分比差值，乘以 100。将数值填写在"DFS 评分"栏中。至 1. E. 否。至 1. E.	DFS 评分
1. E. 计算临床获益评分	将 HR 评分(死亡)、OS 评分、HR 评分(DFS)或 DFS 评分填写在"临床获益评分"栏中。注：仅填入一个上述临床获益度量指标。至第 2 步。	临床获益评分

第 2 步：确定方案的毒性

新方案是否较标准治疗 / 对照方案在毒性上有改善？	对于正在评估的方案，比较临床相关不良事件的发生数和频率，计算毒性分数。给每个临床上有意义的不良事件（如去掉仅为实验室检查的 AEs）基于严重程度分级和发生频率赋值 0.5~2.0 分：1 或 2 级毒性且发生频率 <10%，记 0.5 分；1 或 2 级毒性 ≥ 10%，记 1.0 分；3 或 4 级毒性且发生频率 <5%，记 1.5 分；3 或 4 级毒性 ≥ 5%，记 2.0 分。计算各方案的毒性分数。将 2 个方案的毒性分数的百分比差值乘以 20，得毒性评分。若评价方案的毒性比对照方案强，则临床获益评分减毒性评分。若评价方案的毒性比对照方案弱，则临床获益评分加毒性评分。若完成治疗后 1 年治疗相关毒性症状未缓解，则临床获益评分减 5 分。此项满分为 20 分。至第 3 步。	毒性评分

第 3 步：确定方案的额外获益

曲线尾部获益在对照组 2 倍中位 OS（或 DFS）的时间点，试验组较对照组是否有 50% 及以上获益？	是。得 20 分，将数值填写在"额外获益评分"栏中。至第 4 步。 否。无额外获益得分。至第 4 步。	额外获益评分

第 4 步：确定方案的净健康获益

计算净健康获益	临床获益评分（第 1 步）、毒性评分（第 2 步）、额外获益评分（第 3 步）相加得净健康获益评分。将数值填写在"净健康获益"栏中。至第 5 步。	净健康获益

第 5 步：确定方案的费用

基于整个治疗方案总费用。（每周期费用 × 周期数），填写药品采购成本和患者自付费用。至第 6 步。	费用（整个治疗方案） 药物采购成本： 患者付费：

第 6 步：价值评分统计 - 辅助治疗

临床获益	毒性	额外获益	净健康获益	费用（整个治疗方案）
□ +	□ +	□ =	□	药物采购成本： 患者付费：

　　译自：SCHNIPPER L E，DAVIDSON N E，WOLLINS D S，et al. Updating the American Society of Clinical Oncology value framework：revisions and reflections in response to comments received. J Clin Oncol，2016，34（24）：2925-2934.

（翻译　廖尉廷　张鹏飞）

附录 B　ASCO 改进版评价量表：晚期疾病姑息治疗

价值评分：晚期疾病

第 1 步：确定方案的临床获益

1. A. 是否报道了死亡风险比（HR）？	是。赋值死亡 HR 评分：(1– 死亡 HR 值) 乘以 100。将数值填写在"HR 评分（死亡）"栏中。至 1. F. 否。至 1. B.	HR 评分（死亡）
1. B. 若死亡 HR 值未报道，中位总生存期（OS）是否报道？	是。赋值 OS 评分：计算两个方案中位 OS 的百分比差值，乘以 100。将数值填写在"OS 评分"栏中。至 1. F. 否。至 1. C.	OS 评分
1. C. 若 OS 未报道，是否报道疾病进展的 HR 值？	是。赋值疾病进展的 HR 评分：(1– 疾病进展的 HR 值) 乘以 100。将数字填写在"HR 评分（疾病进展）"栏中。至 1. F. 否。至 1. D.	HR 评分（疾病进展）
1. D. 若疾病进展的 HR 值未报道，是否报道了中位 PFS？	是。赋值 PFS 评分：计算两个方案中位 PFS 的百分比差值，乘以 100。将数值填写在"PFS 评分"栏中。至 1. F. 否。至 1. E.	PFS 评分
1. E. 若中位 PFS 未报道，是否报道缓解率（RR）？	是。赋值 RR 评分：完全缓解率（CR）+ 部分缓解率（PR），乘以 100，再乘以 0.7。将数值填写在"RR 评分"栏中。至 1. F.	RR 评分
1. F. 计算临床获益评分	将 HR 评分（死亡）、OS 评分、HR 评分（疾病进展）、PFS 评分或 RR 评分填写在"临床获益评分"栏中。注：仅填入一个上述临床获益度量指标。至第 2 步。	临床获益评分

第 2 步：确定方案的毒性

新方案是否较标准治疗 / 对照方案在毒性上有改善？	对于正在评估的方案，比较临床相关不良事件的发生数和频率，计算毒性评分。给每个临床上有意义的不良事件（如去掉仅为实验室检查的 AEs）基于严重程度分级和发生频率赋值 0.5~2.0 分：1 或 2 级毒性且发生频率 <10%，记 0.5 分；1 或 2 级毒性 ≥ 10%，记 1.0 分；3 或 4 级毒性且发生频率 <5%，记 1.5 分；3 或 4 级毒性 ≥ 5%，记 2.0 分。	毒性评分

续表

	计算各方案的毒性分数。将 2 个方案的毒性分数的百分比差值乘以 20,得毒性评分。若评价方案的毒性较对照方案强,则临床获益评分减毒性评分。若评价方案的毒性较对照方案弱,则临床获益评分加毒性评分。若完成治疗后 1 年治疗相关毒性症状未缓解,则临床获益评分减 5 分。此项满分为 20 分。至第 3 步。	毒性评分

第 3 步:确定方案的额外获益

3. A. 曲线尾部获益在对照组 2 倍中位 OS(或 PFS)的时间点,试验组较对照组是否有 50% 及以上获益?	是。若 OS 获益,得 20 分;若 PFS 获益,得 16 分,将数值填写在"曲线尾部额外获益评分"栏中。至 3. B. 否。不得分。至 3. B.	曲线尾部额外获益评分
3. B. 症状缓解获益。是否有肿瘤相关症状缓解的报道?	是。若所评估方案报道的肿瘤相关症状缓解具有统计学意义,得 10 分。将数值填写在"症状缓解获益"栏中。至 3. C. 否。不得分。至 3. C.	症状缓解获益
3. C. 生命质量获益。是否有生命质量改善的报道?	是。若所评估方案报道的生命质量改善具有统计学意义,得 10 分。将数值填写在"生命质量获益"栏中。至 3. D. 否。不得分。至 3. D.	生命质量获益
3. D. 无治疗间期获益。是否有无治疗间期的数据报道?	是。若所评估方案报道的无治疗间期改善具有统计学意义,改善百分比乘以 20 的数值填写在"无治疗间期获益"栏中。至 3. E. 否。不得分。至 3. E.	无治疗间期获益
3. E. 计算总额外获益得分	曲线尾部获益(3. A.)、症状缓解获益(3. B.)、生命质量获益(3. C.)、无治疗间期获益(3. D.)相加。将数值填写在"总额外获益评分"栏中。满分为 60 分。至第 4 步。	总额外获益评分

第 4 步:确定方案的净健康获益

计算净健康获益	临床获益评分(第 1 步)、毒性评分(第 2 步)、额外获益评分(第 3 步)相加得净健康获益评分。将数值填写在"净健康获益"栏中。至第 5 步。	净健康获益

第 5 步:确定方案的费用

基于每月治疗方案的费用,记录药物采购成本和患者付费。至第 6 步。	费用(每月) 药物采购成本: 患者付费:

第 6 步:价值评分统计 - 晚期疾病

临床获益 　 毒性 　 额外获益 　 净健康获益	费用(每月)
□ ＋ □ ＋ □ ＝ □	药物采购成本: 患者付费:

参考:SCHNIPPER L E,DAVIDSON N E,WOLLINS D S,et al. Updating the American Society of Clinical Oncology value framework:revisions and reflections in response to comments received. J Clin Oncol,2016,34(24):2925-2934.

（廖尉廷　张鹏飞）

附录 C　中英文药物名称和缩写对照表

A

abemaciclib	玻玛西尼
abiraterone	阿比特龙
actinomycin D	放线菌素 D
adriamycin	阿霉素
aflibercept	阿波西普
alectinib	阿雷替尼
anastrozole	阿那曲唑
anlotinib	安罗替尼
apalutamide	阿帕鲁胺
apatinib	阿帕替尼
atezolizumab	阿特朱单抗
axitinib	阿西替尼

B

bacillus calmette-guerin	卡介苗
best supportive care	最佳支持治疗
bevacizumab	贝伐单抗
bicalutamide	比卡鲁胺
bleomycin	博来霉素
bortezomib	硼替佐米

C

cabozantinib	卡博替尼
capecitabine	希罗达
carboplatin	卡铂
carfilzomib	卡非佐米
cetuximab	西妥昔单抗
chemotherapy	化疗
cisplatin	顺铂
cobimetinib	考比替尼
crizotinib	克唑替尼
cyclophosphamide	环磷酰胺

cytarabine 阿糖胞苷

D

dacarbazine 达卡巴嗪
daratumumab 达雷木单抗
degarelix 地加瑞克
dexamethasone 地塞米松
diethylstilbestrol 己烯雌酚
docetaxel 多西紫杉醇 / 多西他赛
doxorubicin 多柔比星

E

elotuzumab 埃罗妥珠单抗
enzalutamide 恩杂鲁胺
epirubicin 表柔比星
eribulin 艾瑞布林
erlotinib 厄罗替尼
etoposide 依托泊苷
everolimus 依维莫司
exemestane 依西美坦

F

fluorouracil 氟尿嘧啶
flutamide 氟他胺
fulvestrant 氟维司群

G

G-CSF 粒细胞集落刺激因子
gefitinib 吉非替尼
gemcitabine 吉西他滨
GM-CSF 粒细胞巨噬细胞刺激因子
goserelin 戈舍瑞林
granulocyte colony-stimulating factor 粒细胞集落刺激因子

H

histrelin 组氨瑞林

I

ifosfamide	异环磷酰胺
imatinib	伊马替尼
imiquimod	咪喹莫特
interferon-α	干扰素 -α
ipilimumab	伊匹单抗
irinotecan	伊立替康

L

lanreotide	兰瑞肽
lapatinib	拉帕替尼
lenalidomide	来那度胺
lenvatinib	乐伐替尼
letrozole	来曲唑
leucovorin	甲酰四氢叶酸
leucovorin	亚叶酸钙
lipiodol	碘油
liposomal doxorubicin	脂质体阿霉素
lomustine	洛莫司汀

M

melphalan	美法仑
mesna	美司纳
methotrexate	甲氨蝶呤
miriplatin	米铂
mitomycin C	丝裂霉素 C
mitoxantrone	米托蒽醌

N

nedaplatin	奈达铂
nilutamide	尼鲁米特
niraparib	尼拉帕尼
nivolumab	纳武单抗

O

olaparib	奥拉帕尼
olaratumab	奥拉木单抗
osimertinib	奥希替尼

oxaliplatin 奥沙利铂

P

paclitaxel 紫杉醇
palbociclib 帕博西尼
panitumumab 帕尼单抗
pazopanib 帕唑帕尼
pembrolizumab 帕博利珠单抗
pemetrexed 培美曲塞
pertuzumab 帕妥珠单抗
pirarubicin 吡柔比星
placebo 安慰剂
pomalidomide 泊马度胺
prednison 泼尼松
procarbazine 丙卡巴肼（甲基苄肼）

R

radiotherapy 放疗
ramucirumab 雷莫芦单抗
regorafenib 瑞戈非尼
retroperitoneal lymph 腹膜后淋巴结清扫术
node dissection
ribociclib 瑞博西尼
rucaparib 瑞卡帕尼

S

S-1 替吉奥
sorafenib 索拉非尼
streptozotocin 链脲霉素
sunitinib 舒尼替尼

T

tamoxifen 他莫昔芬
temozolomide 替莫唑胺
tetrahydrofolic Acid 四氢叶酸
thalidomide 沙利度胺
tipiracil 替吡拉西
tisirolimus 替西罗莫司

topotecan 拓扑替康

trabectedin 曲贝替定

trametinib 曲美替尼

trastuzumab 曲妥珠单抗

trifluorothymine 三氟尿苷
deoxyriboside

triptorelin 曲普瑞林

V

vandetanib 凡德他尼

vemurafenib 维莫非尼

vinblastine 长春碱

vincristine 长春新碱

vinflunine 长春氟宁

vinorelbine 长春瑞滨

附录 D　缩略语表

AE	adverse event	不良事件
AUC	area under the curve	曲线下面积
CI	confidence interval	置信区间
CR	complete response	完全缓解
DFS	disease-free survival	无病生存期
HR	hazard ratio	风险比
ITT	intent to treat	意向治疗人群
MST	median survival time	中位生存时间
NHB	net health benefit	净健康获益
NR	not report	未报道
OFS	ovarian function suppression	卵巢功能抑制
ORR	overall response rate	总缓解率
OS	overall survival	总生存期
PFS	progression-free survival	无进展生存期
PR	partial response	部分缓解
QOL	quality of life	生活质量
RR	response rate	缓解率
SD	stable disease	疾病稳定
TTP	time to progress	至疾病进展时间

08检